新世纪全国高等中医药院校规划教材

物理药剂学

（供药学类专业用）

主　编　王玉蓉（北京中医药大学）
　　　　田景振（山东中医药大学）
主　审　罗杰英（湖南中医药大学）

中国中医药出版社
·北　京·

图书在版编目（CIP）数据

物理药剂学/王玉蓉，田景振主编 . —北京：中国中医药出版社，2010.7（2018.8重印）
新世纪全国高等中医药院校规划教材
ISBN 978－7－80231－968－4

Ⅰ.①物…　Ⅱ.①王…　②田…　Ⅲ.①物理学：药剂学－中医学院－教材　Ⅳ.①R94

中国版本图书馆 CIP 数据核字（2010）第 079888 号

中 国 中 医 药 出 版 社 出 版
北京市朝阳区北三环东路 28 号易亨大厦 16 层
邮政编码　100013
传真　010 64405750
山东百润本色印刷有限公司印刷
各地新华书店经销

＊

开本　850×1168　1/16　印张 28.5　字数 666 千字
2010 年 7 月第 1 版　2018 年 8 月第 4 次印刷
书　号 ISBN 978－7－80231－968－4

＊

定价　79.00 元
网址　www.cptcm.com

全国高等中医药教材建设
专家指导委员会

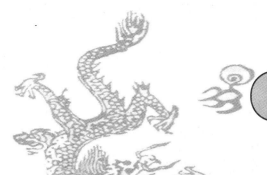

陈新梅（山东中医药大学）

邱智东（长春中医药大学）

狄留庆（南京中医药大学）

邹海燕（首都医科大学）

奉建芳（上海中医药大学）

罗晓健（江西中医学院）

周毅生（广东药学院）

胡容峰（安徽中医学院）

贺福元（湖南中医药大学）

禹玉洪（北京理工大学）

唐志书（陕西中医学院）

黄绳武（浙江中医药大学）

傅超美（成都中医药大学）

魏舒畅（甘肃中医学院）

熊素彬（浙江工业大学）

主　审　罗杰英（湖南中医药大学）

前　言

"新世纪全国高等中医药院校规划教材"是依据国家教育部有关普通高等教育教材建设与改革的文件精神，在国家中医药管理局宏观指导下，由全国中医药高等教育学会、全国高等中医药教材建设研究会组织，全国高等中医药院校学科专家联合编写，中国中医药出版社出版的高等中医药院校本科规划教材。

自2001年以来，全国高等中医药教材建设研究会组织编写、出版了一批中药学类专业的中医药行业规划教材，这些教材在全国各高等中医药院校教学中广泛使用，产生了良好的影响。随着学科的发展，目前各院校的中药学院大部分都已改为药学院，所设专业大大增加，这些专业除部分课程与中药专业相同外，还有许多具有专业特色的课程，由于这些课程多采用自编教材或综合性院校编写的教材，所以一直没有统一的教学计划，在教学上难以体现高等中医药教育的特色。基于以上现状，全国高等中医药教材建设研究会在进行充分调研的基础上，应各高等中医药院校一线教师以及教学主管部门的呼吁，于2006年开始了编写全国中医药院校药学类专业规划教材的准备工作。

按照国家中医药管理局关于行业规划教材建设的精神，本套教材的编写组织工作采用了"政府指导，学会主办，院校联办，出版社协办"的运作机制。全国高等中医药教材建设研究会于2007年5月在北京召开了"全国高等中医药院校药学类专业教材建设研讨会"，会前共收到23所院校提供的药学类相关专业教学计划，全国高等中医药教材建设研究会秘书处对这些材料进行了分析汇总，并将专业和课程设置情况汇总表提交会议讨论。会上来自20所院校的专家对药学类专业的教学情况进行了交流，并对需编写教材的专业、课程名称进行了讨论。从研讨会专家讨论情况和分析汇总各院校调研情况来看，目前高等中医药院校所开设的药学类专业和专业方向已达12个以上，其中"制药工程专业"、"中药学专业"、"药物制剂专业"、"药学专业"开设的院校达75%以上，其余专业和方向较为分散。上述四个专业除中药学专业已出版规划教材外，制药工程专业、药物制剂专业、药学专业尚无规划教材，故全国高等中医药教材建设研究会决定先期启动这三个专业规划教材的编写工作，并按照各院校申报的专业（除外中药学专业）课程设置情况，汇总后再次征求各院校药学院的意见，根据各院校的反馈意见，除外与中药学专业相同课程、合并上述三个专业的相同课程，初步提出22门课程的教材目录。全国高等中医药教材建设研究会于2007年9月发出"关于申报、推荐全国高等中医药院校药学类专业规划教材主编、副主编、编委的通知"，共有24所院校踊跃参加申报推荐工作。之后全国高等中医药教材建设研究会又组织有关专家对申报情况进行全面分析，最终确定首先编写13门全国高等中医药院校药学类专业规划教材，具体书目为《分子生物学》《工业药剂学》《生物药剂学与药物动力学》《生药学》《天然药物化学》《物理药剂学》《药剂学》《药物分析学》《药物合成》《药学文献检索》《药学专业英语》《制药工艺学》《中成药学》。

本套教材在组织编写过程中，严格贯彻国家中医药管理局提出的"精品战略"精神，从教材规划到教材编写、专家论证、编辑加工、出版，都有计划、有步骤地实施，层层把关，步步强化，使"精品意识"、"质量意识"贯彻全过程。每种教材均经历了编写会、审稿会、定稿会的反复论证，不断完善，重在提高内在质量。注意体现素质教育和创新能力、实践能力的培养，为学生知识、能力、素质协调发展创造条件；同时在编写过程中始终强调突出中医药人才的培养目标，在教材中尽量体现中医药特色。

本套教材从开始论证到最后编写工作的完成，始终得到了全国各高等中医药院校各级领导和教学管理部门的高度重视，各校在人力、物力和财力上均给予了大力支持。广大从事药学类专业教学的一线教师在这套教材的编写工作中倾注了大量心血，充分体现了扎实的工作作风和严谨的治学态度。在此一并致以诚挚的谢意！

新世纪全国高等中医药院校规划教材的编写是一项全新的工作，所有参与工作的教师都充分发挥了智慧和能力，通过教材建设工作对教学水平进行总结和提高，并进行了积极的探索。但是，一项创新性的工作难免存在不足之处，希望各位教学人员在使用过程中及时发现问题并提出宝贵意见，以便我们重印或再版时予以修改和提高，使教材质量不断提高，逐步完善，更好地适应新世纪中医药人才培养的需要。

全国中医药高等教育学会
全国高等中医药教材建设研究会
2009 年 7 月

编写说明

　　新世纪全国高等中医药院校药学类规划教材系国家级规划教材，是为适应我国高等中医药院校药学类专业教育发展的需要，培养21世纪高素质创新型人才的教学所作，可供全国高等中医药院校药学类专业教学使用。

　　物理药剂学作为药剂学的分支学科，以物理化学原理与实验方法为主导，揭示药物及其制剂的物化性质变化规律和机理，研究药物制剂形成的理论与作用特点，是新兴的理论药剂学。其以物理药剂学理论为指导，对于药物制剂的设计、制备工艺、质量控制和稳定性研究等均具有举足轻重的意义。

　　本教材注重培养学生的综合素质和创新能力。与以往教材相比，本教材结构更加合理，突出了科学性、简明性和实用性。

　　本教材分为十章：第一章　绪论；第二章　物理药剂学的基本理论；第三章药物的溶解与分配；第四章　药物的表面现象与表面活性剂；第五章　剂型的物态特征；第六章　药物扩散、溶出与释放；第七章　制剂处方与试验设计；第八章　制剂成型原理与技术；第九章　新型给药系统及其释药技术；第十章　药物制剂的稳定性。编写人员均为长期从事中药药剂学、药剂学和物理药剂学教学与科研的专家，具有娴熟的写作经验。

　　本教材的出版凝聚了全体编者的智慧，责任编辑韩燕为本教材的顺利出版付出了艰辛的劳动。鉴于国内《物理药剂学》参考资料较少，加之编者水平有限，书中难免有不当之处，万望读者提出宝贵意见，以便再版时修订提高。

编　者

2010 年 2 月

目　录

第一章

绪　论

随着现代科学技术的迅速发展，药剂学已经进入了以现代科学技术和理论为指导，逐渐完善其理论体系的阶段，其中物理药剂学（physical pharmaceutics）作为药剂学的分支学科，以物理化学原理和实验方法为主导，揭示药物及其制剂的物化性质变化规律和机理，研究药物制剂形成的理论与作用特点的理论药剂学，在指导药物制剂的设计、制备工艺、质量控制和稳定性研究等方面起到了举足轻重的作用。

作为新兴的交叉学科，物理药剂学的形成和发展分为以下几个阶段：

第一阶段（20世纪五六十年代）：将化学动力学原理应用于药物及其制剂稳定性的研究，初步揭示药物与制剂的理化性质及其变化规律。20世纪50年代，Higuchi将物理化学中的化学动力学原理应用于药物与制剂化学稳定性方面的研究，开始引起药学界的重视。60年代初期，国外开设了"Physical Pharmacy"课程。

第二阶段（20世纪七八十年代）：在研究药物与制剂的物理化学性质和变化规律的同时，注重阐明药物剂型的制备工艺和质量评价（包括稳定性研究）的基本原理。A N. Martin出版了《Physical Pharmacy》专著。该书按物理化学体系，结合药物的物理化学性质与制剂实践，阐述了药物与制剂的制备工艺、质量评价等基本原理和本质。70年代，T. J. Carstensen编写了药物制剂系统的理论专著——《Theory of Pharmaceutical Systems》，其编写体例基本按《物理化学》所设。80年代中期，上海医科大学、沈阳药科大学、华西医科大学、北京医科大学等医药院校陆续开设了"物理药剂学"课程，并为研究生、进修生编写了相关教材。

第三阶段（20世纪80年代末至21世纪初）：除了研讨药物及其制剂的物理化学原理与变化规律外，在研究药物的理化性质、表面活性剂和高分子化合物性质、药剂的化学稳定性、药物相互作用等方面有了新的进展。20世纪80年代，A. T. Florence和D. Attwood编写了药学的物理化学原理（《Physicochemical Principle of Pharmacy》）。该书打破了原物理化学体系，主要讨论药物及其制剂的物理化学性质、原理与变化规律，用于指导药物制剂的制备和应用；1993年，殷恭宽主编的《物理药学》出版；1993年，Martin主编的物理药剂学（《Physical Pharmacy》）第4版出版，该书结合现代药剂学的发展，内容更为丰富详尽。

90年代末，尤其是进入21世纪，随着新型给药系统（novel drug delivery system，NDDS）和缓控释技术（controlled release technologies）的深入研究，如缓/控释、靶向、定时、定速等智能化给药传递技术，从分子水平和理论上阐明了各类药物剂型的特点、制备原理与形成机制，指导新剂型的创制，从而促使物理药剂学与生物药剂学（biopharmaceutics）、药物动力学（pharmacokinetics）等分支学科一样获得高度发展，并不断丰富学科内涵，在阐明药物制剂的物理化学性质及其变化规律，研究药物制剂的配方设计、剂型成型理论技术与质量控制、稳定性等方面有了新的突破。

一、物理药剂学的涵义与研究范畴

（一）涵义

物理药剂学是以物理化学原理和实验方法为主导，揭示药物及其制剂的物理化学性质变化规律和机理，研究药物制剂形成的理论与作用特点，指导药物制剂的设计、制备工艺和质量控制（包括稳定性研究）的一门药剂学分支学科。

（二）研究范畴

物理药剂学除了包含其学科本身的内涵外，还突出了时代性。例如，在涉及药物制剂前处理过程的单元操作和成型制备技术的原理与方法时，既要注意与基础理论相衔接，又要体现物理药剂学的研究应用价值；涉及现代药物给药系统的设计与评价方法，新型释药技术和工艺优化设计，以及制剂体外质量分析技术时也体现了时代性和实用性。现代物理药剂学的研究范畴大致包括以下几方面内容：

1. 基础理论研究　涉及药物及其制剂，包括药物的溶解、热力学与化学动力学性质、表面现象、剂型的分类体系及特征、电学性质等方面的基础理论。

2. 现代药物制剂的制备技术原理与方法　包括成型前单元操作，如粉碎、提取、分离、混合、浓缩和干燥等技术原理与方法；探讨成型技术，包括相分离技术、包合技术、固体分散技术、制粒技术、制丸技术和压片等。

3. 新型给药系统研究　随着药用高分子材料的广泛应用及新型给药系统研究的深入，与传统剂型相比，新型给药系统具有功效强、选择性强和安全性好等特点。例如：

（1）缓控释给药系统（sustained and controlled - release drug delivery system）：能延缓药物释放或吸收速度，使其在较长时间内维持体内药物有效浓度，其中控释给药系统能使体内药物达到恒速释放，减少频繁给药。

（2）经皮给药系统（transdermal drug delivery system，TDDS）或经皮治疗系统（transdermal therapeutic system，TTS）：以皮肤敷贴方式给药，药物经皮肤吸收入血而发挥全身治疗作用，能较长时间维持恒定速率释药及有效血药浓度，在治疗冠心病、晕动症等方面发挥较好作用。

（3）黏膜给药系统：包括胃肠道、口腔、鼻腔、眼、阴道（子宫）和结肠（直肠）等黏膜黏附（mucoadhesion），剂型有片剂、膜剂、棒剂、粉剂、凝胶剂等。由于黏膜不存在皮肤角质层屏障，且毛细血管丰富，因而黏膜给药系统具有血药浓度平稳、作用时间长（或短）、生物利用度高，以及剂量小、应用方便等特点。

（4）定位与靶向释药系统（targeted delivery drug system，TDDS）：通过被动靶向（passive targeting）、主动靶向（active targeting）、转移靶向（diversional targeting）和物理靶向（physical targeting）等多种方式使药物向靶部位传输，浓集于肝、肺、结肠、脑、骨髓或淋

巴靶器官、靶组织甚至靶细胞，在提高疗效的同时降低了毒副作用。

（5）脉冲给药系统（pulsed drug delivery system，PDDS）：又称外界控制给药系统（externally regulated drug delivery system，ERDDS）或开环式给药系统（open－loops drug delivery system，OLDDS）。此为新型控释给药系统。它不依赖体内信息变化自动调整药物的输入以补偿生理过程中相关指标的变化，而是应用外界启动装置，如热能、电场、磁场或超声波等引起的反应物，按照生理节律和时辰药理学的原理调整释药速率，实现脉冲给药，以增加机体对药物的耐受性，减少毒副反应，提高药物的治疗指数。

（6）自调式给药系统（self－regulated drug delivery system，SRDDS）：是根据生理或病理的变化而自动调节释药速率的给药系统。它利用体内的信息反馈控制药物的释放，更好地治疗和控制疾病，而无需外界的干预。其优点是可减少给药次数，提高患者的依从性。例如，针对糖尿病、心绞痛、胃溃疡、避孕和癌症的治疗需要所设计的自调式给药系统可避免机体因长时间处于高浓度药物状态下而产生的毒性和耐药性。

近几年国内外学者尤其注重应用可降解的聚合物材料（biodegradable polymers materials），使药物在体内释放后顺利降解，排出体外。

（7）自乳化给药系统（self－emulsifying drug delivery system，SEDDS）：该给药系统是由药物、油相、助表面活性剂（助乳化剂）和非离子表面活性剂（乳化剂）组成的"浓缩"混合体系。给药后，在适当温度、含酶或表面活性剂介质的环境中（如胃肠道），在轻微机械力（通常为胃肠道蠕动）的作用下，自发乳化形成粒径为 $100 \sim 500nm$ 的乳剂，当粒径 $<100nm$ 时，形成自微乳化释药系统（self－microemulsifying drug delivery system，SMEDDS）。口服给药后可减少药物与胃肠壁局部的长时间接触所引起的刺激性；对因溶解度小而影响吸收的药物可提高药物的吸收速率和生物利用度。

4. 试验设计（design of experiments）和工艺优化（optimization of drug and dosage form performance）研究 提出剂型设计应考虑的因素和设计要点，运用因子设计、正交设计、中心组合设计和均匀设计等进行最佳工艺设计的思路和方法。

5. 质量确保（quality assurance）研究 包括对药物剂型进行溶出度或释放度（dissolution and release rates）和稳定性等测定，以及质量评价中的分析技术研究。

近年来，人们对疾病由重治疗渐渐转向重预防，提倡"天人合一"、"回归自然"，这为中药和天然药物的发展提供了良好的机遇。中药的优势在于复方，中药复方是临床发挥疗效的精髓，可真正体现中医用药的特色。为了推动中药现代化和国际化进程，需要将传统中医药的优势和特色与现代科学技术结合起来，在中医药理论指导下，设计和创制中药复方新制剂，并将其推向国际市场。随着科学技术的发展，新工艺技术已经渗入生命科学领域。应用新工艺、新技术、新辅料、新设备，无疑能为中药新剂型的研究开发注入活力。为此，现代物理药剂学的理论与实践还包括研究和应用各种新技术，例如：①超微粉碎技术；②超临界二氧化碳萃取技术；③新吸附技术；④膜分离技术，包括反渗透（reverse osmosis，RO）、超滤（ultrafiltration，UF）、微滤（microfiltration，MF）等；⑤新型分散技术；⑥新型成型技术，如制粒、微丸、包衣、纳米粒（囊、球）等新技术，以逐步实现中药制剂工艺的现代化。

二、物理药剂学的基本任务

（1）阐明药物制剂的物理化学性质及其制备原理，包括药物的溶解、表面现象、剂型的物态分类体系及特征，以及药物的热力学、动力学和生物物理性质等。例如，应用热力学理论揭示药物的溶解性能和溶液的热力学性质；应用胶体与表面化学理论探讨多相分散体系等形成条件、基本性质及其稳定性等；延伸物理药剂学的基础理论，为指导药物制剂的设计、研制、质量控制及其评价提供理论依据。

（2）深入探讨药物制剂前处理过程的技术原理和方法，以及中药提取过程的物理化学特性；在成型技术方面提供和归纳出共性的原理和技术方法。

（3）引进和推广应用新型释药技术方法（包括浓度差控制、温度控制、pH－敏感型、电化学控制、磁性和超声控制、膜控释式、渗透泵式、胃驻留式和其他自调式控制等），探讨和阐明各种药物新释药系统的特点、制备原理和研究方法。

（4）研究药物制剂质量评价中的分析方法（包括色谱分离分析、光谱分析、热分析、磁共振法、电泳法、X－射线衍射法等），为药物制剂的稳定性和体外溶出度等质量评价方面的研究提供思路、方法和技术。

进入 21 世纪，人们对药物新剂型、新制剂的需求对物理药剂学形成新的挑战，它要求药物设计应更合理、目的性更明确，成功率更高。在研究药物传输系统的设计理论和技术方面将涉及方法学，处方与工艺设计将涉及人工智能系统程序化、辅料的标准化和制药设备的计算机化。此外，生物技术的发展也对药剂学形成挑战，如尝试采用安全的、无损伤性的给药途径和工艺剂型；利用基因转移技术将外源重组基因或核酸导入人体靶细胞内，以纠正基因缺陷或其表达异常；利用生物芯片（biological chip），实现生物传感、信息控制和反馈、药物传输的一体化等。

新型药物制剂以高技术、新方法、新材料为支撑，药物以精确的速率、预定的时间、特定的部位和疾病的需要在体内发挥作用，具有高效、长效、速效、剂量和毒副作用小、使用方便等特点。药物新剂型将是生物、医学、化学、物理和电子最新技术结合的系统工程产品，然而这些均离不开物理药剂学的理论与实践。

第二章
物 理 药 剂 学 的 基 本 理 论

第一节　热力学基本理论

一、能量守恒定律与化学反应热效应

自然界中存在各种各样的化学反应，人体的生命活动也是靠体内一个个接连的生化反应来维持的。化学反应往往伴随着能量的变化，如吸热或放热，热力学揭示了能量相互转换过程中所遵循的宏观规律。热力学的基础是热力学第一定律和热力学第二定律，这两个定律是人类长期实践和大量科学研究经验的总结。

（一）热力学第一定律

人类对化学反应热效应认识较早，其产生在热力学第一定律之前，对生产、研究等具有重要价值。讨论热效应不可避免地要提到热力学的一些重要状态函数，如 U、H 等。

热力学第一定律（the first law of thermodynamics），即能量守恒定律，见下式。

$$\Delta U = Q + W \tag{2·1}$$

或

$$\mathrm{d}U = \delta Q + \delta W \tag{2·2}$$

式中：ΔU 表示内能的改变，Q 与 W 分别表示体系与环境之间交换的热与功。

一般来讲，Q 与 W 在体系吸热、环境对体系做功时符号为正，反之为负。ΔU 的大小与体系和环境之间所传递的能量相等，热和功是能量传递的两种基本形式。虽然光能、声能等也是能量传递的形式，但相对来说分量很小，从热力学的角度可以忽略不计。

在热力学研究中，经常应用抽象化、理想化的处理问题方法。以理想气体为例，其体积功表达式为

$$\delta W = -P_外 \mathrm{d}W \tag{2·3}$$

注意这里的压强为外压。

对人体而言，可以这样来理解：

Q：代表每天吸收的热量（饮食等）；W：代表每天对外所做的功（运动量、学习、工作等）；ΔU：代表内能的改变。增加的内能积蓄在体内，其中多余的部分储存起来将转化为皮下脂肪，由此产生现代通用的减肥措施：①少吃高热量食物，用减肥茶阻止体内吸收等，使 Q 减少；②多对外做功，如运动减肥等，使 W 减少。

例1：计算人体用于呼吸所消耗的食物能量。

假定在标准压力下，一个人每分钟呼吸 15 次，平均每次吸进和呼出的空气均为 $5 \times 10^{-4} m^3$，故每次吸进和呼出空气所做的功正好是压力与体积变化的乘积，即 $101325 \ Pa \times 5 \times 10^{-4} m^3$，则每天呼吸所做的功为 $W = 101325 \ Pa \times 2 \times 5 \times 10^{-4} m^3 \times 15$ 次/$min \times 1440 \ min/day = 2189 kJ/day$。由于热不能完全转化为功，实际上用于呼吸的热量将超过该值。

例2：假定人的食物以蔗糖计算，所吸进氧气的 30% 消耗在将蔗糖氧化成 CO_2 和 H_2O 过程。由于空气中氧气占体积的 21%，1mol 理想气体在标准压力和 310K（人的正常体温）的体积是 $25.4 \times 10^{-3} m^3$（$22.4 \times 310/273$），则每天所耗氧气物质的量是：

$$n = 5 \times 10^{-4} m^3 \times 30\% \times 21\% \times 15 min^{-1} \times 1440 \ min/day / (25.4 \times 10^{-3} m^3) = 26.8 mol/day$$

蔗糖的燃烧热是 5645kJ/mol，其燃烧反应为：

$$C_{12}H_{22}O_{11}(s) + 12O_2(g) \longrightarrow 12CO_2(g) + 11H_2O$$

即每消耗 1mol O_2 要释放 470.4kJ 的热量（大多数有机化合物在转化成 CO_2 和 H_2O 时，每消耗 1mol O_2 要释放大约 420kJ 的热量，这里假定用蔗糖耗氧来产生热量应该是合理的），因而一个人每天呼吸所消耗的 O_2 可产生 470.4kJ/mol $\times 26.8$mol $= 12607$kJ 的热量。这个值也可被认为是每人每天消耗食物所产生的热量。由此可知，一个人每天用于呼吸所做的功为 2189kJ，仅仅是这个热量值的 17%。

例3：某礼堂有 950 人开会，每人平均每小时向周围散发出 420kJ 的热量。

问：（1）如果以礼堂中空气和椅子等为系统，开会 20 分钟时能释放多少热量？

（2）如果以礼堂中的空气、人和其他所有的东西为系统，其内能的增加是多少？

解：（1）开会 20 分钟时释放的热量为：

$$Q = 950 \times 420 \times 10^3 \times \frac{20}{60} = 1.33 \times 10^8 J$$

此为恒容体系，故 $W = 0$ 由热力学第一定律知：

$$\Delta U = Q + W = 1.33 \times 10^8 J$$

（2）此为孤立体系，$\Delta U = 0$

（二）恒压热 – 焓变

焓是个极为重要的概念。由于大多数化学反应都是在非体积功为零且定压的条件下进行的，因此，引进状态函数焓将会给热效应的计算带来很大方便。

自然界中，一般的化学反应往往只涉及体积功，很少做非体积功。然而电化学过程与表面现象例外。

对公式（2·1），考虑一个封闭系统，进行恒外压，非体积功为 0 的过程中与环境交换的热：

$$\Delta U = Q + W, \qquad W = W_{体} = -\int P_{外} dV = -P_{外} V_2 + P_{外} V_1$$

$$\Delta U = U_2 - U_1 = Q_P + (-P_{外} V_2 + P_{外} V_1) = Q_P + (P_2 V_2 + P_1 V_1)$$

$$Q_P = (U_2 + P_2 V_2) - (U_1 + P_1 V_1)$$

令 $$H = U + PV \tag{2·4}$$

H 称为焓（enthalpy）。焓作为函数的定义没有引入其他条件，所以 $H = U + PV$ 是无限定条件的。

焓为状态函数，随着状态的确定（U 定，P、V 定），则 $U + PV$ 定，则 H 确定。

$$Q_P = H_2 - H_1 = \Delta H \tag{2·5}$$

焓变（ΔH），即在恒压过程中，整个体系所产生的恒压热等于体系焓变。一般情况下，化学反应都是在恒压下进行的，其化学反应的热效应 $Q_P = \Delta H$，因此，在化学热力学中，常用焓变 ΔH 直接表示恒压反应热，而很少用 Q_P，恒压热在应用时更有意义。

例4：20g 乙醇在其沸点时蒸发为气体。已知：蒸发热为 857.7J/g，蒸汽比容为 607ml/g。试求：过程中的 ΔU、ΔH、Q、W（计算时，略去液体体积）。

解：

$\because \Delta U = Q + W,\qquad Q = 20 \times 857.7 = 17154J$

$\quad W = -P_{外}(V_g - V_l) \approx -P_{外}\qquad V_g = -101325 \times 607 \times 10^{-6} \times 20 = -1230J$

$\therefore \Delta U = 17154 - 1230 = 15924J$

$\quad \Delta H = \Delta U + \Delta(PV) = \Delta U + P\Delta V = 17193J$

（三）热化学

化学反应常伴随着气体的产生和消失，因而化学反应常以热和体积功的形式与环境进行能量交换。但一般情况下，反应过程中的体积功在数量上与热相比是很小的，故化学反应的能量交换以热为主。研究化学反应及其相关的物理过程的热效应的分支学科称热化学（thermochemistry）。1840 年 Hess（俄）发现，"在任何一个化学过程中，无论该化学过程是立刻完成，还是经过几个阶段完成，它所发生的热总量始终是相同的"。这就是著名的盖斯定律。意思是反应的热效应只与反应的始态和终态有关，与变化的途径无关。

此规律使不易测准或暂无法实现的化学过程的热效应可间接求算。热效应包括标准摩尔反应焓、标准摩尔生成焓、标准摩尔燃烧焓和标准摩尔溶解焓等，单位均为 J/mol。

1. 标准摩尔反应焓

其定义为：一个任意的化学反应中各物质均处于温度 T 下的标准状态，它发生 1mol 反应所引起的焓变，记作 $\Delta_r H_m^{\ominus}(T)$。

2. 标准摩尔生成焓

其定义为：在某温度的标准状态下，由稳定单质生成 1mol 某化合物的焓变，称为该化合物的标准摩尔生成焓，记作 $\Delta_f H_m^{\ominus}(T)$。如我们经常接触的碳单质，最稳定的单质是石墨。根据上述定义，规定最稳定单质的标准摩尔生成焓为零。

$$\Delta_r H_m^{\ominus}(T) = \sum_B (P_B \Delta_f H_m^{\ominus})_{产物} - \sum_B (R_B \Delta_f H_m^{\ominus})_{反应物}$$

$$= \sum_B V_B \Delta_f H_m^{\ominus}(B) \tag{2·6}$$

式中：P_B 和 R_B 分别表示产物和反应物在化学计量方程式中的计量系数。V_B 表示化学计量方程式中各物质的计量系数，对反应物为负，对产物为正。

任一反应的标准摩尔生成焓变（定压反应热）$\Delta_r H_m^{\ominus}$ 等于产物的标准摩尔生成焓总和减去反应物的标准摩尔生成焓总和。

例5：1mol C_2H_5OH 在恒定298.15K、101.325KPa 条件下与理论量的 O_2 进行反应，求过程 Q_p。

已知：

$$C_2H_5OH + 3O_2 \longrightarrow 2CO_2 + 3H_2O$$

$$\Delta_f H_m^{\ominus}(CO_2, 298.15K) = -393.51kJ/mol$$

$$\Delta_f H_m^{\ominus}(H_2O, 298.15K) = -285.84kJ/mol$$

$$\Delta_f H_m^{\ominus}(C_2H_5OH, 298.15K) = -277.63kJ/mol$$

解：$Q_p = \Delta H = \Delta_r H_m^{\ominus} \times n$

$Q_p = (-393.51) \times 2 + (-285.84) \times 3 - (-277.63) = -1366.91kJ$

铜与氨基酸或蛋白质形成的配合物是具有多种生物功能的物质，尤其在抗肿瘤方面，据文献报道，曾有人合成了谷氨酸和精氨酸与铜离子混配合物，通过设计热化学循环，计算出标准摩尔生成焓，为进一步研究提供了热化学基础。

3. 标准摩尔燃烧焓

在温度 T 的标准状态下，1mol 化合物完全与 O_2 进行化学反应的焓变，称为标准摩尔燃烧焓，记作 $\Delta_c H_m^{\ominus}(T)$。

$$\Delta_r H_m^{\ominus}(T) = \sum_B (R_B \Delta_c H_m^{\ominus})_{反应物} - \sum_B (P_B \Delta_c H_m^{\ominus})_{产物}$$

$$= -\sum_B \nu_B \Delta_c H_m^{\ominus}(B) \tag{2·7}$$

例6：已知：$\Delta_c H_m^{\ominus}(CH_4, 298.15K) = -890.0kJ/mol$，$\Delta_f H_m^{\ominus}(CH_4, 298.15K) = -74.85kJ/mol$，$\Delta_f H_m^{\ominus}(CO_2, 298.15K) = -393.51kJ/mol$。求：$H_2$ 的 $\Delta_c H_m^{\ominus}(H_2, 298.15K)$。

解：∵ $CH_4 + 2O_2 = CO_2 + 2H_2O$ (l)。此反应的标准摩尔反应焓即 CH_4 的标准摩尔燃烧焓，即 $\Delta_r H_m^{\ominus} = \Delta_c H_m^{\ominus}(CH_4, 298.15K)$。

又 $\Delta_c H_m^{\ominus}(H_2, 298.15K) = \Delta_f H_m^{\ominus}(H_2O, 298.15K)$

$\Delta_c H_m^{\ominus}(CH_4, 298.15K) = \Delta_r H_m^{\ominus} = \Delta_f H_m^{\ominus}(CO_2, 298.15K) + 2\Delta_f H_m^{\ominus}(H_2O, 298.15K) - \Delta_f H_m^{\ominus}(CH_4, 298.15K) - 2\Delta_f H_m^{\ominus}(O_2, 298.15K)$

$-890.0 = -393.51 + 2\Delta_c H_m^{\ominus}(H_2) - (-74.85) - 0$

∴ $\Delta_c H_m^{\ominus}(H_2, 298.15K) = -285.67kJ/mol$

4. 标准摩尔溶解焓

标准摩尔溶液焓又分为积分溶解焓和积分稀释焓。

（1）积分溶解焓：在指定温度下，将1mol 物质溶解于一定量的溶剂中，生成指定浓度溶液时的焓变称为该溶液的积分溶解焓，记作 $\Delta_{sol} H_m^{\ominus}(T)$。

对指定的溶质和溶剂，在给定的温度下，$\Delta_{sol} H_m^{\ominus}(T)$ 的数值与所得溶液的浓度有关。

（2）积分稀释焓：在指定温度下，将含有 1mol 溶质的溶液稀释到指定浓度溶液时的焓变，记作 $\Delta_{dil} H_m^{\ominus}(T)$。

如中药中的四性，即寒、热、温、凉是中药药性功能的高度概括。中药四性包含两个方面，一是药物本身蕴涵不同形式或不同量值的能量或热量物质，这些物质在体内正常转化（代谢），产生了生理性的能量转移和热的变化；二是药物可能含有内生致热物质，这些物质作用于机体后能产生一系列生理或病理反应。这些反应大多伴有能量转移和热变化，均可使机体呈现寒、热、温、凉的差异。

从本质上说，无论是药物之间相互作用，还是药物与机体之间相互作用均属于化学反应范畴。任何化学反应发生均伴随能量的转移和热变化，这些能量的转移和热变化均可用热力学理论和方法加以描述和分析。

在药剂学领域，热分析（thermal analysis）是研究药物晶型、纯度、稳定性、固态分散系统、脂质体、药物-辅料相互作用的重要手段。对于少量物质的物理、化学变化的热效应测定可采用量热计。如要准确测定，可应用差热分析、差示扫描量热法、热重法等热分析方法。

①差热分析：差热分析（differential thermal-analysis，DTA）是在程序控制温度下测量试样与参比物之间的温度差与温度关系的一种技术。例如，相转变、熔融、晶型转换、升华等物理过程和脱氢、降解、氧化还原等化学反应过程均引起温差变化，当给予试样和参比物同等热量时，因两者对热的性质不同，其升温情况必然不同。通过测定两者的温度差，以温度差为纵坐标、温度为横坐标所得的曲线称为 DTA 曲线，可获得分析结果。

②差示扫描量热法：差示扫描量热法（differential scanning calorimetry，DSC）是在 DTA 基础上发展起来的一种热分析方法。由于试样与参比物对热的性质不同，要维持两者相同的升温必然要给予不同的热量。通过测定试样吸收（吸热峰）或放出（放热峰）热量的变化，以每秒钟的热量变化为纵坐标、温度为横坐标所得的曲线称为 DTS 曲线。该曲线与 DTA 曲线形状相似，但峰向相反。

③热重法：热重法（thermogravimetry，TG）是通过测量被分析式样在加热过程中重量变化获得分析结果的一种方法。该法是将试样置于具有一定加热程序的称量体系中，测定记录样品随温度而发生的重量变化。其以被分析物重量为纵坐标、温度为横坐标测得热重曲线。

二、熵与自由能

（一）热力学第二定律

自然界中有诸多自发现象，但无论现象本身多么复杂，皆表现为时间单方向性（时间之矢）。李白的《将进酒》云："君不见黄河之水天上来，奔流到海不复回。君不见高堂明镜悲白发，朝如青丝暮成雪。"古人虽不知热力学第二定律，但从中也能反映出对自然现象的理解。

为了解此类过程的规律，找到判断自发过程的方向和限度的判据，克劳修斯和开尔文提出了热力学第二定律（the second law of thermodynamics）。热力学第二定律揭示了自然界宏观过程的不可逆性，是 19 世纪自然科学发展所取得的伟大成果之一。

克劳修斯（Clausius）说："不可能把热由低温物体传给高温物体而不引起其他变化。"

开尔文（Kelvin L.）说："不可能从单一热源取热使之完全转化为功而不发生其他变化。"

有关通用的表达式首先由克劳修斯提出。克劳修斯从分析卡诺循环过程中的热功转化关系入手，最终发现了热力学第二定律中最基本的状态函数——熵。

利用熵（entropy）作为判据，见如下公式，公式推导略。

$$\Delta S = \int_A^B \frac{\delta Q_r}{T} \tag{2·8}$$

式中：Q_r 表示可逆过程热。

该公式表示熵变为可逆过程热与温度的比值。

波尔兹曼从统计学角度确定了熵是反映物质粒子混乱程度的物理量。此为著名的波尔兹曼（boltzmann）公式，即

$$S = k\ln\Omega \tag{2·9}$$

式中：k 代表波尔兹曼常数。

体系的熵值越小，表示所处状态的微观状态数越少，混乱程度越低；体系的熵值越大，表示所处状态的微观状态数越多，混乱程度越高。孤立体系中，从熵值小的状态（混乱程度低）向熵值大的状态（混乱程度高）变化，直到该条件下体系熵值最大的状态为止。此即孤立体系的熵增原理。

例7：10g 0℃到50g 40℃中，设热量没有其他损失，求上述过程的 ΔS 是多少？已知：冰的熔化热为 $\Delta H_m = 333.5\text{J/K}$，水的热容为 $C_p = 4.184 \text{ J/ }(\text{g·K})$。

解：（1）根据热力学第一定律，求出终态温度 T_x：

$$10 \times 333.5 + 10 \times 4.184 \times (T_x - 0) = 50 \times 4.184 \times (40 - T_x)$$

$$T_x = 20.05℃ = 293\text{K}$$

（2）分别求出熵变：

$$\Delta S_1 = \frac{10 \times 333.5}{273} + \int_{273}^{293} (10 \times 4.184)\ \text{d}\ln T = 15.17\text{J/K}$$

$$\Delta S_2 = \int_{313}^{293} (50 \times 4.184)\ \text{d}\ln T = -13.82\text{J/K}$$

$$\Delta S = \Delta S_1 + \Delta S_2 = +1.35\text{J/K}$$

上例可知，将温度不同的物体放在一起，高温物体会将热自发的传给低温物体，直至达到热平衡。

1865 年克劳修斯提出了"宇宙的熵趋于极大"的观点。1867 年他进一步指出："宇宙越接近于其熵为一最大值的极限状态，它继续发生变化的机会也就越小。如果最后完全到达了这个状态，也就不会再进一步的变化，宇宙将处于死寂的永远状态。"这是首次将热力学第二定律用于诠释宇宙。

黄桂玉从物理学角度提出，热力学第二定律有一定的适用范围，难以应用于宇宙世界。宇宙的大爆炸模型论认为，宇宙初期处于高温、高密度的"热粥"状态，存在着极高温的辐射（光子）和某些种类的粒子。随着宇宙的膨胀，密度减小，温度下降，在微观上形成了原子核、原子、分子（从最简单的无机分子到高级的生物大分子），在宏观上在万有引力作用下演化出银河系、超星系团、星系团、星系、恒星、太阳系和地球，在地球上又演化出

生物，直到出现人类及其社会。整个宇宙的演化是从均匀到不均匀、从无序到有序、从简单到复杂、从低级到高级进化式的发展。

对孤立体系，体系与环境间既无热的交换也无功的交换，即体系与环境不发生相互作用，过程的推动力蕴藏在体系内部，因而在孤立体系中发生的不可逆过程必定是自发过程，当熵值不再增加时即处于平衡态，则

$$\Delta S_{孤立} \geqslant 0 \qquad (2 \cdot 10)$$

要讨论一个过程是否自发，可利用此公式，但实际的过程没有孤立体系，所以设想把体系与环境在一起讨论，认为环境为一大热源，其温度不受实际过程影响（即不变），且认为是可逆过程，这样 $\Delta S_{总} > 0$。我们可以把活细胞的一部分孤立起来，并把它看成是平衡中的一个化学系统，但并不是活系统的一切性质都能用这套方法来说明。生命是一个特殊的动力学过程，必须由热力学平衡系统扩展到热力学非平衡系统才能适用。这样我们就有了一个判据，可以判断一个过程是否自发。但在实际应用中，人们发现还有很多不方便之处，计算熵变不像我们想象得那么容易，而且既要计算体系熵变，又要计算环境熵变。这样我们往往只能针对最简单的熵变进行计算，在应用时受到很多限制。事实上熵的概念延伸到自由能才好应用，否则就是功亏一篑。

（二）吉布斯自由能（gibbs free energy）

为判断一个过程自发与否，吉布斯引入了一个新的状态函数。在 T、P 恒定条件下，非体积功 $W' = 0$ 的情况下，自发过程的判据为：

$$\Delta S_{总} \geqslant 0$$

$$\Delta S_{体} + \Delta S_{环} = \Delta S_{体} - \frac{Q_{体}}{T_{环}} \geqslant 0$$

$$T\Delta S - Q \geqslant 0$$

$$\because Q_{p} = \Delta H, \quad T\Delta S - \Delta H \geqslant 0$$

$$\therefore (H_2 - TS_2) - (H_1 - TS_1) \leqslant 0$$

定义
$$G = H - TS, \quad G_2 - G_1 \leqslant 0$$

$$\Delta G \leqslant 0 \quad (T、P 一定，W' = 0) \qquad (2 \cdot 11)$$

该公式为吉布斯自由能（gibbs free energy）判据式，$\Delta G \leqslant 0$ 可作为自发判据。此式表示，封闭体系在定温定压和非体积功为零的条件下，只有使吉布斯自由能减少，自发过程才会自动发生，直至吉布斯自由能最小为止，此称吉布斯自由能最低原理。如果无恒定 T、P 条件，则 ΔG 不能做判据。由于多数化学反应是在定温定压和非体积功为零的条件下进行的，因此，该式是最常用的判据。

又根据吉布斯函数的定义式 $G = H - TS$，定温下，则有

$$\Delta G = \Delta H - T\Delta S \qquad (2 \cdot 12)$$

该公式将能量变化（这里表现为恒压过程热或恒压反应热 ΔH）与混乱度变化量度（即过程熵变或反应熵变 ΔS）完美地统一起来。在不同温度下过程自发或反应自发进行的方向取决于 ΔH 和 $T\Delta S$ 值的相对大小。

例 8：关于生命起源有各种学说，其中包括由简单分子自发地形成动植物的复杂分子的一些假设。例如，形成动物代谢产物的尿素（NH_2）$_2CO$ 有下列反应：

$$CO_2(g) + 2NH_3(g) = (NH_2)_2CO(s) + H_2O(l)$$

试问：（1）在 298K 时，若忽略 Q_a 的影响，该反应能否自发形成尿素？

（2）假设 $\Delta_r S_m^{\ominus}$ 和 $\Delta_r H_m^{\ominus}$ 与温度无关，该反应进行的最高温度是多少？

解：298K 时　查表求得

$$\Delta_r H_m^{\ominus} = -133.0 \text{kJ/mol}$$

$$\Delta_r S_m^{\ominus} = -423.7 \text{J/mol}$$

对定温定压下的化学反应，相应为

$$\Delta_r G_m^{\ominus} = \Delta_r H_m^{\ominus} - T\Delta_r S_m^{\ominus}$$

（1）$\Delta_r G_m^{\ominus}(298K) = \Delta_r H_m^{\ominus}(298K) - T\Delta_r S_m^{\ominus}(298K)$

$$= -133 \times 10^3 - 298 \times (-423.7) = -6.74 \text{kJ/mol}$$

当忽略 Q_a 时，

$$\Delta_r G_m = \Delta_r G_m^{\ominus} + RT\ln Q_a \approx \Delta_r G_m^{\ominus} < 0$$

反应能自发向右进行形成尿素。

（2）最高温度平衡时

$$\Delta_r G_m^{\ominus}(T) = \Delta_r H_m^{\ominus}(T) - T\Delta_r S_m^{\ominus}(T) = 0$$

$$T_{max} = \frac{\Delta_r H_m^{\ominus}(T_{max})}{\Delta_r S_m^{\ominus}(T_{max})} \approx \frac{\Delta_r H_m^{\ominus}(298K)}{\Delta_r S_m^{\ominus}(298K)} = \frac{-133 \times 10^3}{-423.7} = 313.9K$$

例 9：乙二胺与 Cu^{2+} 离子的螯合物在 0℃时，$\lg k = 21.3$，25℃时 $\lg k = 20.1$，计算 25℃时的 $\Delta G^{\ominus}$、$\Delta H^{\ominus}$ 和 $\Delta S^{\ominus}$。

解：设温度 T_1（273.15K）和 T_2（298.15K）时的稳定常数分别为 k_1 和 k_2。

$$\Delta G^{\ominus} = -2.303RT_2 \lg K_2$$

$$= -2.303 \times 8.314 \times 298 \times 20.1 = -114.69 \text{kJ/mol}。$$

根据

$$\lg \frac{k_2}{k_1} = \frac{\Delta H^{\ominus}}{2.303R}\left(\frac{1}{T_1} - \frac{1}{T_2}\right),$$

$$\Delta H^{\ominus} = \frac{(\lg k_2 - \lg k_1)(2.303RT_2T_1)}{T_2 - T_1}$$

$$= \frac{(20.1 - 21.3)(2.303 \times 0.008314 \times 273 \times 298)}{25} = -74.77 \text{kJ/mol}$$

$$\Delta S^{\ominus} = \frac{\Delta H^{\ominus} - \Delta G^{\ominus}}{T} = \frac{-74.77 + 114.69}{298} = 0.134 \text{kJ/(mol · K)}$$

雷建都等的研究显示，酮洛芬分子印迹拆分过程是受焓控制的，据此可以更好地掌握这一拆分过程。青蒿素为新型抗疟疾药物，李国栋等研究了聚乙二醇 6000 与青蒿素分散作用的热力学，发现分散作用是焓效应在起支配作用，并且认为，载体与药物分子间具有氢键、范德华力等综合作用。

金属螯合物具有特殊的稳定性，无机化学中认为是由于形成环状结构而产生的。徐德智等从物理化学角度出发，认为是熵效应和焓效应共同影响所致。

周淑晶等以没食子酸为起始原料，合成 4 - 溴 - 3，5 - 二甲氧基苯甲酸。经计算，此反应为热力学上有利的反应，反应可以进行。这样通过热力学研究就可以指导生产实践。根据公式 $\Delta G = \Delta H - T\Delta S$，已知 ΔH 和 ΔS，可求得 ΔG。见表 2 - 1 所示。

表 2 - 1　　　　　　　　　　　ΔH、ΔS 和 ΔG 关系的表达

序号	ΔH	ΔS	ΔG	
1	<0	>0	<0。	不管温度高低，反应均自发，如燃烧爆炸反应，生物体内葡萄糖氧化反应
2	>0	<0	>0。	任何温度，均不能自发。如不考虑细菌与环境间物质交换，细菌细胞的繁殖与再生为吸热过程（$\Delta H > 0$），又是熵减过程（$\Delta S < 0$）。就过程本身而言，热力学上是不可能的，但它与放能反应耦联后，则能使细菌繁殖
3	>0	>0		称熵控制过程。决定于温度，高温时为负才可发生。化学键的断裂反应等属于此类
4	<0	<0		称焓控制过程。足够低温度下为负。鸡蛋孵化为小鸡为放热（$\Delta H < 0$）和熵减过程，低温下有利

下面拓展一些实例进一步说明：

①蛋白质的构象变化：立体结构的改变伴随熵的变化。

蛋白质变性：蛋白质的活化形态有许多非共价键（如氢键）维持的有序三级结构，蛋白质变性时包含这些键的破坏。破坏键需要吸收能量，当 $\Delta H > 0$ 时，对变性过程不利。但变性后，蛋白质可采取的构象数比天然蛋白质要多得多，即增加了体系的无序性。当 $\Delta S > 0$ 时，对变性过程十分有利。因为 $\Delta G = \Delta H - T\Delta S$，因而若使 $\Delta G < 0$，应升高温度。温度越高，对变性越有利。即低温时天然蛋白质是稳定的，高温时变性蛋白质是稳定的。如胰凝蛋白酶变性的热力学数据：313K，pH = 3 时，$\Delta H = 62.7\text{kJ} \cdot \text{mol}^{-1}$，$\Delta S = 1839\text{J} \cdot \text{K/mol}^{-1}$，$\Delta G = -513\text{kJ} \cdot \text{mol}^{-1}$。

②葡萄糖燃烧现象。

$C_6H_{12}O_6$（s）$+ 6O_2$（g）$\rightarrow 6CO_2$（g）$+ 6H_2O$（l），反应体系总焓变

$\Delta H^{\ominus} = 6\Delta H^{\ominus}_{CO_2} + 6\Delta H^{\ominus}_{H_2O} - \Delta H^{\ominus}_{C_6H_{12}O_6} - 6\Delta H^{\ominus}_{O_2} = -2801.69\text{kJ/mol}$

体系总熵变 $\Delta S^{\ominus} = 6\Delta S^{\ominus}_{CO_2} + 6\Delta S^{\ominus}_{H_2O} - \Delta S^{\ominus}_{C_6H_{12}O_6} - 6\Delta S^{\ominus}_{O_2} = 259.32\text{kJ/mol}$

$\therefore \Delta G^{\ominus} = -2879.01\text{kJ/mol}$

说明其燃烧为高度自发过程，也可从熵变来判断方向。

$\Delta S_{环} = 2801.69 \times 1000/298.15 = 9396.91\text{kJ/mol}$

$\therefore \Delta S_{总} = 259.32 + 9396.91 = 9656.23\text{kJ/mol}$，为熵控制过程，仍判断为自发进行。

③利用此判据，计算出石墨转变为金刚石（图 2 - 1）所需的 $P > 1.52 \times 10^9\text{Pa}$，约 1.5 万大气压。

人造金刚石：因金刚石的密度为 3.51，石墨的密度为 2.25，则高压有利于金刚石的

生成。固态相变意味着晶格内原子发生重排，所以高温也是必要的。在此指引下，工艺路线为高温高压。据报道，1930年实验条件达到1500度，3.04×10^9帕。1955年达到2500度，1.01×10^{10}帕。1962年达到5000度，2.03×10^{10}帕，因在转变中要加入少量金属（如铜等）作为催化剂，所以人造金刚石带暗黄。20世纪80年代后期，人类采用甲烷、甲醇等简单有机物原料，即利用微波使甲醇一类的分子裂解成碳原子和氢原子，让碳原子在

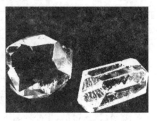

图2-1 金刚石

事先放置好的基体上一个个沉积下来组成金刚石的晶格。到1990年虽只做出厚度为1μm、晶粒约20nm的晶粒，但是纯净的晶粒，只要长几毫米就可以用于超大规模的集成电路基体。

（三）非平衡态热力学

非平衡态热力学又称不可逆过程热力学，只有通过与外界环境进行物质、能量交换，在非平衡态条件下才能维持并呈现宏观范围的时空有序，如生物体中的有序。

热力学第二定律指出：大量粒子构成的孤立体系中，自发变化朝着消除差别，均匀、混乱度增加、做功能力减小的方向进行，是能量趋于退化的方向。但这并非自然界的普遍规律，如蜜蜂造蜂窝、蛋白质的合成等，依据经典热力学理论，众多氨基酸合成有序特定排列蛋白质分子是不可能的。1945年普里戈金将熵增原理推广到任意体系：在开放体系，体系外流熵与内产熵抵消，体系达到非平衡稳态，生命维持有序不变；从环境流入的负熵超过内产熵，体系向更有续的方向发展，即生命的进化过程。这样形成的有序状态称耗散结构，即非平衡态热力学。

普里戈金建立了耗散结构理论："什么是熵，没有什么问题在科学史的进程中曾被更为频繁地讨论过"，经典热力学研究的是孤立体系，描述的是熵增规律，体现的是能量退化趋势。近代研究发现，系统与外界伴随熵流可以实现系统内熵减。

对于一个开放系统来说，由于它不断与外界交换物质和能量，因此其熵的变化可以分成两个部分：一部分是由于系统内部的不可逆过程引起的，称作熵产生，用dS_i表示；另一部分是由于系统和外界交换能量或物质引起的，称作熵流，用dS_e表示。整个系统熵的变化为

$$dS = dS_i + dS_e \qquad (2 \cdot 13)$$

又，$S_i \geq 0$，对于孤立体系，由于$dS_e = 0$，所以$dS = dS_i > 0$

对于开放体系，视外界的作用不同，熵流可正可负。

如果$dS_e < 0$，且$|dS_e| > dS_i$，就会有$dS = dS_i + dS_e < 0$。此式表示当熵流为负且熵流的绝对值大于熵产生时，系统的熵就会减少，系统就会由原来的状态进入更加有序的状态。

自然界有很多现象：水蒸气凝结成排列非常有序的雪花为宏观有序现象；树叶、花朵、动物的皮毛呈现美丽的颜色和规则的图案为生物界有序现象。自然界的有序性可表现在空间和时间，如有些化学反应可在两种或多种不同颜色之间做周期性变化（化学振荡现象），所谓生物钟就是由于生化反应随时间而有规律的周期性振荡的结果。以前人们将健康视为平衡态，将疾病视为不平衡态。现在认为，健康是非平衡体系的一个稳态，疾病是对这种稳态的

扰乱。人要维持稳态，就要吸收负熵，排出正熵。如果改变此平衡就会引起熵在体内蓄积，成为熵病。中暑为典型的熵病。夏天环境温度高，湿度大，身体排汗困难，使体内熵值增大，到一定程度则积熵为中暑。要治疗必须使正熵排出体外，多喝水，适当运动，促使细胞中的热熵带出体外，使熵流通畅，恢复为非平衡体系的稳态。熵增加原理也可以解释肿瘤在人体内的发生和扩散。细胞基因癌变造成人体正常基因组的异常活化，细胞无节制地扩增使有序向无序转化，加速生命的耗散，使熵值异常增大。当熵值增到极大值时，人的生命便终止了。受熵增原理的启发，人们对抗癌药物的研究又有了新的构思。例如，利用体细胞杂交法可获得分泌抗体的杂交细胞系，当导入的抗体素抑制癌细胞的恶变、削弱它的增殖时，细胞本身的混乱程度将会减小，趋向于稳定的低熵状态。

生物自组织的最典型例子便是 DNA 双螺旋结构。将人的一个 DNA 分子拉直约 1m，其以双螺旋结构蜷曲缠绕在一个细胞的细胞核中，所占的空间不过 100nm，但这种结构最坚固又最节省空间。至于功能就更不用说了，它包含了生物所有的遗传密码，由它能衍生出万事万物，而且生命的几个基本特征也尽含其中，即自我繁殖、应激反应和自我适应。再比如，中医药的阴阳五行关系、天人合一整体观、平衡观、辨证施治等基本理论，以及"寒者热之、热者寒之"，"实者泻之、虚者补之"等中医治则治法均体现了（开放体系）热力学第二定律。

热力学方法是在由实践归纳得出的普遍定律基础上所做的演绎推论。

热力学中的归纳是从特殊到一般的过程，也是从现象到本质的过程。将化学热力学的方法应用到药学，可为药物研究提供一条新途径。通过热力学原理的应用，可以找到药物合成及制剂的新途径，为药代和药动学的研究提供理论支持。

三、溶液体系热力学

（一）溶液的概念

溶液系指一种或一种以上的物质（溶质）以分子或离子状态分布在同一种物质（溶剂或称溶媒）中的均匀分散体系。任何溶液都是多组分均相体系。气态混合物是气态溶液，多种不同的固体也可构成固态溶液。溶液是多组分体系。

（二）化学势

在多组分体系中，每一组分的行为与各组分单独存在时不一样。这种差别所产生的原因是由于不同种类分子间的相互作用与同类分子间的相互作用不同。热力学不研究微观粒子的行为及相互作用，为了描述多组分体系中每一种物质的实际行为，引进了化学势的概念。化学势是一宏观量，它将各组分间的所有影响因素都包括在其中了。它是以实际应用为背景引入的一个概念，有很强的实践性。

化学势在由组分 1，2，3……形成的混合系统中，任一广度（容量）性质 X 是 T，P，n_1，n_2，n_3……的函数。

$$X = f(T, P, n_1, n_2, n_3 \cdots n_i)$$

$$dX = \left(\frac{\partial X}{\partial T}\right)_{P,ni} dT + \left(\frac{\partial X}{\partial P}\right)_{T,ni} dP + \left(\frac{\partial X}{\partial n_1}\right)_{T,P,ni \neq 1} dn_1 + \cdots \cdots \left(\frac{\partial X}{\partial n_j}\right)_{T,P,ni \neq j} dn_j \quad (2 \cdot 14)$$

式中：$\left(\frac{\partial X}{\partial T}\right)_{P,ni}$ 表示在压力及混合物中各组分的物质的量均不变（即混合物组成不变）的条件下，系统广延量 X 随温度的变化率；$\left(\frac{\partial X}{\partial n_B}\right)_{T,P,nj \neq B}$ 表示在温度、压力及除了组分 B 以外其余各组分的物质的量均不变的条件下，由于组分 B 的物质的量发生了微小的变化引起系统广延量 X 随组分 B 的物质量的变化率。其等于在该温度、压力下，某一定组成的混合物中 1mol 组分 B 的 X 值，因为这一物理量在数学上是偏导数的形式，故称为组分 B 的偏摩尔量。

今定义：

$$X_{B,m} = \left(\frac{\partial X}{\partial n_B}\right)_{T,P,nj \neq B} \quad (2 \cdot 15)$$

该公式说明：①只有系统的广度性质才有偏摩尔量。偏摩尔量本身是系统的强度性质，即 X 为广度性质，$X_{B,m}$ 为强度性质。如在无限大的乙醇溶液（体积为 V_0）中加入 1mol 水后，体积变为 V'，体积的改变量 $\Delta V = V' - V_0$，为偏摩尔体积。②偏摩尔量的物理意义：在指定状态下，在定温、定压、其他组分的量都不变的条件下（即浓度不变），V 随 n_B 的变化率也可看作是在定温定压的条件下，在无限大的系统中加入 1mol B 所引起系统体积的变化量。③只有在定温定压下系统的广延量随某一组分的物质的量的变化率才称为偏摩尔量。④对多组分系统，同理，偏摩尔内能、偏摩尔焓和偏摩尔熵的定义分别为：

$$U_B = \left(\frac{\partial U}{\partial n_B}\right)_{T,p,n_c \cdots}$$

$$H_B = \left(\frac{\partial H}{\partial n_B}\right)_{T,p,n_c \cdots}$$

$$S_B = \left(\frac{\partial S}{\partial n_B}\right)_{T,p,n_c \cdots}$$

由于自由能的重要性，偏摩尔吉布斯自由能需重新定义一个新的函数，即化学势：

$$u_B = G_{m,B} \quad (2 \cdot 16)$$

式中：$G_{m,B}$ 表示 B 物质的偏摩尔吉布斯自由能，即 B 物质的化学势。

各种形态物质的化学势具有相似的形式，可统一表示为：

$$\mu_B = \mu_B^0 + RT\ln a_B \quad (2 \cdot 17)$$

式中：a_B 代表广义活度。此时，对不同形态的物质来说，活度 a_B 有不同的含义：理想气体的 a_B 代表 $\frac{p_B}{p^0}$；实际气体的 a_B 代表 $\frac{f_B}{p^0}$；理想溶液的 a_B 代表摩尔分数 x_B。此外，在许多实际问题中往往涉及凝聚态纯物质，我们选取温度 T、压力 p^0 下的纯固体或纯液体作为其标准态。按照这一规定，纯固体和纯液体在 $p^0 = 101325Pa$ 下的活度为 1。

对于多组分多相平衡体系，物质一定从化学势高的相向化学势低的相迁移，最终达到相平衡时化学势相等，即 $\mu_1^\alpha = \mu_2^\beta$。如水与水蒸气达到平衡时，其化学势相同。否则，如果 $\mu_1 > \mu_g$，则由 $l \rightarrow g$ 转变。多孔硅胶（具有强烈吸水性）、自由水分子与吸附在硅胶表面的水分子哪个化学势高呢？应该是前者高。当吸附水饱和时相等时，单一组分过冷液体化学势与其固体的化学势相比，单一组分过冷液体的化学势高。

（三）化学势的应用

1. 分配定律

在定温定压下，若一物质溶解在两个共存而又不相溶的溶剂中，如果溶质在两种溶剂中分子大小相同而且浓度又不大，达到平衡后，该物质在两溶剂中的浓度比值等于常数。

证明：$\mu_B^{\alpha} = \mu_B^{\beta}$（因两相平衡，溶质在两相中化学势相等）

$$\mu_B^{\alpha} = \mu_{B,c}^{\otimes,l}(T, p) + RT\ln\frac{C_B^{\alpha}}{C^0} \quad (1)$$

$$\mu_B^{\beta} = \mu_{B,c}^{\oplus,l}(T, p) + RT\ln\frac{C_B^{\beta}}{C^0} \quad (2)$$

$(1) - (2)$，$\ln\dfrac{C_B^{\alpha}}{C_B^{\beta}} = \dfrac{\mu_{B,c}^{\otimes,l}(T, p) - \mu_{B,c}^{\oplus,l}(T, p)}{RT} = K'(T)$

$$\therefore \frac{C_B^{\alpha}}{C_B^{\beta}} = K(T)$$

分配定律的一个重要应用是萃取，对于提纯、精制产品、药物的分析都是很重要的方法。对于一定量的萃取剂来说，分若干份进行多次萃取要比用全部萃取剂一次萃取的效率高，此称为"少量多次"。

2. Clapeyron 方程——单组分体系两相平衡

对于任意两相平衡（见图 2 – 2），

$\mu_{\alpha} = \mu_{\beta}$

$\because \mu_{\alpha}' = \mu_{\alpha} + d\mu_{\alpha}$

$\mu_{\beta}' = \mu_{\beta} + d\mu_{\beta}$

$\therefore d\mu_{\alpha} = d\mu_{\beta}$，即 $dG_m^{\alpha} = dG_m^{\beta}$（由偏摩尔吉布斯自由能 = 化学势）

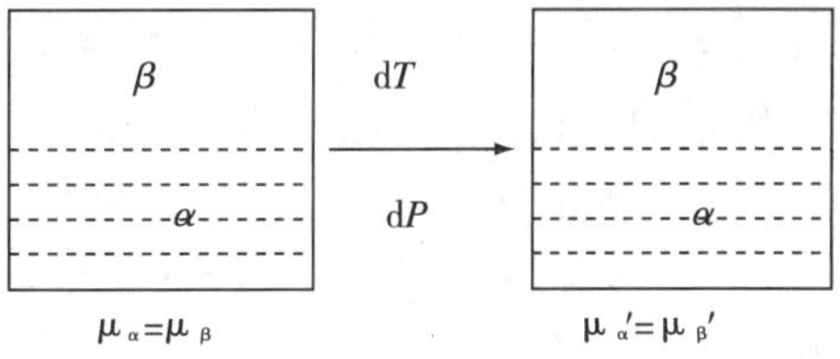

$dG = -SdT + VdP$

$-S_m^{\alpha}dT + V_m^{\alpha}dP = -S_m^{\beta}dT + V_m^{\beta}dP$

$(S_m^{\beta} - S_m^{\alpha})dT = (V_m^{\beta} - V_m^{\alpha})dP$

图 2 – 2 两相平衡示意图

$$\frac{dP}{dT} = \frac{\Delta_{\alpha}^{\beta}H_m}{T \cdot \Delta_{\alpha}^{\beta}V_m} \tag{2·18}$$

该公式的物理意义为：单组分体系两相平衡时的压力随温度变化率取决于相变热与体积变化。

例 10：滑冰时人站在冰刀上，$P = 1600\text{atm}(80\text{kg}$ 的人)。$0℃$ 时冰融化热为 6008J/mol，冰 $V_m = 19.652 \times 10^{-6}\text{m}^3/\text{mol}$，水 $V_m = 18.018 \times 10^{-6}\text{m}^3/\text{mol}$。问：冰刀下冰的熔点下降多少？

解：

$$\frac{dP}{dT} = \frac{\Delta H_m}{T \cdot \Delta V_m} = \frac{6008}{273.15 \ (18.018 - 19.652) \ \cdot 10^{-6}}$$

$$= -1.346 \cdot \times 10^7 Pa/k = -13.46 MPa/k$$

熔点下降为：$1600 \times 1.01 \times 10^5 / \ (1.346 \times 10^7) \ = 16/1.346 = 11.887K$

Clapeyron——Clausius 方程式——应用于 $l \to g$、$s \to g$ 平衡

如 $l \to g$，P 为 $P_{饱}$

$$\frac{dP_1^*}{dT} = \frac{\Delta_{vap}H_m}{T \ (V_{g,m} - V_{l,m})} \approx \frac{\Delta_{vap}H_m}{RT^2} \cdot P$$

$$\frac{d\ln P_1^*}{dT} = \frac{\Delta_{vap}H_m}{RT^2}, \quad 积分式 \ \ln\frac{P_2}{P_1} = -\frac{\Delta_{vap}H_m}{R}\left(\frac{1}{T_2} - \frac{1}{T_1}\right) \tag{2·19}$$

应用条件：

①两相中有一相为气相，$V_{g,m} \gg V_{l,m}$；

②假设蒸气为理想气体，ΔH 为常数，ΔT 不太大才满足。

对于不定积分，$\ln P = -\dfrac{\Delta H}{RT} + C$ \qquad\qquad\qquad (2·20)

$$\lg P = -\frac{\Delta H}{2.303RT} + C \tag{2·21}$$

以 $\ln P - 1/T$ 作图，得一直线，斜率为 $-\Delta H_m/R$

热力学的气液平衡原理与登山运动有联系，因为液体的沸点与其平衡压力有关。1850年，为记录高山上的气压与山峰高度，运动员携带 760mm 的水银压力计，许多登山者由于它笨重的玻璃管而失败。后来携带一支温度计测量山峰上水的沸点，即可计算气压与高度。

除了水和某些个别金属外，单组分体系沸点随 P 升高而升高（克-克方程）。水的密度比冰大，4 度时最大。这一特征在生命演化的某一时期十分重要，生命是在水中孕育起来的。当寒冷袭来，水要结冰，轻的冰浮在水面，继续降温时，冰把水面封住，生命得以度过寒冷时期。

3. Donnan 平衡

Donnan 平衡是一种热力学平衡，在生理上是一种常见现象，利用它可以解释电解质在细胞膜内外的分配规律。

半透膜能让小分子和小离子自由通过，高分子、高分子离子以及胶粒则不能通过。用半透膜将高分子溶液与小分子溶液隔开，根据高分子类型不同会发生不同的现象：

（1）如果是非电解质的高分子溶液，因高分子不能透过半透膜而留在膜的一侧，只有小分子和小离子能自由透过，故达到平衡时小分子离子在膜两侧的浓度是相同的。高分子溶液的渗透压不受小分子离子的影响。

（2）如果是高分子电解质溶液，假定半透膜两边溶液均为单位体积，而且平衡过程中体积不变，膜的左边为膜内，膜的右边为膜外。设膜内装有大分子溶液 Na_zP，解离方程为：$Na_zP \longrightarrow zNa^+ + P^{z-}$，膜内大分子起始浓度为 c_1；膜外装有氯化钠溶液，其起始浓度为 c_2。

在建立平衡的过程中，膜内、外的 Na^+ 和 Cl^- 会互相渗透，即膜内的向膜外渗透，同时膜外的向膜内渗透。当体系达到平衡时，氯化钠在膜两边的化学势相等，即

$$\mu_{NaCl(内)} = \mu_{NaCl(外)}$$

$$RT\ln a_{NaCl(内)} = RT\ln a_{NaCl(外)}$$

或

$$a_{Na^+(内)} \cdot a_{Cl^-(内)} = a_{Na^+(外)} \cdot a_{Cl^-(外)}$$

在很稀的溶液中可以用浓度代替活度，所以在平衡时有

$$(zc_1 + x)x = (c_2 - x)^2$$

即：

$$x = \frac{c_2^2}{zc_1 + 2c_2} \quad\quad (2 \cdot 22)$$

平衡时膜外与膜内的氯化钠浓度之比为：

$$\frac{[NaCl]_{外}}{[NaCl]_{内}} = \frac{c_2 - x}{x} = 1 + \frac{zc_1}{c_2}$$

此结果表明，半透膜两边电解质的分配是不均匀的，这种因高分子离子的存在而导致小分子离子在半透膜两边分布不均匀的现象称为 Donnan 平衡。膜两边的小分子电解质的分配不均匀会产生额外的渗透压，Z 越大，这种效应越显著。这就是 Donnan 平衡产生的后果，在测定高分子电解质溶液的渗透压时应注意。

因此，胶体系统的实验渗透压应等于隔膜两边的渗透压之差，即

$$
\begin{aligned}
\pi_{实验} &= \pi_{内} - \pi_{外} \\
&= RT(c_1 + x) + (zc_1 + x)RT - 2RT(c_2 - x) \\
&= RT[(1 + z)c_1 - 2c_2 + 4x] \\
&= \left(\frac{zc_1^2 + 2c_1c_2 + z^2c_1^2}{zc_1 + 2c_2}\right)RT
\end{aligned}
\quad\quad (2 \cdot 23)
$$

由公式（2·22）可见，直接以 $\pi_{实验}$ 代入 $M = \frac{c_1 RT}{\pi}$ 求分子量时会引起明显的误差。消除这种误差常采取的措施有：增加膜右边 $NaCl$（即增加扩散电解质）的浓度 c_2，或使膜左边 Na_zP 的浓度 c_1 降低；调节溶液 pH 值，使大分子化合物在溶液中处于等电点附近。此时电离最少，膜两边 NaCl 的浓度极其接近。

综上所述，热力学对于我们了解物质与物质世界的贡献可归纳为三个范畴：①热力学理论提供了系统各种性质的定量数值；②热力学理论为宏观系统的演化方向、过程发展的可能或不可能提供信息；③热力学理论对系统的某给定状态的稳定性提供检测这个稳定性的方法。

四、药物的热力学性质

（一）熔融过程的热力学性质

许多药物分子都具有柔顺性，其原因是高分子链中的 σ 键的内旋转。

根据热力学观点，在熔点时有一可逆相变，此时

$$\Delta G_{T,P} = 0 \quad\quad \Delta G_{T,P} = \Delta H - T\Delta S = 0$$

$$T_m = \Delta H / \Delta S$$

式中：ΔH 表示熔化热，ΔS 表示熔融过程熵变，T_m 表示熔点。

若使 T_m 升高，或 ΔH 升高，或 ΔS 降低，具体采取的方法有：①增加分子间相互作用，提高 ΔH；②增加高分子链内旋转阻力，降低 ΔS。

欲使 T_m 升高，则 ΔS 要降低，即 $\Delta S = \Delta S_2 - \Delta S_1$。初始熵值宜大，终熵宜小。单链内旋转越容易构象越多，熵越大，引入刚性集团（因 σ 键多，构象多），进而阻止内旋转，使熵值变小。

（二）熵驱动过程

中药药剂学中有一种包合物应用的是疏水相互作用。溶解过程的焓变和熵变都对自由能变化作出贡献，溶解进行时有焓驱动的，也有熵驱动的。如在水中加入极性溶质，水分子正电端与溶质分子负电端靠近，水分子定向排列，此过程 $\Delta S < 0$，$\Delta G < 0$，说明是焓驱动。反之，在水中加入非极性溶质，如溶质分子聚集，将周围水分子挤走，水分子由定向变为自由水分子，$\Delta S > 0$，为熵驱动过程，例如包合物为疏水相互作用的结果，是熵驱动过程。

（三）气体、液体和固体溶解过程中的热力学变化

1. 气体在液体中的溶解

气体在液体中的溶解通常为放热过程，$\Delta H < 0$，溶解后熵减少，$\Delta S < 0$。

由 $\Delta G_{T,P} = \Delta H - T\Delta S$ 可知，温度上升不利于气体的溶解。溶于液体的气体量符合亨利定律，加压可提高气体的溶解度。

2. 液体在液体中的溶解

若能量（A－A）＋（B－B）>2（A－B），则 $\Delta H_{mix} < 0$，$\Delta S_{mix} > 0$。

由于 $\Delta G = \Delta H - T\Delta S$，则 $\Delta G_{mix} < 0$，溶解过程能发生。

若能量（A－A）＋（B－B）<2（A－B），则 $\Delta H_{mix} > 0$（吸热）。若 $\Delta S > 0$，则 T 升高有利于溶解；若 $\Delta S < 0$，则 T 升高不利于溶解。

3. 固体在液体中的溶解

固体溶于液体是药剂中最常见和最重要的溶解现象。在液体制剂、注射剂，以及制剂的加工工艺中，固－液溶液均占相当大的比重。

在一定温度、压力下，固体药物 A 在溶剂中溶解形成理想溶液时，当药物溶解速度与析出速度相等时，则药物溶解达到平衡，平衡常数为

$$K_s = \frac{a_A}{a_s} \tag{2·24}$$

式中：a_A 表示药物 A 在溶液中的活度，也是该药物的溶解度 x_2；a_s 表示固体药物的活度，$a_s = 1$，故 $K_s = a_A$。因形成理想溶液 $K_s = x_2$，根据方程式 $\dfrac{\mathrm{d}\ln K}{\mathrm{d}T} = \dfrac{\Delta H_f}{RT^2}$，则

$$\ln x_2 = \frac{\Delta H_f}{R}\left(\frac{1}{T_0} - \frac{1}{T}\right) \tag{2·25}$$

式中：ΔH_f 表示药物 A 的摩尔熔化焓，也是理想溶液的摩尔溶解焓；T_0 表示药物 A 的熔点；T 表示实验温度或溶解温度（$T < T_0$）。

溶解度与溶剂性质无关。一些药物的熔点与摩尔熔化焓见表2-2。

表2-2 一些药物的熔点与摩尔熔化焓

药 物	熔点（℃）	熔化焓/kJ/mol	药 物	熔点（℃）	熔化焓/kJ/mol
苯甲酸	124	18.00	萘	80	18.83
咖啡因	235	21.10	磺胺嘧啶	253	40.35
盐酸氯丙嗪	196	28.16	磺胺吡啶	192	37.36
甲丙氨酯	105	39.08	可可豆碱	348	41.08
甲基睾丸素	165	25.69	甲苯磺丁尿	128	25.61

例11：已知：萘的熔点为80℃，摩尔熔化焓 $\Delta H_f = 18.828 kJ/mol$，试计算20℃时萘在苯中的溶解度。

解：$\ln x_2 = \dfrac{\Delta H_f}{R}\left(\dfrac{1}{T_0} - \dfrac{1}{T}\right) = \dfrac{18.828}{8.314}\left(\dfrac{1}{353.15} - \dfrac{1}{293.15}\right) = -1.3126$

$x_2 = 0.2691$

若药物在溶剂中溶解形成近似理想的溶液，只要知道药物的熔点与摩尔熔化焓，即可求出该药物在某温度下的溶解度。

（四）高分子溶液的热力学性质

高分子溶液的形成或高聚物的溶解时具有以下性质：

1. 混合焓变（ΔH_{mix}）

（1）高分子溶液的混合过程：放热时 $\Delta H < 0$；吸热时 $\Delta H > 0$；无热溶液时，$\Delta H = 0$。

（2）高分子溶液为非理想溶液，Flory-Huggins 采用晶格模型推得

$$\Delta H_{mix} = \frac{n_1 V_1 \cdot n_2 V_2}{n_1 V_1 + n_2 V_2}(\delta_1 - \delta_2) \tag{2·26}$$

因此，ΔH_{mix} 的大小主要取决于 $\delta_1 - \delta_2$ 的差值。δ 为溶解度参数（内聚能密度的平方根定义为溶解度参数 δ）。

2. 混合熵变（ΔS_{mix}）

高分子化合物溶解过程中，分子排列趋于混乱，熵的变化是增加高分子的 $\Delta S_{mix,m}$ 一般比理想溶液的 $\Delta S_{mix,m}^i$ 要大几十到几百倍，其原因是高分子链的柔顺性及多构象运动的特点。

3. 混合吉布斯自由能的变化（ΔG_{mix}）

高分子的溶解混合过程呈无序性增加，即 $\Delta S_{mix} > 0$。此过程自发进行的条件是 $\Delta G_{mix} = \Delta H - T\Delta S < 0$。

极性高分子在极性溶剂中溶解时，由于高分子与溶剂分子的强烈作用而放热，即 $\Delta H_{mix} < 0$。此时 $\Delta G_{mix} < 0$，高分子可以溶解。

非极性高分子的溶解过程一般 $\Delta H_{mix} > 0$，所以要使高分子溶解，即 $\Delta G_{mix} < 0$，必须满足 $|\Delta H_{mix}| < T|\Delta S_{mix}|$。

$$\Delta G_{mix} = \Delta H_{mix} - T\Delta S_{mix}$$

$$= (\delta_1 - \delta_2) \cdot \frac{n_1 V_1 \cdot n_2 V_2}{n_1 V_1 + n_2 V_2} + RT \left(n_1 \ln \frac{n_1 V_1}{n_1 V_1 + n_2 V_2} + n_2 \ln \frac{n_2 V_2}{n_1 V_1 + n_2 V_2} \right) \qquad (2 \cdot 27)$$

$\delta_1 - \delta_2$ 值越小，T 值越大时，ΔG_{mix} 越趋向负值，有利于高分子的溶解。

选择溶剂的原则为：① "极性相近" 原则；② "溶解度参数相近" 原则。

（五）胶束形成的热力学

疏水相互作用：在原子水平上非极性分子或基团在水中倾向于聚集成簇的现象是一种较为特殊的相互作用。

表面活性剂分子的疏水基通过疏水相互作用相互缔合在一起，亲水基朝向水中→缔合体，即胶束，也称为缔合胶体（association colloid）。胶束形成的过程一般用质量作用定律和相分离模型来描述。

1. 质量作用定律

应用质量作用定律，将胶束形成看成是单个表面活性剂的离子或分子与胶束处于缔合与解离平衡之中。

2. 相分离模型

将胶束形成看做是相分离，虽然胶束不是独立的相，但形成胶束后则溶液性质发生了突变，为了处理问题方便，称之为 "准相"。两种方法得出同样的结果。

①阴离子型表面活性剂形成的胶束可表示为

$$nR^- + mX^+ \rightarrow [R_n X_m]^{Q-} \qquad (Q^- = n - m) \qquad (2 \cdot 28)$$

其平衡常数 K 为

$$K = \frac{C_{[R_n X_m]^{Q-}}}{C_{R-}^n \cdot C_{X+}^m}$$

每摩尔表面活性剂单体形成的胶束的自由能变化为

$$\Delta G_{CMC}^\ominus = \frac{\Delta G^\ominus}{n} = -\frac{RT}{n} \ln K = -\frac{RT}{n} \ln \frac{C_{[R_n X_m]^{Q-}}}{C_{R-}^n \cdot C_{X+}^m} \qquad (2 \cdot 29)$$

在 CMC 时，$C_{R-} = C_{X+} = $ CMC，$C_{[R_n X_m]^{Q-}}$ 很小，可略去 $\ln C_{[R_n X_m]^{Q-}}$，则

$$\Delta G_{CMC}^\ominus = \frac{RT}{n} \ln \left(C_{R-}^n \cdot C_{X+}^m \right)$$

$$= RT \left[\ln CMC + \frac{m}{n} \ln CMC \right]$$

$$= RT \left(1 + \frac{m}{n} \right) \ln CMC$$

$$= RT \left(2 - \frac{Q^-}{n} \right) \ln CMC \qquad (2 \cdot 30)$$

式中：n 表示胶束聚集数，Q^- 表示胶束的有效电荷。

②阳离子型表面活性剂形成的胶束可表示为

$$\Delta G_{CMC}^\ominus = RT \left(2 - \frac{Q^+}{n} \right) \ln CMC。 \qquad (2 \cdot 31)$$

③非离子型表面活性剂形成的胶束可表示为

$$\Delta G_{CMC}^{\ominus} = RT\ln CMC, \text{而} \Delta G_{CMC}^{\ominus} = \Delta H_{CMC}^{\ominus} - T\Delta S_{CMC}^{\ominus}$$

则

$$RT\ln CMC = \Delta H_{CMC}^{\ominus} - T\Delta S_{CMC}^{\ominus}$$

$$\ln CMC = \frac{\Delta H_{CMC}^{\ominus}}{RT} - \frac{\Delta S_{CMC}^{\ominus}}{R} \tag{2·32}$$

若已知不同温度下的 CMC 值，可对 $\ln CMC$ 和 $\frac{1}{T}$ 进行线性回归，斜率为 $\frac{\Delta H_{CMC}^{\ominus}}{R}$，截距为 $-\frac{\Delta S_{CMC}^{\ominus}}{R}$，由此可求得 $\Delta H_{CMC}^{\ominus}$ 和 $\Delta S_{CMC}^{\ominus}$。

例12：已知：某非离子型表面活性剂的水溶液在10℃、25℃和40℃的 CMC（mol/L）为 12.1×10^{-5}、8.2×10^{-5} 和 7.3×10^{-5}。求：在胶束形成中的 $\Delta G_{CMC}^{\ominus}$、$\Delta H_{CMC}^{\ominus}$ 和 $\Delta S_{CMC}^{\ominus}$。

解：将上述数据列表，见表 2-3。

表 2-3 表面活性剂的 $\ln CMC$ 与 $\frac{1}{T}$

	T（K）		
	283.15	298.15	313.15
CMC（mol/L）$\times 10^{-5}$	12.1×10^{-5}	8.2×10^{-5}	7.3×10^{-5}
$\Delta G_{CMC}^{\ominus}$（kJ/mol）	-4.97	-6.20	-6.82
$\ln CMC$	-2.11	-2.50	-2.62
$\frac{1}{T} \times 10^{-3}$	3.53×10^{-3}	3.35×10^{-3}	3.19×10^{-3}

以 $\ln CMC$ 和 $\frac{1}{T}$ 进行线性回归，斜率为 $\frac{\Delta H_{CMC}^{\ominus}}{R}$，截距为 $-\frac{\Delta S_{CMC}^{\ominus}}{R}$，

$$\frac{\Delta H_{CMC}^{\ominus}}{R} = 1513.8$$

则

$$\Delta H_{CMC}^{\ominus} = 12.59 \text{kJ/mol}$$

$$-\frac{\Delta S_{CMC}^{\ominus}}{R} = -7.49$$

则

$$\Delta S_{CMC}^{\ominus} = 62.28 \text{J/（mol·k）}$$

从热力学观点看，这种表面活性剂分子在溶液中缔合形成胶束溶液与一般胶体体系不同。胶束溶液是热力学稳定体系，其中表面活性剂分子与缔合形成的胶束处于平衡状态。胶束形成的主要原因是此体系处于最低自由能状态。在低浓度时表面活性剂分子通过在体系的表面或界面聚集，将疏水性基团从极性水中移开而降低整个体系自由能。随着浓度升高，疏水性基团形成胶束的核，使体系自由能进一步降低。同时也产生体系的熵变和焓变。

（六）增溶过程的热力学

被增溶物增溶到胶束的过程是一个熵增加的过程，即 $\Delta S > 0$，体系的混乱度增加。增溶

类似于药物在油水之间的分配，增溶过程的热力学函数与油水分配系数 K 之间存在如下关系：

因为
$$\Delta G_S^{\ominus} = -RT\ln K$$
$$\Delta G_S^{\ominus} = \Delta H_S^{\ominus} - T \cdot \Delta S_S^{\ominus}$$

所以
$$\ln K = -\frac{\Delta H_S^{\ominus}}{RT} + \frac{\Delta S_S^{\ominus}}{R} \tag{2·33}$$

测定不同温度下被增溶物的油水分配系数 K，以 $\ln K$ 对 $\frac{1}{T}$ 作图，由直线的斜率和截距可分别计算得到增溶过程的焓变和熵变。

（七）Gibbs 吸附等温式的热力学推导

对于一个热力学体系，考虑到表面积 A 对体系性质的影响，若体系发生了一微小变化，则 $dG = -SdT + Vdp + \sigma dA + \sum_B \mu_B dn_B$

在定温定压下，将上式用于二元溶液的表面层，则
$$dG_s = \sigma dA + \mu_1^s dn_1^s + \mu_2^s dn_2^s \tag{2·34}$$

式中：μ_1^s 和 μ_2^s 分别表示表面层中溶剂及溶质的化学势，n_1^s 和 n_2^s 分别表示溶剂及溶质在表面层中的物质的量，在各强度性质（即 T、p、σ 及 μ）恒定的情况下，对上式进行积分，可得
$$G_s = \sigma A + \mu_1^s \cdot n_1^s + \mu_2^s \cdot n_2^s$$

表面吉布斯函数是状态函数，它具有全微分的性质。所以
$$dG_s = \sigma dA + Ad\sigma + \mu_1^s dn_1^s + n_1^s d\mu_1^s + \mu_2^s dn_2^s + n_2^s d\mu_2^s \tag{2·35}$$

公式（2·34）与公式（2·35）比较，得适用于表面层的吉布斯 – 杜亥姆方程，即
$$Ad\sigma = -(n_1^s d\mu_1^s + n_2^s d\mu_2^s) \tag{2·36}$$

溶液本体的吉布斯 – 杜亥姆方程应为：
$$n_1 d\mu_1 + n_2 d\mu_2 = 0$$

也可写成
$$d\mu_1 = -\left(\frac{n_2}{n_1}\right)d\mu_2$$

当吸附达到平衡后，同一种物质在表面层及溶液本体中的化学势应相等。
$$d\mu_1^s = d\mu_1 = -\left(\frac{n_2}{n_1}\right)d\mu_2$$
$$d\mu_2^s = d\mu_2$$

整理后可得
$$Ad\sigma = -\left(n_2^s - \frac{n_1^s}{n_1}n_2\right)d\mu_2 \tag{2·37}$$

令 $\Gamma_2 = \left(n_2^s - \frac{n_1^s}{n_1}n_2\right)A$，此式即为溶质吸附量的定义式，将其代入上式可得
$$\Gamma_2 = -\frac{d\sigma}{d\mu_2} \tag{2·38}$$

因为

$$d\mu_2 = RT \mathrm{d}\ln a_2 = \left(\frac{RT}{a_2}\right)\mathrm{d}a_2$$

所以

$$\Gamma_2 = -\frac{a_2}{RT}\left(\frac{\mathrm{d}\sigma}{\mathrm{d}a_2}\right) \tag{2·39}$$

对于理想溶液或理想稀溶液，可用溶质的浓度 C_2 代替其活度 a_2，并略去代表溶质的 C_2 及 Γ_2，上式变为

$$\Gamma = -\frac{C}{RT}\left(\frac{\mathrm{d}\sigma}{\mathrm{d}c}\right) \tag{2·40}$$

式中：Γ 表示单位面积表面层中所含溶质的物质的量与同种溶剂在本体溶液中所含溶质物质量的差值，单位：$\mathrm{mol}\cdot\mathrm{m}^{-2}$，称为溶质的表面吸附量或表面超量。

例13： 291.15K 时丁酸水溶液的表面张力可表示为 $\sigma = \sigma_o - a\ln(1+bc)$。式中：$\sigma_0$ 表示纯水的表面张力，a、b 代表常数，C 代表丁酸在水中的浓度。

试求：（1）该溶液中丁酸的表面吸附量（Γ）与浓度（C）间的关系。

（2）若已知 $a = 0.0131\mathrm{N/m}$，$b = 19.62\mathrm{L/mol}$，试计算当 $C = 0.20\mathrm{mol/L}$ 时 Γ 为多少？

（3）当浓度达到 $bc \gg l$ 时，饱和吸附量 Γ_∞ 是多少？若此时表面层上丁酸呈单分子层吸附，则液面上丁酸分子的截面积是多大？

解：（1）已知 $\sigma = \sigma_o - a\ln(1+bc)$ 微分后，得

$$\frac{\mathrm{d}\sigma}{\mathrm{d}c} = -\frac{ab}{1+bc}$$

代入吉布斯吸附等温式，得 $\Gamma = \dfrac{abc}{RT(1+bc)}$

（2）将已知数据代入上式，得

$$\Gamma = \frac{0.0131 \times 19.62 \times 0.2}{8.314 \times 291.15 \times (1+19.62 \times 0.2)} = 4.31 \times 10^{-6}\mathrm{mol/m^2}$$

（3）若 $bc \gg l$ 时，则 $1+bc \approx bc$

$$\Gamma_\infty = \frac{abc}{RT(1+bc)} = \frac{a}{RT} = \frac{0.0131}{8.314 \times 291.5} = 5.411 \times 10^{-6}\mathrm{mol/m^2}$$

Γ_∞ 为吸附达饱和时每单位面积上吸附溶质的 mol 数，$1\mathrm{m^2}$ 表面上吸附的分子数为 $\Gamma_\infty L$，设每个丁酸的截面积为 S，则

$$S = \frac{1}{\Gamma_\infty L} = \frac{1}{5.411 \times 10^{-6} \times 6.022 \times 10^{23}} = 3.07 \times 10^{-19}\mathrm{m^2}$$

吸附过程一般为放热反应，温度过高会影响吸附效果。中药有效组分的富集常采用大孔吸附树脂，吸附常在室温下进行，超过 50℃，吸附量明显下降。一般来讲，加压降温有利于吸附质的吸附，降压加温有利于吸附质的解吸。表示吸附平衡的数据有吸附等温线、吸附等压线和吸附等量线，常用的是吸附等温线，即在恒定温度下寻找吸附量和压力或浓度之间的关系。孙磊等曾研究了 AB-8 大孔吸附树脂对远志总皂苷的吸附条件，以及吸附热力学和吸附动力学特征。

例14：静态吸附等温式应用于远志的实例：设计在283K、298K 和313K 不同温度下AB-8树脂对远志总皂苷元的静态平衡吸附实验。待吸附平衡后，测定和计算平衡浓度 c_e，平衡吸附量 q_e，根据公式计算平衡吸附量。

$$q_e = \frac{(c_0 - c_e)V}{Mm} \qquad (2 \cdot 41)$$

式中：q_e 表示平衡吸附量（mmol/g），c_0 和 c_e 分别表示溶液初始时和平衡时的质量浓度(mmol/L)，V 表示溶液的体积（L），m 表示树脂质量（g），M 表示远志总皂苷元的分子量（518g/mol）。结果见图2-3（计算过程略），表明吸附量随着温度的升高而升高，表明吸附为吸热过程。

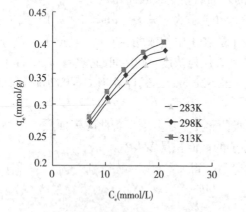

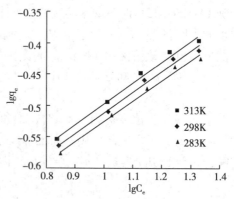

图2-3　AB-8树脂对远志总皂苷元的吸附等温线　　图2-4　Freundlich 方程拟合图

根据 Freundlich 吸附等温方程

$$\lg q_e = \lg K_f + \frac{1}{n}\lg c_e \qquad (2 \cdot 42)$$

式中：K_f 表示平衡吸附系数，表示吸附量的相对大小；n 表示特征常数，表明吸附剂表面的不均匀性和吸附强度的相对大小。

由图2-4可见，Freundlich 方程能很好地拟合实验数据，表2-4列出了各参数值。相关系数 r 均大于0.99。表中 K_f 随着温度升高而增大，n 随温度升高而减小，认为是溶剂驱动和吸附剂驱动共同作用的结果，后者处于劣势。n 总大于1，表明所研究的范围内均为优惠吸附过程。

表2-4　　　　　　　　　　　**Freundlich 拟合方程及参数**

T（K）	拟合方程	K_f	n	r
283	$\lg q_e = 0.3243\lg c_e - 0.8495$	9.1505	3.0836	0.9958
298	$\lg q_e = 0.3309\lg c_e - 0.8424$	9.1576	3.0221	0.9943
313	$\lg q_e = 0.3326\lg c_e - 0.8304$	9.1696	3.0066	0.9966

由此根据 Van't Hoff 方程，等量吸附焓变 ΔH 可以通过如下公式计算：

$$\ln(1/c_e) = \ln K_0 + \left(\frac{-\Delta H}{RT}\right) \tag{2 · 43}$$

式中：c_e 表示在绝对温度 T 时特定吸附量 $q(\text{mmol/g})$ 下溶质的平衡浓度（mmol/L），K_0 表示常数，R 表示理想气体常数 [8.314kJ/（mol·K）]。ΔH 可以通过 $\ln(1/c_e)$ 对 $1/T$ 作图的斜率计算得出。图 $2-5$ 是拟合结果图，当 $q = 0.28\text{mmol/g}$，$r = 0.9999$；当 $q = 0.37\text{mmol/g}$，$r = 0.9994$，相关性好。

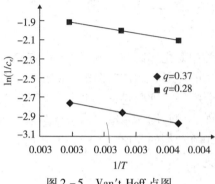

图 $2-5$　Van't Hoff 点图

将 Freundlich 方程代入如下 Gibbs 方程：

$$\Delta G = -RT\int_0^X \left(\frac{q}{X}\right)\mathrm{d}X \tag{2 · 44}$$

式中：X 表示摩尔浓度（mmol/L），q 表示吸附量（mmol/g），R 表示理想气体常数 [8.314kJ/（mol·K）]。推导出 ΔG 与 q 无关，得公式：

$$\Delta G = -nRT \tag{2 · 45}$$

式中：n 表示 Freundlich 方程中的参数。

吸附熵变 ΔS 根据 Gibbs – Helmholtz 方程计算：

$$\Delta S = \frac{(\Delta H - \Delta G)}{T} \tag{2 · 46}$$

表 $2-5$ 是 AB -8 树脂对远志总皂苷元的吸附热力学参数。$\Delta H > 0$，表明为吸热过程，高温有利于吸附的进行。其绝对值都小于 30kJ/mol，表明是物理吸附过程，较低的 ΔH 值说明该树脂容易脱附再生。$\Delta G < 0$，表明吸附的自发性。$\Delta S > 0$，表明固/液界面上分子运动更为混乱，有更多水分子杂乱地由固体表面向溶液中运动。

表 $2-5$　　　　　　　　　　　　AB -8 对远志总皂苷元的吸附热力学参数

T（K）	ΔH（kJ/mol）		ΔG	ΔS（kJ/mol·K）	
	$q = 0.28\text{mmol/g}$	$q = 0.37\text{mmol/g}$	（kJ/mol）	$q = 0.28\text{mmol/g}$	$q = 0.37\text{mmol/g}$
283			-7.2552	0.0416	0.0435
298	4.5317	5.0630	-7.4874	0.0403	0.0421
313			-7.8241	0.0395	0.0412

结果表明，不同温度时的吸附平衡数据可用 Freundlich 经验公式拟合，相关性好。该过程表现为吸热过程，自发进行，吸附焓变较小，容易脱附，较高温度有利于吸附。吸附速率主要由颗粒内扩散控制。

有关热力学理论的应用还可参考有关资料。

第二节　相　平　衡

物质聚集状态间改变称为相变化，简称"相变"。物质的相态变化是自然界中普遍存在的过程，如液体的蒸发或蒸气的冷凝，固体的溶解、溶化或结晶自溶液中的析出，晶型的转变，溶质在各相间的溶解及分配等，这些过程都会发生相的转变及相应的平衡。实验室和制药工业上常用的分离提纯操作，如蒸馏、精馏、水蒸气蒸馏、结晶、升华、萃取等均离不开相平衡。质量控制中，色谱中流动相的配比、选择，展开剂的互溶及药物制剂中互溶固体物质的选择也要应用相平衡理论。

一、相律

1. 相与相数

相（phase）是体系中物理性质和化学性质完全均匀的一部分。相与相之间有明显的界面，越过此界面，性质就有突变。生物体内细胞的两侧虽然都是水溶液，但因细胞膜将其分离，因此也是两液相共存。不同液体物质之间，因溶解度不同也有形成三个液相共存的情形。物质的每一种晶体是一种固相。

2. 组元和组元数

所谓组元就是构成一个体系的物种。为确定平衡体系中各物种的组成（含量）所需要的最少物种个数称为独立组元数，简称"组元数"。在一个体系中，组元数与物种数之间的关系见下式：

$$K = S - R - R' \qquad (2 \cdot 47)$$

式中：K 表示组元数，S 表示物种数，R 表示物种间存在的独立反应数，R' 表示同相中物种间的浓度限制条件数。

3. 相律

相律是多相体系中的相数、组元数与温度、压力、组成等因素相互依存与变化的规律，下式是著名的吉布斯相律数学表达式。

$$f = K - \Phi + 2 \qquad (2 \cdot 48)$$

式中：f 表示自由度数，K 表示独立组元数，Φ 表示相数，2 指温度和压力两个变量。

4. 相律的应用

任一平衡体系的组元数和变量条件确定以后，即可求出最多的共存相数，或最多的自由度数。

$$O = K - \Phi_{max} + 2 \qquad\qquad \Phi_{max} = K + 2$$

$$f_{max} = K - 1 + 2 \qquad\qquad f_{max} = K + 1$$

例15：碳酸钠和水可形成下列几种含水化合物：$Na_2CO_3 \cdot H_2O$、$Na_2CO_3 \cdot 7H_2O$、$Na_2CO_3 \cdot 10H_2O$。

问：（1）在101325Pa 下能与 Na_2CO_3 水溶液和冰共存的含水盐最多有几种？

（2）在20℃能与水蒸气平衡共存的含水盐最多有几种？

解：（1）根据题意求出最多的相数。Na_2CO_3 和水形成的体系中物种数有 H_2O、Na_2CO_3、$Na_2CO_3 \cdot H_2O$、$Na_2CO_3 \cdot 7H_2O$ 和 $Na_2CO_3 \cdot 10H_2O$，共 5 种，$S = 5$。这个体系有 3 个独立的化学平衡方程式：

$$Na_2CO_3 + H_2O = Na_2CO_3 \cdot H_2O$$
$$Na_2CO_3 + 7H_2O = Na_2CO_3 \cdot 7H_2O$$
$$Na_2CO_3 + 10H_2O = Na_2CO_3 \cdot 10H_2O$$

故该体系的组分数为 $K = 5 - 3 = 2$。从相律 $f = K - \Phi + 2$ 可以看出，要得到最多的相数，必须使自由度 $f = 0$。因已指定压力为 101325Pa，故影响体系的外界条件只有温度一个，所以

$$f = K - \Phi + 1 = 2 - \Phi + 1$$

当 $f = 0$ 时，Φ 最大，所以 $\Phi = 3$。这就表明，该体系最多只能有三相平衡共存。现已有 Na_2CO_3 水溶液和冰两个相，因而最多只能还有一种含水盐与之平衡共存。

（2）同理，体系的物种 $S = 5$，组分数 $K = 2$，因指定温度为20℃，所以

$$f = K - \Phi + 1 = 2 - \Phi + 1 = 3 - \Phi \ (\Phi_{max} = 3)$$

现已知有水蒸气一相存在，故最多还可能有两种含水盐与之共存。

二、相图

（一）单元系相图

以水的相图为例，介绍单元系状态，如图 2-6。O 点是三条曲线的交点，称为三相点（triple point）。每种纯物质皆有确定的三相点。水的三相点的温度为 273.16K，压力为 610.6Pa。OA 线为冰和水两相平衡，线上的任意点表示水和冰的平衡时蒸气压与温度（熔点）的关系。OA 线也不能无限向上延伸，因为延伸到压力为 $2.0265 \times 10^8 Pa$ 时，状态图变得较复杂，有 6 种不同晶形结构的冰生成。OB 线是冰的水蒸气两相平衡（即冰的升华线），线上的任意点表示冰和水蒸气平衡时蒸气压与温度（沸点）的关系，OB 线在理论上可延长到绝对零度附近。

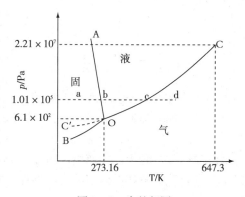

图 2-6 水的相图

由 OB 线可知，当温度和压力低于三相点时，固态冰可以不经过熔化而直接升华。升华在制药工艺上有重要应用，例如，冷冻干燥法，将药物水溶液在短时间内快速深度冷冻成

冰，同时将压力降至冰的饱和蒸气压以下，使冰升华除去溶剂，密封后便得到可以长时间储存的疏松的海绵状粉针剂。

某种流体（气体或液体）当其温度和压力均超过相应临界点值，该状态下的流体称为超临界流体（supercritical fluid，SCF 或 SF），如图 2 - 7。在临界点水的密度和水蒸气的密度相等，气液二相的界面消失，体系的性质变得均一，不再分为气体和液体，既具有类似液态的性质，也保留气体的性能。处于高于临界压力和临界温度时的一种特殊物质状态，以超临界流体的形式存在。

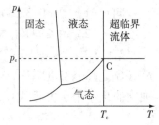

图 2 - 7　超临界流体在 T - p 图存在的区域

可作为超临界流体的物质很多，例如二氧化碳、一氧化氮、氨气、乙烯、丙烷、丙烯、水等。其密度与该物质在通常状态下的液体密度相当。超临界流体兼有气体和液体的双重优点，黏度小，扩散系数大，密度大，具有良好的溶解特性和传质特性。超临界流体萃取在中草药提取中的研究和应用虽然起步较晚，但近年来发展迅速。原因在于该技术具有适合提取天然热敏性物质、流程简单、操作方便、萃取效率高且能耗低、无溶剂残留等特性，这些优势为中药现代化提供了一种高效提取与分离的全新方法。

（二）二元系相图

1. 二元气 - 液平衡体系

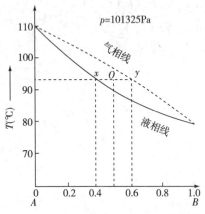

图 2 - 8　溶液的沸点与气相组成和液相组成的关系

该体系所讨论的基本内容是：恒温下溶液蒸气压与组元件间的关系，恒压下溶液沸点与组元件的关系。这类相图对于液体混合物的分离具有重要意义。通常蒸馏和精馏一般都是在恒压下进行的，因此，二元完全互溶双液系的沸点和组成的关系图形更有用。如图 2 - 8，虚线为气相线，实线为液相线，分别表示理想溶液的沸点与气相组成和液相组成的关系。

通过蒸馏分离液体 A 和 B 是液 - 气相图的一个实际应用。将 A 和 B 构成的溶液反复进行部分气化和部分冷凝，使溶液中组分 A 和组分 B 达到分离的操作，称为精馏（fractional distillation）。精馏是分离液体混合物的重要方法，在工厂和实验室应用广泛。

精馏塔主要由 3 部分组成：①底部的蒸馏釜：一般用蒸汽加热釜中的物料，使之沸腾并部分气化；②塔身（亦称精馏柱）：外壳用保温物质隔热，塔身内上下排列着多块塔板。例如，筛板塔上面有很多小孔，供上升气流通过，并有溢流管，以便回流冷凝液进入下层塔板；③顶部：装有冷凝器，使低沸点的蒸气最后自塔顶进入冷凝器，冷凝液部分回流入塔内，以保持精馏塔的稳定操作，其余部分收集为低沸点产品。高沸点产品则流入加热釜并从釜底排出，进料口的位置有选择地置于某层塔板上，以使原料与该层液体的浓度一致。

2. 二元液－液平衡体系

一种液体在另一种液体中的溶解可分为以下几种情况：①完全混溶：如乙醇和水、甘油和水、乙醇和甘油；②部分混溶：如苯酚和水、乙醚和水、尼古丁和水；③完全不溶：如脂肪油和水、汽油和水。

在部分混溶的情况下，两种液体在相互饱和后，则出现两相液体。部分混溶的液体，其相互溶解度与温度关系密切。水和苯胺体系的组成与温度的关系如图2－9。图中帽形曲线以内为二相共存区，曲线以外，体系只存在一相，为液相单相区。

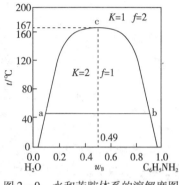

图2－9　水和苯胺体系的溶解度图

如在较低温度下二者部分互溶，分为两层，一层是苯胺在水层中的饱和溶液（左半支），另一层是水在苯胺中的饱和溶液（右半支），这两层溶液是相互平衡共存的，称为"共轭溶液"。这对共轭溶液的组成分别为相点 a 和相点 b，相点对应的浓度即水和苯胺在该温度下的相互溶解度。随着温度升高，两者的互溶度增加。当升到一定温度时，两个液体的浓度相等，即为图的 c 点。此时体系成为一相，c 点的温度称为上临界溶解温度（critical solution temperature）。临界溶解温度的高低反映了一对液体间相互溶解能力的强弱，临界溶解温度越低，两液体间的互溶性越好。因此，可利用临界溶解温度的数据来选择优良的萃取剂。

有一些部分混溶的液体的互溶度随温度降低而增加，如水－三乙胺的双液系（如图2－10所示），当温度降到足够低时，可以完全互溶。在此温度以下（约为291.2K），两种液体可以任意比例互溶。该温度为下临界溶解温度。少数混溶体系既具有上临界溶解温度，又具有下临界溶解温度，在中间温度区仅能部分混溶，如烟碱－水体系，如图2－11。

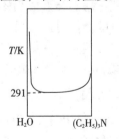

图2－10　水－三乙胺的溶解度图

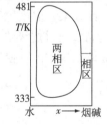

图2－11　水－烟碱的溶解度图

3. 简单低共熔混合物的固－液体系

此体系中二组分在熔融态时完全互溶，而固相完全不互溶。该体系在药剂学中固体分散体系中应用很多。低共熔混合物的相图如图2－12所示。图中温度高时为液相区（熔化物），左、右两个三角形区域为两相区，有一条水平线，为三相线，是两个固体和一个液体同时共存，对应的温度是最低共熔点。E 点为低共熔混合物，水平线以下是两个固相共存，是两相区。低共熔相图的应用举例如下：

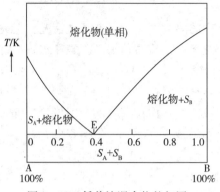

图 2 - 12　低共熔混合物的相图

（1）药物的配制及防冻剂：两种固体药物的低共熔点如果接近室温或在室温以下，便不宜混在一起配方，以防形成糊状物或呈液态，这是药物制剂配伍中应该注意的问题。按照最低共熔点的组成来配制冰和盐的体系可获得较低的冷冻温度。

在化工生产中，经常用盐水溶液作为冷冻的循环液就是因为以最低共熔点的浓度配制盐水时，在 252.1K 以上都不会结冰。

（2）低共熔混合物由两种高度分散的微晶组成：微晶的分散度越高，表面能越大则溶解度越大，制剂学常应用这些性质进行剂型改进。例如，难溶于水的药物服用后不易被吸收，药效慢，如果与其他能溶于水且无毒的化合物共熔，用快速冷却方法制成低共熔混合物，则易溶物在胃液中能很快溶解形成高度分散的药物。其溶解速率和溶解度都优于颗粒，从而有利于药物的吸收。

（3）最大限度地获得均匀的微晶分散体系：在该体系中，药物一般以微晶形式均匀分散在固体载体中，通常是在药物与载体混合熔融 - 冷却过程中形成。药物与载体的用量比一般为低共熔组分比，此时，两组分在低共熔温度同时从熔融态转变成晶核。如果两组分配比不是低共熔组分比，则在某一温度先行析出的某种成分的微晶可以在另一种成分的熔融体中自由生长成较大的结晶，如树枝状结构。当温度进一步降低到低共熔温度时，低共熔晶体则可以填入先析出的晶体结构空隙，使微晶表面积大大减小，从而影响增溶效果。

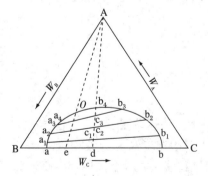

图 2 - 13　三组分体系液 - 液平衡相图

（三）三元系相图

我们讨论 3 个液体组分中只有一对液体是部分互溶的，其他两液体则是完全互溶的。例如，醋酸（A）、氯仿（B）和水（C）3 种液体组成的三组分体系，氯仿和醋酸、水和醋酸均可以任意比例互溶，而氯仿和水在一定温度下部分互溶。此三组分体系液 - 液平衡相图如图 2 - 13 所示。

底边 BC 代表氯仿和水二组分体系。Ba 表示水在氯仿中的不饱和溶液，bC 表示水在氯仿中的不饱和溶液，

ab 范围表示液 – 液两相平衡。两共轭溶液的状态点分别为 a 和 b，a 为水在氯仿中的饱和溶液（氯仿层），b 为氯仿在水中的饱和溶液（水层）。三元系相图的应用举例如下：

（1）在部分互溶的液体（B – C）体系中加入第 3 种液体 A 时，则可以在适当的比例下形成均一的溶液并提高互溶度。例如，挥发油在水中的溶解度很小，加入适量丙二醇可以提高二者的互溶度。

（2）溶剂 – 增溶剂 – 增溶质组成的三元体系在一定的温度和压力下，选择适宜的配比可以制得澄明溶液，并在稀释时仍保持澄明。如相图中曲线下的任一组成均不能制得澄明溶液，只有在三组分比例处于曲线外某处时才能达到。在绘制增溶相图时，除应维持恒定的适宜温度外，增溶剂的增溶能力也可因三组分加入的先后次序不同出现差别。一般认为，将增溶质与增溶剂先混合要比增溶剂与溶剂先混合的效果好。

第三节 化学动力学

化学动力学是研究化学反应速率和反应机理，以及外界条件对反应速率的影响的科学。均相体系药物降解的动力学过程可以通过经典化学动力学理论进行描述，现已证明，对于药物降解反应，由于一定条件下除药物外的其他反应物浓度相对恒定，故大多数药物的降解反应速率与时间的关系可以较好地应用一级（或伪一级）动力学模型拟合。阿累尼乌斯（arrhenius）阐明了化学反应的速率常数与温度间的关系，这对于研究药物在制剂中的稳定性提供了一条便捷的途径。

一、反应速率与反应级数

（一）反应速率

反应速率是指化学反应过程的速度，也称为反应发生的速率。如反应：药物 A→药物 B。

如反应正向进行，反应速率可表示为 $-\dfrac{\mathrm{d}C_A}{\mathrm{d}t}$。由于药物 B 的量随时间的增加而增加，所以反应速率也可以表示为 $\dfrac{\mathrm{d}C_B}{\mathrm{d}t}$。通常实验只测定原型（有药理活性）药物的浓度。药物代谢物或分解产物可能未知或难以定量，通常用实验测定给定时间间隔内药物 A 的减少量来计算反应速率。

反应速率的公式可表示为

$$r = kc_A^\alpha c_B^\beta \cdots\cdots \qquad (2 \cdot 49)$$

式中：浓度项的指数 α、β……分别称为组分 A、B……的分级数，各指数之和 n 称为反应的总级数，即 $n = \alpha + \beta + \cdots\cdots$，$k$ 为速率常数。

（二）反应级数

反应级数是指反应物浓度对反应速率影响的大小。由实验确定反应速率方程式，以及各浓度项的指数总和（有时包括生成物、中间产物浓度）。

需要说明的是：

（1）无论简单反应还是复杂反应，在此概念上不必区分。

（2）可以为整数、分数和零。n 在 $0 \sim 3$ 之间，很少超过 3。少数情况下为负数。

（3）对少数复杂反应无意义。如 $H_2 + Br_2 \rightarrow HBr$ 无级数。

反应级数的确定方法有微分法、积分法和半衰期法。对于基元反应，利用质量作用定律可得出速率方程式。

反应分子数：从微观上看是指基元反应中参加反应的（最少）分子数目。

二、简单反应动力学

为了预测药物制剂的有效期，我们应该了解药物降解过程的动力学。在药物与药物制剂的各类降解反应中，尽管有些药物的降解反应机制复杂，但多数药物及其制剂可按零级、一级或伪一级反应处理。

（一）零级反应

当反应级数 $n = 0$ 时，其反应称为零级反应。其反应速率与反应物浓度无关。如药物 A 在恒定时间间隔 t 内减少的量是一个常数，药物 A 的消除速率可表示为

$$-\frac{dA}{dt} = k_0 \qquad (2 \cdot 50)$$

积分得
$$A = -k_0 t + A_0$$

其中，A_0 是 $t = 0$ 时的药量。如用浓度表示，则

$$C = -k_0 t + C_0 \qquad (2 \cdot 51)$$

式中：C_0 表示时间为 0 时的药物浓度，C 表示时间为 t 时的药物浓度，k_0 表示零级分解常数。

例 16：某药师精确称量 10g 药物溶解于 100ml 水中。溶液在室温下保存，并定期取样检测药物含量，得到时间与药物浓度之间的关系数据，见表 2 - 6。

表 2 - 6 　　　　　　　　　　　时间与药物浓度之间的关系

时间（h）	药物浓度（mg/ml）
0	100
2	95
4	90
6	85
8	80
10	75
12	70

将药物浓度对时间作图可得到一条直线，药物浓度减少的速率为零级。

由以上数据，得

$$90 = -k_0(4) + 100 \qquad 所以 \ k_0 = 2.5\text{mg}/(\text{ml} \cdot \text{h})$$

应用：化合物的光降解反应在相对较高的浓度下为零级，多相反应有时也是零级。混悬液中的药物降解可视为零级，因为在混悬液中，药物的降解主要发生在液相，因而与药物在溶液中的溶解量有关。在一定的温度等条件下，药物的溶解度是一常数。近年来发展的一些缓释长效药，其释药速率在相当长的时间范围内比较恒定，属特殊的零级反应。如一月一针的长效青霉素的缓释速率可使血药浓度长时间维持在一定的水平。又如，在国际上应用较广的一种皮下植入剂内含女性避孕药左旋 18 – 甲基炔诺酮，每天释药约 $30\mu g$，可一直维持 5 年左右。

（二）一级反应

当反应级数 $n = 1$ 时，其反应称为一级反应。一级反应应用较为广泛。

如果药物 A 减少的速率与剩余 A 的量呈比例，则 $-\dfrac{\text{d}A}{\text{d}t} = kA$

其中，k 为一级速率常数。如用药物浓度表示，则

$$-\frac{\text{d}C}{\text{d}t} = kC$$

积分得

$$-\ln C_A + \ln C_{A,0} = kt \qquad (2 \cdot 52)$$

或

$$\lg C_A = -kt/2.303 + \lg C_{A,0}$$

半衰期：表示药物的量或浓度降低一半所需要的时间周期。

$$t_{1/2} = \frac{1}{k}\ln\frac{a}{\frac{1}{2}a} = \frac{\ln 2}{k} = \frac{0.693}{k} \qquad (2 \cdot 53)$$

该方程表明，一级反应的半衰期是一个常数。无论药物的初始量或浓度是多少，药量减少至一半所需的时间。

应用：药物动力学中的单室模型，如静脉注射血药浓度，消除速率按一级反应；放射性同位素衰变及细胞繁殖，药物在体内吸收、分布、代谢与排泄大多服从一级反应。

许多药物，如抗生素类、巴比妥类、磺胺类、水杨酸类都具有酯或酰胺基官能团结构，它们的水解为伪一级反应。有缓冲液存在的水解反应也可视为表观一级反应，因为在 pH 值相对稳定的情况下，水解反应的速率主要由反应物的浓度决定。

我们可设法将复杂反应的反应速率简化成仅与其中某一反应物的瞬时浓度有关，与其他反应物浓度无关。实验中，使其他反应物大大过量，或者能在反应过程中从过量的缓冲剂中不断地得到补充。通常"大大过量"指含量超过反应物 10 倍、40 倍、100 倍，甚至更多，超过倍数越高越有可能使反应服从一级反应动力学方程。

例 17：配置每毫升含 800 单位的某抗生素溶液，1 个月后，分析其含量，测得每毫升含 600 单位。已知：药物降解为一级反应。求：（1）40 天后其含量是多少？（2）半衰期是多

少天?

解：（1）40 天后的含量： $k = \dfrac{2.303}{30} \lg \dfrac{800}{600} = 0.0096$ 天$^{-1}$

$$0.0096 = \dfrac{2.303}{40} \lg \dfrac{800}{C} \qquad\qquad C = 545 \text{ 单位}$$

即 40 天后其含量为 545 单位。

（2）半衰期天数为

$$t_{1/2} = \dfrac{0.693}{k} = 72.2 \text{ 天}$$

即半衰期为 72.2 天。

例 18： 在一原始人类的山洞中发现一批植物种子的残骸，经分析得知，其中含有^{14}C $5.38 \times 10^{-14}\%$。试问，此洞穴中原始人生活的年代?

解： 放射性物质的衰变速率符合一级反应的动力学规律。因为宇宙射线恒定地产生碳的放射性同位素^{14}C，植物组织不断地将^{14}C吸收进其组织当中，使微量的^{14}C在总碳含量中维持在一个固定比例：$1.10 \times 10^{-13}\%$。已知：$t_{0.5} = 5720$ 年。一旦树木被砍伐，种子被采摘，从空气中吸收^{14}C的过程便停止。由于放射性衰变，^{14}C在总碳中的含量下降，故可推知样品年代。

碳现有浓度和初浓度为

$$5.38 \times 10^{-14}\% \text{、} 1.10 \times 10^{-13}\%$$
$$k = 0.693/t_{0.5} = 1.21 \times 10^{-4} \text{ 年}^{-1}$$
$$t = \ln(1.10 \times 10^{-13}\% / 5.38 \times 10^{-14}\%)/(1.21 \times 10^{-4}) = 5.91 \times 10^3 \text{ 年}$$

（三）二级反应

当反应级数 $n = 2$ 时，其反应称为二级反应。例如，一些醇类化合物的消除反应及部分卤代烷烃的水解反应速率都是双分子控制的二级反应。

二级反应较为复杂，反应物未必一种，$n = \alpha + \beta = 2$

（1）A + B→产物

（2）2A→产物

对第 1 种类型的反应来说，如果设 a 和 b 分别代表反应物 A 和 B 的起始浓度，x 为 t 时间反应物已反应的浓度，则其反应速率公式可写成

$$\dfrac{\mathrm{d}x}{\mathrm{d}t} = k(a-x)(b-x) \tag{2·54}$$

当 A 和 B 的起始浓度相等时，即 $a = b$，上式变为

$$\dfrac{\mathrm{d}x}{\mathrm{d}t} = k(a-x)^2 \tag{2·55}$$

对第 2 种类型的反应来说，其速率公式与上式相同，将上式分离变量后积分，得

$$\dfrac{1}{a-x} - \dfrac{1}{a} = kt \quad \text{或} \quad k = \dfrac{1}{t} \dfrac{x}{a(a-x)} \tag{2·56}$$

若 A 和 B 的初始浓度不同，将上式分离变量积分，得

$$k = \frac{1}{t(a-b)} \ln \frac{b(a-x)}{a(b-x)} \qquad (2 \cdot 57)$$

例 19：乙酸乙酯皂化为二级反应，反应物原浓度皆为 0.04mol/L，待体积混合后反应式为：

$$CH_3COOC_2H_5 + NaOH = CH_3COONa + C_2H_5OH$$

已知：$t = 25min$，$C_B = 0.529 \times 10^{-2} mol/L$

问：（1）使反应转化率达 90%，需要多少时间？

　　（2）若 A、B 都为 $C_{A,0} = 0.01mol/L$，达到同样转化率需要多少时间？

解：$V_B = -(dC_B)/(dt) = kC_B^2$

$$1/C_B - 1/C_{B,0} = k \cdot t \quad 1/(0.529 \times 10^{-2}) - 1/0.02 = kt$$

$$k = 5.56mol/L \cdot min$$

达 90%，$1/(0.1C_{B,0}) - 1/(C_{B,0}) = kt \quad t = 80.93min$

若 $C_{B,0} = 0.01mol/L$，$t = 9/(kC_{B,0}) = 161.86min$

三、复杂反应

实际情况下，许多药物分子可能同时发生多种途径和多种形式的降解，如药物发生可逆反应降解、连续反应或平行反应降解等，遇到这些反应时要应用复杂反应的动力学方程。

（一）可逆反应

可逆反应即正逆向同时进行的反应。可逆反应中浓度与时间的关系见图 2-14。正逆向都为一级反应时有

$$A \underset{k_{-1}}{\overset{k_1}{\longleftrightarrow}} B$$

$t = 0 \qquad\qquad a \qquad\qquad 0$

$t = t \qquad\qquad a-x \qquad\quad x$

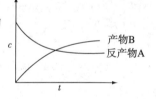

图 2-14　可逆反应中
浓度与时间的关系

总的反应速率取决于正向及逆向反应速率的总结果，即

$$r = \frac{dx}{dt} = r_{正} - r_{逆} = k_1(a-x) - k_{-1}x \qquad (2 \cdot 58)$$

积分得

$$\ln \frac{a}{a - (\frac{k_1 + k_{-1}}{k_1})x} = (k_1 + k_{-1})t \qquad (2 \cdot 59)$$

在考察药物制剂的稳定性时，往往仅考察初始阶段，因此公式（2·56）中 $(a-x) \geq x$，仍然可以作伪一级反应动力学处理。

（二）平行反应

一个药物经多种途径降解，并以不同的方向进行反应而得到不同产物时这种降解反应称为平行反应。平行反应中浓度与时间的关系见图 2-15。许多药物的降解同时有两条或多条

途径，反应条件不同可决定何种反应途径占优势。

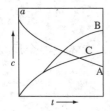

图 2-15 平行反应中
浓度与时间的关系

$$A \begin{array}{c} \xrightarrow{k_1} B \\ \xrightarrow{k_2} C \end{array}$$

t 时间，上述两支反应的速率之和即为药物 A 的消耗速率，其每个降解途径都为一级反应。

$$-\frac{dC_A}{dt} = \frac{dC_B}{dt} + \frac{dC_C}{dt} = k_1 C_A + k_2 C_A = (k_1 + k_2) C_A = k_{exp} C_A$$

k_{exp} 是实验中测得的速率常数；k_1 和 k_2 值可以通过确定每个生成物的比率 r 来确定。

$$r = \frac{C_B}{C_C} = \frac{k_1}{k_2}$$

$$k_{exp} = k_1 + k_2$$

可以看出，对反应物而言，其浓度的降低仍符合伪一级反应动力学。

（三）连续反应

连续反应系指一个反应要经历几个连续的中间步骤，并且前一步的产物为后一步的反应物的反应。连续反应中浓度与时间的关系见图 2-16。例如，青霉素在一定条件下的水解反应。

$$A \xrightarrow{k_1} B \xrightarrow{k_2} C$$

$t = 0 \qquad c_{A,0} \qquad 0 \qquad 0$

$t = t \qquad c_A \qquad c_B \qquad c_C$

当连续反应皆为一级反应时，反应速率方程如下：

$$V_A = -(dC_A/dt) = k_1 C_A$$

$$V_B = (dC_B)/(dt) = k_1 C_A - k_2 C_B$$

$$V_C = (dC_C)/(dt) = k_2 C_B.$$

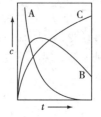

图 2-16 连续反应中浓度
与时间的关系

以上三式的积分结果如下：

$$C_A = c_{A,0} e^{-k_1 t}$$

$$C_B = \frac{k_1 c_{A,0}}{k_2 - k_1} [\exp(-k_1 t) - \exp(-k_2 t)]$$

$$C_C = c_{A,0} \left[1 - \frac{k_2}{k_2 - k_1} \exp(-k_1 t) + \frac{k_1}{k_2 - k_1} \exp(-k_2 t) \right]$$

反应物 [A] 的浓度随时间连续的减少，符合伪一级反应动力学，反应物 [A] 的浓度下降速度取决于 k_1。当生成 [B] 的速率与消耗 [B] 的速率相等时，就出现极大点。这是连续反应中间产物的一个特征。[B] 有最大值的时间为：

$$t_{B,max} = \frac{\ln k_1 - \ln k_2}{k_1 - k_2}$$

四、温度与反应速率的关系

温度是影响降解反应速率的主要因素之一，早在化学动力学形成初期，Van't Hoff 便总结出著名的 Van't Hoff 经验规则。

（一）Van't Hoff 经验规则

一般反应温度↑，则反应速率↑，实验结果表明：一般情况下，温度每升高10K，反应速率增大2~4倍。

则

$$\frac{k_{T+10}}{k_T} = 2 \sim 4 \qquad (2 \cdot 60)$$

（二）Arrhenius 经验公式

$$k = Ae^{-E/RT} \qquad (2 \cdot 61)$$

式中：A 表示单位时间单位体积内分子的总碰撞数；$e^{-E/RT}$ 表示有效碰撞在总碰撞中的百分数；k 表示有效碰撞数；A 又称指前因子，与反应物结构有关，与 k 单位相同；E 表示活化能，即活化分子与普通分子能量之差。

将上式两边取对数，得

$$\ln k = -\frac{E}{R} \cdot \frac{1}{T} + \ln A \qquad (2 \cdot 62)$$

由上式可知，$\ln k$ 对 $1/T$ 作图，应为一直线，由直线的斜率可求得活化能：$E = -R \times$ 斜率，由截距可求知前因子 A。药物稳定性测定中，若知道药物在室温且不稳定，其标签上要注明此药需放阴凉处储存。注射用的青霉素、胰岛素、后叶催产素都属于此类药物。

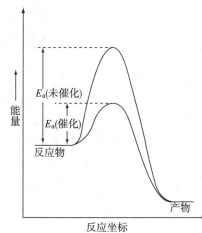

图 2-17 催化剂对反应速率
影响的原理

使活化分子增加的方法有升高温度，加入催化剂。热力学上能发生的过程很多时候未必能转化，实际上是先要突破势垒。关于活化能目前尚未有统一的认识，但比较一致的看法，认为它是一势垒。如无势垒则热力学上可能的反应都会发生。催化剂对活化能 E_a 和反应速率的影响，如图 2-17 所示。

活化能的大小表示降解过程中，药物降解所需要的热能大小。药物降解所需要的热能越大，该药物受温度的影响导致的降解倾向越小，阿仑尼乌斯定律也是稳定性加速实验的主要理论依据。降解反应过程中，分子间接近，才能发生反应。但当分子接近到一定的程度，就会产生排斥力，即存在一个能垒。这时必须有一定的能量克服这个能垒，才能迫使分子接近发生反应，克服这个能垒所必需的最低能量就是活化能。

由哈蒙特假说得知：在简单的一步反应（基元）中，过渡态的结构与能量接近的那边类似。例如，在放热反应中，过渡态的能量接近于反应物，其结构也与反应物近似；在吸热反应中，过渡态的能量与生成物比较接近，结构也近似于生成物。所以在吸热反应中，需要对反应物的结构进行较大的改组，方能使其接近于结构与之差异较大、具有较高能量的过渡态，这就需要较高的活化能，其反应速率较慢；而放热反应只需较低的活化能，反应速率较快。

五、光化反应

胶卷感光，涂料在太阳光下褪色、橡胶老化等都是光照下的化学反应。光能可激发氧化反应，加速药物的分解，如吗啡、可待因、奎宁、维生素 C、肾上腺素和水杨酸酯等都易被光能激发发生氧化反应，在紫外线或可见光照射下变色。光的作用往往比热的作用更明显。光化反应指的是只有在光的作用下，才能发生的反应。例如，$CO_2 + H_2O \rightarrow$ 叶绿素，也称为光合作用。

$\Delta_r G_m^\ominus = 2878\text{kJ/mol}$（298.15K）$> 0$，违背热力学自发过程的判据。光化反应与一般化学反应（热化反应）不同，一般化学反应所需的活化能来自分子热运动，反应过程的自由能常降低；光化反应所需的活化能来自光能，反应过程的自由能常增大。热化反应与光化反应的区别见表 2 -7。

表 2 -7   热化反应与光化反应的区别

项目	热化反应	光化反应
自发条件	等温、等压、$W' = 0$，$\Delta_r G_m^\ominus < 0$	$\Delta_r G_m^\ominus > 0$
活化能	系统内分子间碰撞积累	吸收光
与温度的关系	速率敏感 $k_{T+10}/k_T = r \approx 2 \sim 4$	$k_{T+10}/k_T = r \approx 1.01 - 1.1$，个别反应到 2

光化反应比热化反应具有更大的选择性。其活化能来源于光量子，而物质对光量子的吸收是有选择性的。光化反应分为两个阶段：①初级过程：吸收光子，使反应物分子被活化的过程，直接在光作用下完成，并形成高能量质点（如自由基），相当于光引发的反应。②次级过程：被活化的反应物分子发生后续化学或物理过程，无需光照即可进行的反应。

有的药物对热很稳定，而对光很不稳定，其储存期取决于光照量。光源一定时，药物在光照下的含量下降程度与入射光的照度 E（单位时间、单位面积内入射光的能量）和时间的乘积有关。有时我们考察光照下药物的有效期，需在较高的照度下测定药物含量的变化，找出药物含量 C 与累积光量 Et 的关系，由此推算出自然储存条件下的时间，即有效期。药物在光照射下的降解速率除与光的照度有关，还与光源的波长有关。

第四节   电 磁 学

电磁学包括电化学和磁化学。电化学是研究电能与化学能之间相互转化及转化过程中存在规律的科学。磁化学是研究分子磁性与化学结构关系的科学。医药上电泳、电位滴定、电导滴定、极谱分析等均要应用电化学知识。本节主要介绍电化学和磁性知识。

一、导电

（一）溶液的导电原理

导电体（简称导体）一般分为两类：一类为电子导体，如金属、石墨等，是靠自由电子的定向迁移导电的；另一类为离子导体，如电解质溶液或熔融电解质等，是靠离子的定向迁移导电的。能够实现电解质溶液连续导电的装置称为电化学装置，它可分为两大类：将化学能转变为电能的装置称为原电池（primary cell）；将电能转变为化学能的装置称为电解池（electrolytic cell）。它们都由电极（electrode）和电解质溶液构成。

无论是原电池还是电解池，总是将电势较低的极称为负极，将电势较高的极称为正极。电流总是由正极流向负极，电子的流动方向则刚好相反。另外，总是将在其上面发生氧化反应（失去电子）的电极称为阳极（anode），将发生还原反应（得到电子）的电极称为阴极（cathode）。

其导电原理：电流在溶液中的传导由正负离子定向迁移而共同承担；由于两电极上所发生的氧化还原反应导致电子得失，从而使电极与溶液界面处的电流得以连续。

（二）Faraday's 定律

法拉第在归纳了大量电解反应的实验结果后，于1833年提出了电解产物的量与通入电量之间关系的规律，即法拉第定律（faraday's law）。

（1）电流通过电解质溶液时，在电极上发生化学反应物质的量与所通过的电量呈正比。

（2）若将几个电解池串联，通入一定的电量后，在各个电解池的电极上发生反应的物质的量相等，析出物质的质量与其摩尔质量呈正比。

一摩尔质子的电荷（即一摩尔电子所带电量的绝对值）称为法拉第常数，用 F 表示：

$$F = N_A e = 6.022 \times 10^{23}/mol \times 1.6022 \times 10^{-19}C$$
$$= 96484.6C/mol \approx 96500C/mol$$

式中：N_A 为阿伏伽德罗常数，e 表示质子的电荷。

如欲从含有 M^{Z+} 离子的溶液中沉积 1mol 金属 M，即：$M^{Z+} + Ze^- \rightarrow M$。

需要通过 $1mol \times Z_+$ 个电子，Z_+ 为出现在电极反应式中电子计量系数。

因此，当通过的电量为 Q 时，所沉积出该金属的物质的量（n）为

$$n_M = \frac{Q}{Z_+ F}$$

一般写作 $\qquad\qquad\qquad\qquad Q = nZF \qquad\qquad\qquad\qquad\qquad (2 \cdot 63)$

所沉积的该金属的质量为 $\qquad\qquad m = \frac{QM}{ZF} \qquad\qquad\qquad\qquad\qquad (2 \cdot 64)$

式中：M 表示该析出物的摩尔质量，其值随所取的基本单元而定。以上两个公式是法拉第定律的数学表达式，它概括了法拉第定律的两条文字表述。

例20：将两电极插入硝酸银溶液中，通以 0.20A 的电流 30 分钟。求：阴极还原析出银

的质量数。

解： $\because Q = It \quad n = Q/ZF = m/M$

$$\therefore m = \frac{QM}{ZF} = \frac{ItM}{ZF} = \frac{0.2A \times 30 \times 60s \times 107.88g/mol}{1 \times 96500C/mol} = 0.4025g$$

即通电半小时，便可在阴极还原析出 0.4025g 的银。

法拉第定律是自然科学中最准确的定律之一，它揭示了电能与化学能之间的定量关系。无论是对电解池还是原电池都适用，而且没有任何限制条件。

（三）离子的迁移

正负离子的定向迁移系指在电极作用下，溶液界面处发生正负离子定向迁移的过程。

为了解电解质的导电机理，需清楚离子在溶液中的运动特征，即电迁移现象。电解质溶液通电之后，溶液中承担导电任务的阴、阳离子分别向阳、阴两极移动，在相应的两极界面上发生氧化还原作用，两极旁溶液的浓度随之发生变化。设想在两个惰性电极之间有平面 A 和 B，将溶液分为阳极区、中间区和阴极区三个部分（见图 2－18a）。假定未通电前，各区均含有正离子（即阳离子）、负离子（即阴离子）各5mol，分别用 +、－ 号的数量来代表正、负离子的物质的量。今有 4mol 电子的电量通过之后，在阳极上有 4mol 负离子发生氧化反应，同时在阴极上有 4mol 正离子发生还原反应，在溶液中的离子也同时发生迁移。当溶液中通过 4mol 电子电量时，整个导电任务是由正负离子共同分担的，每种离子所迁移的电量随着它们迁移的速率不同而不同，现假设有以下两种情况：

（1）正负离子的迁移速率相等，则导电任务各分担一半。在 A 平面上，各有 2mol 正负离子逆向通过，在 B 平面上亦是如此（见图 2－18a）。通电完毕后，中间区溶液浓度没有变化，而阴阳两极区溶液浓度相同，但与原溶液相比各少了 2mol。

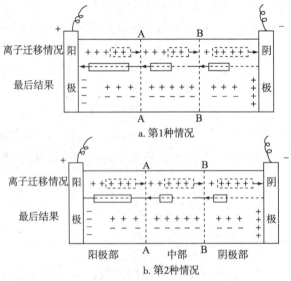

a. 第1种情况

b. 第2种情况

图 2－18　离子电迁移现象示意图

（2）正离子的迁移速率是负离子的 3 倍，则在任一平面上有 3mol 正离子和 1mol 负离子逆向通过（见图 2-18a）。通电完毕后，中间区溶液的浓度仍保持不变，但阴阳两极区的浓度互不相同，且两极区的浓度比原溶液都有所下降，但降低的程度不同。

从上述两种假设可归纳出如下规律，即：

（1）向阴阳两极方向迁移的正负离子的物质的量的总和恰好等于通入电量的总法拉第数。

（2）$\dfrac{\text{阳极区物质的量的减少}}{\text{阴极区物质的量的减少}} = \dfrac{\text{正离子所传导的电量}（Q_+）}{\text{负离子所传导的电量}（Q_-）} = \dfrac{\text{正离子的迁移速率}}{\text{负离子的迁移速率}}$

以上讨论的是惰性电极的情况。若电极本身也参与反应，则阴阳两极溶液浓度变化情况要复杂一些，可根据电极上的反应具体分析，但它仍然满足上述两条规律。

二、电导

电解质溶液的导电能力通常用其电阻（resistance）的倒数来表示，称为电导（electric conductance），以 L 表示：

$$L = \frac{1}{R} \tag{2·65}$$

电导的单位为 S（西门子）或 Ω^{-1}（欧姆$^{-1}$）。

1. 电导率

根据欧姆定律，溶液的电阻 R 与两极间距离 l 呈正比，与浸入溶液中的电极面积 A 呈反比，即

$$R = \rho \cdot \frac{l}{A} \tag{2·66}$$

式中：比例系数称为电阻率（resistivity），或称比电阻（specific resistance），它的倒数 $(\frac{1}{\rho})$ 称为电导（electrolytic conductivity）率，或称比电导（specific electrolytic conductance），以 κ 表示，则

$$\kappa = \frac{1}{\rho} = \frac{1}{R} \cdot \frac{l}{A} = L \cdot \frac{l}{A} \tag{2·67}$$

式中：κ 的单位是 $S \cdot m^{-1}$。

其物理意义是：两平行电极面积各为 $1m^2$，两极间距离为 $1m$ 时电解质溶液的电导。由于电解质溶液的电导率与溶液浓度、电解质的种类等诸因素有关，故仅以电导率的大小来衡量不同电解质的导电能力是不够的。

几种常见物质的电导率 κ 值如表 2-8 所示。

表 2 – 8 几种常见物质的电导率 k 值

类	别	温度（℃）	电导率（$\Omega^{-1} \cdot cm^{-1}$）
金属	铜	0	6.4×10^5
	镍络丝	20	0.1×10^5
电解质	0.1M 氯化钾水溶液	25	0.012 886
	0.1M 盐酸	25	0.039 2
	0.1M 乙酸	25	0.000 5
	纯水	25	约 10^{-7}
绝缘体	玻璃	室温	约 10^{-14}
	云母	室温	约 10^{-16}
	聚乙烯	室温	$> 10^{-16}$

2. 摩尔电导（率）（Λ_m）

在相距为 1m 的两平行电极之间放置含有 1mol 电解质的溶液，其电导值称为摩尔电导率，用 Λ_m 表示。因为电解质的量规定为 1mol，故电解质溶液的体积将随其浓度而改变。设 C 为溶液的浓度，其单位为 $mol \cdot m^{-3}$，则含有 1mol 电解质溶液的体积 V_m 应为浓度 C 的倒数，即 $V_m = \dfrac{1}{C}$，摩尔电导率 Λ_m 与电导率 κ 的关系为

$$\Lambda_m = V_m \kappa = \frac{\kappa}{C} \tag{2·68}$$

式中：Λ_m 的单位是 $S \cdot m^2 \cdot mol^{-1}$。

应用该式时，应注意 C 与 Λ_m，应取同一物质的量的基本单元，通常用元素符号和化学式指明基本单元，放在 Λ_m 后的下标内加以说明。引入摩尔电导率的概念很有用，因为一般电解质的电导率在不太浓的情况下都随着浓度的增高而变大，原因在于导电粒子数增加了。为便于对不同类型的电解质进行导电能力的比较，人们常选用摩尔电导率，因为这时不但电解质有相同的量（都含有 1mol 的电解质），而且电极间距离也都是单位距离。

3. 测定原理

由（2·67）公式得：$L = \kappa \cdot A/l$，定义 l/A 为电导池常数，单位是 m^{-1}，即

$$R = \rho \frac{l}{A} \quad \text{或} \quad (l/A) \frac{1}{\rho} R = \kappa R$$

方法：

（1）标定所用电导池常数。先将已知电导率的标准溶液倒入电导池，测其电导，由 $L = \kappa \cdot A/l$，求出 l/A。

（2）用已知电导池常数测未知溶液 κ，测出 L，则可求 κ。

例 21：298K 时在一电导池中盛以 $0.01 mol \cdot dm^{-3}$ 的 KCl 溶液，测得电阻为 150.00 Ω；盛以 $0.01 mol \cdot dm^{-3}$ 的 HCl 溶液，电阻为 51.40 Ω。试求：HCl 溶液的电导率和摩尔电导率。已知：298K、$0.01 mol \cdot dm^{-3}$ KCl 溶液的电导率为 $0.1411 S \cdot m^{-1}$。

解：$(l/A) = \kappa R = 0.1411 S/m \times 150.00 \Omega = 21.17/m$

则 298K 时 $0.01\ \mathrm{mol \cdot dm^{-3}}$ 的 HCl 溶液的电导率 κ 和摩尔电导率 Λ_m 分别为

$$\kappa = \frac{1}{R}(l/A) = \frac{1}{51.40\Omega} \times 21.17/m = 0.4119 S/m$$

$$\Lambda_m = \frac{\kappa}{C} = \frac{0.4119 S/m}{0.01 \times 100 mol/m^3} = 4.119 S/(m^2 \cdot mol)$$

三、电动势

一个电池的电动势是组成电池的各相间界面上所产生的电势差的代数和。

1. 电池电动势与反应 Gibbs 自由能

将化学能转变为电能的装置称为原电池，简称电池。在等温等压条件下，如果电池是以热力学可逆的方式工作，则体系的吉布斯能的减少等于体系所做的最大非体积功 W_{max}（电功）。

根据电池反应的化学计量式，当反应进度 $\zeta = 1mol$ 时，需 Z 摩尔电子参与电池反应，每摩尔进度电池反应所通过的电量为 $Q = ZF$，则等温等压下，进度为 1 时电池反应的吉布斯能变化可表示为

$$-\Delta_r G_m = W_{max}' = Q = ZFE \qquad (2 \cdot 69)$$

式中：E 表示电池电动势。

公式（$2 \cdot 67$）是将热力学与电化学联系在一起的重要关系式，对于研究可逆电池电动势非常有意义，一是可借助热力学的知识计算化学能转变为电能的理论转化量，为提高电池性能提供依据；二是为热力学问题的研究提供电化学的手段和方法。

2. 化学反应与电池

将锌片置于硫酸铜溶液中将发生氧化、还原反应：

$$Zn + Cu^{2+} \rightarrow Zn^{2+} + Cu$$

在这一反应过程中，铜离子直接在锌片表面得到电子而被还原为金属铜析出，锌失去电子成为锌离子进入溶液，显然这样反应的结果是化学能转变为热能而使溶液的温度升高。

如果将锌片和铜片分别插入硫酸铜溶液中，两种溶液中间用一个多孔隔板（只允许离子通过）隔开，这就是典型的原电池，又称为丹尼尔电池（daniell cell）。当用导线将两个金属片连接起来时，立即在两个金属片和溶液截面上分别发生失得电子的氧化、还原反应。

此时锌片上发生氧化反应： $\qquad Zn \rightarrow Zn^{2+} + 2e^-$

铜片上发生还原反应： $\qquad Cu^{2+} + 2e^- \rightarrow Cu$

电池总反应： $\qquad Zn + Cu^{2+} \rightarrow Zn^{2+} + Cu$

与上述的反应完全相同，只是后者将氧化—还原反应分隔在两处进行，这样就可产生电流而获得电能。

四、电化学平衡体系

由热力学原理可知，当化学能以可逆方式转变为电能时，电化学体系吉布斯能的降低值

－$(\Delta rG)_{T,P}$等于体系对外所做的最大功 W'_{max}，借助于不同温度下的可逆电池电动势的测定，可进一步求得相应电池反应的各热力学函数的变化。因此，研究可逆电池热力学十分有意义。

1. 能斯特方程（nernst equation）

任意一个化学反应如下：

$$aA + bB \Longleftrightarrow gG + hH$$

根据热力学的等温方程，此化学反应的吉布斯能便与该反应中各物质的浓度（或活度）之间有下列关系：

$$\Delta G = \Delta G^0 + RT\ln\frac{a_G^g a_H^h}{a_A^a a_B^b} \tag{2·70}$$

如果能利用此化学反应组成一个可逆电池，则 $\Delta G = -ZEF$，在标准状态下 $\Delta G^0 = -ZE^0F$，这样上式可改写为

$$ZEF = ZE^0F - RT\ln\frac{a_G^g a_H^h}{a_A^a a_B^b}$$

$$E = E^0 - \frac{RT}{ZF}\ln\frac{a_G^g a_H^h}{a_A^a a_B^b} \tag{2·71}$$

上式就是电化学中十分重要的能斯特方程，它把一个可逆电池的电动势与化学反应的热力学平衡联系起来。E^0 表示此电池化学反应中反应物和产物的浓度（或活度）均为 1 时的电动势，又称标准电动势。很显然，因为是可逆电池，所以有以下关系式

$$E^0 = -\frac{\Delta G^0}{ZF} = \frac{RT}{ZF}\ln K_a \tag{2·72}$$

式中：K_a 表示该电池化学反应的反应物和产物用活度来表示的平衡常数，求得一个原电池的 E^0 就可算出组成此电池化学反应的平衡常数。这就是通常利用测电动势求化学反应平衡常数的方法。当然首先要给所要求的化学反应设计一个能供测量的可逆电池。

2. 可逆电池电动势的温度系数

根据 Gibbs – Helmhohz 公式，即

$$T\left(\frac{\partial \Delta_r G_m}{\partial T}\right)_p = \Delta_r G_m - \Delta_r H_m$$

将 $\Delta_r G_m = -ZFE$ 代入整理，得到

$$\Delta H = -ZEF + ZFT\left(\frac{\partial E}{\partial T}\right)_p \tag{2·73}$$

式中：$\Delta_r H_m$ 表示化学反应的焓变，相当于只有体积功的恒压热效应，即反应热。由上式可知，只要测得 E 随温度的变化，得出 E 的温度系数 $\left(\frac{\partial E}{\partial T}\right)_p$，即可根据公式求出反应的 $\Delta_r H_m$。因为电动势测定的精确度很高，所以此法求得的反应热比热化学法测定的结果精确。

如果将上式与热力学中 $\Delta_r H_m = \Delta_r G_m + T\Delta_r S_m$ 式相比较，可得到

$$T\Delta S = ZFT\left(\frac{\partial E}{\partial T}\right)_p$$

因为电池是在可逆条件下工作的，所以 $T\Delta S = Q_R$。Q_R 是可逆过程的热，这样公式就成为

$$Q_R = T\Delta S = ZFT\left(\frac{\partial E}{\partial T}\right)_P \tag{2·74}$$

该公式中的 $\left(\dfrac{\partial E}{\partial T}\right)_P$ 是定压下电动势随温度的变化率。

若 $\left(\dfrac{\partial E}{\partial T}\right)_P > 0$，则温度升高，可逆电池的电动势增加，说明该电池放电时是吸热的。若 $\left(\dfrac{\partial E}{\partial T}\right)_P < 0$，则温度降低，可逆电池的电动势降低，说明该电池放电时是放热的。

五、溶胶的电动电势

溶胶是分散相以 1～100nm 大小分散在分散介质中形成的一种具有多相性、高度分散性和聚结不稳定性的特殊体系。药物分散于一定分散介质中形成的分散体系称为微粒分散体系。微粒表面由于与极性介质（如水）相接触而形成一个相界面，在固－液界面处，固体表面与其附近的液体通常会分别带有电性相反、电量相同的两层离子，形成双电层。

（一）扩散双电层理论

在微粒分散体系中，微粒表面常带有同种离子，由于所带离子溶剂化作用，液相中存在等量的反离子，微粒表面的电荷与周围介质中的反离子电荷构成双电层。最初 Helmholtz 提出了双电层的平行板电容模型，在外加电场的作用下，离子发生的相对移动，可解释为电动现象。Helmholtz 模型与液－固界面的实际性质是矛盾的，因为 Helmholtz 忽略了离子在溶液中的热运动。实际上，离子在溶液中的分布不仅决定于固体表面定位离子的静电吸引，而且还决定于力图使离子均匀分布在整个溶液中的热运动。由于这两种相反的作用力，使得离子在固－液界面附近建立起一定的分配平衡。因此，后来又提出了更为完备的理论来解释溶胶的双电层积构。

1. 古依－查普曼扩散双电层模型

1910 年，古依（Gouy）和查普曼（Chapman）提出了扩散双电层模型。其基本观点是：质点表面是无限大的平面，表面电荷均匀分布；扩散层中的反离子为点电荷，其在溶液中服从 boltzmann 分布；正负离子的电荷数目相等，整个体系为中性。反离子在溶液中的分布，由于静电作用和热运动两种效应的结果，在溶液中与固体表面电荷相反的离子只有一部分紧密地排列在固体表面上，另一部分反离子与固体表面的距离则可从紧密层一直分散到本体溶液之中。双电层实际包括紧密层和扩散层两部分，见图 2－19，2－20。

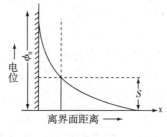

图 2－19 ψ_0 电势与 ζ－电势

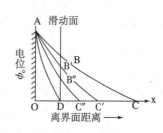

图 2－20 扩散层厚度与 ζ－电势

ψ_0：固体表面电势，从粒子表面到溶液内部电中性处的总电势。

ψ：距表面某处（即 χ 处）电势，可随 χ 不同而不同，如 χ 为滑动面，$\psi = \zeta$。

ζ 电势：滑动面到溶液内部电势。ζ 电势只是表面电势的一部分。$\psi_0 > \psi > \zeta$。

在低电位下，$\psi = \psi_0 e^{-kx}$，表明双电层电势随着距离增加而指数下降。

当 $\chi \to \infty$ 时，$\psi = 0$；当 $\chi \to 0$ 时，$\psi = \psi_0$，参数 κ 是 Debye - Huckel 理论中离子氛半径的倒数，$\dfrac{1}{\kappa}$ 是长度单位，通常代表扩散双电层的厚度。

2. 吸附扩散双电层模型

Gouy 和 Chapman 对扩散层的处理中有两点假设与实际情况有出入。他们认为，在扩散层内的离子是以电荷质点存在的，离子具有水化作用，并具有一定的体积。另外，离子在固体表面附近的分配情况与在液体其他地方不同。固体表面的离子对反离子的静电吸引力和范德华力作用，使被吸附粒子紧贴在固体表面，形成一个固定的吸附层。吸附层的厚度决定于离子水化半径和被吸附离子的大小。已被吸附的水化离子中心连成的面称为 stern 面，从固体表面到 stern 面之间的吸附层被称为 stern 层（如图 2 - 21a.）。在固体表面总有一定数量的溶剂分子与其紧密结合，电动现象中这些溶剂分子及其内部的反离子与粒子作为一个整体运动，这样在固 - 液两相发生相对移动时存在一个切动面。切动面的确切位置我们并不知道，但可以认为它在 stern 层之外，并深入到扩散层之中。通常用 ξ（zeta）表示电动电势。如果固相所固定的液层较厚，或扩散层的厚度较小，则 ξ 电位较低。如果固相所固定的液层较薄，或扩散层的厚度较大，则 ξ 电位较高，溶胶越稳定。$\psi_0 > \psi_d$（stern 电势）$> \zeta$，ψ 到 ψ_d 呈直线变化。ψ_d 与 ζ 在数值上相差很小（如图 2 - 21b.）。

ζ 电势是切动面至溶液电中性处间的电势差，它只是 ψ_d 电势的一部分。对于足够稀的溶液，可近似认为二者相同。如溶液浓度很高，扩散层厚度变小，电位随距离变化显著，则差别明显。Stern 电位在静态时存在，虽无法直接测定，但由于大多与 ζ 电位相差不大，近似相等，所以可用它的大小来讨论溶胶稳定性。此电位差在外加电场下显示出来（固液两相发生相对滑动时，滑动面呈现出来，而 ψ_d 永远无法显示），又称动电位。滑动面可视为高低不平的曲面，面内反离子并非固定不动，而是存在进出的平衡，所以 stern 层以外为扩散层，如图 2 - 21。

随着外来电解质的加入（占据一部分空间），有一部分反离子进入 stern 层，使 ψ_0 与 ζ 发生变化，扩散层被"压缩"，ζ 相应下降，溶胶稳定性降低。当电解质增加到一定浓度时，ζ 降为 0，称等电点，此时溶胶最不稳定，会发生聚沉。

（二）电动电势的测定

微粒动电 ζ 电势是微粒表面荷电大小的标志，是影响微粒分散药物制剂行为的重要参数。ζ 电势的测定方法有电泳法、电渗法、流动电势法等，主要介绍电泳法。

电泳是研究溶胶粒子在电场下移动的实验，电泳测定不仅可以求得溶胶的 ζ 电位，而且还可以对生物大分子进行分析和分离，因此，它在生物学和临床医学中获得了广泛的应用。电泳法分为宏观法和微观法。宏观法用于测定溶胶与导电液体界面在电场中的移动速度；微

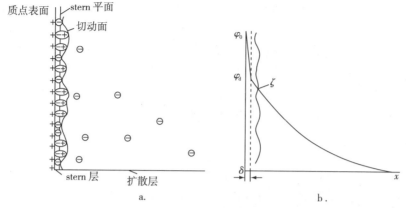

图 2 – 21 吸附 – 扩散双电层理论示意图

观法用于在显微镜下直接观测单个溶胶粒子在电场中的迁移速度。界面移动电泳属于前者，显微电泳属于后者。

微粒在电场作用下的泳动与溶液中离子的定向迁移从本质上是一致的。在电场强度 E 下，可测定胶粒的移动速度 v。

电泳淌度 u，即为单位电场强度下的电泳速度，表达如下

$$u = \frac{v}{E} \qquad (2 \cdot 75)$$

对于半径为 a 的不导电的球形胶粒，u 与 ζ 的关系为

$$u = c \frac{\varepsilon \zeta}{\eta} \qquad (2 \cdot 76)$$

式中：η 表示介质黏度；ζ 表示介质的介电常数；c 为与 κ 数值有关的常数。

①κ_a 较小时的 ζ 电势：当粒子半径与离子氛半径之比（κ_a）< 0.1 时，胶粒看作带电荷，$c = \frac{1}{1.5}$，则

$$u = \frac{\varepsilon \zeta}{1.5\eta} \qquad (2 \cdot 77)$$

②κ_a 较大时的 ζ 电势：当 $\kappa_a > 100$ 时，胶粒固体表面可视为一平面，$c = 1$，则

$$u = \frac{\varepsilon \zeta}{\eta} \qquad (2 \cdot 78)$$

当 $0.1 < \kappa_a < 100$ 时，c 变得复杂。

根据粒子向电极移动的方向，可确定粒子所带电荷的符号。

（1）显微电泳：显微电泳是借助显微镜直接观测单个粒子在电场中的电泳速度。其优点是在实验中粒子所处的介质环境未发生变化，实验中需要的溶胶量比较少，显微镜下可见的质点均可用此法测定电泳速度。显微电泳仪

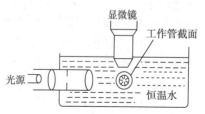

图 2 – 22 显微电泳仪示意图

（micro electrophoresis）的基本结构是直流电源、电极系统、观察小室（毛细电泳管）、显微镜及光学系统、恒温系统和计时系统（如图 2 - 22）。观察小室是放置待测液的地方，其形状有多种，以长方扁平式玻管或圆柱式玻管最为常用。用小滴管将样品注入小室，充满小室所需样品的量为 0.05 ~ 0.5ml。小室放在支架上，管两端各套一塑料管（内充 10% 氯化钠溶液配制的 3% 琼脂溶液），支架固定在显微镜台上，两电极分别插入两塑料管内，通直流电，电压为 V，通过显微镜可观察胶粒在电场中的移动情况，记录某胶粒移动的距离 S 所需要的时间 t，则

$$\zeta = \frac{K\pi\eta L}{\varepsilon Et}, \qquad E = \frac{V}{S} \qquad\qquad (2 \cdot 79)$$

式中：K 表示胶粒的形状因子，棒状粒子 $K = 4$，球状粒子 $K = 6$。

对于质点很小或带电大分子，需用界面移动法。

（2）**界面移动电泳**：界面移动（boundary motion）电泳是测定溶胶或大分子溶液与分散介质间的界面在外电场作用下的移动速度 V_o 的方法，计算方法同上。

（三）ζ 电势应用的意义

1. ζ 电势可作为判断微粒物理稳定性的指标

微粒的物理稳定性可以通过 DLVO 理论说明，通过范德华引力和表面电荷的排斥力达到平衡来实现。一般来说，当 ζ 电势的绝对值大于 60mV 时，荷电粒子相当稳定；当 ζ 电势的绝对值在 25 ~ 60mV 时，荷电粒子比较稳定；当 ζ 电势的绝对值小于 25mV 时，荷电粒子不稳定，容易聚集。

2. ζ 电势的测定有助于预测微粒的体内分布和体内动力学行为

微粒分散体系注射给药后，由于生物体内的物理和生物作用使得微粒选择性地聚集于肝、脾、肺及淋巴等部位的药物发挥疗效。然而微粒表面带电荷能直接影响其体内分布和在血液中的循环时间。目前认为，带负电荷的纳米微粒不但具有较强的淋巴系统亲和力，而且易被肝脏摄取；表面带正电荷的微粒易被肺脏摄取；表面带阳离子和中性粒子的微粒相对不易被网状内皮系统（RES）识别。总之，降低调理蛋白对胶体粒子的黏附形式是减少 RES 吞噬作用、增加体内循环时间的主要方式。例如，在聚苯乙烯微球表面包上非离子型表面活性剂（pluronic108），则可以降低微球的 ζ 电势，使肝脏的摄取量减少，肺的摄取量显著增加。Chong 等也发现，肝脾等脏器对荷电性质不同的脂质体的摄取能力不同。因此，控制脂质体的荷电性质，可以改善药物在体内的组织分布。

3. ζ 电势的测定有助于设计微粒载药系统

微粒所带的电荷对其包封率等重要的参数造成影响。在蒸馏水中，壳寡糖与硬脂酸嫁接形成的接枝物可以作为一种阳离子型的载体，在水中形成 31.4nm 的阳离子胶束，表面电位为（33.4 ± 1.6）mV，进一步连接荷负电的生物大分子，如促黄体生成素释放激素。其等电点为 pH4.7，在等电点以上荷负电，利用正负电荷的相互作用，可形成纳米粒给药系统。随着分散相 pH 值的降低，在体表面氨基的质子化程度增加，与荷负电的促黄体生成素释放激素的结合能力增强，纳米粒的粒径减小，ζ 电势增加，包封率增加。

六、磁性

现代科学研究和实际应用已经充分证实：任何物质都具有磁性，只是有的物质磁性强，有的物质磁性弱；任何空间都存在磁场，只是有的空间磁场高，有的空间磁场低。所以说，包含物质磁性和空间磁场的磁现象是普遍存在的。

（一）磁场导向

电磁运动是物质的一种基本运动形式。磁场的重要性质是：磁场对运动电荷或载流导体、永磁体有力的作用。当载流导体在磁场中移动时，磁场将对载流导体做功，即磁场具有能量。1970 年，人们用超导量子干涉仪测出人体的生物磁信号。因为人体的许多功能与活动都是依靠电荷运动，沿着神经系统进行传导的，凡是能产生生物电现象的部位，必定同时产生生物磁信号。此外，组成生物体组织的各种材料具有一定磁性，并在地磁场及其他外磁场的作用下产生感应磁场。肝、脾等器官就属于这一种类型的磁性物质。某些磁性物质的微粒被吸入肺脏或随食物进入胃肠器官并沉积在里面，在被外界磁场磁化后，它们就成为小磁石残留在体内，使生物体产生磁化，形成生物磁场。另外，在外界因素刺激下，生物体的某些部位也会产生一定的诱发电位，同时产生一定的诱发磁场。该磁场也是生物磁场。外界磁场对于生命活动的影响称为磁场生物效应。

宏观物体的磁性用磁化率衡量。测定磁化率一般采用古埃磁天平。

（二）磁动力化学

20 世纪初，科学家对物质结构的研究逐渐深入到原子内部，研究发现，原子内部也是一个小小的磁场。电子围绕原子核旋转，原子核自身也在旋转，且都产生磁场。这些微观的磁场为人类了解物质结构的某些方面提供了有效的途径，并逐渐形成了一门新兴学科——磁化学。20 世纪 20 年代有人研究了磁场对化学反应的作用，后来随着这项研究的广泛展开，创立了一门新的学科——磁动力化学。

20 世纪 80 年代以前，磁动力化学作为一门新的学科尚处于萌芽阶段，研究者主要立足于小分子有机物反应。早期的磁化学只是一门研究物质结构（主要是分子结构）的学科，而磁动力化学则可以直接应用于化学产品乃至药物制剂的制备，在生物技术、医药产品等领域显示出广阔的应用前景。例如，磁性造影剂、放射性磁性治疗剂和磁疗仪，以及磁性脂质体、磁性微球、磁性微囊、磁性毫微囊和磁性乳剂等。

有报道证实，磁场的作用就像温度、压力和射线一样，可以对高分子聚合反应产生重要影响。在外加磁场作用下实施的一些自由基聚合反应所得的高聚物产率和分子量比没有磁场作用时要高，高聚物的立体规整度热性能等也会由于磁场的作用而得到控制。如液晶聚合物单体在磁场的作用下聚合可形成高度取向的液晶高聚物。已研究过的在磁场条件下聚合的高聚物体系包括聚苯乙烯、聚甲基丙烯、聚丙烯腈等。磁化学方法还可用于基本有机合成，选择地获取所需的产物。同理，应用磁动力化学和磁生物效应原理发展起来的磁疗法，近年来已在临床中获得广泛应用。

（三）磁性流体

磁性是物质的基本属性，磁性材料是古老且用途十分广泛的功能材料。其中，纳米磁性材料是 20 世纪 70 年代后逐步产生、发展而成为富有生命力与广阔应用前景的新型磁性材料。磁性微粒是一个生物罗盘，生活在水中的趋磁细菌依靠它游向营养丰富的水底；鸽子、蝴蝶、蜜蜂等生物体中存在超微磁性颗粒，这使得它们在地磁场中能辨别方向，具有回归本领。研究表明，这些生物体内的磁颗粒是大小为 20nm 的磁性氧化物。

纳米磁性材料的类型有：①纳米颗粒型：如磁性纳米颗粒作为靶向药物是当前生物医学的一个热门研究课题，有的已进入临床试验；②纳米微晶型：如纳米微晶永磁材料和纳米微晶软磁材料；③纳米膜：如薄膜、颗粒膜、多层膜等人工纳米结构材料；④钙钛矿型化合物等天然纳米结构材料；⑤磁性流体。

磁性流体又称磁性液体、铁磁流体或磁液，是一种对磁场敏感可流动的液体磁性材料，是由磁性纳米颗粒，经过特殊处理均匀分散到液体当中与其混合而成的一种固－液相混的胶状液体。磁性流体由三部分组成：磁性微粒、基液（也称载液）和表面活性剂（也称分散剂、稳定剂或表面涂层）。

1. 磁性流体的结构特点

磁性流体由超顺磁性的纳米微粒包覆表面活性剂，然后弥散在基液中构成，或由纳米级（10nm 以下）强磁性微粒高度弥散于某种液体之中所形成的稳定的胶体体系。该流体在静态时无磁性吸引力，当外加磁场作用时，才表现出磁性。

（1）表面活性剂包覆在微粒表面的作用：防止磁性颗粒的氧化；克服范德瓦尔斯力所造成的颗粒凝聚；削弱静磁吸引力；改变磁性颗粒表面的性质，使颗粒和基液浑然一体。对表面活性剂总的要求是：活性剂的一端能吸附于微粒表面，形成很强的化学键，另一端能与基液溶剂化。不同基液的磁性液体需要选择不同的表面活性剂，有时甚至需要两种以上的表面活性剂。

（2）结构特点：磁性液体中的磁性微粒必须非常小，以至在基液中呈现混乱的布朗运动。这种热运动足以抵消重力的沉降作用，削弱粒子间电、磁的相互凝聚作用，在重力和电、磁场的作用下能稳定存在，不产生沉淀和凝聚。磁性微粒和基液浑然一体，使磁性液体既具有普通磁性材料的磁性，又具有液体的流动性。例如，Fe_3O_4 纳米粒，直径 < 10nm，可采用化学共沉淀技术制备。

2. 磁性流体的性质

由于磁性流体同时具有磁性和流动性的两重特性，因此具有许多独特的磁学、流体力学、光学和声学特性。

（1）超顺磁性：超顺磁体矫顽力为零，没有剩磁；在外磁场的作用下，磁性液被磁化，满足修正的伯努利方程。超顺磁性为磁性流体最重要的性质之一，其磁化强度随磁场强度的增大而上升，甚至在高磁场情况下也很难趋于饱和，并无磁滞现象。无论是引入磁场还是除去磁场，均可导致实际互为镜像的感应效果。正是由于磁性流体存在着与超顺磁性和饱和磁化强度相联系的液体行为，使得通过外加磁场调控磁流体的流动成为可能。

（2）磁光性：磁性流体的表观密度随外磁场强度的增加而增大。当光通过稀释的磁性液体时，会产生光的双折射效应与双向色性现象。当磁性液体被磁化时，使相对于磁场方向具有光的各向异性，偏振光的电矢量平行于外磁场方向比垂直于外磁场方向吸收更多，具有更高的折射率。

磁性流体在外加磁场的作用下，呈现出类似于单轴晶体的光学各向异性，当光沿平行于磁场的方向入射时，产生法拉第效应；沿垂直于磁场方向入射时，产生磁致双折射或Cotton－Mouton效应，且这两种情况都伴有二向色性。磁光特性的应用表现出良好的前景，如磁场传感器、磁光调制器、光量阀等。

（3）磁热效应：当磁场强度改变时，磁性流体的温度也会改变，即当磁性流体进入较高的磁场强度区域时，磁性流体被加热；在离开磁场区域时，磁性流体被冷却。磁性流体的饱和磁化强度随温度的升高而降低，至居里点时消失。利用这一特性，将磁性流体置于适当温度和梯度的磁场下，磁性流体就会产生压力梯度从而流动。

（4）磁黏滞性：黏性是流体性质的一个重要物理量，它影响流体的流动状态。磁性流体的黏性由两部分组成：一部分是普通流体力学意义上的黏性，它与流体的温度和压力有关；另一部分是与外加磁场有关的磁黏性，它是外磁场通过磁化过程以磁黏滞力和麦克斯韦应力形式对磁性流体作用的结果，宏观上表现为一种附加黏性。由此可见，对磁性流体流动的状态可通过外加磁场对其黏性的控制来实现。

（5）流变性：在磁场作用下，磁性流体具有良好的流变学性能。在均匀横向磁场中磁性流体运动出现紊流结构，在旋转磁场中磁性流体会出现涡流等现象。

磁性药物制剂目前主要用于肿瘤的化疗上。磁性制剂给药物的靶向性带来了新的希望，它可避免网状内皮系统的吞噬，使药物达到靶区的量大为增加，如含超微磁粒的盐酸阿霉素蛋白微球，动脉注射后，在靶区体外磁场的引导下，其药物浓度比静脉注射酮剂量的游离阿霉素高出100倍。但目前磁性制剂尚属研究开发阶段，进入临床应用还需要继续探索。

参考文献

[1] 葛欣,上官荣昌. 物理化学课堂讨论举例. 大学化学,1995,10(2):42.

[2] 殷恭宽. 物理药学. 北京:北京医科大学 中国协和医科大学联合出版社,1991.

[3] 屈景年,刘义,李林蔚,等. 谷氨酸和精氨酸与铜离子混配合物的热化学. 物理化学学报, 2001,17(8):753－756.

[4] 余惠旻,刘塔斯,肖小河,等. 中药四性的生物热动力学研究. 中国中医基础医学杂志, 2001,7(11):60,64.

[5] 元丽琴. 药物研究中的化学热力学方法应用. 齐齐哈尔医学院学报,2005,26(10): 1187－1188.

[6] 徐德智,乌凤歧. 螯合物特殊稳定性的热力学解释. 辽宁教育学院学报,1997,14(5): 37－38.

[7] 周淑晶,李彬,李敬芬,等. 4－溴－3,5－二甲氧基苯甲酸的合成热力学条件研究. 黑龙江医药科学,2001,24(3):24.

[8]沈亦红.熵与感冒.现代物理知识,2000,(15)1:18-20.

[9]刘毅敏.化学热力学教学中生命科学的渗透.山西医科大学学报(基础医学教育版),2006,8(4):374-376.

[10]廖庆文,樊冬丽,肖小河,等.从生物热力学角度探讨炮制对中药药性的影响.中国药房,2006,17(13):1031-1033.

[11]孙磊,王玉蓉,李维峰.大孔吸附树脂对远志总皂苷的吸附热力学与动力学研究.北京中医药大学学报,2006,29(11):772-775.

[12]刘幸平.物理化学.北京:中国中医药出版社,2005.

[13]陈宗淇,王光信,徐桂英.胶体与界面化学.北京:高等教育出版社,2001.

[14]王思玲,苏德森.胶体分散药物制剂.北京:人民卫生出版社,2006.

[15]张智慧.关于电动电势(ζ电势)计算公式的讨论.大学化学,1998,13(5):48-50.

[16]侯新朴.物理化学(第4版).北京:人民卫生出版社,2001.

[17]苏德森,王思玲.物理药剂学.北京:化学工业出版社,2004.

第三章

药物的溶解与分配

第一节 药物的溶解

溶解度是物质的一种重要属性，也是物质的一个重要物理常数。药物制备和调配、制剂研制和生产、药品分析、有效成分分离提纯等无不涉及溶解度。各类制剂在发挥疗效之前都需经溶解方能透过生物膜而被吸收，继而在体内分布、代谢、排泄等，并与受体结合产生药效。了解和掌握溶解现象的规律、溶解度的大小及其影响因素、改变药物的溶解性能等在药学工作中极其重要。溶解系指溶质以分子或离子状态分散于溶剂中而形成均匀分散体系的过程，如溶质以多分子微粒分散在溶剂中则形成非均相体系。根据溶质呈气态、液态和固态的不同，可分别形成气－液溶液、液－液溶液和固－液溶液。溶解的实例很多，如表 3－1 所示。

表 3－1 溶解的实例

溶质	溶剂	举例	溶质	溶剂	举例
固体	固体	金银混合物、玻璃	气体	液体	碳化的水、氨水
固体	气体	碘蒸气、氨气在空气中	液体	固体	矿物油溶于石蜡、胶剂
固体	液体	氯化钠、葡萄糖溶液	液体	气体	水溶于氧气
气体	固体	氢气溶于钯	液体	液体	乙醇溶于水、乙醇溶于丙酮

1. 气－液溶液

当气体药物以分子或离子状态溶解于溶剂而形成均匀分散体系时，形成的是气－液溶液。例如，由气相抛射剂和液相药物混溶后形成的二相气雾剂内容物。理想气体溶于液体遵守亨利定律（henry law），即在一定温度下，一定量液体溶解气体的质量与该气体的分压呈正比。

2. 液－液溶液

当液体药物以分子或离子状态溶解于溶剂中而形成均匀分散体系时，形成的是液－液溶液。两种液体混合时会出现 3 种溶解状况：一是完全互溶，例如乙醇－水、甘油－水；二是几乎不互溶，例如液状石蜡－水、植物油－水；三是部分互溶，例如酚－水、乙醚－水。第 1 种状况称为液－液溶液，第 2、3 种状况称为液－液分散体系，如乳浊液。

3. 固 – 液溶液

当固体药物以分子或离子状态分散于溶剂中而形成均匀分散体系时，形成的是固 – 液溶液。很多固体药物的溶解也是溶质和溶剂分子间产生相互作用力的结果。同样，固体药物在溶剂分子不能完全溶解，可形成饱和溶液。如果将未溶解的药物以多分子微粒分散在溶剂中则产生固 – 液分散体系，如混悬液。

药物在体内的转运和产生的药效是建立在分子、离子水平上的，溶解是基础。

一、溶质与溶剂的相互作用

溶质分子（或离子）与溶剂分子（或离子）之间的作用力有极性分子之间的定向力、极性分子与非极性分子之间的诱导力、非极性分子之间的色散力、离子和极性或非极性分子之间的作用力，以及氢键作用等。溶质与溶剂之间的偶极力（定向力）、诱导力和色散力统称为范德华（van der waals）力。这些力的综合作用效果可由 Bunsen 吸收系数、分子连接性、Hildebrand – Scatchard 正规溶液方程等计算，得出气、液、固体在液体溶剂中的溶解度；由 Hansen 方程计算出包括氢键作用在内的固体在液体溶剂中的溶解度。对于强电解质在水中的溶解度可按 Gibbs – Helmholtz 方程求算；对于弱电解质在水中的溶解度主要按离子积进行计算；对于弱酸或弱碱在水中的溶解度主要按电离平衡方程进行计算；对于表面活性剂对弱电解质（非电解质）的溶解，可采用 Park 等关系式进行计算。

在诸情况中，当温度一定时，其溶剂的介电常数大小往往成为衡量溶剂对溶质能否起溶解作用的重要判据，习称"相似相溶"原理，具相近的介电常数者才能相互溶解。极性大者，介电常数大；极性小者，介电常数小。

溶剂的极性大小取决于溶剂分子的偶极矩、正负离子间的静电引力，用介电常数表示。根据 Coulomb 定律：

$$f = \frac{q_1 q_2}{\varepsilon r^2} \tag{3 · 1}$$

式中：f 表示正负离子间的静电引力；q_1 和 q_2 分别表示两种离子的电荷；r 表示离子间的距离；ε 表示介电常数。

介电常数的含义为两个带电体（或两个离子）在真空中与在该物质中静电作用力之比例常数。介电常数愈大，正负离子间的静电引力愈小。

1. 溶剂的分类

根据极性或介电常数大小可将溶剂分为 3 类，即极性溶剂、半极性溶剂和非极性溶剂。同理，根据化合物的结构也可以将它们分为极性或非极性，强极性或弱极性。溶剂的极性往往对溶质的影响很大。

（1）极性溶剂：极性溶剂介电常数较大，能溶解无机盐、糖类和其他多羟基化合物，与乙醇混合，这些情况下的溶质与溶剂之间的作用力主要是定向力。例如，水分子的介电常数为 78.5（25℃），因水能降低离子化合物正负离子间的引力，故溶解范围较广。药材中的生物碱盐类、苷、有机酸盐、鞣质、多数蛋白质、多糖等均溶于水或热水。

（2）半极性溶剂：半极性溶剂介电常数中等，是可诱导非极性分子的溶剂，还可作为一种中间溶剂，此时溶质与溶剂间的相互作用力主要表现为极性分子与半极性分子之间、半极性分子与非极性分子之间的诱导力。例如，乙醇分子的介电常数为30（25℃），能使极性与非极性分子、离子和极性或非极性分子之间产生作用力，靠这些引力的作用，使溶质分子溶解于乙醇溶剂分子中。极性的生物碱盐借助极性分子之间的定向力，在溶质与溶剂之间形成氢键，而溶解于乙醇；非极性的游离生物碱借助色散力也可溶解于中等极性的乙醇，因此乙醇是溶解范围较广的溶剂之一，在药剂制备中被广泛使用。

（3）非极性溶剂：非极性溶剂介电常数较小，是质子惰性溶剂，既不能破坏共价键，使弱电解质解离，也不能与非电解质形成氢键，因而不能减弱强电解质和弱电解质离子间的引力。这时溶质与溶剂间的相互作用力主要表现为极性分子与非极性分子之间的诱导力，非极性分子之间的色散力。例如，氯仿分子的介电常数为4.81（25℃），故能溶解非极性溶质。药材中的游离生物碱、苷元、有机酸、挥发油和树脂等均溶于非极性溶剂。为了提高脂肪油的溶解度，常选用非极性溶剂。实验表明，脂肪油在甲醇和1－辛醇混合溶剂中的溶解度比在甲醇和氯仿混合溶剂中的溶解度要高。

（4）复合溶剂：采用两种以上复合溶剂往往可以增加物质的溶解度。复合溶剂的介电常数 ε_m 是各组分介电常数（ε_1、ε_2……）与其体积分数（Φ_1、Φ_2……）乘积之和。

药剂中常用的单独溶剂有水、乙醇、甘油、丙二醇、麻油、花生油、大豆油等；复合溶剂有乙醇－水、丙二醇－水、聚乙二醇－水等，选择溶剂往往根据溶质与溶剂间的相互作用力而定。

2. 溶质与溶剂的相互作用及其特点

（1）表面溶剂的作用：设溶质分子每个原子 I 均为球形，半径为 r_i，其中心的空间以 $X_i Y_i Z_i$ 表示，水分子半径为 r_w。当水分子在溶质分子表面滚动时，溶质分子中心形成表面，如图3－1a. 所示。图3－1b. 为乙醇分子的表面，外圈形成的是包括水分子在内的表面。因此，乙醇为半极性溶剂。此外，半极性的乙醇、丙酮等溶剂能诱导非极性分子使其具有一定程度的极性。

（2）表面溶剂的作用特点：①表现为化学或物理过程；②表现出极性分子之间的定向力、极性分子与非极性分子之间的诱导力、非极性分子之间的色散力、离子和极性或非极性

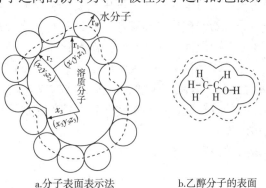

a.分子表面表示法　　　　b.乙醇分子的表面

图3－1　分子表面

分子之间的作用力，以及氢键等综合作用结果，分子间作用力通常表现为分子间引力；③具有相似相溶特点；④根据不同的作用类型可建立不同的定量表达式。

（3）表面溶剂的作用形式及特征

①当溶质与溶剂之间形成氢键时，溶质与溶剂间的作用力更强。例如，虽然硝基苯的偶极矩（$1.4 \times 10^{-27} C \cdot m$）比酚（$5.7 \times 10^{-28} C \cdot m$）大，但在20℃时硝基苯在水中仅溶解0.0155mol/kg，酚却能溶解0.95mol/kg。水之所以能溶解醇类、醛类、酮类、胺类，以及其他含氧、氮的化合物，都是因为这些化合物能与水形成氢键。水也是两性的，既是广义酸，又是广义碱，能借助酸碱反应破坏强电解质的共价键。

②溶质在极性溶剂中的溶解度与溶质结构有关。当脂肪醇的非极性基团烃链增长时，在水中的溶解度依次减小；直链单羟基醇、醛、酮和酸的碳原子数为4或5以上时，就不能与水形成氢键，仅微溶于水。反之，当分子中极性基团增多时，如丙二醇、甘油、酒石酸等，在水中的溶解度则大大增加。碳烃支链化也可导致水溶性增大。例如，叔丁醇能与水任意混溶，正丁醇在20℃时100ml水中只能溶解8g左右。平面结构分子不易被溶剂化，溶解度较小。反之，非平面分子易于溶剂化，溶解度较大，如二氢黄酮类的溶解度比黄酮类要大。

③非极性和极性小的溶剂其溶解作用与极性溶剂不同。由于介电常数小，不能减弱强电解质和弱电解质离子间的引力，又因为是质子惰性溶剂，既不能破坏共价键和使弱电解质解离，也不能与非电解质形成氢键，故离子化合物和极性溶质不溶或只微溶于非极性溶剂。非极性溶剂借色散力而溶解非极性溶质。例如，油和脂肪能溶于四氯化碳、苯等，游离型生物碱可溶于氯仿。

④有些溶剂如含酮、醇、双键等物质诱导非极性分子使其具有一定程度的极性。例如，苯可被诱导而溶于乙醇，这种可诱导非极性分子的溶剂称为半极性溶剂。半极性溶剂还可作为一种中间溶剂，使极性与非极性液体互溶。例如，丙酮能增大乙醚在水中的溶解度，丙二醇能增大水和薄荷油的相互溶解度，乙醇能增大水和蓖麻油的相互溶解度。

总之，决定物质溶解度的因素很多，但从理论上讲，药物的溶解度仅取决于温度，按Gibbs - Helmholtz方程可求得药物的特性溶解度（intrinsic solubility）。

特性溶解度是指药物不含任何杂质，在溶剂中不发生解离或缔合，也不发生相互作用而形成饱和溶液时的浓度，是药物的重要物理参数之一，其对新化合物更有意义。对于溶解度除考虑温度外，还应考虑溶剂的极性、介电常数、溶剂化作用、缔合、形成氢键、酸碱反应等因素，即溶解环境等，其测得值称为平衡溶解度（equilibrium solubility）或表观溶解度（apparent solubility）。表观溶解度取决于化学、电离和结构等效应，由这些效应引起溶质与溶剂的相互作用是药物真实的溶解度，最终决定药物发挥作用的强度。因此，药剂中所指的药物溶解度往往是表观溶解度。

某些溶剂和溶质的溶解关系见表3-2。

表 3 – 2　　　　　　　　　　　　　　某些溶剂和溶质的溶解关系

溶剂的介电常数近似值	溶 剂	溶 质
0	矿物油，植物油	脂肪，石蜡，汽油，其他烃类
5	己烷，苯，四氯化碳，乙醚，石油醚	
20	醛，酮，高级醇，醚，酯，氧化物	树脂，挥发油，弱电解质包括巴比妥类，生物碱和酚类
30	甲醇，乙醇	蓖麻油，蜡
50	二醇类	糖，鞣质
80	水	无机盐，有机盐

左侧：极性递增（向下箭头）　右侧：水溶性递增（向下箭头）

二、溶解度的表示及其测定

溶解度是物质在饱和溶液中的浓度，可用各种浓度来表示，如质量摩尔浓度、物质的量浓度、重量百分浓度（% W/W）、体积百分浓度（% V/V）、重量体积百分浓度（% W/V）、摩尔分数、体积分数等。

各国药典用一定温度（多数是25℃）下 1g 药物溶于若干毫升溶剂中表示溶解度。一般化学手册和溶解度手册记载的溶解度常以 100g 溶剂或 100g 饱和溶液中溶解该物质的最多克数表示。例如，咖啡因在 20℃时水中的溶解度为 1.46，即 100g 水中溶解咖啡因 1.46g 达饱和浓度。又如含一分子结晶水的葡萄糖在 30℃水中的溶解度为 55.5%，即 100g 饱和溶液中含该葡萄糖 55.5g。

《中华人民共和国药典》规定，药品的近似溶解度以下列名词表示：

极易溶解：系指溶质 1g（ml）能在溶剂不到 1ml 中溶解。

易溶：系指溶质 1g（ml）能在溶剂 1～不到 10ml 中溶解。

溶解：系指溶质 1g（ml）能在溶剂 10～不到 30ml 中溶解。

略溶：系指溶质 1g（ml）能在溶剂 30～不到 100ml 中溶解。

微溶：系指溶质 1g（ml）能在溶剂 100～不到 1000ml 中溶解。

极微溶解：系指溶质 1g（ml）能在溶剂 1000～不到 10000ml 中溶解。

几乎不溶或不溶：系指溶质 1g（ml）在溶剂 10000ml 中不能完全溶解。

由于溶解度是药物的重要物理参数，对于制剂处方、工艺和剂型的确定均有十分重要的意义，药物在体内经溶解后才能被吸收。实际工作中，对物质的确切溶解度数据可查默克索引（The Merck Index）、国际数据表（International Critical Tables）和无机、有机化合物溶解度专门性手册，如 Silcock H. D. 主编的《Solubilities of Inorganic and Organic Compounds》。

若查不到溶解度数据，可采用平衡法测定药物在各种溶剂中的溶解度。平衡法测得的溶解度称为平衡溶解度或表观溶解度。此外，对于新化合物可测定其特性溶解度。测定溶解度一般采用恒温分析法。此法是将过量（超过溶解度的量）固体与液体溶剂置于密闭容器，将容器固定于恒温水浴的振荡或旋转装置，或将过量固体与液体溶剂进行密封搅拌，使药物充分溶解直至达到平衡。然后按图3－2所示方法用移液管精确吸取一定量饱和溶液，测定其浓度。

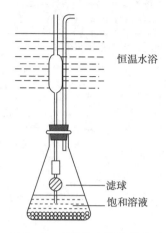

图 3 - 2　吸取饱和溶液的方法

药物溶解达到饱和所需的时间由实验确定，直到浓度不变为止。不同药物达到饱和所需的时间不同，一般1小时以上，有的甚至几十小时或更多。

为了缩短达到饱和所需的时间，可采取以下方法：在溶液中加入少量与溶剂不相溶的液体，但溶质可溶于该液体。当溶质迅速溶入该液体时，振摇，由于两种液体的接触面积增大，所以溶解速度也增大。例如，炔诺酮5mg，加入100ml水、2ml异辛烷一起振摇，约40%溶质溶入该两种溶剂，并均达到饱和。然后分出异辛烷层，将水层过滤，测定水溶液中溶质的浓度。该法重现性比经典法要好，如图3－3所示。

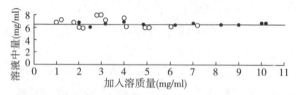

图 3 - 3　炔诺酮在25℃水中的相溶度图

恒温是准确测定溶解度的重要条件。恒温范围随测定数据的要求和药物种类而异，一般应控制在0.01℃~0.05℃范围内。例如，测定苦味酸在甲醇中的溶解度，控制温度变化在±0.05℃，结果误差达±0.2%。有关溶解度的测定法可参考相关文献。

第二节　气体、液体、固体溶质在液体中的溶解度

药物作为溶质可呈气态、液态或固态，溶解于气态、液态或固态的溶剂中，可形成气态制剂、液态制剂或固态制剂。无论何种形式的制剂都必须被机体吸收才能产生作用，因此溶质在溶剂中的状态是最为重要的。本节主要讨论气体、液体、固体在液体溶剂中的溶解度定量计算问题。

一、气体在液体中的溶解度

在制剂工作中，常遇到一些气体溶于液体的溶液。例如，盐酸、氨水、含二氧化碳溶液，注射剂用氮气抗氧等都需要了解气体在液体的溶解情况。气体在液体中的溶解度是指溶解了的气体与液面上纯气体达到平衡时的浓度。气体在液体中的溶解度可用溶解度系数 σ

或 Bunsen 系数 α 表示。Bunsen 系数是指在一定温度和分压（101.325kPa）下，在 1 升溶剂中溶解气体的升数（计算成 0℃ 和 101.325kPa 的标准状况，亦 STP 状态）。

$$\frac{V_{g,STP}}{V_{sol}} = \alpha p \qquad (3 \cdot 2)$$

式中：V_g 表示在 STP 和气体分压 p 下溶于溶液体积 V_{sol} 中的气体体积。

表 3-3 列举了某些气体在 0℃ 和 25℃ 溶于水的 Bunsen 系数。Henry 定律的应用及 σ 和 α 的计算见下例。

例1： 在 25℃ 时氧的压力为 40kPa 时 0.0160g 氧溶于 1 升水，求 σ 和 α。

解：（1） $\sigma = \dfrac{C_2(g/L)}{P(kPa)} = \dfrac{0.0160}{40} = 4 \times 10^{-4} g/(L \cdot kPa)$

（2）求 α 时，首先将气体体积计算成 STP 的体积，根据理想气体状态方程：

$$V = nRT/p$$

$$V_{g,STP} = \frac{\dfrac{0.0160}{32} \times 0.008314 \times 273.15}{0.101325} = 0.0112L$$

$$\alpha = \frac{V_{g,STP}}{V_{soln}p} = \frac{0.0112}{1 \times 40} = 2.8 \times 10^{-4} kPa^{-1}$$

（3）当液面上的总压为 101.325kPa 时，在 250ml 溶液中能溶解多少克氧？已知：液面上氧的分压为 26.65kPa，温度为 25℃。

$$\sigma = \frac{C_2}{26.65} = 4 \times 10^{-4} g/ (L \cdot kPa)$$

$$C_2 = 0.0107g/L = 0.0027g/250ml$$

表 3-3	某些气体溶于水的 Bunsen 系数	
气体	$\alpha(kPa^{-1})$	
	0℃	25℃
O_2	4.717×10^{-4}	2.803×10^{-4}
CO_2	1.691×10^{-4}	7.491×10^{-4}
H_2	2.122×10^{-4}	1.727×10^{-4}
N_2	2.319×10^{-4}	1.411×10^{-4}

二、液体在液体中的溶解度

两种液体在一起时，有三种溶解情况：一是完全互溶；二是几乎不互溶；三是部分互溶。完全互溶是两种液体可以任何比例混合成为一均匀溶液，如水与乙醇完全互溶，但并不存在溶解度问题。几乎不互溶是两种液体并存而不混合。严格地说，二者会有极微量互溶，如水与汞几乎不溶，但实际上有极微量汞溶于水，亦有极微量水溶于汞。部分互溶是两种液体在一定限度内混合成为均匀溶液，超过此限度即不成均匀溶液。例如，将苯酚加入水中，苯酚不超过某一定量时为均匀溶液；苯酚超过此量后，就形成二液层。将水加入苯酚中也是这样。此二液层中一层是苯酚溶于水的溶液，苯酚在水中有一定的溶解度；另一层是水溶于苯酚的溶液，水在苯酚中也有一定的溶解度，所以称苯酚与水部分互溶。部分互溶体系中两种液体的溶解度主要取决于二者的性质，也受温度和第三种物质存在的影响，这种情况是我们研究的重点。液体溶质在液体溶剂中的溶解度按分子连接性指数、分子表面积进行定量计算。

1. 分子连接性指数

（1）分子连接性指数的概念：分子连接性是根据分子中原子的连接方式定量描述分子结构的一种性质，以分子连接性指数 χ 表示。χ 是根据原子的连接方式经简单计算而得的数值，是键的加权计数，可定量描述分子中原子的组成和排列，因而可对分子结构作出定量判断。

分子连接性指数与分子的多种理化性质和生物效应有关。例如，液体密度、沸点、有机液体的水溶性、摩尔折射度、分子极化度、气态方程经验常数、立体参数、分配系数、反应速率常数、色谱保留参数，以及生物活性，包括麻醉活性、酶抑制剂的抑制活性、抗菌活性、致幻活性、毒性等。这里只讨论分子连接性与有机液体水溶性的关系。

（2）分子连接性的表示：分子连接性将分子的结构以图形表示。这种图由点和边构成。点代表原子，边代表键。图中略去氢原子，只写出分子骨架式。例如：

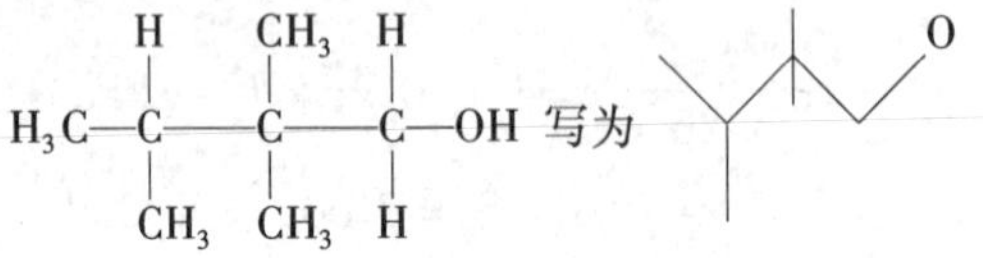

2，2，3－三甲基丁醇

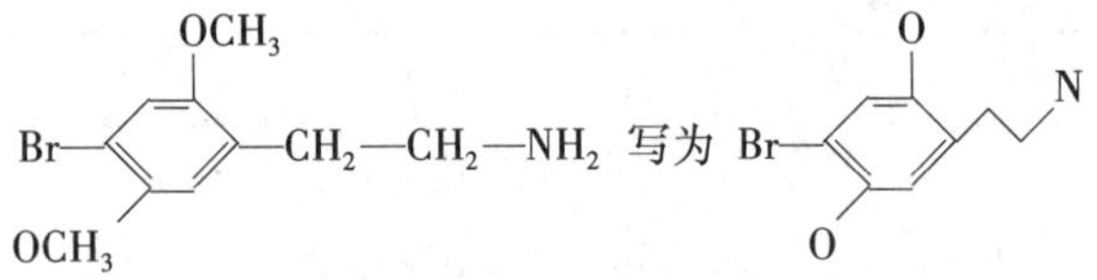

2，5－二甲氧基－4－溴苯乙胺

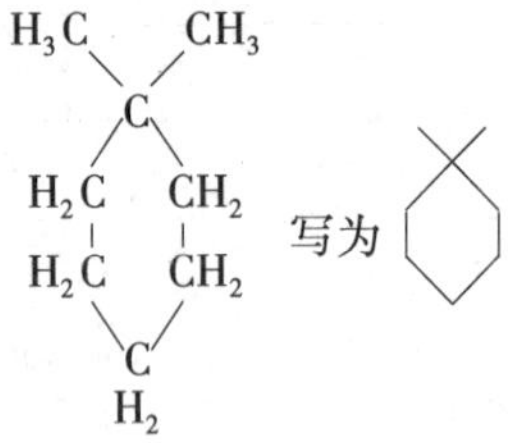

1，1－二甲基环己烷

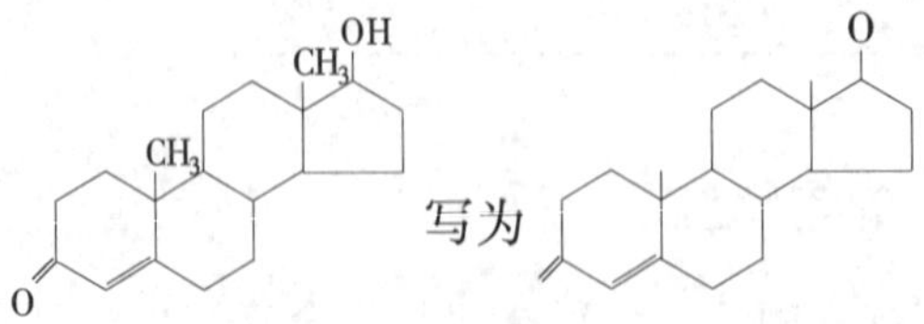

睾丸素

（3）分子连接性指数的计算：根据上述分子结构图，可以计算分子连接性指数，它有零阶指数 $^0\chi$、一阶指数 $^1\chi$、二阶指数 $^2\chi$，以及二阶以上的高价指数。在计算溶解度时，常用一阶指数。一阶指数$^1\chi$定义如下式：

$$^1\chi = \sum_{K=1}^{n} (\delta_i \delta_j)^{-1/2} \kappa \qquad (3\cdot3)$$

式中：i 和 j 表示与原子连接的键的数目，κ 表示价的数目。

如正戊烷 $\overset{2\quad4}{\underset{1\quad3\quad5}{\wedge\wedge}}$，碳 1 和 5 各与一个碳相连，各有一个键。碳 2、3 和 4 各与两个碳相连，各有两个键。连接两个原子的一个键称为价，以 δ 表示。2、3 和 4 位碳各有两个键，故 $\delta_2 = \delta_3 = \delta_4 = 2$。1 和 5 位碳各有一个键，故 $\delta_1 = \delta_5 = 1$。因此可用图表示为 $\overset{2\quad2}{\underset{1\quad2\quad1}{\wedge\wedge}}$，数字表示与原子相连的价数，故正戊烷的一阶指数$^1\chi$为

$$^1\chi = (1\times2)^{-1/2} + (2\times2)^{-1/2} + (2\times2)^{-1/2} + (1\times2)^{-1/2} = 2.414$$

式中 κ 为 1，上式亦可表示为：

$$^1\chi = (1\times2)^{-1/2} \times 2 + (2\times2)^{-1/2} \times 2$$

式中 1 - 2 键与 2 - 2 键的价均为 2。

异戊烷 $\overset{1}{\underset{3}{\underset{2}{\wedge}}}\overset{1}{\wedge}$ 的$^1\chi$为

$$^1\chi = (1\times3)^{-1/2} + (1\times3)^{-1/2} + (3\times2)^{-1/2} + (2\times1)^{-1/2} = 2.270$$

2，2，3 - 三甲基丁醇 $\vee\!\vee^{O}$ 以 $\overset{1\quad\overset{1}{3}\,\overset{1}{4}\quad1}{\underset{1\quad\quad2}{}}$ 表示，$^1\chi$ 为

$$^1\chi = (1\times3)^{-1/2} + (1\times3)^{-1/2} + (3\times4)^{-1/2} + (1\times4)^{-1/2} + (1\times4)^{-1/2} + (4\times2)^{-1/2} + (2\times1)^{-1/2} = 3.504$$

（4）分子连接性与溶解度的关系：一阶指数$^1\chi$与脂肪烃、脂肪醇在 298 K 水中的质量摩尔溶解度 S 的关系式为

脂肪烃　$\ln S = 1.505 - 2.533\,^1\chi$，$\gamma = 0.958$，$s = 0.511$，$n = 18$

脂肪醇　$\ln S = 6.702 - 2.666\,^1\chi$，$\gamma = 0.978$，$s = 0.455$，$n = 51$

γ 为相关系数，s 为标准差，n 为化合物数目。

若用下面的多元回归方程，可得出更精确的结果。

$$\ln S = b_0 - b_i\,^1\chi - b_2 C_{OH} - b_3 Q \qquad (3\cdot4)$$

式中：b_i 表示回归系数，C_{OH} 表示 C - OH 键对连接指数的贡献。

醇的 $C_{OH} = (2\times1)^{-1/2} = 0.707$，2 指与氧原子有两个键相连，1 指与氢原子只有一个键相连。烃因无 OH，故 $C_{OH} = 0$。醇的 $Q = 1$，烃的 $Q = 0$。用该公式对 51 种醇和 19 种烃的已知溶解度数据求得的回归方程为：

$$\ln S = -1.516 - 2.528\,^1\chi - 3.961 C_{OH} + 10.13 Q，\ \gamma = 0.994。\ s = 0.383，n = 69。$$

显然，用公式（3·4）计算较为精确。以醇为例，标准差由 0.455 变为 0.383，减小了 16%。表 3 - 4 列出了某些醇与烷烃在水中的质量摩尔溶解度与分子连接性指数的关系。

表 3 - 4   某些醇与烷烃在水中的质量摩尔溶解度与分子连接性指数的关系

化合物	$^1\chi$	$S_{实验}$ (mol/kg)	$S^a_{计算}$ (mol/kg)	$S^b_{计算}$ (mol/kg)
2，2 - 二甲基 - 3 - 戊醇	3.481	0.071	0.073	0.050
2，2 - 二甲基丁烷	2.561	2.14×10^{-4}	3.38×10^{-4}	3.39×10^{-4}
2 - 丁醇	2.269	1.068	1.921	1.081
2 - 甲基 - 3 - 戊醇	3.179	0.200	0.170	0.108
2 - 甲基丙醇	2.269	1.023	1.921	1.081
2 - 甲基丙烷	1.732	2.83×10^{-3}	2.76×10^{-5}	2.75×10^{-3}
2 - 甲基丁醇	2.769	0.347	0.507	0.305
2 - 甲基丁烷	2.269	6.61×10^{-4}	7.08×10^{-4}	7.09×10^{-4}
3 - 庚醇	3.807	0.041	0.032	0.022
3 - 甲基 - 3 - 戊醇	3.122	0.436	0.198	0.125
3 - 甲基丁醇	2.807	0.311	0.458	0.277
3 - 乙基 - 3 - 戊醇	3.683	0.147	0.044	0.030
环辛烷	4.000	7.05×10^{-6}	8.83×10^{-6}	8.91×10^{-4}
十二醇	6.414	2.30×10^{-5}	3.05×10^{-5}	3.04×10^{-5}
十四醇	7.414	2.84×10^{-6}	2.12×10^{-6}	2.43×10^{-6}
正丁醇	2.414	1.003	1.305	0.749
正丁烷	1.914	2.34×10^{-5}	1.74×10^{-5}	1.74×10^{-3}
正庚醇	3.914	0.016	0.024	0.017
正庚烷	3.414	2.93×10^{-5}	3.90×10^{-5}	3.92×10^{-5}
正己醇	3.414	0.061	0.091	0.060
正己烷	2.914	1.11×10^{-4}	1.38×10^{-4}	1.39×10^{-4}
正壬醇	4.914	1.00×10^{-5}	1.67×10^{-5}	1.35×10^{-5}
正戊醇	2.914	0.260	0.344	0.212
正戊烷	2.414	5.37×10^{-4}	4.91×10^{-4}	4.91×10^{-4}

注：$a.$ 由一元回归方程计算；$b.$ 由多元回归方程计算

2. 分子表面积

Amidon 等在研究液体非电解质在极性溶剂中的溶解度时，研究了脂肪烃、醇、醛、酮、酯、醚、羧酸等在水中的溶解度，用回归分析寻找溶解度与分子表面积的关系。表面积大小与温度有关，因为原子或分子的有效半径与温度有关。同时，对上述的脂肪族有机物，分子的总表面积以 TSA 表示，总表面积可以分为烃链表面积 HYSA 和官能团表面积 FGSA 两部分。

Amidon 等对脂肪烃、醇、醛、酮、酯、醚、羧酸共 227 种化合物的总表面积 TSA 与质量摩尔溶解度 S 之间的关系进行回归后，得

$$\lg S = -0.0168(TSA) + 4.44 \qquad \gamma = 0.9880，S = 0.216，n = 227$$

如果只是脂肪烃和脂肪醇，则

$$\lg S = -0.0187(HYSA) - 0.0299(FGSA) + 3.72(I) + 1.78 \qquad \gamma = 0.994，S = 0.183，n = 93$$

式中：I 是一个指示变量，醇的 $I = 1$，烃（无羟基）的 $I = 0$。

如果只是脂肪醇，则

$$\lg S = -0.0189(TSA) + 5.04 \qquad \gamma = 0.9890，S = 0.212，n = 75$$

$$\lg S = -0.0186(HYSA) - 0.0300(FGSA) + 5.47 \qquad \gamma = 0.9910，S = 0.187，n = 75$$

如果只是脂肪烃，则

$$\lg S = -0.0205(TSA) + 2.32 \qquad \gamma = 0.9800，S = 0.154，n = 18$$

以上公式中的系数，不同作者所得之值不完全相同，但相差不大。这些公式的截距之值与浓度的单位有关。

由于液体溶质的分子结构不复杂，故运用上述两个方法基本上能满足液体溶质在液体溶剂中定量溶解的计算需要。

例 2：由脂肪烃和脂肪醇的通用式计算环己醇在 25℃水中的质量摩尔浓度，并求与实验值的百分误差。已知：环乙醇的 HYSA = 240.9Å², FGSA = 49.6 Å²，质量摩尔浓度的实验值为 0.380mol/kg。

解：$\lg S = -0.0187(240.9) - 0.0299(49.6) + 3.72(1) + 1.78$

$$= -0.48787$$

$$S = 0.325mol/kg$$

$$误差 = \frac{0.380 - 0.325}{0.380} \times 100\% = 14.5\%$$

三、固体在液体中的溶解度

固体溶于液体形成溶液是药物溶液中最常见和最重要的一类溶液。固体在液体中的溶解度与溶质和溶剂的性质、温度，以及其他因素有关。在此，先根据溶质和溶剂之间的作用力性质讨论溶解度的计算，然后讨论各类溶质的溶解度及其影响因素。

（一）理想溶液与真实溶液

当药物呈液态时，可分为理想溶液（ideal solution）和真实溶液（或称为非理想溶液）。液态或固态的药物溶于液体形成药物溶液，在药剂工作中最常见。

1. 理想溶液

理想溶液与理想气体一样，是一个极限概念。在理想溶液中各种分子间的作用力相等，即溶质分子之间、溶剂分子之间、溶质与溶剂分子之间的作用力均等，遵从拉乌尔（raoult）

定律。溶质分子与溶剂分子间混合时无体积效应，无熵变（即混合后分子的无序运动与混合前相同），无热效应。根据 Gibbs – Helmholtz 方程，理想溶液的溶解度与溶剂性质无关，仅与体系的温度相关。下面为理想溶液溶质在溶剂中摩尔分数溶解度公式的推导。

固体药物 A 在溶剂中的溶解过程可简单表示为

$$A(s) \Longrightarrow A(l)$$

溶解达到平衡时，根据质量作用定律，有

$$K_a = \frac{a_l}{a_s} \tag{3·5}$$

式中：a_l 表示溶质的活度。因为规定固体的活度 $a_s = 1$，故上式可简化为 $K_s = a_l$
即药物溶解时的平衡常数就是该药物的溶解度。

对于理想溶液的处理较为简单，根据 Gibbs – Helmholtz 方程，得

$$\left(\frac{\partial \ln K_s}{\partial T} \right)_p = \frac{\Delta H_f}{RT^2}$$

将 $K_s = a_l$ 代入上式，并用摩尔分数 X_2 表示溶液的浓度（活度 a_l），即摩尔分数溶解度，积分，得

$$-\lg X_2^i = \frac{\Delta H_f}{2.303R} \left(\frac{T_0 - T}{T_0 T} \right) \tag{3·6}$$

式中：X 右上脚注 i 表示理想溶液，下脚注 2 表示溶质；ΔH_f 表示固体的摩尔熔化热，理想溶液的熔化热等于溶解热，可近似地认为与温度无关；T_0 表示固体的熔点；T 表示实验温度。

因理想溶液的溶解度与溶剂性质无关，仅为温度的单值函数，公式（3·6）可写为

$$-\lg X_2^i = \frac{\Delta H_f}{2.303RT} + 常量$$

理想溶液的溶解度也可写成

$$\ln X = \frac{\Delta H_f}{RT}(T_0 - T)$$

如公式（3·6）所示，$\lg X_2^i$ 与 $1/T$ 呈线性关系，斜率为 $-\Delta H_f / 2.303R$。由溶质在理想溶液中的溶解度可求得其熔化热。

理想溶液的溶解热等于熔化热。当溶解温度高于溶质的熔点时，溶质成为液态，与溶剂可任意混匀。因此，当 $T > T_0$ 时，方程不能适用。如溶液的温度远远低于溶质的熔点时，ΔH_f 也不再适用。测定 ΔH_f 最简便的方法是差示扫描量热法。表 3 – 5 列出了部分药物的摩尔熔化热数据。

表 3 – 5   部分药物的摩尔熔化热

名　称	ΔH_f (kJ/mol)	名　称	ΔH_f (kJ/mol)
苯甲酸	18.00	磺胺索嘧啶	45.10
苯妥英	47.28	甲苯磺丁脲	25.61
茶碱	29.69	甲丙氨酯（眠尔通）	39.08
雌二醇环戊丙酸酯	29.41	甲基睾丸素	25.69
碘	15.65	鲸蜡醇	34.28
对氨基苯甲酸	20.92	咖啡因	21.10
对氨基苯甲酸甲酯	24.48	可可碱	41.08
对羟基苯甲酸丁酯	26.82	硫	16.82
对羟基苯甲酸甲酯	22.59	硫喷妥	29.33
对羟基丙甲酸	31.42	萘	18.58
睾内酯	28.28	盐酸苯福林	28.45
睾丸素	25.90	盐酸甲氧非那明	29.12
磺胺吡啶	37.36	盐酸氯丙嗪	28.16
磺胺甲噁唑	30.94	盐酸普罗替林	25.69
磺胺嘧啶	40.75	硬脂酸	56.58

公式（3·6）未考虑液体和固体溶质的摩尔热熔之差 ΔC_p，故为近似式。若考虑 ΔC_p，则可部分改正其近似性，此时使用下式

$$- \lg X_2^i = \frac{\Delta S_f}{R} \lg \frac{T_0}{T} \qquad\qquad (3·7)$$

式中：ΔS_f 表示固体的摩尔熔化熵，此式仍为近似式。

2. 真实溶液

真实溶液也称非理想溶液，可分为正规溶液和非正规溶液。真实溶液的溶解度测定可采用 Hildebrand – Scatchard 法。

（1）正规溶液（regular solution）：系指非极性溶质溶于非极性溶剂所形成的溶液。其特点是溶质分子与溶剂分子间无化学相互作用，其分子间的相互作用是 Van der waals 引力。正规溶液与理想溶液的相同之处是溶质与溶剂混合时无体积效应，无熵变（即混合后分子的无序运动与混合前相同）；不同之处是正规溶液有热效应，为吸热，理想溶液无热效应。

①正规溶液的溶解度、活度与活度系数：在真实溶液中，溶质与溶剂之间常发生相互作用，当药物分子间的作用力大于药物分子与溶剂分子作用力时，药物的溶解度较小。反之，药物的溶解度较大。用活度来代替溶质的浓度，活度又称为有效浓度。活度 a 与溶解度 X

的关系如下：

对正规溶液，应以溶质的活度 a_2 代替浓度（溶解度 X_2），即：

$$a_2 = X_2\gamma_2$$

式中：γ_2 为以摩尔分数表示的活度系数，称为有理活度系数。将此式取对数：

$$\lg a_2 = \lg X_2 + \lg\gamma_2 \tag{3·8}$$

对理想溶液，$\gamma_2 = 1$，所以 $a_2 = X_2^i$。这样，活度可表示为：

$$-\lg a_2 = -\lg X_2^i = \frac{\Delta H_f}{2.303R}\frac{(T_0 - T)}{T_0 T} \tag{3·9}$$

和

$$-\lg a_2 = -\lg X_2^i = \frac{\Delta S_f}{R}\lg\frac{T_0}{T}$$

由公式（3·8）和（3·9），得正规溶液溶质的摩尔分数溶解度（以对数表示）为

$$-\lg X_2^i = \frac{\Delta H_f}{2.303R}\frac{(T_0 - T)}{T_0 T} + \lg\gamma_2 \tag{3·10}$$

这样正规溶液的摩尔分数溶解度以两项表示，一项是理想溶液的溶解度，另一项是溶质有理活度系数的对数，表示真实（正规）溶液对理想溶液的偏差。当正规溶液接近于理想溶液时，γ_2 接近于1。

由于溶质分子脱离固体进入溶剂时必须做功，由图 3-4 可知，从微观或本质上考察活度系数，应从形成溶液时分子间作用力的变化来考虑。形成溶液的过程可形象地以下面三步表示：①在恒温下从溶质中取出一个分子，此时对溶液做功 $2W_{22}$ 以克服相邻分子间的引力而进入气相，脚注 22 表示两个溶质分子。当从溶质中取出这个分子后，其空位即被其他分子填充，所以得到一半的功。因此，整个过程净做功 W_{22}；②在溶剂中产生一个能容纳溶质分子的空位，这一步做功 W_{11}，脚注 11 表示溶剂分子；③溶质分子进入溶剂的空位内，这一步得功 $-W_{12}$，脚注 12 表示溶剂分子和溶质分子。此时，由第二步所产生的溶剂的空位被溶质分子填充，所以得功 $-W_{12}$，总得功 $-2W_{12}$。这三步的总功为 $W_{22} + W_{11} - 2W_{12}$。

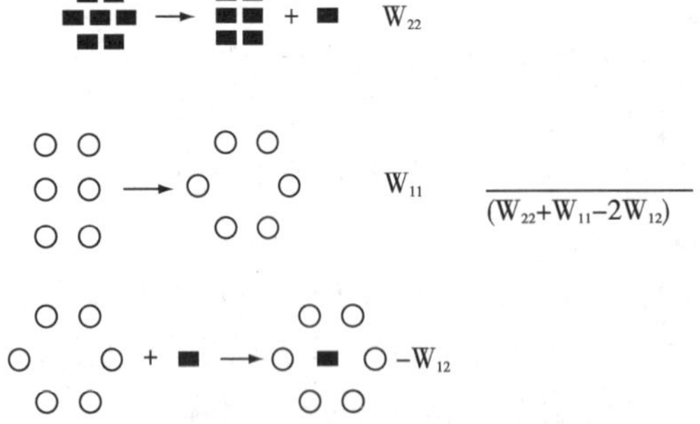

图 3-4　溶质-溶剂分子作用力示意图

活度系数 γ_2 与溶质和溶剂的性质有关，表现在与彼此间的作用力有关，与溶质为过冷液体时的摩尔体积 V_2，以及溶剂的体积分数 Φ_1 有关，也与溶液的温度 T 有关。其关系为：

$$\ln\gamma_2 = \frac{V_2\Phi_1^2}{RT}(W_{22} + W_{11} - 2W_{12}) \tag{3·11}$$

$$\Phi_1 = \frac{V_1X_1}{V_1X_1 + V_2X_2} = \frac{V_1(1-X_2)}{V_1(1-X_2) + V_2X_2}$$

在正规溶液中，由于分子间的相互作用力为 van der Waals 引力，该引力服从几何平均规则，所以 W_{12} 可近似地等于 W_{11} 和 W_{12} 的几何平均值，即 $W_{12} = (W_{11}W_{22})^{1/2}$

将此值代入公式，得

$$\ln\gamma_2 = \frac{V_2\Phi_1^2}{RT}[W_{11} - 2(W_{11}W_{22})^{1/2} + W_{22}]$$

或

$$\ln\gamma_2 = \frac{V_2\Phi_1^2}{RT}(W_{11}^{1/2} - W_{22}^{1/2})^2 = \frac{V_2\Phi_1^2}{RT}(\delta_1 - \delta_2)^2 \tag{3·12}$$

式中：W_{22} 表示溶质分子间作用力；W_{11} 表示溶剂分子间作用力；W_{12} 表示溶质 – 溶剂分子间作用力；V 表示摩尔体积；Φ_1 表示溶剂占有的总体积分数；R 表示气体常数；T 表示溶液的绝对温度。

②溶度参数（solubility parameter）：在式（3·12）中，W 项近似地等于真实气体或真实溶液的 van der Waals 方程中 a/V^2 项。该项是非极性或中等极性的真实溶液中溶质和溶剂内压的量度。$\omega^{1/2}$ 称为溶度参数，以 δ 表示，δ_1 和 δ_2 分别表示溶剂和溶质的溶度参数，见 3·12 式。也表示同种分子间的内聚力，故可表示为

$$\delta = \left(\frac{\Delta E}{V}\right)^{1/2} \tag{3·13}$$

式中：ΔE 表示分子间的内聚能，$\Delta E/V$ 表示内聚能密度，δ 表示物质极性的一种量度，极性越大，δ 值也越大。δ 值可以从汽化热、内压等性质或其他方法计算。由汽化热计算的公式为

$$\delta = \left(\frac{\Delta H_V - RT}{V_1}\right)^{1/2}$$

式中：V_1 表示先求得固体在熔点以上成为液态时的摩尔体积，再外推到 T 时的摩尔体积，ΔH_V 表示摩尔汽化热。

将公式（3·12）中的 W 换成 δ，得

$$\lg\gamma_2 = \frac{V_2\Phi_1^2}{2.303RT}(\delta_1 - \delta_2)^2$$

将此式代入公式（3·10），得

$$-\lg X_2 = \frac{\Delta H_f}{2.303RT}\left(\frac{T_0 - T}{T_0}\right) + \frac{V_2\Phi_1^2}{2.303RT}(\delta_1 - \delta_2)^2 \tag{3·14}$$

该公式为计算正规溶液溶解度的 Hildebrand – Scatchard 溶解度方程。若使 $R = 8.314J/(mol\cdot K)$，$T = 298K$，则

$$-\lg X_2 = \frac{\Delta H_f}{5705.85}\left(\frac{T_0 - 298}{T_0}\right) + \frac{V_2\Phi_1^2}{5705.85}(\delta_1 - \delta_2)^2$$

在稀溶液中，体积分数 Φ_1 接近于 1，故 Φ_1^2 可近似地等于 1。

例3：已知水在 25℃ 时的摩尔汽化热为 43.89kJ/mol，水的摩尔体积为 18.01cm³，则可代入 Gibbs - Helmholtz 方程，求出水的溶解度参数。

$$\delta = \left(\frac{\Delta H_v - RT}{V}\right)^{1/2} = \left(\frac{43.89 \times 10^3 - 8.314 \times 298.2}{18.01}\right)^{1/2} = 47.95 \ (\text{J} \cdot \text{cm}^{-3})^{1/2}$$

已知药物的溶解度参数，进而可求其溶解度。

例4：碘在 298K 溶于二硫化碳，求：（1）碘的溶度参数；（2）碘的摩尔分数溶解度和质量摩尔溶解度；（3）该溶液中碘的活度系数。

已知：液体碘外推到 298K 的摩尔汽化热 ΔH_v 为 48086.7J/mol，在 298K 的平均熔化热 ΔH_f 为 15062.4J/mol，碘的熔点为 386K，在 298K 的摩尔体积 V_2 为 59cm³/mol，二硫化碳的溶度参数 δ_1 为 20.46J$^{1/2}$/cm$^{3/2}$。

解：（1） $\delta = \left(\frac{48086.7 - 8.314 \times 298}{59}\right)^{1/2} = 27.8\text{J}^{1/2}/\text{cm}^{3/2}$

（2）先设 $\Phi_1 = 1$，求 X_2：

$$-\lg X_2 = \frac{15062.4}{5705.85}\left(\frac{386 - 298}{386}\right) + \frac{59 \times 1^2}{5707.85} (20.46 - 27.8)^2 = 1.1589$$

$$X_2 = 0.0693$$

但 $\Phi_1 = \dfrac{V_1 \ (1 - X_2)}{V_1 \ (1 - X_2) \ + V_2 X_2}$

碘的 $V_2 = 59\text{cm}^3/\text{mol}$，二硫化碳的 $V_1 = 60\text{cm}^3/\text{mol}$，故

$$\Phi_1 = \frac{60 \ (1 - 0.0693)}{60 \ (1 - 0.0693) \ + 59 \times 0.0693} = 0.9318$$

以 $\Phi_1 = 0.9318$ 再计算 X_2，得

$$-\lg X_2 = \frac{15062.4}{5705.85}\left(\frac{386 - 298}{386}\right) + \frac{59 \times 0.9318^2}{5707.85} (20.46 - 27.8)^2 = 1.0855$$

$$X_2 = 0.0821$$

按逐级近似计算法计算 X_2，即以此 X_2 值计算 Φ_1，得 $\Phi_1 = 0.9192$，再以此 Φ_1 值计算 X_2，得

$$X_2 = 0.0846$$

如此重复计算，直至最后求得 X_2 值几乎不再改变为止，最后为

$$X_2 = 0.0853$$

而实验值为 0.0546。若为理想溶液，则 $X_2^i = 0.250$

由下式可将摩尔分数溶解度换算为质量摩尔溶解度：

$$m = \frac{1000 X_2}{(1 - X_2) M_1} = \frac{1000 \times 0.08525}{(1 - 0.08525) \times 76.13} = 1.224\text{mol/kg}$$

式中：M_1 表示溶剂的相对分子质量。

（3）因 $a_2 = X_2^i = X_2 \gamma_2$，故碘的活度系数为：

$$\gamma_2 = \frac{X_2^i}{X_2} = \frac{0.250}{0.08525} = 2.933$$

若按 $\lg\gamma_2 = \frac{V_2 \Phi_1^2}{5705.85} (20.46 - 27.8)^2$ 计算，设 $\Phi_1 = 0.9192$，则 $\gamma_2 = 2.956$。

由于溶度参数表示同种分子间的内聚力，所以两种组分的 δ 值越相近，它们越能互溶。若二组分间不形成氢键，也无其他复杂的相互作用，则二者的溶度参数相等，即 $\delta_1 - \delta_2 = 0$，公式（3·14）最后一项为零，该式就成为公式（3·10），该溶液即为理想溶液。

（2）非正规溶液（nonregular solution）：系指极性溶质溶于极性溶剂所形成的溶液。其特点是溶质分子间或溶剂分子间有缔合作用，溶质分子与溶剂分子间有溶剂化作用，或两种或两种以上溶质发生络合作用。溶液分子之间产生氢键缔合、电荷迁移及其他的 lewis 酸碱相互作用等。

非正规溶液的溶解度计算：对计算正规溶液溶解度的 Hildebrand – Scatchard 方程（3·14）加以改进，才能计算极性和非极性溶质溶于非极性和强极性溶剂中的溶解度。此法最早是从晶体溶于液体导出的，也适用于液体和气体溶于液体的溶液。

对非正规溶液，活度系数分为两项，一项为 γ_v，主要表示 Van der waals 引力；另一项为 γ_R，表示其他较强的作用力。所以

$$\lg\gamma_2 = \lg\gamma_v + \lg\gamma_R \tag{3·15}$$

其中，$\lg\gamma_v = A (\delta_1 - \delta_2)^2 = A (\delta_1^2 + \delta_2^2 - 2\delta_1\delta_2)$，$\lg\gamma_R = A (2\delta_1\delta_2 - 2W)$

式中：$A = V_2 \Phi_1^2 / 2.303RT$，$W$ 为纠正极性溶液对正规溶液的偏差而引入的参数。

上式可写为

$$\lg\gamma_2 = \lg\frac{X_2^i}{X_2} = A(\delta_1 - \delta_2)^2 + 2A(\delta_1\delta_2 - W)$$

$$-\lg X_2 = -\lg X_2^i + A(\delta_1^2 + \delta_2^2 - 2W) \tag{3·16}$$

该公式称为广义 Hildebrand 溶解度方程。

参数 W 的求法：将公式（3·16）重排，得

$$\frac{\lg\left(\frac{X_2^i}{X_2}\right)}{A} = \frac{\lg\gamma_2}{A} = \delta_1^2 + \delta_2^2 - 2W$$

$$W = \frac{\left(\delta_1^2 + \delta_2^2 - \frac{\lg\gamma_2}{A}\right)}{2} \tag{3·17}$$

δ_1 和 δ_2 可从有关表中查得，如已知溶质成理想溶液时的溶解度 X_2^i 和在某溶剂中的溶解度 X_2，即可求出 $\lg\gamma_2$，从而可求出 W。

例5：可可碱在 298.15K 分别溶于二噁烷（ ，$\delta_1 = 20.47$）、水（$\delta_1 = 47.97$）和二噁烷 – 水（50:50V/V）的混合溶液（$\delta_1 = 34.22$）。可可碱的熔点 $T_0 = 621.15K$，$\Delta S_f = \Delta H_f / T_0 = 41082.7 / 621.15 = 66.14 J/mol$。可可碱的溶度参数 $\delta_2 = 28.64 J^{1/2}/cm^{3/2}$，摩尔体积

$V_2 = 124 \text{cm}^3/\text{mol}$。求可可碱分别溶于二噁烷、水和二噁烷 – 水（50:50V/V）的混合溶液中的 W 和摩尔分数溶解度 X_2。

解： 在理想溶液中的摩尔分数溶解度 X_2^i

$$-\lg X_2^i = \frac{\Delta S_f}{R} \lg \frac{T_0}{T} = \frac{66.14}{8.314} \lg \frac{621.15}{298.15} = 2.5358$$

$$X_2^i = 0.0029$$

再求可可碱分别溶于二噁烷、水和二者等体积的混合溶液中 $A = V_2 \Phi_2^1/2.303RT$。为此，先设 $\Phi = 1$，求 X_2，将此 X_2 代入 $\Phi_1 = V_1 (1 - X_2) / [V_1 (1 - X_2) + V_2 X_2]$ 以求 Φ_1，将求得的 Φ_1 再计算 X_2。如此重复，直至求得的 Φ_1 值不变为止。然后以此 Φ_1 值求 A。

可可碱在二噁烷中：

$$-\lg X_2 = -\lg X_2^i + \frac{V_2 \Phi_1^2}{2.303RT} (\delta_1 - \delta_2)^2$$

$$= 2.5358 + \frac{124 \times 1^2}{2.303 \times 8.314 \times 298.15} (20.47 - 28.04)^2 = 3.7806$$

$$X_2 = 1.0335 \times 10^{-4} \qquad\qquad (\text{第 1 次})$$

$$\Phi_1 = \frac{85.7 (1 - 1.03349 \times 10^{-4})}{85.7 (1 - 1.03349 \times 10^{-4}) + 124 \times 1.03349 \times 10^{-4}} = 0.9999 \qquad (\text{第 1 次})$$

$$-\lg X_2 = 2.5358 + \frac{124 \times 0.9999^2}{5708.72} (20.47 - 28.64)^2 = 3.9853$$

$$X_2 = 1.0345 \times 10^{-4} \qquad\qquad (\text{第 2 次})$$

$$X_2 \text{变化率} = \frac{|\text{第 1 次值} - \text{第 2 次值}|}{\text{两次平均值}}$$

$$= \frac{|1.0335 \times 10^{-4} - 1.0345 \times 10^{-4}|}{\dfrac{1.0335 \times 10^{-4} + 1.0345 \times 10^{-4}}{2}}$$

$$= 0.1006\% < 1\%$$

$$\Phi_1 = \frac{85.7 (1 - 1.0345 \times 10^{-4})}{85.7 (1 - 1.0345 \times 10^{-4}) + 124 \times 1.0345 \times 10^{-4}} = 0.9999 \qquad (\text{第 2 次})$$

Φ_1 变化率 $= 0$，故有

$$A = \frac{V_2 \Phi_1^2}{2.303RT} = \frac{124 \times 0.9999^2}{2.303 \times 8.314 \times 298.15} = 0.0217 \text{cm}^3/\text{J}$$

同理，可可碱在水中：

$$-\lg X_2 = 2.5358 + \frac{124 \times 1^2}{2.303 \times 8.314 \times 298.15} (47.97 - 28.64)^2 = 10.6519$$

$$X_2 = 2.2289 \times 10^{-11}$$

$$\Phi_1 = \frac{18 (1 - 2.22887 \times 10^{-11})}{18 (1 - 2.22887 \times 10^{-11}) + 124 \times 2.22887 \times 10^{-11}} = 1$$

$$A = \frac{124 \times 1^2}{2.303 \times 8.314 \times 298.15} = 0.0217 \text{cm}^3/\text{J}$$

同理，计算得可可碱在二噁烷 – 水（50:50V/V）的混合溶液中的 $X_2 = 6.1637 \times 10^{-4}$

$$\varPhi_1 = \frac{51.9 \ (1 - 6.1637 \times 10^{-4})}{51.9 \ (1 - 6.1637 \times 10^{-4}) \ + 124 \times 6.1637 \times 10^{-4}} = 0.9985$$

两次的 $\varPhi_1$ 值相等，代入

$$A = \frac{V_2 \varPhi_1^2}{2.303RT} = \frac{124 \times 0.9985^2}{2.303 \times 8.314 \times 298.15} = 0.0217 \text{cm}^3/\text{J}$$

然后由 A 值与 X_2^i，X_2 值按 $\lg\gamma_2/A = \lg \ (X_2^i/X_2) \ /A$ 求 $\lg\gamma_2/A$ 值。

① 可可碱在二噁烷中：

$$\frac{\lg\gamma_2}{A} = \frac{\lg \ (0.0029/1.0345 \times 10^{-4})}{0.0217} = 66.7487 \text{J/cm}^3$$

② 可可碱在水中：

$$\frac{\lg\gamma_2}{A} = \frac{\lg \ (0.0029/2.2289 \times 10^{-11})}{0.0217} = 373.6525 \text{J/cm}^3$$

③ 可可碱在混合溶液中：

$$\frac{\lg\gamma_2}{A} = \frac{\lg \ (0.0029/6.1637 \times 10^{-4})}{0.0217} = 31.1379 \text{J/cm}^3$$

由 $W = \dfrac{(\delta_1^2 + \delta_2^2 - \dfrac{\lg\gamma_2}{A})}{2}$ 求 W 值：

① 可可碱在二噁烷中：

$$W = \frac{1}{2} \ (20.47^2 + 28.64^2 - 66.7487) \ = 586.26 \text{J/cm}^3$$

② 可可碱在水中：

$$W = \frac{1}{2} \ (47.97^2 + 28.64^2 - 373.6525) \ = 1373.86 \text{J/cm}^3$$

③ 可可碱在混合溶液中：

$$W = \frac{1}{2} \ (34.22^2 + 28.64^2 - 31.1379) \ = 980.06 \text{J/cm}^3$$

再将各 W 值代入式（3·15），以求 X_2：

① 可可碱在二噁烷中：

$$-\lg X_2 = 2.5358 + 0.0217 \ (20.47^2 + 28.64^2 - 2 \times 586.261) \ = 3.9853$$
$$X_2 = 1.0345 \times 10^{-4}$$

② 可可碱在水中：

$$-\lg X_2 = 2.5358 + 0.0217 \ (47.97^2 + 28.64^2 - 2 \times 1373.861) \ = 10.6519$$
$$X_2 = 2.2292 \times 10^{-11}$$

③ 可可碱在混合溶液中：

$$-\lg X_2 = 2.5358 + 0.0217 \ (34.22^2 + 28.64^2 - 2 \times 980.061) \ = 3.2101$$
$$X_2 = 6.1639 \times 10^{-4}$$

同法可求各种组成的混合溶液的 δ_1、V_1、Φ_1、A、W、X_2 值，结果如表 3 – 6。

表 3 – 6　　　　可可碱在水与二噁烷不同体系中 X_2 和 δ_1 的关系

水（%V/V）	δ_1	V_1	Φ_1	A	W	X_2
0	20.47	85.70	0.9999	0.0217	586.261	1.0345×10^{-4}
20	25.98	72.16	0.9965	0.0216	743.781	1.9916×10^{-5}
30	28.72	65.39	0.9950	0.0215	822.541	2.9110×10^{-5}
40	31.48	58.62	0.9959	0.0215	901.301	1.8971×10^{-5}
50	34.22	51.90	0.9985	0.0217	980.061	6.1639×10^{-4}
60	36.96	45.08	0.9998	0.0217	1058.821	9.4145×10^{-5}
80	42.46	31.54	1	0.0217	1216.341	2.1285×10^{-7}
100	47.97	18.00	1	0.0217	1373.861	2.2292×10^{-11}

以 X_2 对 δ_1 作图，如图 3 – 5 所示。

3. 理想溶液与真实溶液的区别

理想溶液与真实溶液的区别如表 3 – 7 所示。

表 3 – 7　　　　　　　　理想溶液与真实溶液的区别

溶液种类	溶质 – 溶剂相互作用	溶解热	溶解熵	与 Raoult 定律的偏差	注
理想溶液	溶剂 – 溶剂 溶质 – 溶质 溶质 – 溶剂 } 相同	0	$-R\ln X$	无	$a = X$ $V_1 \approx V_2$
真实溶液					
1. 正规溶液	Van der waals 引力	+	$-R\ln X$	+	$a > X$ $V_1 \approx V_2$
2. 非正规溶液	溶剂 – 溶剂作用（缔合）	+	$> -R\ln X$	+	$a > X$
	溶质 – 溶剂作用（溶剂化）	–	$< -R\ln X$	–	$a < X$
	溶质 – 溶质作用（缔合，络合）	+	$> -R\ln X$	+	$a > X$

（二）广义 Hanson 溶解度的计算与测定

在广义 Hildebrand 溶解度计算法中，所用的溶剂或溶质的溶度参数 δ 是对整个溶剂或溶质而言的。Hanson 将溶剂或溶质分子间的相互作用即内聚能分为 3 种：非极性或色散内聚能 ΔE_D、永久偶极间的内聚能 ΔE_P 和由氢键引起的内聚能 ΔE_H，后者不限于通常的氢键，也包括溶质与溶剂间的各种强相互作用。这 3 种内聚能各除以摩尔体积即得各内聚能密度，

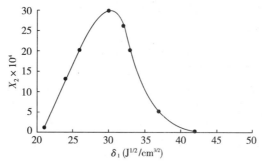

图 3 - 5 可可碱在二噁烷 - 水混合溶液中 X_2 和 δ_1 的关系

或溶度参数的平方，即

$$\frac{\Delta E}{V} = \frac{\Delta E_D}{V} + \frac{\Delta E_P}{V} + \frac{\Delta E_H}{V}$$

或

$$\delta^2 = \delta_D^2 + \delta_P^2 + \delta_H^2 \tag{3·18}$$

式中：δ_D、δ_P 和 δ_H 分别表示对应于各种内聚能的溶度参数，均称为偏溶度参数。

以上 3 种偏溶度参数可借各种方法求算。

1. δ_D 的求法

①由极性化合物的同态象求之。同态象是与饱和烃分子具有几乎相同大小和形状的极性物质分子在一定对比温度（热力学温度与临界温度之比）时的摩尔体积与摩尔汽化热的关系图。由同态象可找出一定摩尔体积 V 的物质在某温度下的汽化热，由此而求 ΔE_D，再由 $\delta_D^2 = \dfrac{\Delta E_D}{V}$ 得 δ_D。

②对非极性和极性小的物质，由 Lorentz – Lorenz 关系式 $(n^2 - 1) / (n^2 + 2) = x$ 求之，n 为折射率，x 为摩尔折射度的函数，即摩尔折射度与密度的乘积除以相对分子质量。

$\delta_D = 62.8x$ （$x \leqslant 0.28$ 时）

$\delta_D = -4.58 + 108x - 119x^2 + 45x^3$ （$x > 0.28$ 时）

2. δ_P 的求法

$$\delta_P^2 = \frac{12108}{V^2} \frac{(\varepsilon - 1)}{2\varepsilon + n_D^2}(n_D^2 + 2)\mu^2$$

式中：V 表示摩尔体积，ε 表示介电常数，n_D 表示钠 D 线时的折射率，μ 表示以 Debye 为单位的偶极矩。

3. δ_H 的求法

对含羟基的化合物可由下式求算：

$$\delta_H = \left(\frac{\Delta H}{V}\right)^{1/2}$$

式中：ΔH 表示每一羟基生成氢键的平均热效应，为 19.5 kJ/mol。

液体溶剂的偏溶度参数和总溶度参数可查阅有关文献。

表3-8和表3-9列出了一些溶剂和药物的溶度参数。表中的 $\delta_{总}$ 为溶质或溶剂的 δ_2 或 δ_1，δ_D、δ_P 和 δ_H 为偏溶度参数。

表 3-8 一些液体的摩尔体积和溶度参数

液体	V（cm^3/mol）	δ（$J^{1/2}/cm^{3/2}$）				
		δ_D	δ_P	δ_H	$\delta_{总}$	$\delta_{计算}$
1，2-丙二醇	73.60	16.77	9.41	23.32	30.27	30.23
苯	89.40	18.41	0.00	2.05	18.61	18.52
丙酮	74.00	15.54	10.43	6.95	20.04	19.96
醋酸	57.60	13.91	12.27	19.02	26.59	26.57
二噁烷	85.70	19.02	1.84	7.36	20.46	20.48
二甲亚砜	71.30	18.41	16.36	10.23	26.59	26.67
二硫化碳	60.00	20.46	0.00	0.61	20.46	20.47
甘油	73.30	17.39	12.07	29.25	36.20	36.11
环己烷	108.70	16.77	0.00	0.20	16.77	16.77
甲苯	106.80	18.00	1.43	2.05	18.20	18.17
甲醇	14.70	15.14	12.27	22.30	29.66	29.62
氯仿	80.70	17.80	3.07	5.73	19.02	18.95
水	18.00	15.54	15.95	42.34	47.86	47.83
四氯化碳	97.10	17.80	0.00	0.61	17.80	17.81
乙醇	58.50	15.75	8.80	19.43	26.59	26.51
乙醚	104.80	14.52	2.86	5.11	15.75	15.66
乙酸乙酯	98.50	15.75	5.32	7.16	18.20	18.10
乙酸正丁酯	132.50	15.75	3.68	6.34	17.39	17.37
正丙醇	75.20	15.95	6.75	17.39	24.55	24.54
正丁醇	91.50	15.95	5.73	15.75	23.11	23.14
正丁烷	101.40	14.11	0.00	0.00	14.11	14.11
正己烷	131.60	14.93	0.00	0.00	14.93	14.93
正辛醇	157.70	16.98	3.27	11.86	21.07	20.97

δ 计算：按 $\delta = (\delta_D^2 + \delta_P^2 + \delta_H^2)^{1/2}$ 计算

据近年文献报道，利用液体的临界性质和偏心因子可从液体计算出溶解度参数，有人计算了65种液体在不同温度下的 Hildebrand 溶解度参数值，结果与文献值比较，最大误差达7.22%，平均误差为2.32%。溶解度还可用反相 GC、HPLC、薄层层析、分子表面积法、熔点法和分配系数法测定。

表 3 – 9　　　　　　　　　　　　　　一些晶体的摩尔体积和溶度参数（暂定值）

液体	V（cm^3/mol）	δ（$J^{1/2}/cm^{3/2}$）				
		δ_D	δ_P	δ_H	$\delta_总$	$\delta_{计算}$
苯巴比妥	137	21.07	9.82	10.84	25.77	25.65
苯甲酸	104	18.20	23.64	9.82	21.89	31.41
对羟基苯甲酸甲酯	145	19.02	9.00	12.27	24.14	24.36
磺胺嘧啶	182	19.43	9.82	13.50	25.57	25.62
甲苯磺丁脲	229	19.84	5.93	8.39	22.30	22.34
咖啡因	144	20.66	7.16	18.61	28.84	28.71
萘	123	19.23	2.05	3.89	19.64	19.73

$\delta_{计算}$：按 $\delta = (\delta_D^2 + \delta_P^2 + \delta_H^2)^{1/2}$ 计算

（三）溶度参数与生物传质过程的关系

从生理、药理和毒理学观点来看，药物分子溶于生物膜极为重要，生物膜不是简单的溶剂，而是内层为具有 2.5～3.5nm 的烃链分子的双层结构，因此简单的溶液理论不适用于它。Bennett 和 Miller 试图将正规溶液理论应用于生物膜，以得到膜的 δ 值。从气体溶于红细胞的溶解度实验数据计算出，膜的脂层的 δ 值平均为 17.80 ± 2.11，此值与正己烷的 δ 值（14.93）和十六烷的 δ 值（16.36）较接近。整个膜的 δ 值平均为 21.07 ± 0.82，很接近正辛醇 δ 值（21.07）。为此正辛醇可被用作模拟生物膜的一种溶剂，用于求算分配系数。利用 δ_2 与吸收项对数之间的关系，可预测药物在生物膜的吸收速率及传质效果。

（四）Fedors 原子或基团贡献

Fedors 提出了一种由原子或基团对溶度参数的贡献、计算化合物总溶度参数 δ 的方法，其关系式为：

$$\delta^2 = \frac{\sum \Delta E}{\sum \Delta V} \tag{3·19}$$

式中：$\Sigma \Delta E$ 和 $\Sigma \Delta V$ 分别表示原子或基团对 ΔE 和 ΔV 的贡献之和。

类似于此，Hansen 和 Beerbower 提出了原子或基团对偏溶度参数的贡献、计算化合物偏溶度参数的方法。表3 – 10列出了一些原子或基团对偏溶度参数的贡献值和摩尔体积。

表 3 – 10   某些原子或基团对偏溶度参数的贡献和摩尔体积

基团	ΔV	$\Delta V \cdot \delta_D^2$	$\Delta V \cdot \delta_P^2$	$\Delta V \cdot \delta_H^2$
– O –	3.8	2176 ± 1464	586 ± 67	5753 ± 2720
– COOH	28.5	14016 ± 1255	2092 ± 628	11506 ± 1046
– CH$_2$ –	16.1	4937	0	0
– CH$_3$	33.5	4707	0	0
– Cl	24.0	5858 ± 418	5230 ± 418	418 ± 84
– COO$^-$	18.0	7657 ± 1883	941 ± 109	16736 ± 4853
– I	35.5	16736 ± 1046	2092 ± 418	209 ± 209
– NH$_2$	19.2	4393 ± 1255	2510 ± 1464	5648 ± 837
– OH	10.0	7406 ± 1883	2929 ± 837	19456 ± 1674

注：$\Delta V \cdot \delta^2$ 的单位是 J/mol

例 6：根据表 3 – 10 的数据计算乙醇的溶度参数。

解：乙醇的 3 种偏溶度参数和摩尔体积计算如下：

基团	ΔV	$\Delta V \cdot \delta_D^2$	$\Delta V \cdot \delta_P^2$	$\Delta V \cdot \delta_H^2 \Delta V$
– CH$_3$	33.5	4707	0	0
– CH$_2$ –	16.1	4937	0	0
– OH	10.0	$7406 - 1883$	$2929 + 837$	$19456 + 1674$
		$= 5523$	$= 3766$	$= 21130$
	$V = 59.6$	$V \cdot \delta_D^2 = 15167$	$V \cdot \delta_P^2 = 3766$	$V \cdot \delta_H^2 = 21130$
		$\delta_D^2 = 254.48$	$\delta_P^2 = 63.19$	$\delta_H^2 = 354.53$
		$\delta_D = 15.59$	$\delta_P = 7.95$	$\delta_H = 18.83$

$$\delta = (\delta_D^2 + \delta_P^2 + \delta_H^2)^{1/2} = (672.20)^{1/2} = 25.93$$

计算时，为使求得的各偏溶度参数值尽量接近于表 3 – 8 的值，取 – OH 的 $\Delta V \cdot \delta_D^2$ 值时取最小值，对 $\Delta V \cdot \delta_P^2$ 和 $\Delta V \cdot \delta_H^2$ 取其最大值。此法只能得近似值，加之各基团的已知贡献值还不多，所以未能广泛使用。

（五）常见电解质的溶解度

1. 强电解质的溶解度

强电解质是在水中完全解离的物质。对某一种强电解质溶液来说，由于溶质和溶剂均已固定，所以溶解度主要取决于温度。溶解度与温度的关系可直观地以溶解度曲线表示，如图 3 – 6。在这些溶解度曲线中一定要注意能形成多种结晶水形式的相图分析。

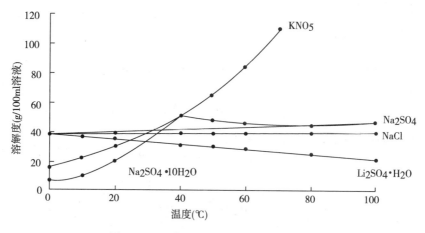

图 3 - 6　温度对强电解质溶解度的影响

2. 难溶性电解质的溶解度

难溶性电解质的溶解度可按电离平衡溶度积进行计算，但在计算时应注意同离子效应、盐效应和络合效应对其的影响，常见难溶性电解质的溶度积可参见无机化学书。

3. 弱电解质的溶解度

弱电解质是在水中部分解离的物质。许多药物是弱酸或弱碱，多为弱电解质，也有一些是两性电解质。弱电解质的溶解度与温度的关系与强电解质相同，也服从公式（3·6），其溶解度曲线与强电解质相似。弱电解质的溶解度明显与 pH 值有关。

（1）**弱酸性药物**：弱酸性药物易溶于碱性溶液，在水溶液中部分解离，因此，弱酸性药物的溶解度 S 与溶液的 pH 值、pK_a 及游离型酸溶解度 S_0 存在以下关系式：

$$pH = pK_a + \lg \frac{S - S_0}{S_0} \tag{3·20}$$

若已知 pK_a 和 S_0，由该公式可计算出弱酸在任何 pH 的溶解度。该式也表明，溶液的 pH 值低于此值时，酸性弱电解质将以未解离的分子形式从溶液中析出，即该值亦为溶解该电解质的最低 pH 值。

（2）**弱碱性药物**：对于有机弱碱 B 来说，也可导出类似公式：

$$pH = pK_W - pK_b + \lg \frac{S_0}{S - S_0}$$

$$= pK_a + \lg \frac{S_0}{S - S_0} \tag{3·21}$$

式中：S_0 表示游离型碱的溶解度。

若已知 pK_a（或 pK_b）和 S_0，由此式即可计算出弱碱在任何 pH 的溶解度。此式也表明，溶液的 pH 高于此值时，弱碱即游离而析出，即弱碱溶解时的最高 pH 值。

（3）**两性弱电解质**：对于两性弱电解质，如氨基酸在其饱和溶液中的平衡。

当 pH 小于等电点时，即以阳离子形式存在：

$$\lg K_{a1} - \lg [H^+] = \lg \frac{S_0}{S - S_0}$$

$$- \lg [H^+] = - \lg K_{a1} + \lg \frac{S_0}{S - S_0}$$

$$pH = pK_{a1} + \lg \frac{S - S_0}{S_0} \qquad (3 \cdot 22)$$

当 pH 大于等电点时，即以阴离子存在：

$$\lg K_{a2} - \lg [H^+] = \lg \frac{S - S_0}{S_0}$$

$$- \lg [H^+] = - \lg K_{a2} + \lg \frac{S - S_0}{S_0}$$

$$pH = pK_{a2} + \lg \frac{S_0}{S - S_0} \qquad (3 \cdot 23)$$

式中：K_{a1}、K_{a2} 分别表示解离为酸和碱的常数，S_0 表示两性电解质的溶解度。

若已知 pK_{a1} 或 pK_{a2} 和 S_0，即可计算出两性电解质在任何 pH 值的溶解度。

下面举例说明 pH 值与溶解度的关系。

例 7：苯巴比妥钠溶液在 25℃ 的浓度是 1g/100ml。在 pH 值为多少的情况下游离苯巴比妥开始从溶液中析出？（已知：苯巴比妥的溶解度为 1:1000，25℃ 的 $pK_a = 7.41$。）

解：苯巴比妥的溶解度为 1:1000 即 0.1g/100ml。

$$pH = pK_a + \lg \frac{S - S_0}{S_0} = 7.41 + \lg \frac{1 - 0.1}{0.1} = 8.36$$

即 pH < 8.36 游离苯巴比妥开始析出。

例 8：用硫酸水溶液从曼陀罗叶中提取莨菪碱并转化为阿托品，准备用氯仿再提纯。测得溶液中含 5% 阿托品，求应将 pH 值调到多少对提纯有利？

解：阿托品在 25℃ 的 $pK_a = 10.2$，在水中的溶解度为 1:455，即 0.22%。

$$pH = pK_a + \lg \frac{S_0}{S - S_0} = 10.2 + \lg \frac{0.22}{5 - 0.22} = 8.86$$

即调到 pH > 8.86 可使游离阿托品析出，有利于用氯仿提纯。

例 9：某药物在室温下饱和溶液的 pH 值与溶解度 S 的数据如下：

pH：	6.8	8.4	9.25	12.0
S（μmol/L）：	235.5	10.3	4.8	4.0

问：此药物可能是哪类？其 pK_a 为多少？

解：溶解度随 pH 值的增大而下降的药物是一种碱，pH 为 12 时的溶解度很可能是游离碱的溶解度 S_0，则

$$pK_a = pH + \lg \frac{S - S_0}{S_0} = 6.8 + \lg \frac{235.5 - 4}{4} = 8.56$$

$$pK_a = 8.4 + \lg \frac{10.3 - 4}{4} = 8.60$$

$$pK_a = 9.25 + \lg \frac{4.8 - 4}{4} = 8.55$$

故此药物的 $pK_a = 8.57$，可能是生物碱。

例 10：色氨酸的两个 pK_a 分别为 2.4 和 9.4，求色氨酸 pH 2 和 pH10 的溶解度（已知其在中性溶液中的溶解度为 0.02mol/L）。

解：$S_0 = 0.02$mol/L

在 pH 值为 2 时，
$$pH = pK_{a1} + \lg \frac{S_0}{S - S_0}$$

$$2 = 2.4 + \lg \frac{0.02}{S - 0.02}$$

$$S = 7.02 \times 10^{-2} \text{mol/L}$$

在 pH 值为 10 时，
$$pH = pK_{a2} + \lg \frac{S - S_0}{S_0}$$

$$10 = 9.4 + \lg \frac{S - 0.02}{0.02}$$

$$S = 9.96 \times 10^{-2} \text{mol/L}$$

（4）离子效应对溶解度影响的计算：在较高浓度或高离子强度的溶液中，以 Debye – Hückel 理论计算的活度代替浓度，方能得出较准确的结果。

对弱酸：

$$pH = pK_a + \lg \frac{S - S_0}{S_0} - \frac{0.509 \sqrt{I}}{1 + \sqrt{I}} \tag{3·24}$$

对弱碱：

$$pH = pK_a + \lg \frac{S - S_0}{S_0} + \frac{0.509 \sqrt{I}}{1 + \sqrt{I}} \tag{3·25}$$

例 11：求 10% 苯巴比妥钠溶解的最低 pH 值。

解：苯巴比妥钠是强碱弱酸盐，相对分子质量为 254.22。苯巴比妥的相对分子质量为 232.24，溶解度为 1:1000，$pK_a = 7.41$。

$$S = \frac{100}{254.22} = 0.3934 \text{mol/L}, \qquad S_0 = \frac{1}{232.24} = 0.0043 \text{mol/L}$$

$$I = 0.3934$$

$$pH = 7.41 + \lg \frac{0.3934 - 0.0043}{0.0043} - \frac{0.509 \sqrt{0.3934}}{1 + \sqrt{0.3934}} = 9.17$$

（5）表面活性剂对弱电解质溶解度的影响：为了增加药物的溶解，一般需往制剂中加入表面活性剂，如果药物是弱电解质，应注意解离平衡作用。下面以 Park 等研究非离子型表面活性剂吐温 –80 对弱电解质药物的增溶作用为例，介绍两者溶解度之间的定量关系。

设酸性药物的总溶解度 S_T 为溶液中各种物质的浓度之总和：

$$S_T = (HA) + (A^-) + [HA] + [A^-]$$

式中：（HA）和（A⁻）分别表示水溶液中未解离和解离的酸浓度，［HA］和［A⁻］分别表示胶团中未解离和解离的酸浓度（均以总体积计算）。

药物按下式分配在胶团中和水溶液中：

$$K' = \frac{[HA]_o}{(HA)_o} \qquad K'' = \frac{[A^-]_o}{(A^-)_o}$$

式中：K' 和 K'' 分别表示未解离的酸和解离的酸的表观分配系数，右下角的。表示以各个相的体积表示浓度（各相的分体积计算），而不是以体系的总体积表示浓度。若以体系的总体积表示浓度，则应按下式进行换算

$$[HA]_o = \frac{[HA] \times 1}{[M]} \qquad (HA)_o = \frac{(HA) \times 1}{(1 - [M])}$$

故有

$$K' = \frac{[HA](1 - [M])}{(HA)[M]}$$

$$[A^-]_o = \frac{[A^-] \times 1}{[M]} \qquad (A^-)_o = \frac{(A^-) \times 1}{(1 - [M])} \quad 故有$$

$$K'' = \frac{[A^-](1 - [M])}{(A^-)[M]}$$

式中：［M］表示溶液中表面活性剂胶团的体积分数。在溶液中此分数很小，可不计，故 $1 - [M]$ 可认为等于 1，则

$$[HA]_o = K'(HA)[M]$$

$$[A^-]_o = K''(A^-)[M]$$

当溶液中无表面活性剂时，在一定 pH 值时药物的总溶解度为

$$S = (HA) + (A^-)$$

水相中未解离药物的分数为

$$\frac{(HA)}{S} = \frac{(H^+)}{K_a + (H^+)}$$

$$S = (HA)\frac{K_a + (H^+)}{(H^+)}$$

根据以上这些关系式，得

$$\frac{S_T}{S} = 1 + [M]\left[\frac{(H^+)K' + K_a K''}{K_a + (H^+)}\right] \tag{3·26}$$

式中：K' 和 K'' 分别表示游离碱和结合碱的胶团相与水相表观分配系数，K_a 表示结合碱的电离平衡常数。

由此式可计算在某 pH 值时，表面活性剂胶团的体积分数为［M］时药物的总溶解度。

对碱性药物的溶解度计算与酸性药物相似，有公式

$$\frac{S_T}{S} = 1 + [M]\left[\frac{K_a K' + H^+ K''}{K_a + (H^+)}\right] \tag{3·27}$$

由此式可计算在某 pH 值时，弱碱性药物在水中被表面活性剂增溶后的溶解度。

例12：已知未解离的磺胺异噁唑在 25℃ 水中的溶解度为 0.15g/L，$K_a = 7.60 \times 10^{-6}$。药物分子在吐温-80 胶团和水中的表观分配系数 K' 为 79，阴离子在胶团中和水中的表观分配系数 K'' 为 15。计算：（1）磺胺异噁唑药物在 pH6.0 溶液中的溶解度；（2）在 pH6.0 含 4% V/V 吐温-80 的溶液中的溶解度。

解：（1）药物在 pH6.0 缓冲溶液中的总溶解度为

$$S = (HA)\frac{K_a + (H^+)}{(H^+)} = 0.15 \times \frac{7.60 \times 10^{-6} + 1.0 \times 10^{-6}}{1.0 \times 10^{-6}} = 1.29 \text{g/L}$$

若用 $pH = pK_a + \lg\dfrac{S - S_0}{S_0}$ 计算，则

$$6 = 5.12 + \lg\frac{S - 0.15}{0.15}$$

$$S = 1.29 \text{g/L}$$

（2）药物在 pH6.0 含 4% V/V 吐温-80 的溶液中总溶解度为

$$S_T = S\left\{1 + (M)\left[\frac{(H^+)K' + K_aK''}{K_a + (H^+)}\right]\right\}$$

$$= 1.29 \times \left\{1 + 0.04 \times \left[\frac{1 \times 10^{-6} \times 79 + 7.6 \times 10^{-8} \times 15}{7.6 \times 10^{-6} + 1 \times 10^{-6}}\right]\right\} = 2.45 \text{g/L}$$

结果表明，加入 4% V/V 表面活性剂使药物的溶解度增大约一倍。

例13：普鲁卡因在 25℃ 水中的溶解度为 5g/L，$K_a = 1.4 \times 10^{-9}$，游离碱在吐温-80 胶团和水中的表观分配系数 $K' = 30$，阳离子的表观分配系数 $K'' = 7.0$。

求：（1）求普鲁卡因在 pH7.40 含 3% V/V 吐温-80，缓冲溶液中的溶解度；（2）普鲁卡因在水相中和在胶团中的分数各为多少？

解：（1）药物在 pH7.40 含 3% V/V 吐温-80，缓冲溶液中的溶解度

$$S = (B)\left[\frac{K_a + (H^+)}{K_a}\right]$$

$$= 5 \times \left[\frac{1.4 \times 10^{-9} + 3.98 \times 10^{-8}}{1.4 \times 10^{-9}}\right]$$

$$= 147.1 \text{g/L}$$

$$S_T = S\left\{1 + (M)\left[\frac{(H^+)K' + K_aK''}{K_a + (H^+)}\right]\right\}$$

$$= 147.1 \times \left\{1 + 0.03 \times \left[\frac{1.4 \times 10^{-9} \times 30 + 3.98 \times 10^{-8} \times 7}{1.4 \times 10^{-9} + 3.98 \times 10^{-8}}\right]\right\}$$

$$= 184.1 \text{g/L}$$

（2）药物在水相中的分数 $= \dfrac{S}{S_T} = \dfrac{147.1}{181.4} = 0.81$

药物在胶团中的分数 $= 1 - 0.81 = 0.19$

此结果表明，加入表面活性剂使普鲁卡因的溶解度增大了四分之一。

4. 非电解质的溶解度

非电解质在有机溶剂中的溶解度可按 Hildebrand – Scatchard、广义的 Hildebrand、Hansen 方法进行处理。非电解质在水中不解离，溶解度一般不大，其溶解度的计算方法可采用 Hansen 方法按溶度参数相关关系式进行计算。对于不少非电解质药物需增大其溶解度方能制成注射剂或口服液制剂等，需要加入增溶剂或助溶剂等。有关非电解质在水中溶解度的影响因素及增溶方法略。

（六）混合溶剂中的溶解度

为了增加药物的溶解度或改良制剂、溶剂的外观性状，降低药物的刺激，往往在主溶剂中加入一种或几种与其互溶的其他溶剂而组成混合溶剂。由于有机溶剂有一些特殊的生理作用和刺激性等不能单独使用，故往往与水组成混合溶剂。选用溶剂时，液体制剂无论何种给药途径均应尽量避免其毒性。对于油溶性药物，可采用油类混合溶剂。

混合溶剂中除水以外的溶剂有乙醇、甘油、丙二醇、异丙醇、聚乙二醇等。例如，苯巴比妥难溶于水（溶解度为 1∶1000，即 0.1g/100ml），但在乙醇 – 水、丙二醇 – 水、甘油 – 水、甘油 – 乙醇 – 水、丙二醇 – 乙醇 – 水混合溶剂中的溶解度均比水中大，其中以乙醇∶水（50∶100）溶解度最大。0.5%氢化可的松注射液以乙醇 – 水为溶剂，盐酸土霉素、氯霉素、醋酸去氢皮质酮等注射液均以丙二醇 – 水为溶剂。

1. 混合溶剂的介电常数

混合溶剂的介电常数与其组成溶剂的介电常数有关，且介于组成溶剂的介电常数之间。例如，水性混合溶剂无论何种配比，其介电常数均低于水的介电常数。混合溶剂的介电常数 ε 是各组分介电常数（ε_1，ε_2……）与其体积分数（$\varPhi_1$，$\varPhi_2$……）乘积之和，见如下公式。

$$\varepsilon = \varepsilon_1 \varPhi_1 + \varepsilon_2 \varPhi_2 \tag{3·28}$$

已知纯溶剂的介电常数，即可计算任意配比复合溶剂的介电常数，也可用改变混合溶剂中各组分体积分数来调节溶质的溶解度。固体溶质的介电常数不易直接测定，一般通过实验从已知介电常数的一组混合溶剂或多种溶剂推测。例如，将补阳还五汤全方药材粉碎后（固体溶质）溶解在一组混合溶剂中，然后测定其在不同极性溶媒体系中临界饱和量的表观溶解度，以溶解度数据对相应介电常数作图，曲线上溶解度峰值对应的混合溶剂介电常数就是补阳还五汤的介电需量。

2. 药物溶解度与溶剂介电常数的关系

根据 Hildebrand – Scatchard 计算正规溶液的摩尔分数溶解度的方程

$$-\lg X_2 = \frac{\Delta H_f}{2.303RT}\left(\frac{T_0 - T}{T_0}\right) + \frac{V\varPhi_1^2}{2.303RT}(\delta_1 - \delta_2)^2$$

上式可简化为

$$-\lg X_2 = b_0 + b_1(\delta_1 - \delta_2)^2 \tag{3·29}$$

展开后，可得

$$-\lg X_2 = b_0 + b_1\delta_2^2 - 2b_1\delta_1\delta_2 + b_1\delta_1^2$$

式中：$b_0 = \dfrac{\Delta H_f}{2.303RT}\left(\dfrac{T_0 - T}{T_0}\right)$，$b_1 = \dfrac{V_2\varPhi_1^2}{2.303RT}$。

从如上公式可知，物质的溶解度与溶质、溶剂的溶度参数有关。实验中溶质的溶度参数是固定不变的，可视为常数。溶度参数与物质的溶解度呈二次曲线关系（即抛物线）时，达到最大溶解度。

Paruta，Anthony N 等研究表明，介电常数与溶度参数之间存在以下关系

$$\delta = 0.22\varepsilon + 7.5 \tag{3·30}$$

从该公式可得物质的介电常数与溶度参数之间存在线性关系，将其代入公式（3·29），可得

$$-\lg X_2 = b_0 + 0.0484b_1\varepsilon_2^2 - 0.0968b_1\varepsilon_1\varepsilon_2 + 0.0484b_1\varepsilon_1^2 \tag{3·31}$$

式中：ε_1 表示溶剂的介电常数，ε_2 表示溶质的介电常数。

实际情况中，可分为3种情况进行讨论：

（1）非极性溶质在极性溶剂中，溶解度随溶剂介电常数的增大而减小：此时溶剂的介电常数 $\varepsilon_1 \gg$ 溶质的介电常数 ε_2，故上式中 $0.0484b_1\varepsilon_2^2$ 可忽略不计，此式可写成。

$$-\lg X_2 = b_0 + 0.0484b_1\varepsilon_1^2 - 0.0968b_1\varepsilon_1\varepsilon_2 \tag{3·32}$$

非极性溶质在极性溶剂中，用图形表现为只有抛物线的后半段，溶解度随介电常数的增大而减小，呈负相关。例如，非极性溶质司可巴比妥的溶解度在丙二醇–水、乙醇–水和甘油–水3种混合溶剂中均随介电常数的上升（即水的比例增加）而下降。非极性溶质在极性混合溶剂中的 $\lg X - \varepsilon$ 的关系见图3–7，$\lg X - \varepsilon$ 直线具有负斜率。

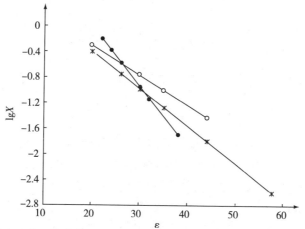

· 四氯化碳在乙醇–甘油中；。水杨酸甲酯在异丙醇–水中；﹡ 氯仿在丙酮–水中
图3–7 非极性溶质在极性混合溶剂中的溶解度

（2）极性溶质在非极性或弱极性溶剂中，溶解度随溶剂介电常数的增大而增大：因为此时溶质的介电常数 $\varepsilon_2 \gg$ 溶剂的介电常数 ε_1，在这种情况下，物质的溶解度与溶剂的介电常数 ε_1 呈线性关系，极性溶质在非极性或弱极性溶剂中，用图形表现为只有抛物线的前半段，物质的溶解度随介电常数的增大而增大，呈正相关。极性溶质在非极性和半极性混合溶剂中的 $\lg X - \varepsilon$ 的关系见图3–8，$\lg X - \varepsilon$ 直线具有正斜率。

（3）溶解度对数与溶剂介电常数呈二次曲线关系：当溶质为多成分体系，既有极性成

分，又有非极性成分，或只有一种成分时，理论上只出现 1 个溶度峰，但由于与溶剂缔合形式不同，会出现小的溶度小峰；当有几类不同极性的成分时，将会出现多个溶度峰。

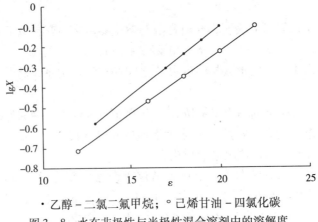

·乙醇－二氯二氟甲烷；○己烯甘油－四氯化碳

图 3 - 8　水在非极性与半极性混合溶剂中的溶解度

（4）溶解度与溶剂介电常数的曲线关系：溶解度与混合溶剂介电常数的关系更多的情况是溶解度 S 以 g/100ml 表示。由于 X_2 为摩尔分数溶解度，与常规的百分溶解度 S 的关系见如下公式

$$X_2 = \frac{\dfrac{S}{M_1}}{\dfrac{100}{M_2} + \dfrac{S}{M_1}} = \frac{1}{1 + \dfrac{100 M_1}{M_2 S}} \tag{3·33}$$

式中：M_1、M_2 分别代表溶剂、溶质的摩尔质量，将（3·33）代入式（3·31）得

$$S = \frac{100 M_1}{M_2 (e^{b_0 + 0.0484 b_1 \varepsilon_2^2 - 0.0968 b_1 \varepsilon_1 \varepsilon_2 + 0.0484 b_1 \varepsilon_1^2} - 1)} \tag{3·34}$$

式中：ε_1 表示溶剂的介电常数，ε_2 表示溶质的介电常数。从公式（3·34）可知，物质的溶解度与溶质、溶剂的介电常数有关，实验中溶质的介电常数是固定不变的，因此可将其看为常数，故溶剂的介电常数与物质溶解度的曲线关系见图 3 - 9，公式（3·35）成立。

$$S' = \frac{-100 M_1 M_2 e^{b_0 + 0.0484 b_1 \varepsilon_2^2 - 0.0968 b_1 \varepsilon_1 \varepsilon_2 + 0.0484 b_1 \varepsilon_1^2} 2 \times 0.22 \times b_1 (\varepsilon_1 - \varepsilon_2)}{M_2 (e^{b_0 + 0.0484 b_1 \varepsilon_2^2 - 0.0968 b_1 \varepsilon_1 \varepsilon_2 + 0.0484 b_1 \varepsilon_1^2} - 1)} = 0 \tag{3·35}$$

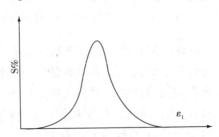

图 3 - 9　溶解度与介电常数的曲线关系

当 $\varepsilon_1 = \varepsilon_2$ 时，有极值，见如下公式。

$$S_{max} = \frac{100M_1}{M_2(e^{b_0} - 1)} \qquad (3 \cdot 36)$$

作 $S - \varepsilon$ 图呈 3 种类型：①呈直线，在溶质 ε_2 与溶剂 ε_1 相差较大的情况时产生，如苯巴比妥和对羟基苯甲酸甲酯分别在蔗糖 – 水混合溶剂中，如图 3 – 10 所示，图中箭头所指方向的坐标与其所在曲线呈对应关系。②当溶质 ε_2 与溶剂 ε_1 接近时呈曲线，如对氨基苯甲酸、对羟基苯甲酸苄酯和对甲基乙酰苯胺分别溶于蔗糖 – 水混合溶剂，如图 3 – 11 所示。③当溶质 ε_2 与溶剂 ε_1 更接近时，$S - \varepsilon$ 图的溶解度曲线可出现一个或几个溶度峰，同时溶质与溶剂之间有多种缔合形式，溶质在某一或几种组成的混合溶剂中具有最大溶解度。例如，乙酰苯胺溶于二噁烷 – 水中有 4 个溶度峰，它们的介电常数值分别为 5、18、28 和 61。这 4 个峰中 $\varepsilon = 61$ 峰很低，可不计，见图 3 – 12 。

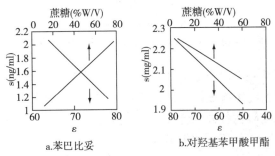

图 3 – 10　两种溶质在蔗糖 – 水混合溶剂 25℃的 $S - \varepsilon$ 图

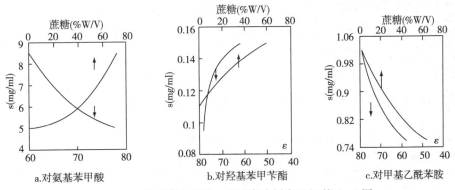

图 3 – 11　3 种溶质在蔗糖 – 水混合溶剂中 25℃的 $S - \varepsilon$ 图

3. 溶度峰与介电需量

由公式（3·35）可知，药物溶解度的对数与介电常数呈二次抛物线关系，但考虑到与溶剂的缔合作用，当横坐标的介电常数发生变化时，纵坐标的溶解度可能会在大抛物线基峰基础上产生众多的小溶度峰，且高低不一，随溶剂介电常数而改变，与溶度峰对应的介电常数值称为介电需量 DR。在大基峰基础上产生了 4 个溶度峰，如图 3 – 12 所示。许多研究证明：物质的介电需量几乎不受溶剂（单一或混合）的影响，即在不同溶剂中的 DR 值大体一致，但在该 DR 时溶解度的大小不同。溶解度大小主要取决于溶质与溶剂之间的相互作用大

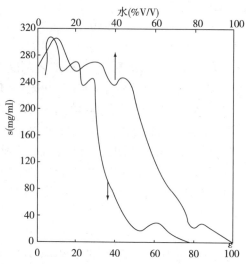

图 3 – 12　乙酰苯胺在二噁烷 – 水中 25℃的溶解度

小。根据这一规律，可从一组混合溶剂的溶解度峰值对应的介电常数，选择适宜混合溶剂或其适宜配比，以取得最大的溶解效果。如果已知溶质的介电常数，则可从理论上选择适宜的混合溶剂及其配比。水杨酸在各种混合溶剂中的溶解度曲线见图 3 – 13。如图中所示，水杨酸在混合溶剂中的 DR 值均为 15，数据见表 3 – 11。

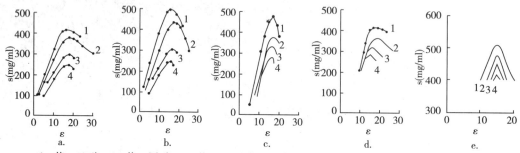

a. 1. 苯 – 乙醇，2. 苯 – 甲醇，3. 苯 – 正丙醇，4. 苯 – 正丁醇；
b. 1. 二噁烷 – 乙醇，2. 二噁烷 – 甲醇，3. 二噁烷 – 正丙醇，4. 二噁烷 – 正丁醇；
c. 1. 氯仿 – 乙醇，2. 氯仿 – 甲醇，3. 氯仿 – 正丙醇，4. 氯仿 – 正丁醇；
d. 1. 乙酸乙酯 – 乙醇，2. 乙酸乙酯 – 甲醇，3. 乙酸乙酯 – 正丙醇，4. 乙酸乙酯 – 正丁醇；
e. 1. 丙酮 – 苯，2. 丙酮 – 二噁烷，3. 丙酮 – 氯仿，4. 丙酮 – 乙酸乙酯。

图 3 – 13　水杨酸在各混合溶剂 30.6℃的溶解度

表 3 – 11　　　　　　　　　　　水杨酸在各混合溶剂中的介电需量

溶剂种类	苯	二噁烷	氯仿	乙酸乙酯	水
丙二醇		15.1	16.2	16.3	
丙酮	15.6	15.5	16.1	15.0	25.0*
甲醇	16.0	16.3	16.0	16.0	

续　表

溶剂种类	苯	二噁烷	氯仿	乙酸乙酯	水
水		14.5			
乙二醇		17.5			
乙氧乙醇	14.5	14.5	14.5	14.5	14.5
正丙醇	15.3	14.8	15.3	15.3	22.3 *
正丁醇	15.4	14.5	14.0	15.0	

* 第2个 DR 值

有人曾测定了水杨酸在各种纯溶剂中的溶解度，发现其 DR 值也是 $\varepsilon \approx 15$。水杨酸分别在 16 种溶剂中的溶解度与介电常数的关系如图 3 - 14 所示。图中横坐标相应的数据分别为：二噁烷（2.21）、苯（2.28）、氯仿（4.81）、乙酸乙酯（6.02）、乙氧乙醇（14.5）、丙酮（20.7）、乙醇（24.3）、正丙醇（20.1）、正丁醇（17.1）、环己醇（15.0）、苯甲醇（13.1）、甲醇（32.63）、丙二醇（32）、己二醇（37）、甘油（42.5）、水（78.54），括号内的数值是在 20℃ 或 25℃ 的介电常数值。至于为什么在 $\varepsilon \approx 15$ 出现最大溶解度，是否在 $\varepsilon \approx 15$ 时溶质发生缔合，缔合物的溶解度比单个分子的溶解度大，还需进行研究。

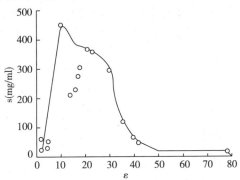

图 3 - 14　水杨酸在 16 种溶剂中的 $S - \varepsilon$ 关系

黄嘌呤类的咖啡因、茶碱和可可碱在各混合溶剂中也有类似情况，数据见表 3 - 12。

表 3 - 12　咖啡因、茶碱和可可碱在几种混合溶剂中的 DR 值及各 DR 值时的溶解度 S（mg/ml）

化合物/混合溶剂	$S_水$	$S_{另一组分}$	DR_1	DR_2	DR_3	S_3	DR_4	S_4	DR_5	S_5	DR_6	S_6
咖啡因												
二噁烷 - 水	21.5	21.0	11.0	20.0	30.0	82.0	—	—	50.0	55.0	61.0	55.0
甲醇 - 水		10.2	—	—	—	—	42.0	25.0	54.0	47.0	60.0	44.0
乙醇 - 水		6.4	—	—	34.0	36.0	44.0	69.0	51.0	65.0	60.0	54.0
乙氧乙醇 - 水		13.6	—	20.7	32.0	35.0	43.0	48.0	50.0	43.0	62.0	36.0

续　表

混合溶剂	$S_水$	$S_{另一组分}$	DR_1	DR_2	DR_3	S_3	DR_4	S_4	DR_5	S_5	DR_6	S_6
茶碱												
二噁烷－水	8.3	9.0	14	20.0	34	29	－	－	50	21.0	61	15.7
甲醇－水		8.3	－	－	－	－	42	16.0	52	21.0	60	16.0
乙醇－水		5.3	－	－	34	23	41	27.0	48	25.0	58	22.0
乙氧乙醇－水		14.1		20.7	30	29	37	27.0	46	25.0	61	16.0
可可碱												
二噁烷－水	0.5	0.9	14	22.0	34	2.0	－	－	50	1.7	61	1.2
甲醇－水		0.2	－	－	－	－	38~42	0.5	53	0.7	60	0.7
乙醇－水		0.1		－	35	0.7	43	0.9	51	1.0	61	0.9
乙氧乙醇－水		0.4	－	20.7	32	0.8	42	1.0	48	1.0	58	1.0

注：溶解度以不同方法表示时，DR 值不同

　　同系列溶质在二组分混合溶剂中的溶解情况，以羟基苯甲酸酯在 25℃ 二噁烷－水中的溶解情况说明。如图 3－15 所示，随烃基碳原子数的增多，溶解度增大，且从乙酯开始出现分层，分层现象也随烃基碳原子数增多而显著。但各种酯的 DR 值不变，都是 $\varepsilon \approx 10$。

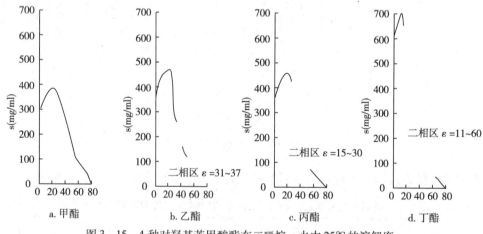

图 3－15　4 种对羟基苯甲酸酯在二噁烷－水中 25℃ 的溶解度

　　三组分混合溶剂，如苯巴比妥 32℃ 溶于丙二醇－甘油－水混合溶剂中，其溶剂组成与苯巴比妥溶解度的关系，见图 3－16。由图可知，丙二醇比甘油更容易增加苯巴比妥的溶解度，苯巴比妥的浓度可达 45mg/ml。

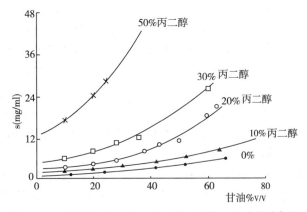

图 3-16 苯巴比妥 32℃在丙二醇-甘油-水中的溶解度

图 3-17 为溶解度的对数与溶剂组成的线性关系。若以介电常数代替溶剂组成,则得图 3-18。由图可知,对丙二醇-甘油-水混合溶剂,直线不能延长到介电常数为水(78.54)处,即溶液很稀处,苯巴比妥在该三组分混合溶剂中,无法准确推测其溶解度。

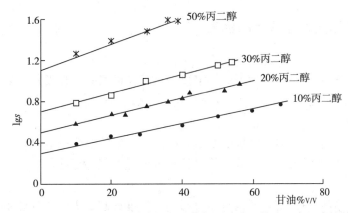

图 3-17 苯巴比妥在 32℃时溶解度对数与丙二醇-甘油-水组成的关系

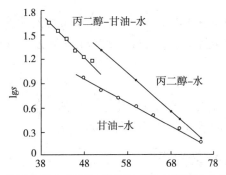

图 3-18 苯巴比妥在 32℃时溶解度对数与溶剂介电常数的关系

由溶质在混合溶剂的溶解度曲线可知，混合溶剂中二组分具有一定（一种或几种）比例时，即在介电需量时，溶质的溶解度比在纯溶剂中大。混合溶剂使溶质溶解度增大的性质称为潜溶性，增加溶解度所用的溶剂称为潜溶剂，利用潜溶剂可增加难溶性药物在水中的溶解度。定量描述潜溶性大小，称为潜溶效率，是指溶质在混合溶剂某介电需量时的溶解度为水中溶解度的倍数。例如，水杨酸在水、乙醇－氯仿、甲醇－苯和乙酸乙酯－乙醇混合溶剂，在介电需量时的溶解度分别为 3mg/ml、595mg/ml、380mg/ml 和 400mg/ml，则水杨酸在各混合溶剂中的潜溶效率分别为 595/3 = 198.3、380/3 = 126.7 和 400/3 = 133.3。由此可知，水杨酸在混合溶剂中的潜溶效率很大。

溶解度与混合溶剂的介电常数之间的关系，有利于了解该溶质在其他混合溶剂中的溶解情况。如测得某溶质在混合溶剂中溶解度最大时的介电常数值，即可根据介电常数的大小，配制适宜的混合溶剂。根据这一原理可优选中药有效成分群的最佳提取溶剂。

第三节 影响药物溶解度的因素

一、影响气体药物溶解度的因素

1. 压力

压力对气体溶解度的影响可用 Henry 定律表示：在恒温时，在极稀的溶液中，溶解了的气体浓度 C_2 与液面平衡时的气体分压 p 呈正比，见如下公式。

$$C_2 = \sigma p \tag{3·37}$$

式中：σ 为比例常数，称为溶解度系数。溶液中气体的浓度一般以摩尔分数表示，在稀溶液中也可用物质量的浓度表示。该定律是稀溶液的重要经验定律。

2. 温度

温度对气体在液体中的溶解度也有显著影响。温度升高，大多数气体由于膨胀而溶解度降低。

3. 盐析现象

在气体溶液中加入电解质或非电解质时，因降低了溶剂化作用，气体常从溶液中逸出，此现象称为盐析。盐析是由于盐离子或强极性的非电解质分子与水分子互相吸引，降低了气体分子附近水的密度所致。

4. 化学反应

氯化氢、氨、二氧化碳等能与溶剂发生化学反应的气体，其溶解度与 Henry 定律相比，多有增大，如氯化氢在水中的溶解度比氧约大 10000 倍。

二、影响液体药物溶解度的因素

1. 温度对溶解度的影响

温度对部分互溶体系溶解度的影响有 4 种情况：

（1）具有上临界溶解温度体系的影响：以酚－水体系为例，说明温度对溶解度的影响。酚的熔点是42℃，通常并不当作液体，但加入少量水时熔点即降至室温以下，与水形成部分互溶体系。若将酚与水在10℃以一定比例混合，则形成二液层，上层是酚溶于水的饱和溶液，含酚7.5%（W/W）；下层是水溶于酚的饱和溶液，含水25%（W/W），这两层平衡共存的溶液称为共轭溶液。共轭溶液的浓度即分别为两种液体的溶解度。酚－水体系共轭溶液的浓度随温度升高而彼此接近，数据见图3－19。随温度升高，上层酚溶于水的饱和溶液中酚的溶解度沿 ac 线增大。同时，下层水溶于酚的饱和溶液中水的溶解度沿 bc 线增大。到65.85℃时，二液层中酚的浓度相等，均为34.0%（W/W），此温度称为临界溶解温度，或上临界溶解温度，为图中的 c 点，相应的溶液组成称为临界溶解组成。曲线 abc 是酚－水相互溶解曲线。曲线以外的区域为均匀溶液，曲线以内的区域为二共轭溶液的二液层区域。

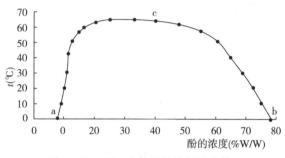

图3－19　酚－水体系的溶解度曲线

上述表明，当酚的浓度低于8.4%时，形成的溶液为均匀溶液。当酚的浓度达到8.4%时开始分层。酚的浓度在8.4%～72.2%之间均为两层共轭溶液，随着酚的浓度增大，下层（含酚多的层）的体积逐渐增大，上层（含水多的层）的体积逐渐减小。当酚的浓度超过72.2%后，又成为均匀溶液。

（2）具有下临界溶解温度体系的影响：有的部分互溶体系相互溶解度随温度降低而增大，二液层的浓度彼此接近，到某温度时二液层的浓度相等，成为均匀溶液，此温度称为下临界溶解温度。例如，三乙胺－水体系下临界溶解温度为18.5℃，其相应的溶液组成约30%三乙胺（见图2－10）。

（3）具有上下临界溶解温度体系的影响：例如，烟碱－水体系，上临界溶解温度为208℃，溶液组成为32%烟碱；下临界溶解温度为60.8℃，溶液组成为29%烟碱（见图2－11）。

（4）无临界溶解温度体系的影响：乙醚－水、氯仿－水体系均属无临界溶解温度的体系，在任何温度下体系均只能部分互溶。

上述几种情况可作如下解释：①出现上临界溶解温度的体系，在温度低时分子动能小，升高温度则动能增加，因而最后能相互溶解。②出现下临界溶解温度的体系，可能由于在低温下，两种组分结合成较弱的化合物，例如氢键等形式，故能完全互溶；当温度升高以后，化合物发生解离，体系就会分层。③出现上下临界溶解温度的体系可能同时存在以上两种情况。

2. 第 3 种物质对溶解度的影响

第 3 种物质的加入往往对部分互溶体系的相互溶解度有影响。有两种情况：一是盐析，二是盐溶或混合。

（1）盐析：第 3 种物质在二液体中的溶解度有显著差异，加入第 3 种物质会使二液体的相互溶解度减小，使上临界溶解温度升高，也会使下临界溶解温度降低。例如，酚－水体系中加入 0.1mol/L 萘，因萘只溶于酚，故使上临界溶解温度升高约 20℃。

（2）盐溶：第 3 种物质在二液体中的溶解度大致相等，因加入第 3 种物质会使二液体的相互溶解度增大，使上临界溶解温度降低，下临界溶解温度升高。例如，挥发油在水中的溶解度很小，加入丙二醇后，相互溶解度增大。若加入量适当，挥发油与水可完全互溶，这时第 3 种溶剂称为潜溶剂。

3. 三组分液体体系的应用

在部分互溶液体体系中加入第 3 种液体增加溶解度是药剂工作中常用的方法。例如，薄荷油与水部分互溶，聚乙二醇既溶于薄荷油，又溶于水，所以聚乙二醇可作为第 3 种物质。薄荷油几乎不溶于水，加入聚乙二醇后，可增大二者的相互溶解度。利用薄荷油－聚乙二醇－水三组分体系的相图（图 3－20），可确定三者的最适宜用量，制备成薄荷水均匀溶液。由图可知，在聚乙二醇用量较高的曲线范围之内可获得均相体系。

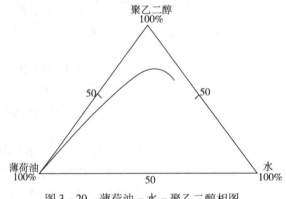

图 3－20　薄荷油－水－聚乙二醇相图

在制备微胶囊时发生的凝聚现象，可用乙醇－水－明胶相图说明。用单凝聚法制备微胶囊时，如图 3－21 所示，在明胶水溶液中逐渐加入乙醇，使明胶脱水，待明胶、水和乙醇的含量达 b 点时，溶液仍澄清，为均匀溶液。再加入乙醇至三者的含量达 a 点时，体系已开始凝聚，成为浑浊液。在溶解度曲线范围内为凝聚区，浑浊沉淀可以分为两层。此浑浊液沉积在囊芯物上而成为微胶囊的膜。因此，在制备微胶囊时，应掌握水、明胶和乙醇的含量在相图上位于溶解度曲线范围之内方可发生凝聚作用。当三者的含量在 c 点附近时，已进入絮凝区而发生絮凝，明胶以絮状物析出，不再发生凝聚作用。

有些注射液在制备前需要先了解这些混合溶液有无溶血作用。若用两种非水溶剂，则可将其加入 0.9% 生理盐水中，观察对人的红细胞有无溶血作用。利用相图可了解水与两种非水溶剂以何种比例混合才可避免溶血作用。图 3－22 为水－丙二醇－聚乙二醇 400 的相图。

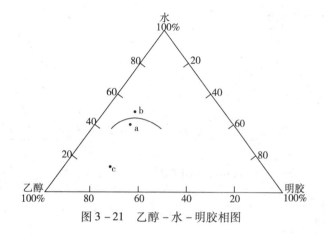

图 3 – 21 乙醇 – 水 – 明胶相图

丙二醇和聚乙二醇都溶于水，当三组分的浓度位于图中阴影范围内，不会使红细胞发生溶血作用（＜5％溶血）。在阴影范围之外，则发生溶血，或褪色，或沉淀。因此，根据相图可确定注射液中各组分的含量。

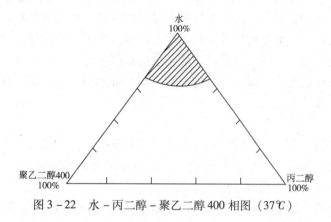

图 3 – 22 水 – 丙二醇 – 聚乙二醇 400 相图（37℃）

制备气雾剂时，常用水或乙醇作溶剂，加入抛射剂制成均匀溶液，但还要考虑该溶液应具有喷射性和不易燃，以三组分体系相图可获得溶剂与抛射剂的最佳比例。图 3 – 23a 为乙醇、水和一种抛射剂的相图，在溶解度曲线范围之外的区域是均匀溶液，考虑喷射性和爆炸性时，应选择图 3 – 23b 的斜线范围，其既是均匀溶液，又能喷射和不爆炸，进而可确定三组分的最佳浓度范围。

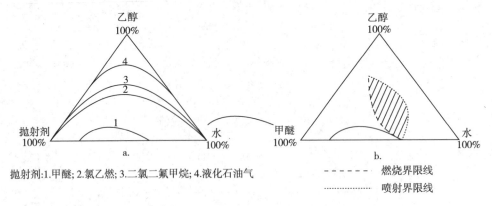

抛射剂:1.甲醚;2.氯乙燃;3.二氯二氟甲烷;4.液化石油气

- - - - - - 燃烧界限线
·········· 喷射界限线

图 3 - 23 制备气雾剂的三组分体系相图

三、影响固体药物溶解度的因素

固体药物的溶解是一个溶解扩散的过程，符合 Noyes - Whitney 公式。根据这一公式，温度、搅拌、粉碎度、晶型和 pH 等因素都会影响药物的溶解速率。温度升高，可增加药物分子从扩散层向溶液中扩散的速度，增大溶解度。但对热不稳定的药物，温度不宜过高，搅拌可减小扩散层的厚度，缩小药物分子从扩散层向溶液中扩散的距离，增加药物向溶液中扩散的量，使溶解速率增加；将药物粉碎后能明显增加固体药物的总表面积，增加药物与溶剂的接触面积而提高溶解速率。研究药物的溶解度和溶解速率，对于加快机体对药物的吸收和提高药效均有十分重要的意义。

1. 温度

两种液体混合时，会出现三种溶解状况：一是完全互溶，二是几乎不互溶，三是部分互溶。温度往往对药物的溶解产生直接影响。温度对溶解度的影响由公式（3·5）表示。温度对药物溶解的影响取决于溶解过程是吸热还是放热。

对吸热过程而言，以 $\ln X$ 对 $1/T$ 作图时，$\Delta H_f > 0$（斜率为负值）。温度升高有利于吸热过程，溶解度增大；温度降低，溶解度也降低。对放热过程而言，以 $\ln X$ 对 $1/T$ 作图时，$\Delta H_f < 0$（斜率为正值）。温度升高，溶解度则降低。当 $T_0 < T$ 时，所需摩尔溶解热（ΔH_f）小，溶解所需温度也低，溶解度较大。例如，$Na_2SO_4 \cdot 10H_2O$ 在 32.4℃ 以下时溶解为吸热过程，升高温度使溶解度增大，超过 32.4℃ 时，$Na_2SO_4 \cdot 10H_2O$ 转变为 Na_2SO_4，升高温度反而使溶解度降低。

2. 粒径大小

对于可溶性药物，粒径大小对溶解度没有影响。对于难溶性药物，溶解度和粒子大小的关系可用开尔文（Kelvin）公式表示。

$$\ln \frac{S_2}{S_1} = \frac{2\sigma M}{\rho RT}\left(\frac{1}{r_2} - \frac{1}{r_1}\right) \tag{3·38}$$

式中：S_1、S_2 分别表示半径为 r_1、r_2 的粒子的溶解度，σ 表示固 - 液之间的界面张力，M 表示药物的分子量，ρ 表示固体的密度，R 表示气体常数，T 表示绝对温度。

因为 $\dfrac{2\sigma M}{\rho RT} > 0$，当 r 值减小时，$\ln\left(S_2/S_1\right)$ 增大，即小粒子具有较大的溶解度，大粒子具有较小的溶解度。因此，难溶性药物往往需要粉碎成细粉或超微细粉，以增大药物的溶解度，提高药效。

3. 晶型

由于分子间力和分子构象的影响，药物呈现不同晶型（crystalline forms）或多晶型（polymorphic forms）。同一化学结构的药物，因结晶条件如溶剂、温度或冷却速度等不同，而得到不同晶格排列的结晶；甚至同一种物质的分子形成多种晶型，即同质多晶体（polymorphism）。

（1）稳定型、亚稳定型和无定型晶型：稳定型（stable form）是在一定温度和压力条件下均处于稳定的一种晶型。亚稳定型（metastable form）的稳定性次于稳定型，但一般为有效型。无定型（amorphous form）是对无结晶结构或状态的统称。由于无定型无晶格束缚，自由能大，溶解度和溶解速率均较结晶型大。

（2）溶剂化物：药物结晶过程中，因溶剂分子的加入而使晶体的晶格发生改变，得到的结晶称溶剂化物（solvates）。该现象称为多晶现象（pseudopolymorphism），如溶剂为水则称为水化物。溶剂化物和非溶剂化物的熔点、溶解度及溶解速率等物理性质不同。多数情况下，溶解度和溶解速率的排列顺序为水化物 < 无水物 < 有机溶剂化物。

4. pH 值

大多数药物属于弱酸、弱碱类。这些药物在水中的溶解度受 pH 值和酸、碱解离常数（ionization constants of acids and bases）的影响很大。因此，为了制成溶液型制剂，往往将弱酸和弱碱类物质（weak acidic and basic substances）制成盐类。pH 与溶解度符合Henderson – Hasselbalch 关系式。弱酸类药物 pH 与溶解度的关系见公式（3·20），当 pH 值小于 pK_a，弱酸游离析出，不利于制剂；弱碱类药物 pH 与溶解度的关系见公式（3·21），当 pH 值大于 pK_b，弱碱游离析出，不利于制剂；对于两性弱电解质 pH 与溶解度的关系见公式（3·22）、（3·23），当 pH 值等于 $\left(pK_{a1} + pK_{a2}\right)/2$，即等电点时，对于两性弱电解质游离析出，不利于制剂。因此，往往将弱碱类药物与无机酸、有机酸制成可溶性盐。例如，东莨菪碱氢溴酸注射液即是将东莨菪碱配制成氢溴酸盐，使 pH 降低而增大药物的溶解度。常用的无机酸有 HCl、H_2SO_4、H_3PO_4、HBr、HNO_3 等，有机碱有枸橼酸、酒石酸等。

5. 溶质

溶质按照其解离性可分为强电解质、弱电解质、难溶性电解质和非电解质。

（1）强电解质：强电解质系指在水中能完全解离的物质，溶解度主要取决于温度。例如，NaCl、KNO_3 等一般随温度升高而溶解度增大。但是含结晶水的无机盐，例如，$Na_2SO_4 \cdot 10H_2O$，当温度达到30℃时，随着溶解而吸热，溶解度随温度上升而增加；高于32℃时，则结晶水释放，为放热反应，溶解度随温度增加而下降。有人用热力学模型推算了 KNO_3、KCl、NaCl、K_2SO_4 在甲醇、乙醇、丙酮、二乙胺分别与水形成的混合溶剂中的溶解度并用实验数据关联出模型中的参数，推算结果与实验相符。

（2）弱电解质：弱电解质系指在水中部分解离的物质，例如植物药中的生物碱、有机酸。一般而言，溶解度主要取决于溶剂、温度和 pH 值。除了可以将弱酸类药物与无机碱（或有机碱）、弱碱类药物与无机酸（或有机酸）制成可溶性盐以增大溶解度外，还应选择适宜的溶剂和加热温度。中药有效成分多为弱电解质，应选择适宜的提取溶剂，一般在煎煮过程中可以提取出来。例如，用水煎煮或不同浓度的乙醇回流提取等。当药物同时具有酸性基团和碱性基团（如明胶），在 pH 值小于等电点时带正电荷，pH 值大于等电点时带负电荷，水解的方法不同，产物也不同。如 A 型明胶系用酸法处理，等电点 pH 值为 8 ~ 9；B 型明胶系用碱法处理，等电点 pH 值为 4.7 ~ 5.0。

（3）难溶性电解质和非电解质：难溶性电解质系指在水中溶解度小于 0.01g/100g 的物质；非电解质系指在水中不解离的物质。对同类型的难溶性物质，在相同温度下，溶度积越大，溶解度也越大；溶度积越小，溶解度也越小。除了温度外，还可加入第 3 种物质、混合溶剂或采用固体分散法等，以增加其溶解度。

第 3 种物质是指除药物和溶剂以外的附加剂，如加入增溶剂、助溶剂等。同离子效应可使药物的溶解度降低，如盐酸小檗碱可因加入氯化钠而析出结晶。

6. 水合物

对于无机化合物，越易形成水合物的化合物在水中的溶解度越大；而许多晶体的无水物的溶解度比水合物要大。例如，茶碱、琥珀磺胺噻唑等的无水物的溶解度都比水合物大。

药物在非水溶剂中溶解度的一般规律也可参照水为溶剂的情况。按固体药物的性质，可分为强电解质、难溶性电解质、弱电解质和非电解质 4 类，温度、粒度为主要影响因素。弱电解质与非电解质有时难以区分，溶解情况也可相似。掌握溶质与溶剂的理化性质是分析溶解度的前提。

第四节　改变药物溶解度的方法

由于疗效的要求或临床用药的便利常需要改变药物在溶剂中（特别是水中）的溶解度。改变药物的溶解度可采用平衡基团效应法。

此法是调整（平衡）药物分子中的亲水基或疏水基，以使药物具有适当的溶解度。例如抗血栓药丹参酮 II$_A$，在侧链上引入磺酸基后生成钠盐，使其在水中的溶解度提高，稳定性增大，药效增强；又如穿心莲内酯在不饱和双键上亚硫氢酸化，使其在水中的溶解度提高，稳定性增大，药效增强。

一、降低药物溶解度的方法

为了降低药物的毒副作用，可采用降低溶解度的方法以延缓药物的释放，或制成缓控释制剂。常用的方法有：① - OH 基的醚化或酯化；② - NH$_2$ 基的酰化；③ - COOH 基的酯化。例如，由酚类改变为萨罗是为了降低在水中的溶解度，以免刺激食道，避免在胃肠道吸收，以及增大防腐作用。

二、提高药物溶解度的方法

提高药物溶解度的方法有两类：①物理方法：此法是在水溶液中加入适当的物质或溶剂；②化学方法：此法是改变药物的结构或成盐。

（一）物理方法

加入第3种物质对部分互溶体系的溶解度可产生影响。例如，加入增溶剂、助溶剂或潜溶剂。

1. 增溶

难溶性药物分散于水中时加入表面活性剂，能提高难溶性药物的溶解度，这种现象称为增溶（solubilization），加入的物质称为增溶剂（solubilizing agent）。增溶不同于一般的溶解，它是溶质与胶束形成整体，而溶解是指溶质在溶液中呈分子分散。增溶也不同于乳化作用，因乳化形成的乳浊液是热力学不稳定的多相分散系统，增溶形成的胶束溶液为热力学稳定体系，因而增溶剂的加入不仅能提高难溶性药物的溶解度，而且可提高制剂的稳定性。例如，在酚－水体系中加入适量油酸钠后，使煤酚在水中的溶解度从2%增加到50%，成为均匀溶液，产生杀菌力，油酸钠为增溶剂。又如35℃时加入一定量牛去氧胆酸钠形成的胶束，对胆固醇具有很好的增溶作用；此外油溶性维生素、生物碱、挥发油等许多有机化合物，均可经增溶而制得适合治疗需要的较高浓度的澄清或澄明溶液。

每1g增溶剂能增溶药物的克数称增溶量。影响增溶量的因素有：

（1）增溶剂的种类：增溶剂种类不同或同系物增溶剂的分子量不同可影响增溶效果，同系物碳链越长，增溶量也越大。对强极性或非极性药物，非离子型增溶剂的HLB值越大，增溶效果越好；对于低极性药物，结果恰好相反。

（2）药物性质：当增溶剂的种类和浓度一定时，同系物药物的分子量越大，增溶量越小。因为分子量越大，体积也越大，胶束所能容纳的药物量越少。

（3）加入顺序：用聚山梨酯－80或聚氧乙烯脂肪酸酯等为增溶剂时，对维生素A棕榈酸酯进行增溶，发现将增溶剂先溶于水再加入药物，药物几乎不溶；如先将药物与增溶剂混合，然后再加水稀释则能很好溶解。

（4）增溶剂用量：温度一定时加入足够量的增溶剂，可得澄清溶液，稀释后仍然保持澄清。若配比不当则得不到澄清溶液，或在稀释时变为混浊。

（5）最大增溶浓度（maximum additive concentrations，MACs）：可理解为增溶剂用量的极限。三甲基癸胺全氟羧酸盐等三种多元环芳香化合物在胶束中的增溶作用研究表明，测定随温度而改变的吉布斯能，当达到增溶时吉布斯能变化不大，但与胶束大小和补偿离子黏附胶束程度一致的焓值和熵值有一定差异；增溶作用的标准吉布斯能随着芳香增溶剂碳链的增加而呈线性减小，MACs主要依赖于临界胶团浓度（critical micelle concentration，CMC）。

X－射线衍射、紫外光谱以及磁共振谱图的研究表明，表面活性剂对不同溶质的增溶方式大致有以下4种：①增溶物完全溶解于胶束内部，多为非极性有机物；②增溶物具有亲水基和亲油基，与表面活性剂分子一起排列在胶束中溶解，如醇、胺等有极性基团的长链状有机物；③增溶物在胶束表面吸附而溶解，如某些染料等有机物，既不溶于水也不溶于油；④极性的有机化合物（如酚类）被包裹在非离子型表面活性剂胶束所特有的聚氧乙烯"外壳"中，即溶于亲水的极性链中。

制备胆汁盐-卵磷脂混合胶束可提高胆固醇的溶解度，见图3-24。图中曲线表示胆固醇在胶团内达饱和时三组分的比例，即胆固醇的饱和曲线。胆固醇的饱和曲线范围内表示胶团相（即胆固醇）能进入胶团，呈不饱和状态；曲线范围外表示胆固醇呈过饱和状态，不能全部进入胶团而在胆汁中析出。

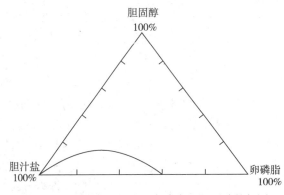

图3-24　胆汁中胆汁盐-卵磷脂-胆固醇的相图

此外，增溶剂还可提高制剂的稳定性，延缓药物的氧化或水解。如维生素A和维生素D都不稳定，易于氧化而失效，如加入非离子型表面活性剂增溶，则可防止其氧化，减慢室温储存的降解速度。

2. 助溶

对难溶性药物加入助溶剂可形成络合物、复合物等而提高其溶解度。例如，咖啡因在水中的溶解度为1:50，用苯甲酸钠助溶生成分子复合物苯甲酸钠咖啡因后，溶解度提高至1:1.2；茶碱在水中的溶解度为1:120，用乙二胺助溶形成氨茶碱，溶解度为1:5；芦丁在水中的溶解度为1:10000，加入硼砂可提高其溶解度。乙酰水杨酸加入枸橼酸钠（或酒石酸钠）因产生复分解反应形成乙酰水杨酸钠和枸橼酸，水中溶解度提高。

为了提高药物的溶解度，助溶剂的用量一般较大，故宜选用无生理作用的物质。助溶剂的种类较多，其助溶机理复杂，许多机理至今尚不清楚，因此关于助溶剂的选择尚无明确的规律可循，一般只能根据药物性质选用与其能形成水溶性的分子间络合物、复盐或缔合物。常用助溶剂可分为两大类：一类是有机酸及其钠盐，如苯甲酸钠、水杨酸钠、对氨基水杨酸钠等。另一类是酰胺化合物，如乌拉坦、尿素、烟酰胺、乙酰胺等。大多数助溶剂的用量需通过实验来确定。难溶性药物的溶解度与助溶剂浓度的关系如图3-25所示。

3. 潜溶

潜溶（cosolvency）系指在混合溶剂中各溶剂在某一比例时，药物的溶解度比在各单纯溶剂中溶解度出现极大值。这种现象称为潜溶，这种溶剂称为潜溶剂（cosolvent）。应用混合溶剂往往能提高药物的溶解度。混合溶剂是指能与水任意比例混合、与水分子能形成氢键结合并

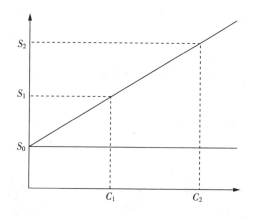

图 3 – 25 难溶性药物的溶解度与助溶剂浓度的关系

能提高它们的介电常数、能提高难溶性药物溶解度的溶剂（见前述），常用的与水组成潜溶剂的有乙醇、丙二醇、甘油、聚乙二醇、山梨醇等。例如，甲硝达唑在水中的溶解度为 10%，采用水 – 乙醇混合溶剂，其溶解度提高 5 倍，水 – 乙醇混合溶剂为甲硝达唑的潜溶剂。又如苯巴比妥在 90% 乙醇中有最大的溶解度，见图 3 – 26 所示。

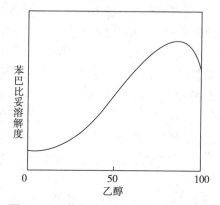

图 3 – 26 潜溶剂对药物溶解度的作用

又如，将洋地黄毒苷溶于水和乙醇的混合溶剂，溶解度提高；苯巴比妥难溶于水，制成钠盐虽能溶于水，但因水解而沉淀和变色，若用聚乙二醇与水的混合溶剂，溶解度提高而且稳定，可制成注射液。

药物在混合溶剂中的溶解度与混合溶剂的种类、混合溶剂中各溶剂的比例有关。潜溶剂提高药物溶解度的机理尚不十分清楚，一般认为是两种溶剂间发生氢键缔合，形成混合溶剂的高浓度区，有利于药物溶解。另外，潜溶剂改变了原来溶剂的介电常数，如乙醇 – 水或丙二醇 – 水组成制剂均降低了水的介电常数，从而提高了对非解离药物的溶解度。潜溶剂的介电常数多在 25 ~ 80。

4. 其他途径

通过以下途径亦可提高药物的溶解度：

（1）制成环糊精包合物：应用环糊精包合疏水性药物或药物分子的疏水性基团形成单分子包合物可提高其溶解度，促进药物吸收。例如，将氟羟甲睾酮（fluosterone）制成环糊精包合物可起到增溶效果。

（2）将药物分散于载体中：将难溶性药物分散于高分子载体中，有助于提高药物的释放速率及生物利用度。

（3）改变晶型：通常亚稳型的药物溶解度较高，稳定性较低。因此应慎重选择所需要的药物晶型。

（二）化学方法

为了提高药物的排泄速率，或降低药物的毒性等，在不影响药理作用的前提下可在药物分子内引入适当的亲水基或成盐而提高药物的溶解度。

1. 制成盐类

（1）弱酸性药物：如含有羧基、磺酰胺基、亚胺基等酸性基团者（青霉素、含磺酰胺基的磺胺类、含亚胺基的巴比妥盐类等），常用碱或有机胺（如氢氧化钠、氢氧化钾、氢氧化铵、碳酸氢钠、二乙胺及三乙醇胺等）与其作用生成溶解度较大的盐，提高其溶解度。

（2）弱碱性药物：如生物碱等药物，常用无机酸或有机酸（如盐酸、醋酸、硫酸、磷酸、硝酸、氢溴酸、枸橼酸、酒石酸等），与其作用生成溶解度较大的盐，提高其溶解度。

同一种弱酸性或弱碱性药物用不同的碱或酸制成盐，其溶解度也不同，例如，可待因用氢溴酸制成盐，溶解度是 1:100。若用磷酸制成盐，溶解度为 1:3.5。通常某些有机酸的钠盐或钾盐的溶解度都很大，如苯甲酸钠、水杨酸钠等。另外，不同的弱酸或弱碱成盐后除提高药物的溶解度外，还应考虑到 pH、稳定性、吸湿性、毒性、刺激性及疗效等因素。例如，磺胺噻唑的溶解度为 1:1700，其钠盐为 1:2.5，但钠盐的水溶液不稳定，当吸入空气中 CO_2，溶液 pH 变小，易析出游离的磺胺噻唑。奎宁含氧酸盐在 100℃ 的温度下灭菌时，会产生毒性很大的奎宁毒。此外，奎宁丁的硫酸盐比其葡萄糖醛酸盐的刺激性也大得多。

2. 改变部分化学结构

某些难溶性药物常在其分子结构中引入亲水性基团，增加它在水中的溶解度。亲水性基团如磺酸钠基（-SO_3Na）、羧酸钠基（-COONa）、次甲羧酸钠基（-CH_2COONa）、羟基（-OH）、氨基（-NH_2）以及多元醇或糖基等基团的引入，皆可提高难溶性药物在水中的溶解度。但要注意有些药物引入亲水基团后，水溶性增大，其药理作用也可能有所改变。

例如，引入亲水基以合成水溶性衍生物。引入的亲水基有：①阴离子亲水基：如 $-SO_3Na$，$-CH_2SO_2Na$，$-CH_2OSO_2Na$，$-COONa$，$-OPO_3Na_2$，$-CH_2COONa$，$-OH$ 等；②阳离子亲水基：如氨基、季胺基；非离子亲水基：③多羟基的糖类、聚氧乙烯基。

3. 改变其他性质

药物成盐后在改变其溶解性的同时，可能会改变其他性质。①吸湿性：氯吡林的双氢枸橼酸盐几乎无吸湿性，但其盐酸盐的吸湿性却很大；②毒性或疗效：苯海拉明的丁二酸氢盐与其盐酸盐的疗效相似，但毒性以丁二酸氢盐为最小；③刺激性：奎尼丁的硫酸盐刺激性较大，而葡萄糖酸盐的刺激性较小，故常供注射用；④配伍禁忌：例如，普鲁卡因与银盐配伍时，不能用盐酸盐，而要使用硝酸盐或其他盐，方不致产生氯化银沉淀。

总之，药物的溶解度关系到药物的分离、纯化、成型和稳定，应予以充分的重视。

第五节　药物的等渗溶液与等张溶液

一、等渗溶液与等张溶液的概念

众所周知，当半透膜两边溶液的浓度不等时，由于溶质的渗透能力不同使膜两边存在一定的压力差，这种压力差称为渗透压。非电解质稀溶液的渗透压 π 可用 Van't Hoff 公式计算：

$$\pi = mRT \tag{3·39}$$

式中：m 为溶液质量摩尔浓度（mol/kg），R 为摩尔气体常数，T 为热力学温度。

渗透压是溶液的依数性质。溶液渗透压的大小取决于溶液中溶质质点数目。对电解质而言，由于电离作用，有相当一部分电解质以离子形式存在。设电解质 M_mA_n 为 1 分子，在溶液中有下列解离平衡：

$$M_mA_n \Longleftrightarrow mM^{n+} + nA^{m-}$$

平衡后的质点数　　　　$1-\alpha$　　　$m\alpha$　　　$n\alpha$

α 为解离度，平衡时质点总数为 $(1-\alpha) + m\alpha + n\alpha = 1 + (m+n-1)\alpha$，Van't Hoff 公式作如下校正：

$$\pi = [1 + (m+n-1)\alpha]mRT = imRT \tag{3·40}$$

式中：$i = 1 + (m+n-1)\alpha$ 称为渗透系数，解离度 α 的数值与电解质类型有关。

1 – 1 型电解质 M^+A^-，$\alpha = 0.86$，如 NaOH；1 – 2 型电解质 $M_2^+A^{2-}$ 或 $M^{2+}A_2^-$，$\alpha = 0.76$，如 Na_2SO_4、$CaCl_2$；2 – 2 型电解质 $M^{2+}A^{2-}$，$\alpha = 0.45$，如 $CuSO_4$、$MgSO_4$。

1. 等渗溶液

渗透压相等的溶液为等渗溶液，等渗溶液一般指药液的渗透压与血浆和泪液渗透压相等的溶液。正常人血浆渗透压约 749.6kPa，正常体温为 37℃，对非电解质溶液，其等渗浓度为 0.29mol/kg，即此时浓度的非电解质溶液都与血浆或泪液等渗。质量摩尔浓度 m 可换算成百分浓度。如无水葡萄糖的摩尔质量为 0.180kg/mol，葡萄糖等渗溶液的百分浓度为 5.2%。

渗透压只是维持细胞正常状态的诸多因素之一。药液与细胞膜接触时除渗透压以外，还有其他因素会对渗透平衡产生影响。细胞膜是生物膜，不是理想的半透膜，因此需引入等张溶液的概念。

2. 等张溶液

等张溶液是指与红细胞张力相等，不影响红细胞张力的溶液，也就是与细胞接触时保持细胞功能和结构正常的溶液。等张是一个生物学概念。某溶液是否等张与细胞膜的种类有关，对某一类细胞是等张的溶液，对另一类细胞却不一定等张。例如，2%（W/V）硼酸溶液与眼角膜等张，却可使红细胞迅速破裂。若溶液向细胞内液渗透，使细胞肿胀甚至破裂，则该溶液为低张溶液；反之，若细胞内液向溶液渗透，使细胞发生皱缩，则该溶液为高张溶液；若溶液与细胞内液保持渗透平衡，细胞形态与功能都不变则该溶液为等张溶液。

在一般常用药物中，严重破坏或影响红细胞生物活性者并不多见，可将红细胞膜近似地看作理想半透膜，将这些药液的等渗浓度看作近似等张浓度。0.9%（W/V）氯化钠溶液是临床上最常见的等渗溶液，也是等张溶液。实际上，部分药物的等渗溶液并不是等张溶液。

二、等渗溶液的调节

等渗溶液可根据依数性原理测定，包括冰点下降法、氯化钠等渗当量法和等渗液体加入量法。

1. 冰点下降法

根据依数性原理，溶液冰点下降值相同时，它们具有相同的渗透压。对非电解质稀溶液，溶液冰点下降度数 ΔT_f 与浓度 m 之间的关系为

$$\Delta T_f = K_f \cdot m \tag{3·41}$$

式中：K_f 表示冰点下降常数，与所用溶剂有关。

水的 K_f 为 1.86（K·kg/mol）。对电解质溶液，上式需用渗透系数 i 校正：

$$\Delta T_f = i \cdot K_f \cdot m = L \cdot m \tag{3·42}$$

式中：L 为另一常数。

该公式仅适用于稀薄溶液。当浓度增加时，由于 K_f 发生改变，L 值也随之而变。当溶液与细胞内液等张时，L 值称为 L_{iso}。例如，人的血液和泪液的冰点是 -0.52℃，相当于 0.9% 氯化钠溶液的冰点，该氯化钠溶液与血液等张，因而其 L_{iso} 值为：

$$L_{iso} = \frac{\Delta T_f}{m} = \frac{0.52}{0.154} = 3.4$$

对 1-1 型电解质，在稀薄溶液中相互作用略同，所以 1-1 型电解质的 $L_{iso} = 3.4$。

因为血浆和泪液的冰点下降值为 0.52℃，若要配制药物的等张溶液，可通过表 3-15 中药物的冰点下降数据，按如下公式计算出冰点下降 0.52℃ 时的药物浓度。

$$W = \frac{0.52 - a}{b} \tag{3·43}$$

式中：a 表示调整前的药物冰点下降度，b 表示浓度为 1% 的渗透压调节剂水溶液的冰点下降度，W 表示配制 100ml 等渗水溶液时，加入渗透压调节剂的克数。

表 3-13　　　　　常用药物的冰点下降度（℃）

药 物	冰点下降度1%（W/V）	药 物	冰点下降度1%（W/V）
安替比林	0.093	氢溴酸东莨菪碱	0.068
氨茶碱	0.098	氢溴酸阿托品	0.097
对氨基水杨酸钠	0.170	乳酸	0.239

续 表

药 物	冰点下降度1%（W/V）	药 物	冰点下降度1%（W/V）
巴比妥钠	0.171	乳糖	0.040
苯巴比妥钠	0.135	三碘季铵酚	0.046
苯甲醇	0.094	水合乙二胺	0.253
苯甲酸钠	0.230	水杨酸毒扁豆碱	0.090
苯扎氯铵	0.046	水杨酸钠	0.210
青霉素钾	0.102	碳酸氢钠	0.381
青霉素钠	0.100	托吡卡胺	0.050
醋酸钠（3H$_2$O）	0.265	维生素 B$_1$	0.139
碘化钾	0.196	维生素 C	0.105
碘化钠	0.222	维生素 K$_3$	0.115
二盐酸奎宁	0.130	无水葡萄糖	0.101
甘露醇	0.098	戊巴比妥钠	0.145
甘油	0.203	硝酸钾	0.324
高锰酸钾	0.223	硝酸钠	0.480
汞撒利	0.069	硝酸匹鲁卡品	0.132
枸橼酸钠	0.178	硝酸银	0.190
琥珀酸钠氯霉素	0.080	溴醋甲胆碱	0.184
磺胺醋酰钠	0.132	溴新斯的明	0.127
甲基硫酸新斯的明	0.115	烟酸	0.144
甲硝阿托品	0.100	烟酰胺	0.148
间苯二酚	0.161	盐酸阿米替林	0.100
焦亚硫酸钠	0.386	盐酸阿扑吗啡	0.080
酒石酸	0.143	盐酸安他唑啉	0.132
酒石酸肾上腺素	0.098	盐酸苯丙醇胺	0.219
酒石酸锑钾	0.075	盐酸苯福林	0.184
酒石酸戊双吡铵	0.098	盐酸苯海拉明	0.161
磷酸可待因	0.080	盐酸吡哆醇	0.213
磷酸氢二钠	0.207	盐酸苄唑啉	0.196
磷酸组胺	0.149	盐酸丙胺卡因	0.125
硫代硫酸钠	0.181	盐酸丁卡因	0.109
硫喷妥钠	0.155	盐酸环喷托酯	0.115
硫酸阿托品	0.074	盐酸甲氧明	0.150

药　物	冰点下降度 1%（W/V）	药　物	冰点下降度 1%（W/V）
硫酸苯丙胺	0.129	盐酸可卡因	0.090
硫酸毒扁豆碱	0.074	盐酸奎宁	0.077
硫酸多黏菌素 B	0.052	盐酸利多卡因	0.130
硫酸链霉素	0.036	盐酸氯丙嗪	0.058
硫酸吗啡	0.079	盐酸麻黄碱	0.165
硫酸镁	0.094	盐酸吗啡	0.086
硫酸钠	0.148	盐酸美沙酮	0.101
硫酸铜	0.100	盐酸那可汀	0.058
硫酸锌	0.086	盐酸哌替啶	0.125
硫酸新霉素	0.063	盐酸匹鲁卡品	0.138
氯琥珀胆碱	0.115	盐酸普鲁卡因	0.122
氯化氨甲酰胆碱	0.205	盐酸普鲁卡因胺	0.127
氯化钙（2H$_2$O）	0.298	盐酸去甲麻黄碱	0.213
氯化钾	0.439	盐酸士的宁	0.104
氯化镁（6H$_2$O）	0.259	盐酸四环素	0.081
氯化钠	0.576	盐酸土霉素	0.075
氯化腾喜龙	0.179	盐酸辛可卡因	0.074
氯化锌	0.351	盐酸依米丁	0.058
氯筒箭毒碱	0.076	盐酸乙吗啡	0.088
马来酸麦角新碱	0.089	盐酸异丙嗪	0.104
美芬辛	0.109	盐酸罂粟碱	0.061
尼可刹米	0.100	葡萄糖	0.091
硼砂	0.241	乙醇胺	0.306
硼酸	0.288	异戊巴比妥钠	0.143
扑尔敏	0.085	异烟肼	0.144
葡萄糖酸钙	0.091	荧光黄素钠	0.181
依地酸钙钠	0.120	蔗糖	0.047
		聚山梨酯 - 80	0.010

例 14：2% 盐酸普鲁卡因冰点下降为 0.24℃，该溶液 100ml 用氯化钠调节等渗溶液，需加氯化钠多少克？

解：

$$a = 0.24 \quad b = 0.576$$

$$W = \frac{0.52 - 0.24}{0.576} = 0.486g$$

配制 100ml 2% 盐酸普鲁卡因溶液，加 0.486g 氯化钠即成为等渗溶液。

2. 氯化钠等渗当量法

氯化钠是最常用的渗透压调节剂，常将氯化钠作为一个标准等渗物对其他药物进行衡量。氯化钠等渗当量 E 也称氯化钠当量，是指与 1g 药物有相同渗透作用的氯化钠的克数。各种药物的 E 值也可通过计算求得。

设药物的相对分子质量为 M（g/mol），当 1000ml 溶液中含 1g 药物时冰点下降为

$$\Delta T_f = L_{iso} \frac{1}{M} \tag{3·44}$$

若 1000ml 中含有 E 克氯化钠时，与上述溶液的渗透压相等。

$$\Delta T_f = L_{iso} \frac{E}{58.45} = 3.4 \times \frac{E}{58.45} \approx \frac{E}{17} \tag{3·45}$$

式中：3.4 为 1-1 型电解质的值，58.45 为氯化钠的相对分子质量，因上述两种溶液等渗，冰点下降值 ΔT_f 相同，因而

$$L_{iso} \frac{1}{M} = 3.4 \times \frac{E}{58.45} \tag{3·46}$$

$$E \approx 17 \frac{L_{iso}}{M} \tag{3·47}$$

式中：L_{iso} 和 M 分别表示药物的 L_{iso} 值和相对分子质量。对于不同类型的化合物，可将公式（3·46）演变为不同形式。

①对强电解质：

$$E = \frac{29.23n}{M} \tag{3·48}$$

式中：n 为化合物分子在溶液中解离后形成的离子数目，29.32 是氯化钠的相对分子质量 58.45 除以 2 所得。

②对弱电解质：

$$E = [1 + \alpha(n-1)] \frac{29.23}{M} \tag{3·49}$$

式中：α 表示弱电解质在常温下的解离度。公式（3·48）和（3·49）可以合并为一个通式：

$$E = 31.425 \frac{i}{M} \tag{3·50}$$

用该公式可导出各类电解质的计算简式。按这些计算简式可对常用药物的氯化钠等渗当量 E 进行计算，计算值与表值比较结果见表 3-14。对非电解质、1-1 型和 2-1 型强电解质计算值与表值很接近；对其他型强电解质，个别药物发生偏差；对弱电解质的偏差较大，这是因为它们的解离度受多种因素影响。

表 3 – 14   常用药物 E 值的计算与表值

药物类别及其计算式	药物名称	相对分子质量 $M(g/mol)$	氯化钠等渗当量 E	
			表值	计算值
非电解质	安替匹林	188.23	0.17	0.1669
	丙二醇	76.10	0.45	0.4130
$E=31.425/M$	酚	94.11	0.32	0.3339
	甘露醇	182.17	0.17	0.1725
	甘油	92.09	0.35	0.3412
	氯霉素	323.13	0.10	0.0973
	葡萄糖（无水）	180.16	0.18	0.1745
	葡萄糖（一水）	198.17	0.16	0.1586
	乳糖	360.31	0.09	0.0872
	山梨醇$\left(\frac{1}{2}H_2O\right)$	191.19	0.16	0.1644
	异烟肼	137.14	0.21	0.2292
	蔗糖	342.30	0.10	0.0918
弱电解质	枸橼酸（H_2O）	254.14	0.16	0.1330
$E=33.79/M$	酒石酸	150.09	0.23	0.2251
	硼酸	61.87	0.50	0.5461
	维生素 C	176.12	0.18	0.1919
2 – 2 型强电解质	$CuSO_4$	159.61	0.27	0.2694
$E=43.60/M$	$CuSO_4 \cdot 5H_2O$	249.68	0.18	0.1722
	$ZnSO_4 \cdot 7H_2O$	287.55	0.15	0.1495
	硫酸毒扁豆碱	281.64	0.13	0.1525
1 – 1 型强电解质	KH_2PO_4	136.10	0.44	0.4295
$E=58.45/M$	NH_4Cl	53.49	1.12	1.093
	巴比妥钠	206.17	0.29	0.2835
	磺胺甲嘧啶钠	282.30	0.20	0.2071
	磺胺嘧啶钠	272.26	0.21	0.2147
	硫喷妥钠	210.23	0.27	0.2780
	盐酸可待因	424.39	0.14	0.1377
	盐酸可卡因	339.82	0.16	0.1720

续 表

药物类别及其计算式	药物名称	相对分子质量 M(g/mol)	氯化钠等渗当量 E	
			表值	计算值
	盐酸四环素	480.90	0.14	0.1216
1-1 型电解质	$AgNO_3$	169.87	0.33	0.3441
	KCl	74.55	0.76	0.7840
	KI	166.00	0.34	0.3521
	NaAc（无水）	82.03	0.76	0.7125
	NaCl	58.45	1.00	1.0000
	苯巴比妥钠	254.22	0.23	0.2299
	苯甲酸钠	144.11	0.40	0.4056
	对氨基水杨酸钠	211.15	0.27	0.2768
	汞撒利	505.82	0.12	0.1156
	青霉素 G 钾	372.48	0.16	0.1569
	氢溴酸后马托品	356.27	0.17	0.1641
	水杨酸钠	160.11	0.36	0.3651
	盐酸利多卡因	228.82	0.22	0.2554
	盐酸麻黄碱	201.70	0.30	0.2898
	盐酸吗啡	375.85	0.15	0.1555
	盐酸匹鲁卡品	244.72	0.24	0.2388
	盐酸普鲁卡因	272.78	0.21	0.2143
1-2 型强电解质 $E = 76.677/M$	Na_2CO_3（无水）	105.99	0.70	0.7234
	Na_2CO_3	124.61	0.60	0.6183
	硫酸阿托品	694.84	0.10	0.1103
	硼砂	219.24	0.35	0.3497
2-1 型强电解质 $E = 76.677/M$	氯琥珀胆碱	397.34	0.20	0.1930
	葡萄糖酸钙	448.40	0.16	0.1710
	乳酸钙	308.30	0.23	0.2487
1-3 型强电解质 $E = 87.864/M$	枸橼酸钠	294.10	0.30	0.2988
	磷酸钾	196.27	0.46	0.4478

按氯化钠等渗当量计算药物溶液等渗所需氯化钠或其他渗透压调节剂的重量，从与体液

等渗时氯化钠浓度（0.9g/100ml）中减去该药物重量乘以其氯化钠当量，或根据所用渗透压调节剂由氯化钠当量进行换算而求得。各种药物的氯化钠等渗当量可从表3-14中查出。

例15：某溶液100ml含硫酸麻黄碱1.0g，欲使该溶液等张，需加入氯化钠多少克？若以葡萄糖调节等渗，应加入葡萄糖多少克（已知：硫酸麻黄碱的氯化钠当量$E=0.23$）？

解：（1）以氯化钠调节：

1g硫酸麻黄碱相当于氯化钠的克数为：$1.0 \times 0.23 = 0.23g$

现0.9g氯化钠才能达等渗，故需加氯化钠量为$0.9 - 0.23 = 0.67g$

（2）以葡萄糖调节：

查表3-14得葡萄糖的$E=0.16$，按下式计算葡萄糖用量：

$$\frac{1g \text{葡萄糖}}{0.16g \text{氯化钠}} = \frac{x \text{葡萄糖}}{0.67g \text{氯化钠}} \tag{3·51}$$

$$x = 4.2g$$

即应加入葡萄糖4.2g。

3. 等渗液体加入量法

本法明了简单。先将药物溶于一定体积的水中使其成为等渗溶液（配制1g药物成为等渗溶液所需蒸馏水的体积，见表3-15），然后在此溶液中补入渗透压调节剂调节等渗的溶液至所需体积即得。

表3-15　　　　　　　　配制1g药物成为等渗溶液所需蒸馏水的体积

药　物	等渗溶液体积（ml）	药　物	等渗溶液体积（ml）
苯乙醇	27.7	氢溴酸东莨菪碱	13.3
后马托品氢溴酸盐	19.0	三氯叔丁醇	26.7
琥珀酸钠氯霉素	15.7	水杨酸毒扁豆碱	17.7
磺胺醋酰钠	25.7	碳酸氢钠	73.2
磺胺甲嘧啶钠	25.7	硝酸匹鲁卡品	25.7
磺胺嘧啶钠	26.7	硝酸银	36.7
磺胺噻唑钠	24.3	盐酸奥布卡因	20.0
甲溴后马托品	21.0	盐酸苯福林	35.7
酒石酸肾上腺素	20.0	盐酸丙对卡因	16.7
磷酸二氢钠	44.3	盐酸地布卡因	14.3
磷酸氢二钠	32.3	盐酸丁卡因	20.0
硫酸阿托品	14.3	盐酸非那卡因	22.3
硫酸布他卡因	22.3	盐酸可卡因	17.7
硫酸毒扁豆碱	14.3	盐酸麻黄碱	33.3
硫酸多黏菌素B	10.0	盐酸哌罗卡因	23.3
硫酸链霉素	7.7	盐酸匹鲁卡品	26.7

续　表

药　物	等渗溶液体积（ml）	药　物	等渗溶液体积（ml）
硫酸麻黄碱	25.7	盐酸普鲁卡因	23.3
硫酸锌	16.7	盐酸肾上腺素	32.3
硫酸新霉素	12.3	盐酸四环素	15.7
硼酸	55.7	盐酸尤卡托品	20.0
硼酸钠	46.7	荧光素钠	34.3
青霉素 G 钾	20.0	黏菌素甲磺钠	16.7

例 16： 如何配制 1000ml 1% 盐酸普鲁卡因等渗溶液？

解： 如果是固体粉末，从表 3-17 查得 1g 盐酸普鲁卡因加水 23.3ml 即成为等渗溶液。先将 10g 药物溶于 233ml 蒸馏水中，再取十分之一药液加入浓度为 0.9% 氯化钠水溶液至 1000ml 即得。

此法还可通过氯化钠等渗当量法计算所加入药品用量。以配制 30ml 与体液等渗的 1% 盐酸普鲁卡因溶液为例：

首先，将药物的重量 0.3g 乘以其氯化钠当量 E（0.16），折算成氯化钠的量：$0.3 \times 0.16 = 0.048g$

已知 0.9% W/V 氯化钠溶液为等渗，0.048g 氯化钠配成等渗溶液的毫升数 V 为

$$\frac{0.9}{100} = \frac{0.048}{V}$$

$$V = 0.048 \times \frac{100}{0.9} = 5.3ml$$

式中：0.048 表示药物重量 W 与其氯化钠当量 E 的乘积，而 $\frac{100}{0.9} = 111$，故上式可写成通式：

$$V = W \times E \times 111.1 \tag{3 · 52}$$

最后，添加氯化钠等渗溶液或其他等渗稀释液至 30ml。

若要配制多组分药物的等渗溶液，也可将各组分与水混合后的体积相加，即得此等渗溶液的全量。

例 17： 如何配制非那卡因等渗溶液 1000ml，其中含盐酸非那卡因（E = 0.20）0.6g，硼酸 3.0g？

解： 按式（3·56），先算出将 0.6g 盐酸非那卡因和 3.0g 硼酸配制成等渗溶液的体积。

$$V = [(0.6 \times 0.20) + (3.0 \times 0.50)] \times 111.1 = 180ml$$

将此二固体与适量灭菌水混合，溶液体积为 180ml 时为等渗溶液，然后加入等渗稀释液至 1000ml 即得。

[附：作图法]

根据药物冰点下降数据，以冰点下降温度对药物浓度作图，若用氯化钠作渗透压调节

剂，按 0.9% 氯化钠冰点下降 0.52℃ 做出氯化钠补加线，见图 3 – 27。如要配制药物某浓度时的等渗溶液，只需从图中氯化钠补加线上查出该浓度对应的氯化钠量，此值即为应补加的氯化钠的克数。以配制 2% 盐酸普鲁卡因等渗溶液为例，浓度 2% 即 20‰ 时在氯化钠补加线上对应于氯化钠的量约 5.0，即配制 100ml 2% 盐酸普鲁卡因等渗溶液需加入氯化钠 0.5g。

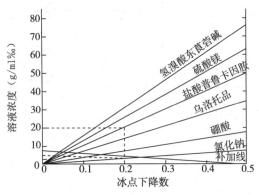

图 3 – 27　氯化钠调节等渗用量图

另一种作图法更为简便。其横坐标为药物浓度，纵坐标为应补加的氯化钠量，如图 3 – 28。如配制 2% 盐酸普鲁卡因等渗溶液，直接从深度 2% 对应补加线上的氯化钠量为 0.5g。

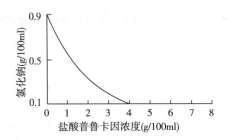

图 3 – 28　氯化钠调节盐酸普鲁卡因等渗溶液用量图

作图法较为直观、方便，但用图表示的药物数量有限，同时读数欠准确，因此应根据具体制剂要求选择适宜的计算方法进行等渗调节。

三、等张溶液的调节

等张溶液的测定应采用溶血法。

方法：取除去纤维蛋白的新鲜人血 0.05ml，与 37℃（或 25℃）5ml 一定浓度的药物水溶液混合，恒温 45 分钟，取出，迅速离心，取上清液于 540nm 处测吸收度，以含等量血样 100mg/L 皂素水溶液的吸收度 100% 为溶血，药液吸收度除以皂素液吸收度并乘以 100%，即得药物溶液的溶血百分数。测定时需用以此法制备的 0.9% 氯化钠溶液作空白对照。测定应在恒温下迅速进行，不超过 3 小时。Hammarlund 等用此法测定了数百种药物的等渗溶液的溶血情况，发现约 40% 的药物在其等渗浓度时发生不同程度的溶血，见表 3 – 16。

表 3-16　　　　　　　　　　　一些药物的物化等渗溶液的溶血情况

药物类别	等渗浓度（%）	溶血程度（%）	pH	药物类别	等渗浓度（%）	溶血程度（%）	pH
无机盐类				盐酸哌替啶	4.80	98	5.0
碘化钾	2.59	0	7.0	盐酸匹鲁卡品	4.08	89	4.0
碘化钠	2.37	0	6.9	盐酸普鲁卡因	5.05	91	5.6
焦亚硫酸钠	1.38	5	4.5	盐酸组胺	2.24	79	3.7
磷酸二氢钠 (2H$_2$O)	2.77	0	4.0	蔗糖	9.25	0	6.4
磷酸氢二钠 (12H$_2$O)	4.45	0	9.2	有机弱酸盐			
硫代硫酸钠	2.98	0	7.4	氨基水杨酸钠	3.27	0	7.3
硫酸铵	1.68	0	5.3	巴比妥钠	3.12	0	9.8
硫酸钾	2.11	0	6.6	苯巴比妥钠	3.95	0	9.2
硫酸钠	3.95	0	6.7	苯甲酸钠	2.25	0	7.5
氯化铵	0.80	93	5.0	枸橼酸钠	3.02	0	7.8
氯化钙	1.70	0	5.6	磺胺磺酰钠	3.85	0	8.7
氯化钾	1.19	0	5.9	磺胺嘧啶钠	4.24	0	9.5
氯化钠	0.9	0	6.7	磺胺噻唑钠	4.24	0	9.9
硼砂	2.60	0	9.2	青霉素 G 钾	5.48	0	6.2
碳酸铵	1.29	97	7.7	乳酸钙	4.50	0	6.7
碳酸氢钠	1.39	0	8.3	维生素 C 钠	3.00	0	6.9
硝酸铵	1.30	91	5.3	乙酰唑胺钠	3.85	0	9.2
硝酸钾	1.62	0	5.9	异戊巴比妥钠	3.60	0	9.3
亚硫酸氢钠	1.50	0	3.0	荧光素钠	3.34	0	8.7
有机碱盐类				酸类			
甘露醇	5.07	0	6.2	枸橼酸	5.52	100	1.8
磷酸可待因	7.29	0	4.4	酒石酸	3.90	75	1.7
硫酸阿托品	8.85	0	5.0	硼酸	1.90	100	4.6
硫酸苯丙胺	4.23	0	5.9	乳酸	2.30	100	2.1
硫酸甲苯丁胺	4.74	0	4.5	维生素 C	5.04	100	2.2
硫酸麻黄碱	4.54	0	5.7	有机碱及酰胺类			
硫酸双氢链霉素	19.40	0	6.1	安替比林	6.81	100	6.1

药物类别	等渗浓度（%）	溶血程度（%）	pH	药物类别	等渗浓度（%）	溶血程度（%）	pH
氯醋甲胆碱	3.21	0	4.5	尼可刹米	5.94	100	6.9
氯化四乙胺	2.67	0	4.7	尿素	1.63	100	6.6
氢溴酸槟榔碱	3.88	41	4.4	双羟丙茶碱	10.87	95	5.9
氢溴酸东莨菪碱	7.85	8	4.8	乌拉坦	2.93	100	6.3
氢溴酸后马托品	5.67	92	5.0	乌洛托品	3.68	100	8.4
乳糖	9.75	0	5.8	戊撑四唑	4.91	100	6.7
山梨醇$\left(\frac{1}{2}H_2O\right)$	5.48	0	5.9	烟酰胺	4.49	100	7.0
维生素 B_1	4.24	87	3.0	异烟肼	4.35	100	7.1
维生素 K_3	5.07	0	5.3	糖类和多元醇			
硝酸匹鲁卡品	4.60	88	3.9	d-果糖	5.05	0	5.9
盐酸阿米洛卡因	4.98	100	5.6	半乳糖	4.92	0	5.9
盐酸苯丙胺	2.64	98	5.7	葡萄糖	5.51	0	5.9
盐酸苯福林	3.00	0	4.5	醇和酚			
盐酸可卡因	6.33	47	4.4	乙醇	1.39	100	6.0
盐酸麻黄碱	3.20	96	5.9	1,2-丙二醇	2.00	100	5.5
盐酸美沙酮	8.59	100	5.0	甘油	2.60	100	5.9
				苯酚	2.80	0	5.6

用溶血法确定药物溶液是否等张，可先配制 0.32% ~ 0.44% 系列氯化钠溶液（因为红细胞在 0.44% 氯化钠溶液中开始部分溶血，在 0.32% 左右全溶），再配制不同浓度的药物溶液，得到具有相同溶血程度的氯化钠溶液和药物溶液时，可认为此二溶液等张。

当某浓度的药物溶液与一定浓度的氯化钠溶液溶血程度相同时，按此法可求等张系数 i。

$$\frac{i_{NaCl} \times a}{M_{NaCl}} = \frac{i_D \times b}{M_D} \qquad (3 \cdot 53)$$

式中：i_{NaCl} 和 i_D 分别为氯化钠和药物的等张系数，M 表示相对分子质量，a 和 b 分别表示 100ml 溶液中氯化钠和药物的克数。

一些药物的 i 值（37℃）如下：葡萄糖 0.55，硫酸镁 1.99，甘露醇 1.37，枸橼酸钠 4.2，对氨基水杨酸钠 2.00，山梨醇 1.36，蔗糖 1.37，硫酸阿托品 1.91，氯化钙 2.76，葡萄糖酸钙 2.77。利用 i 值可用公式（3·48）计算药物的等渗当量 E。

引起溶血的物质大致有以下几类：

第 1 类称为自由透膜药物，药物本身或药物解离出的正负离子能自由通过细胞膜，促使细胞外水分进入细胞内，使细胞涨大而导致破裂。如各类铵盐、部分有机碱或有机碱盐、低级醇类，如盐酸普鲁卡因、盐酸苯丙胺、尿素、乌拉坦等。

第2类是较强的氧化还原性化合物。这类物质对细胞膜可能产生实质性的破坏或影响，如蛋白质沉淀剂、酶抑制剂以及部分较强的有机碱及其盐，如硝酸匹鲁卡品、盐酸丁卡因等。这类药物不能通过改变溶液浓度或加入氯化钠、葡萄糖调节渗透压来防止或消除溶血。

第3类是维生素 C、枸橼酸、乳酸等较强有机酸，溶血与 pH 值有关。在其等渗浓度时，pH 值为 2 左右有溶血现象，但用碱中和成碱金属盐后，可防止溶血。对于硼酸和硼砂体系，由于硼酸有一定的脂溶性，在其等渗浓度（1.99%）时可溶血，但加入适量硼砂（摩尔分数大于 0.25）时，可防止溶血。

用溶血法测得的等张浓度与物理化学法求算有出入，前者更实际可靠。但是溶血试验的实验条件要求较高，影响因素也较多，如红细胞来源引起的差异、个体差异、红细胞寿命、机械因素等。

当某些药物需用冰点下降法测定张度时，由于冰点下降时可能发生分子缔合，故此时的冰点不能反映溶液在正常条件下的渗透压。在一些多组分溶液中，也可能因分子、离子之间的相互作用而减少溶液中的质点数，导致渗透压比计算值偏低。此外，高分子相对质量大，如分子量为 20000，浓度 1% W/V 的溶液，其冰点下降仅为 0.001℃，这就很难从温度计上精确读出，但可直接测定其渗透压。

在实际应用中，乙醇、甘油、尿素、乌拉坦、盐酸普鲁卡因、氯霉素、吐温-80、氨茶碱、苯巴比妥等计算出的等渗浓度均有不同程度的溶血，故必须以实测数据为准。

例 18：已知血浆冰点下降 0.52℃，计算无水葡萄糖等张溶液的百分浓度。

解：因为葡萄糖为非电解质，$L_{iso} = 1.9$。

$$M = \frac{\Delta T_f}{L_{iso}} = \frac{0.52}{1.9} = 0.274 \, \text{mol/kg}$$

无水葡萄糖的摩尔质量为 0.1802kg/mol，则

$$百分浓度 = \frac{0.274 \times 0.1802 \times 1000}{10} \times 100\% = 4.93\%$$

若考虑其溶液的离子强度，可采用实用渗透系数 g 进行计算：

$$g = 1 - 0.375 Z^+ Z^- \sqrt{I} \tag{3·54}$$

或

$$g = 1 - \frac{0.375 Z^+ Z^- \sqrt{I}}{1 + \sqrt{I}} \tag{3·55}$$

式中：Z 表示电荷数，离子强度 I 为浓度的函数：

$$I = \frac{1}{2} \sum (M_i Z_i^2)$$

用 g 代替公式（3·42）中的 i：

$$M = \frac{\Delta T_f}{g \cdot K_f} = \frac{\Delta T_f}{K_f (1 - 0.375 Z^+ Z^- \sqrt{I})} \tag{3·56}$$

或

$$M - \frac{\Delta T_f}{K_f(1 - 0.375 Z^+ Z^- \sqrt{I})} = 0 \qquad (3 \cdot 57)$$

若已知 ΔT_f、K_f 和电解质类型，便可求浓度。

例 19：求 1 – 1 型电解质冰点下降 0.56℃时的浓度。

解：对 1 – 1 型电解质：

$$I = \frac{1}{2}\ (M^+ \cdot Z^{2+} + M^- Z^{2-})\ = \frac{1}{2}\ (M + M)\ = M$$

将 $I = M$ 代入式，得

$$M - \frac{0.56}{2 \times 1.86\ (1 - 0.375\ \sqrt{M})} = 0$$

$$M = 0.1789 \text{mol/kg}$$

例 20：测得 100ml 溶液中 0.67ml 醋酸钠和 0.46g 氯化钠的溶血程度相当，求醋酸钠的氯化钠等渗当量 E。

解：

$$\because a = 0.4b,\ \ b = 0.67,\ \ M_{NaAc} = 82.03$$

$$\frac{1.86 \times 0.46}{58.45} = \frac{i_D \times 0.67}{82.03}$$

$$i_D = 1.79$$

$$\therefore E = 31.425\ \frac{i}{M} = 31.425 \times \frac{1.79}{82.03} = 0.686$$

第六节　药物的分配

在两种互不相溶的共存液体体系中，加入一种溶质，当溶解达到平衡时，溶质在二液体中的浓度之比，在恒温下是常数，与加入溶质的量无关，此常数为分配系数。严格地说，这种分配只适用于稀溶液，且溶质在二液体中不发生缔合、解离和溶剂化作用。其对浓溶液会产生偏差。

一、分配系数的测定与计算

1. 分配系数的概念

实验表明，在恒温恒压下，若一物质溶解在两种共存而又不相溶的溶剂中，而溶质在两种溶剂中分子大小相同且浓度不大，达到平衡时，该物质在两溶剂中的浓度比值为一常数，称为分配系数（partition coefficient，简称 P），这种关系称为分配定律。其数学表达式如下：

$$P = \frac{C_A}{C_B} \qquad (3 \cdot 58)$$

式中：C_A、C_B 分别表示溶质在溶剂 A、溶剂 B 中的浓度，P 表示分配系数。

药物的分配系数愈大，亲脂性愈强。将强亲脂性的药物溶于非极性溶剂时，则形成正规溶液（例如游离生物碱溶于氯仿）。由于生物膜相当于类脂屏障，该屏障作用与被转运分子的亲脂性有关，亲脂性药物一般容易穿过类脂质屏障，利于吸收。油/水分配系数是分子亲脂性的度量，因此在处方设计时，一般将分配系数作为一个重要的物理常数来考虑；药物的分配系数愈大，通过生物膜的可能性愈大。

2. 分配系数的测定

（1）经典法：测定药物分配系数的常用经典方法是用 V_2（ml 或 L）有机溶剂提取 V_1（ml 或 L）的药物饱和水溶液，测得平衡时 V_2 中药物的浓度（C_2），则水相中的剩余药量 $M = C_1 V_1 - C_2 V_2$。

分配系数可用下式求得：

$$P = \frac{C_2 V_1}{M} \tag{3·59}$$

常用亲脂性溶剂的介电常数及分配系数见表 3 – 17。

由于辛醇的极性和溶解性能比其他惰性溶剂好，药物分配进入辛醇比分配进入惰性溶剂容易，且毒性较小，故 1 – 辛醇较常用。浓度可用重量浓度（mg/ml）、摩尔浓度（mol/L）或摩尔分数等表示。

（2）色谱法：高效液相色谱法（HPLC）测定药物分配系数的原理是药物油/水分配系数 P 与容量因子 K 呈线性相关，公式如下：

$$\lg P = a \lg K + C \tag{3·60}$$

式中：$K = \dfrac{t_R - t_0}{t_0}$，$t_R$ 表示保留时间，t_0 表示死时间，冲洗时间 $t_C = t_R - t_0$。

表 3 – 17 常用亲脂性溶剂的介电常数及分配系数

溶 剂	溶剂类型	介电常数（ε）	溶解度（% $\frac{W}{W}$）		酚 $K_{0/w}$	尼古丁 $K_{0/w}$
			溶剂在水中	水在溶剂中		
1 – 丁醇	A∶B	17. 51	7. 4500	16. 9900		
1 – 辛醇	A∶B	10. 34	0. 0583	4. 1400	29. 5120	14. 7910
2 – 丁酮	B	18. 51	27. 5000	9. 8300		
n – 戊醇	A∶B	13. 90	2. 1900	9. 0000	26. 9150	
苯	N	2. 28	0. 1780	0. 0470	2. 3670	9. 5499
二氯甲烷	A	8. 93	1. 3000	0. 1980	3. 9811	4. 7910

续 表

溶 剂	溶剂类型	介电常数 (ε)	溶解度 ($\% \frac{W}{W}$)		酚 $K_{O/w}$	尼古丁 $K_{O/w}$
			溶剂在水中	水在溶剂中		
环己烷	N	2.02	0.0055	0.0045	0.1413	1.7783
甲苯	N	2.38	0.0520	0.0460	1.8030	7.2444
氯仿	A	4.81	0.8150	0.1230	2.2397	7.6250
四氯化碳	N	2.24	0.0770	0.0180	0.3715	8.7096
硝基苯	A:B	34.80	0.2000	0.3240	8.1300	8.1280
乙醚	B	4.34	6.8400	1.2420	40.7380	
乙酸乙酯	B	6.02	8.0800	2.9160	57.5440	
正庚烷	N	1.92	0.0029	0.0059	0.1349	1.0715
正己烷	N	1.88	0.0009	0.0111	0.1096	

注：$K_{O/w}$ 表示油/水分配系数，A 表示酸性，B 表示碱性，A:B 表示两性，N 表示非极性。

选择一组已知 P 值的同系物，测定 t_R，计算 K，作 $\lg P - \lg K$ 图，由斜率和截矩即可求出 a 和 C。

（3）薄层层析（TLC）和纸层析法：薄层层析和纸层析法系根据药物的比移值 R_f 与药物在该系统中的分配系数 P 的关系来确定 P 的大小，公式如下：

$$\lg P = R_m + \lg K \tag{3 · 61}$$

$$R_m = \lg\left(\frac{1}{R_f} - 1\right) \tag{3 · 62}$$

式中：K 表示常数；R_f 表示比移值。

可选择已知 $\lg P$ 的化合物，测定比移值 R_f，求得 R_m，进而求得 $\lg K$，然后再测未知样品的 R_f，即可求得 $\lg P$。TLC 法的优点是速度快，样品无需严格的纯化。

测定药物分配系数时应注意：①溶剂系统的选择；②恒温条件；③pH 值的影响；④附加剂等的影响。

由于生物膜为脂溶性结构，一般而言，药物分配系数愈大，通过生物膜的可能性愈大。了解和测定药物的分配系数，不仅可预计药物在给药部位的释放和吸收状态，而且也是选择辅料或附加剂的基本要素，尤其在制备半固体和固体制剂时要兼顾药物在给药部位释放后的状态，药物的油/水分配系数愈大，吸收入血的可能性愈大。

3. 分配系数的计算

（1）运用 Collander 方程进行计算：溶质在一种溶剂系统中的分配系数 K_A 与另一种溶剂系统中的分配系数 K_B 之间有如下经验式：

$$\lg K_A = a\lg K_B + b \tag{3 · 63}$$

式中：a 和 b 为常数。常数 a 和 b 随溶质和溶剂系统不同而变。

该公式称为 Collander 方程。由该式可从溶质在一种溶剂系统中的分配系数求算在另一种溶剂系统中的分配系数，计算时用摩尔浓度，并限于无缔合或解离的情况，即使有缔合或解离，影响也不大。此式不太精确，但仍有价值。

使用 Collander 方程时，若将溶质分为电子受体和电子供体，则用于这两类溶质的方程中的 a 和 b 值不同，可提高方程的精确性。对溶质在某些溶剂中作为电子受体还可以分为受体 I 和受体 II，分类见表 3 – 18。Collander 方程中溶质的常数见表 3 – 19。

表 3 – 18　　　　　　　　Collander 方程中溶质的分类

电子供体	电子受体
脂肪胺类与亚胺类，叔胺类，包括 N – 环化合物，酮类，醛类，酯类，分子内氢键的化合物，芳香烃类	酸类，酚类 巴比妥类，醇类，酰胺类，磺胺类，腈类，亚酰胺类，芳香胺类

表 3 – 19　　　　　　Collander 方程（$\lg K_A = a\lg K_B + b$）的常数

溶 剂	溶 质	a	b	n	r	s
苯	所有溶质	0.979	– 1.005	52	0.815	0.555
	电子受体	1.015	– 1.402	33	0.962	0.234
	电子供体	1.223	– 0.573	19	0.958	0.291
环己烷	所有溶质	0.872	– 1.241	56	0.649	1.015
	电子受体	0.675	– 1.842	26	0.761	0.503
	电子供体	1.063	– 0.734	30	0.957	0.360
氯仿	所有溶质	1.012	– 0.512	72	0.811	0.734
	电子受体 I	1.126	– 1.343	28	0.967	0.308
	电子受体 II	1.100	– 0.649	23	0.971	0.292
	电子供体	1.276	0.171	21	0.976	0.251
四氯化碳	所有溶质	1.307	– 1.592	41	0.797	0.937
	电子受体 I	1.168	– 2.163	24	0.974	0.282
	电子受体 II	0.862	– 0.626	6	0.809	0.462
	电子供体	1.207	– 0.219	11	0.959	0.347
乙醚	所有溶质	1.184	– 0.474	103	0.929	0.477
	电子受体	1.130	– 0.170	71	0.988	0.186
	电子供体	1.142	– 1.070	32	0.957	0.326
乙酸乙酯	所有溶质	0.932	0.052	9	0.969	0.202
油类	所有溶质	1.096	– 1.147	79	0.945	0.470
	电子受体	1.099	– 1.310	65	0.981	0.271
	电子供体	1.119	– 0.325	14	0.988	0.233

注：n：回归时所用溶质数，r：相关系数，s：标准差。

一般以正辛醇 – 水溶剂系统作为参比系统，即系统 B。选用正辛醇是由于其溶度参数与

生物膜的溶度参数 $21.07 J^{1/2}/cm^{3/2}$ 一致，所以正辛醇是作为模拟生物膜的一种溶剂。

若系统 A 的非水溶剂与正辛醇的性质相似，则 Collander 方程中的常数 a，即直线的斜率应接近于 1，相关系数 γ 也接近于 1。若有偏差，是氢键相互作用的结果。

例 21：根据溶质乙醇和苯胺在正辛醇 – 水中的分配系数 K_B 分别为 0.490 和 7.94，由 Collander 方程求这两种溶质分别在乙醚 – 水和氯仿 – 水中的分配系数。

解：乙醇为电子受体 Ⅱ，在乙醚 – 水中的分配系数为

$$lgK = 1.130 \ lg0.490 - 0.170 = -0.52$$

lgK 的平均实验值为 -0.55，与计算值基本一致。

乙醇在氯仿 – 水中的分配系数为

$$lgK = 1.100 \ lg0.490 - 0.649 = -0.99$$

lgK 的平均实验值为 -0.85，与计算值较接近。

苯胺为电子受体 Ⅱ，苯胺在氯仿 – 水中的分配系数为

$$lgK = 1.100 \ lg7.94 - 0.649 = 0.341$$

若将苯胺作为电子受体 Ⅰ，则

$$lgK = 1.126 \ lg7.94 - 1.343 = -0.33$$

在乙醚 – 水中的分配系数为

$$lgK = 1.130 \ lg7.94 - 0.170 = 0.847$$

lgK 的平均实验值为 0.85，与计算值极为一致。

苯胺在氯仿 – 水中的 lgK 平均实验值为 1.32。上述计算值与实验值相差太远，表明计算有问题。考虑到氨基加强了苯环的电子云密度，这样氯仿的氢原子有得电子的能力，接受苯胺分子中氨基的电子，而使苯胺成为电子供体。这样

$$lgK = 1.126 \ lg7.94 + 0.171 = 1.319$$

此值与实验值完全一致。

（2）运用碎片常数进行计算：碎片常数是分子中的原子或基团对分子的分配系数贡献的值。用其计算结果是求碎片常数的加和，即

$$lgK = \sum af \qquad (3 \cdot 64)$$

式中：f 表示组成分子的每一原子或基团（碎片）的碎片常数，a 表示分子中该碎片的数目。

碎片常数用来求算化合物在正辛醇 – 水中的分配系数。碎片常数有两种：Rekker 碎片常数和 Hansch – Leo 碎片常数。

①Rekker 碎片常数：此碎片常数的值见表 3 – 20 和 3 – 21。

表 3-20   **Rekker 碎片常数**[*]

碎片	常数	碎片	常数	碎片	常数	碎片	常数
Br	0.240	CH_2	0.527	COOH	-1.003	NH_2	-1.380
C（季碳）	0.140	CH_3	0.702	F	-0.510	NO_2	-1.060
$C=O$	-1.690	Cl	0.060	H	0.210	O	-1.536
C_6H_5	1.896	CN	-1.130	I	0.590	OH	-1.440
CH	0.236	$CONH_2$	-1.990	N	-2.133		
$CH=CH_2$	0.930	COO	-1.281	NH	-1.864		

[*] 两个亲水基被一个 CH_2 隔开，加 0.80；两个亲水基被两个 CH_2 隔开，加 0.46。

表 3-21   **芳香族 Rekker 碎片常数**

碎片	常数	碎片	常数	碎片	常数
(ar)CO(al)	-0.869	$CONH_2$	-1.120	O	-0.454
(ar)OCONH(al)	-1.370	COO	-0.430	OCH_2COOH	-0.588
Br	1.168	COOH	0.000	OH	-0.359
C_6H_3	1.440	F	0.412	S	0.110
C_6H_4	1.719	H	0.210	SH	0.620
C_6H_5	1.900	I	1.460	SO	-2.050
CF_2	1.250	N	-1.060	SO_2	-1.870
CH_{ar}	0.356	NH	-0.930	SO_2NH	-1.506
Cl	0.943	NH_2	-0.897		
CN	-0.230	NO_2	-0.077		

注：芳香环连接处的碳以 C^* 表示，$f_{C^*}=0.314$。当 H 原子连接吸电子基时，如羰基和羧基，碎片常数为 0.47。ar 表示芳香族基团，al 表示脂肪族基团。

例 22：求下列各化合物的 lg$K$ 值：①乙酸乙酯 $CH_3COOC_2H_5$；②1，2-环戊并苯；③苯甲醛 C_6H_5CHO；④3-氨基丙醇 $NH_2CH_2CH_2OH$；⑤对氯酚。

解：乙酸乙酯 $CH_3COOC_2H_5$：

$$\lg K = 2f_{CH_3} + f_{CH_2} + f_{COO} = 2 \times 0.702 + 0.527 - 1.281 = 0.650 \qquad （实验值 0.68）$$

1，2-环戊并苯：

$$\lg K = f_{C_6H_4} + 3f_{CH_2} = 1.719 + 3 \times 0.527 = 3.30 \qquad （实验值 3.30）$$

苯甲醛 C_6H_5CHO：

$$\lg K = f_{C_6H_5} + f_{(ar)CO(al)} + 0.47 = 1.90 - 0.869 + 0.47 = 1.501 \qquad （实验值 1.50）$$

3-氨基丙醇 $NH_2CH_2CH_2CH_2OH$：

$$\lg K = f_{NH_2} + 3f_{CH_2} + f_{OH} + 0.46 = -1.380 + 3 \times 0.527 - 1.440 + 0.46 = -0.779$$

$$（实验值 -0.781）$$

对氯酚：

$$\lg K = f_{C_6H_4} + f_{Cl} + f_{OH} = 1.719 + 0.943 - 0.359 = 2.303 \qquad （实验值2.42）$$

②Hansh-Leo 碎片常数：由原子或基团的碎片常数加和性求算分配系数时，产生偏差，所以加入校正因子 F，则：

$$\lg K = \sum af + \sum bF \qquad (3 \cdot 65)$$

式中：a 和 f 的意义同上，b 为校正次数。

一些 Hansch-Leo 碎片常数的值见表 3-22 至 3-25。

表 3-22　　　　　　　　　　单原子的 Hansch-Leo 碎片常数

碎片	f	碎片	f	碎片	f
Br	0.20	F	-0.380	N	-2.18
C	0.20	H	0.225	O	-1.82
Cl	0.06	I	0.590	S	-0.79

表 3-23　　　　　　　　　　多原子的 Hansch-Leo 碎片常数

碎片	f	f_{ar}	碎片	f	f_{ar}
CH=NOH	1.02	0.15	NHCONH NH-	2.18	1.07
CN	1.27	0.34	CONH$_2$	2.18	1.07
-CON	3.04	2.80	NO$_2$	1.16	0.03
CONH	2.71	1.81	OCONH	1.79	1.46
COO	1.49	0.56	OCONH$_2$	1.58	0.82
COOH	1.11	0.03	OH	1.64	0.44
NH	2.15	1.03	-SCN	0.48	0.64
NH$_2$	1.54	1.00	SH	0.23	0.62

表 3-24　　　　　　　　　　芳环上基团的 Hansch-Leo 碎片常数

碎片	f_{ar}	碎片	f_{ar}	碎片	f_{ar}
$\overset{*}{C}$（二环共用）	0.23	$-N<_{ar}$	-0.56	-NH-CO-	-2.00
$\overset{*}{C}$（二杂环共用）	0.44	-N=	-1.12	-NO$_2$	-0.03
C	0.13	-N=CH-NH-	0.79	-O-	-0.08
-CO-	-0.59	-N=CH-O-	-0.71	-OCO-	-1.40
-CH=N-NH-	-0.47	-N=CH-S-	-0.29	-S-	0.36
H	0.23	-N=N-	-2.14		
-N<	-1.60	-NH-	-0.65		

表 3 – 25	校正因子

芳 香 族		脂 肪 族	
F_{2ar} ，$=$	0.00（二个芳环中共轭的双键）	F	-0.12（链的校正因子，对 ≥ 3 个碳的链，乘以 $n-1$，n 为碳原子数）
F_{2ar} ，$\equiv$	0.00（二个芳环中共轭的三键）	F $=$	-0.55（双键）
F_{ar} ，$=$	-0.42（一个芳环中共轭的双键）	F $\equiv$	-1.42（三键）
		F_{ar}	-0.09（环的校正因子乘以环中键数）
		F_{br}	-0.13（支链）

在卤代烷烃中，若取代的卤原子数多于 2，应作如下校正（n 为卤原子数）：

同一碳上有 2 个卤原子，$F_{2x} = 0.30 \times n$

同一碳上有 3 个卤原子，$F_{3x} = 0.53 \times n$

同一碳上有 4 个卤原子，$F_{4x} = 0.72 \times n$

相邻的单取代碳，$F_{nx} = (n-1) \times 0.28$

例 23：求下列各物质的 $\lg K$。

（1）正己烷 $CH_3(CH_2)_4CH_3$

解：$\lg K = 6f_C + 14f_H + (5-1) F$

$\quad = 6 \times 0.2 + 14 \times 0.23 - 4 \times 0.12 = 3.894$ （实验值 3.85）

（2）异丁烷 $(CH_3)_2CHCH_3$

解：$\lg K = 4f_C + 10f_H + (3-1) F + F_{br}$

$\quad = 4 \times 0.20 + 10 \times 0.23 - 2 \times 0.12 - 0.13 = 2.66$ （实验值 2.76）

（3）氯乙烷 CH_3CH_2Cl

解：$\lg K = 2f_C + 5f_H + f_{Cl}$

$\quad = 2 \times 0.2 + 5 \times 0.23 + 0.06 = 1.61$ （实验值 1.54）

（4）丁胺 $CH_3CH_2CH_2CH_2NH_2$

解：$\lg K = 4f_C + 9f_H + f_{NH_2} + (4-1) F$

$\quad = 4 \times 0.20 + 9 \times 0.23 - 1.54 - 3 \times 0.12 = 0.97$ （实验值 0.88）

（5）乙酰甲胺 $CH_3NHCOCH_3$

解：$\lg K = 2f_C + 6f_H + f_{CONH}$

$\quad = 2 \times 0.20 + 6 \times 0.23 - 2.71 = -1.09$ （实验值 -1.05）

（6）甲苯

解：$\lg K = 6f_{ar,C} + 5f_{ar,H} + f_{al,C} + 3f_{al,H}$

$\quad = 6 \times 0.13 + 5 \times 0.23 + 0.20 + 3 \times 0.225 = 2.81$ （实验值 2.68）

（7）萘

解：$\lg K = 8f_{ar,C} + 2f_{ar,c} + 8f_{ar,H}$

$\quad = 8 \times 0.13 + 2 \times 0.23 + 8 \times 0.23 = 3.34$ （实验值 3.20）

（8）对氯硝基苯 Cl—⟨苯环⟩—NO₂

解：$\lg K = 6f_{ar,C} + 4f_{ar,H} + f_{ar,NO_2} + f_{ar,Cl}$，表中查不到 $f_{ar,Cl}$，采用已知 $-NO_2$ 在脂肪基团贡献与芳香基团的贡献的比值确定。

$$\lg K = 6 \times 0.13 + 5 \times 0.23 - 0.03 + 0.06\frac{-0.03}{-1.16} = 1.90 \qquad （实验值 1.97）$$

（9）吡啶 ⟨苯环⟩N

解：$\lg K = 5f_{ar,C} + 5f_{ar,H} + f_{ar,N}$
$= 5 \times 0.13 + 5 \times 0.23 - 1.12 = 0.68 \qquad （实验值 0.64）$

（10）呋喃 ⟨五元环⟩O

解：$\lg K = 4f_{ar,C} + 4f_{ar,H} + f_{ar,O}$
$= 4 \times 0.13 + 4 \times 0.23 + 0.08 = 1.52 \qquad （实验值 1.32）$

二、分配系数与溶解度的关系

有机非电解质在正辛醇－水中的分配系数 K 与在水中的摩尔溶解度 S 之间的关系，Hansch 等提出了关系式（1）；Yalkowsky 和 Valvani 提出了关系式（2）～（3）：

（1）$\lg S = -1.34\lg K + 0.98$ $\gamma = 0.9350$ $n = 156$ $s = 0.472$

（2）$\lg S = -1.07\lg K + 0.67$ $\gamma = 0.9540$ $n = 156$ $s = 0.334$

（3）$\lg S = -1.05\lg K - 0.012mp + 0.87$ $\gamma = 0.9890$ $n = 155$ $s = 0.308$

式中：mp 表示固体的熔点，以摄氏（℃）表示，若为液体，$mp = 25℃$。

三、分配系数在生物体系中的应用

体外测定分配系数较容易，可根据测定值预测药物在复杂生物体系中的活性，因为药物的活性与其亲脂性有关。例如，四环素类的亲脂性与其药理作用有关，Barga 等和 Hoeprich 等研究了二甲胺四环素、脱氧土霉素、四环素和土霉素，结果发现它们在类脂中的溶解度与在血浆中的平均浓度，以及肾吸收和排泄呈反比关系，亲脂性较大的二甲胺四环素和脱氧土霉素（正辛醇－水的分配系数分别为 1.1 和 0.6）可被检测到血药浓度，并通过血脑屏障。磺胺类向人体红细胞扩散取决于药物与血浆的结合量，以及在类脂中的溶解度，经人体红细胞渗透实验表明，渗透速率的对数与在氯仿－水（pH7.4）中的表观分配系数之间几乎呈线性关系，分配系数越强，其渗透能力越强，越易向人体红细胞扩散。脂肪酸和酯类对枯草杆菌的抑菌作用与在正辛醇－水中的分配系数呈正相关，分配系数越大，抑菌作用越强，所需浓度越低。此外，脑血管造影时的 X 射线造影剂进入脑的速度与分配系数呈正比，青霉素类的毒性也与分配系数有关。

综上所述，体外测定正辛醇与水的分配系数，可用于初步预测体内的生物等效性情况。

参考文献

[1] 殷恭宽. 物理药学. 北京:人民卫生出版社,1993,105 - 179.

[2] 王玉蓉,田景振. 物理药剂学. 北京:科学出版社,2005,112 - 127.

[3] 毕殿洲. 药剂学. 北京:人民卫生出版社,2001.

[4] Higuchi T,Shih H - M L,Kimura T,al. Solubility determination if barely aqucous - soluble organic solids. J Pharm Sci,1979,68(10):1267 - 1272.

[5] Amidon G L,Yalkowsky S H,Leung S. Solubility of noneledtrolytes in polar solvents Ⅱ. Solubility of aliphatic alcohols in water. J Pharm Sci,1974,63(12):1858 - 1866.

[6] Amidon G L,Yalkowsky S H,Anik S T,et al. Solubility of noneledtrolytes in polar solvents. Ⅴ. Estimation of the solubility of aliphatic monofunctional compounds in water using a molecular surface area approach. J Phys Chem,1975,79(21):2239 - 2246.

[7] Herman R B. Theory of hydrophovic bonding Ⅱ. The correlation of hydrocarbon solubility in water with solvent cavity surface area. J Phys Chem,1972,76(19):2754 - 2759.

[8] Valvani S C,Yalkowsky S H,Amidon G L. Solubility of ninelectrolytes in polar solvents Ⅵ. Refinements in molecular surface area computations. J Phys Chem,1976,80(8):829 - 835.

[9] Cammarata A. Molecular topology and aqueous solubility of aliphatic alcohols. J Pharm Sci,1979,68(7):839 - 842.

[10] Barton A F M. Solubility parameters. Chem Rev,1975,75(6):731 - 753.

[11] Martin A,Wu P L,Adjei A,et al. Extended Hansen solubility approach:napthalene in individual solvents. J Pharm Sci,1981,70(11):1260 - 1264.

[12] Fedors R F. A method for estimating both the solubility parameters and molar volumes of liquids. Polymer Engineer Sci,1974,14(2):147 - 154.

[13] Park J Y,Rippie E G. Micellar distribution equilibria:ultracentrifugal study of apparent partition coefficients. J Pharm Sci,1977,66(6):858 - 861.

[14] Groman W G,Hall G D. Dielectric constant correlations with solubility and solubility parameters. J Pharm Sci,1964,53(9):1017 - 1020.

[15] Paruta A N. Solubility of several solutes as a function of the dielectric constant of sugar solutions. J Pharm Sci,1964,53(10):1252 - 1254.

[16] Paruta A N,Sheth B B. Solubility of parabens in surup vehicles. J Pharm Sci,1966,55(11):1208 - 1211.

[17] Sheth B B,Paruta A N,Neger F C. Solubility of acetanilide and several derivatives in sucrose solutions. J Pharm Sci,1966,55(10):1144 - 1147.

[18] Paruta A N,Sciarrone B J,Lordi N G. Dielectric solubility profiles of acetanilide and several derivatives in dioxane water mixtures. J Pharm Sci,1965,54(9):1325 - 1333.

[19] Paruta A N,Sciarrone B J,Lordi N G. Solubility of salicylic acid as a function of dielectric constant. J Phrm Sci,164,53(11):1349 - 1353.

[20] Paruta A N, Irani S A. Solubility profiles for the xanthines in aqueous slcoholic mixtures Ⅰ. Ethanol and methanol. J Pharm Sci,1966,55(10):1055 – 1059.

[21] Paruta A N, Irani S A. Solubility profiles for the xanthines in aqueous solutions of a glycol ether Ⅱ. Ethyl cellosolve. J Pharm Sci,1966,55(10):1060 – 1064.

[22] 王建成,韩荣江. 几种电解质在有机溶剂 – 水混合溶剂中的溶解度. 化学工程,2002,30(4):59 – 62.

[23] Paruta A N. Solubility of the parabens in dioxane – water mixtures. J Pharm Sci,1969,58(2):204 – 206.

[24] Moustafa M A, Molokhia A M, Gouda M W. Phenobarbital solubility in propylene glycol – glycerol – water systems. J Pharm Sci,1981,70(10):1172 – 1174.

[25] 刘溥春. 药物氯化钠等渗当量(E 值)的简便计算. 药学通报,1983,18(12):724 – 728.

[26] Hammarlund E R. Hemolysis of erythrocytes in various iso – osmotic solutions. J Pharm Sci,1961,50(1):24 – 30.

[27] Cutie A J, Sciarrone B J. Re – evaluation of pH and tonicity of pharmaceutical buffes at 37°. J Pharm Sci,1969,58(8):990 – 993.

[28] The United States Pharmacopia ⅩⅪ. United States Pharmacopeial Convention, Inc. Mack Printing Company,1985,1339.

[29] Yalkowsdy S H, Valvani S C. Solubility and partitioning Ⅰ. Solubility of nonelectrolytes in water. J Pharm Sci,1980,69(8):912 – 922.

[30] Amidon G L, Williams N A. A solubility equation for nonelectrolytes in water. Int J Pharm,1982,11(3):249 – 256.

[31] Carstensen JT, Yonezawa Y. Dissolution profiles in column dissolution. J Pharm Sci,1986,75(8):764 – 768.

[32] Elkoshi Z. On the variability of dissolution data. Pharm Res,1997,14(10):1355 – 1362.

[33] Roshdy MN, Schnaare RL, Schwartz JB. The effect of formulation composition and dissolution parameters on the gel strength of controlled release hydrogel tablets. Pharm Dev Technol,2001,6(4):583 – 593.

[34] Gao S, Cao C. A new approach on estimation of solubility and n – octanol/water partition coefficient for organohalogen compounds. Int J Mol Sci,2008,9(6):962 – 77.

[35] Charkoftaki G, Dokoumetzidis A, Valsami G, Macheras P. Biopharmaceutical classification based on solubility and dissolution:a reappraisal of criteria for hypothesis models in the light of the experimental observations. Basic Clin Pharmacol Toxicol,2010,106(3):168 – 72.

第四章

药物的表面现象与表面活性剂

第一节 表面张力与表面自由能

表面张力是研究物质表面现象最基本和最重要的物理量之一。物质表面层具有特殊性质，如表面张力、表面吸附、毛细管现象、过饱和状态等，原因在于表面层分子与体相分子周围的环境不同。对于单组分体系，这种特性主要来自于同一物质在不同相中的密度不同；对于多组分体系，此特性来自于界面层的组成与任一相组成的不同。

众所周知，液体表面有自动收缩的倾向，表现于当重力可以忽略时液体总是趋向形成球形。液体表面自动收缩的驱动力，源于表面分子与体相内部分子所处状态（或分子所受作用力）的差别。如图4-1所示。

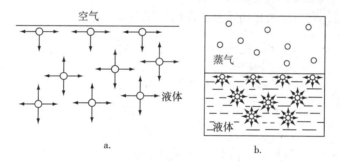

a.   b.

图4-1　分子在液体内部和表面不同受力的两种示意图

一、表面张力

在体相内部，分子受到周围分子的作用力是对称的，而液-气界面上液体分子受到液相分子的引力比气相分子对它的引力强，所受的力则不对称，表面分子受到指向液体内部并垂直于界面的引力，因此有向液面内部迁移的趋势，使液体表面有自动收缩的现象。这种引起液体表面自动收缩的力，称为表面张力。

制作一边可以活动的方框abcd，其中c、d为活动边，长度为L，如图4-2所示。

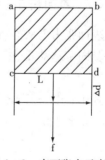

图4-2　表面张力示意图

使液体在此框上形成液膜，若活动边与框架之间的摩擦很小，则液体表面有自动收缩现象，cd 边将自动向 ab 边移动。欲制止液膜的自动收缩，必须施加一适当大小的外力于活动边上。当活动边与框间的摩擦力可以忽略不计时，可保持液膜所施之外力 F 与活动边的长度 L 呈正比。以公式表示为

$$F = \sigma \times 2L \qquad (4 \cdot 1)$$

式中：σ 表示比例系数，系数 2 表示液膜有两个表面。

比例系数 σ 即为表面张力（surface tension），其方向和液体表面相切、垂直作用在表面单位长度线段上，与向内净的拉力垂直，称为表面张力 σ。其物理意义为垂直通过液体表面上任一单位长度与液面相切的收缩表面的力，单位为 mN/m 或 dyn/cm。表面张力实际是分子间吸引力的一种量度，分子间吸引力大者，表面张力则高。界面张力 σ_{12} 可由下式计算而得

$$\sigma_{12} = \sigma_1 - \sigma_2 \qquad (4 \cdot 2)$$

式中：σ_1、σ_2 分别为液体 1 和液体 2 在相互饱和时的表面张力。

由此看来，界面张力比表面张力要小很多，例如，戊醇–水之间的界面张力可以降低到 4.8mN/m。

通过下述实验可更清楚地看到表面张力的作用与方向。将一个系有棉线圈的金属环放在肥皂液中浸一下，然后取出，这时金属环上布满肥皂液膜。液膜上的线圈是松弛的，线的两边受着大小相等、方向相反的作用力，如图 4 – 3a. 所示。如果用针刺破线圈内的液膜，线圈两边的作用力将不再平衡，而被拉成圆形，如图 4 – 3b. 所示。此现象表明，沿着液膜表面存在着与液面相切使液膜收缩的力，这就是表面张力。图 4 – 3 箭头所指的方向就是线圈上表面张力的方向，它与液面相切并垂直作用于线的每单位长度上。

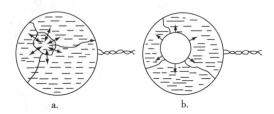

图 4 – 3　表面张力演示实验

二、表面自由能

表面张力可从能量方面来研究。在图 4 – 2 所示的体系中，若增加一无限小的力于 cd，以使其向下移动 dx 距离，对体系所做的可逆功：

$$dW = Fdx = \sigma \times 2Ldx = \sigma \times dA \qquad (4 \cdot 3)$$

式中：dA = 2Ldx，是体系表面积的改变量。此可逆功即为体系自由能的增量 $(dG)_{TP} = \sigma dA$。由此可得

$$\sigma = dW/dA = (dG/dA)_{T,P} \qquad (4 \cdot 4)$$

式中：σ 表示使液体增加单位表面积所需做的可逆功，或恒温恒压下增加单位表面积时体系自由能的增值，或单位表面上的分子比体相内部同量分子所具有的自由能过剩值，也称

为表面过剩自由能，简称表面自由能（surface free energy），常用单位为 mJ/m²。

表面张力和表面自由能分别是用力学和热力学方法研究液体表面现象时采用的物理量，具有不同的物理意义，所用的单位也不同，但却具有相同的量纲。当采用适宜的单位时，两者的数值完全相同。研究界面性质的热力学问题时，通常用比表面吉布斯函数；讨论各种界面相互作用的时候，采用表面张力较方便。两个概念常交替使用，如降低比表面吉布斯函数，通常说成降低表面张力过程也是向着比表面吉布斯函数减小的方向进行。若界面不是气－液而是液－液时，由于在界面上的分子受两边的吸引不一样，上述两种情况依然成立，即存在着界面张力和界面自由能。

三、影响表面张力的因素

表面张力是强度性质，其数值与所处的温度、压力、组成及共存的另一相性质有关。表4-1为某些液体在20℃和101.33kPa条件下的表面张力和界面张力。

1. 物质的性质

物质分子间引力愈大，表面张力愈大。例如，各种物质呈液态时的表面张力以银、铜等金属物质最大，离子键的氧化铁、氯化钠次之，极性共价键的水再次之。

2. 温度

物质的表面张力通常随温度升高而减小。一般情况下，由于温度升高时物质的体积膨胀，密度减小，气液密度差减小，使表面层分子指向液体内部的引力减弱。

表4-1　　某些液体的表面张力和界面张力（20℃；101.33kPa）

液体/气体	表面张力（N/m）	液体/水	界面张力（N/m）
水	72.75×10^{-3}	苯	35.00×10^{-3}
苯	28.88×10^{-3}	庚烷	50.20×10^{-3}
庚烷	20.14×10^{-3}	乙醚	9.70×10^{-3}
乙醚	20.10×10^{-3}	四氯化碳	45.00×10^{-3}
四氯化碳	26.90×10^{-3}	二硫化碳	48.40×10^{-3}
二硫化碳	33.50×10^{-3}	液状石蜡	53.10×10^{-3}
液状石蜡	33.10×10^{-3}	橄榄油	22.80×10^{-3}
橄榄油	35.80×10^{-3}	乙二醇	46.00×10^{-3}
乙醇	22.27×10^{-3}	甘油	63.00×10^{-3}

测定液体表面张力的方法很多，常用的有环法（ring method）、毛细管上升法（capillary rise method）、滴重法（drop weight method）、最大泡压法、吊片法等，无论何种测定液体表面张力的方法，在测定过程中均需液体表面发生移动。由于固体表面不能任意移动，因而迄今尚无直接测定固体表面张力的方法。根据间接推算，固体的表面吉布斯能或表面张力一般比液体要大得多。

体系总是力图通过降低表面张力而降低表面自由能，使之趋向于稳定；同时缩小表面积，方能降低体系的表面自由能，使之趋于稳定，所以固体和液体的表面均具有吸附作用。

第二节　表面吸附

吸附是一种界面现象，是指物质在界面层中被富集或被排开（反富集）的现象。若组分在界面层中被富集，使界面上的浓度高于体相中的浓度，称为正吸附；反之，组分在界面层中被排开，使界面上的浓度低于体相中的浓度，称为负吸附。广义地讲，凡是组分在界面上和体相的浓度出现差异的现象，统称为吸附（作用）。

具有吸附作用的固体物质称为吸附剂，被吸附物质称为吸附质。有实际应用价值的吸附一般都是体相中的组分在界面上富集的结果，即正吸附。吸附可在各种界面上发生，其中以固-气、固-液、气-液和液-液界面上的吸附最常见。

一、液体表面的吸附

（一）表面张力等温线

在一定温度下，任何纯液体都具有一定的表面张力。加入溶质后，溶液的表面张力往往会发生变化，溶液表面张力的变化与溶剂、溶质的种类及浓度有关。在恒温条件下，将各种不同浓度溶液的表面张力与对应的浓度作图，所得的曲线称为溶液表面张力等温线（surface tension isotherm curve）。实验表明，在一定温度的纯水中，加入不同种类的溶质，其表面张力等温线大致可分为 3 种类型，如图 4 - 4 所示。

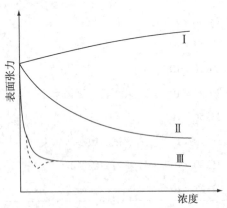

图 4 - 4　溶液表面张力与浓度的关系

曲线 I 表明，随着溶液浓度的增加，溶液的表面张力稍有升高，如无机盐类水溶液、不挥发性酸、碱及含有多个烃基的有机物水溶液。曲线 II 表明，随着溶液浓度的增加，水溶液的表面张力缓缓下降，至某一浓度后，表面张力趋于稳定，不随溶液浓度的增加而变化。直链有机酸、碱的金属盐和烷基磺酸盐等均符合曲线 III，此类曲线有时会出现如图所示的虚线部分，可能是由于某种杂质的存在所致。

溶液表面的吸附现象在一定的温度、压力条件下公式（4·4）可写成

$$\sigma = G_{表面}/A, \ G_{表面} = \sigma A$$

故

$$dG_{表面} = \sigma dA + Ad\sigma$$

根据热力学第二定律，$(dG)_{T,P} < 0$ 为一自发进行的过程。对纯液体来说，恒温下其表面张力 σ 为一定值，故表面积 A 趋于自动缩小，使 $(dG)_{T,P} = \sigma dA < 0$。对一定量的溶质与溶剂所形成的溶液，当溶液的表面积一定时，要使 $dG_{表面} < 0$，唯一的途径是使溶液的表面张力尽可能地降低，即 $dG_{表面} = Ad\sigma < 0$。

若在溶剂中加入溶质，则使表面张力降低，即 $d\sigma < 0$，溶质会从溶液本体中自动的富集于表面层，从而增加表面浓度，使溶液的表面张力降低；若在溶剂中加入溶质后表面张力增加，溶质自动离开表面层而进入溶液本体中，则使溶液的表面张力增加。但与此同时，由于溶液表面层与本体之间浓度差的存在而引起溶质扩散，使浓度趋于均匀一致且达到平衡时，溶质在表面层与本体溶液浓度不同的现象称为溶液的表面吸附，也包括正吸附和负吸附两种。

（二）吉布斯吸附等温式

1. 吉布斯吸附等温式的概念

1987 年，吉布斯（Gibbs）用热力学方法推导出一定温度下溶液的活度、表面张力和吸附量之间的定量关系式，即著名的吉布斯吸附等温式。

$$\Gamma = -\frac{\alpha}{RT}\left(\frac{\partial \sigma}{\partial C}\right)_T \tag{4·5}$$

式中：α 表示溶液中溶质的活度；σ 表示溶液的表面张力；Γ 表示表面吸附量。

表面吸附量 Γ 定义为：单位面积的表面层中，所含溶质物质的量与同种溶剂在本体溶液所含溶质物质量的差值，称为溶质的表面吸附量或表面超量或表面过剩，吸附的表征即是表面超量和表面吉布斯吸附等温式。

对于理想溶液或稀溶液，公式（4·5）可用溶质浓度 C 代替其活度 α，等温时可得吉布斯吸附等温式的另一种形式。

$$\Gamma = -\frac{C}{RT}\left(\frac{\partial \sigma}{\partial C}\right)_T \tag{4·6}$$

式中：Γ 表示浓度 C 时，单位表面积上溶质的超量，其单位是 mol/m^2，$R = 8.314J/(mol \cdot K)$，表示表面活度（surface activity），即改变单位浓度时所引起表面张力的变化。

由于在公式推导时，对所考虑的组分及相界面没有附加限制条件，所以原则上对于任何两相体系，吉布斯吸附等温式均适用。

2. 吉布斯吸附等温式的意义和应用

吉布斯吸附等温式是研究表面活性剂溶液表面吸附最基本和最重要的公式之一，可用来计算表面活性剂在溶液表面的吸附量。应用例见第二章例14。根据公式（4·6）：

（1）若 $\left(\frac{\partial \sigma}{\partial C}\right)_T < 0$，即增加溶质浓度使溶液的表面张力降低时，$\Gamma > 0$，产生正吸附，此时溶质在表面层的浓度大于体相浓度。凡是能产生显著正吸附的物质称为表面活性物质或表面活性剂，例如苯扎溴铵、月桂醇硫酸钠、卵磷脂和聚山梨酯等。

（2）若 $\left(\dfrac{\partial \sigma}{\partial C}\right)_{\text{r}} > 0$，即增加溶质浓度使溶液的表面张力升高时，$\varGamma < 0$，产生负吸附，此时溶质在表面层的浓度小于体相浓度。凡是能产生负吸附的物质称为非表面活性剂或表面惰性物质。

应用吉布斯吸附等温式可计算某溶质的吸附量，其中一般可由以下方法求得：

①测定不同浓度 C 时溶液的表面张力 σ，以 $\sigma - C$ 数据绘成表面张力等温线。求曲线上各指定浓度处的斜率，即为该浓度的 $\left(\dfrac{\partial \sigma}{\partial C}\right)_{\text{r}}$ 值。

②归纳溶液表面张力 σ 与浓度 C 的数学解析式，将 $\sigma - C$ 的关系式对 C 微分，求得 $\left(\dfrac{\partial \sigma}{\partial C}\right)_{\text{r}}$。

必须指出的是，吉布斯吸附等温式仅适用于非离子型溶质，若溶质在水中完全电离成 M^+ 和 A^-，则不能直接应用。

利用吉布斯吸附等温式的原理可制备注射用水或纯化水。水有一定的表面张力，且随溶质浓度的不同而有显著的变化。若溶质能提高水的表面张力，使 >0，则 σ <0，产生负吸附，表面层溶质的浓度比溶液内部小。氯化钠和其他盐类能增加水的表面张力，在氯化钠溶液接触空气的界面能形成一层纯水层。

根据上述概念，若多孔性膜的化学结构适宜，使其与盐水溶液接触时，在膜表面选择性吸附水分子而排斥溶质，在膜与溶液界面就能形成一层纯水层，其厚度视界面性质而异，或为单分子层或为多分子层。在施加压力的情况下，界面上纯水便不断通过毛细管渗出，这就是从盐水中分离出纯水的过程，如图4-5所示。

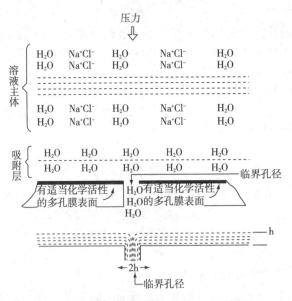

图4-5　选择性吸附-毛细管流动机制图解

（三）表面活性物质在吸附层的定向排列

实验表明，一般情况下表面活性物质的 $\varGamma - C$ 曲线如图4-6和公式（4·7）所示。

$$\varGamma = \varGamma_\infty \frac{KC}{1 + KC} \tag{4·7}$$

式中：K 为常数，Γ 为饱和吸附量。

Γ 与 C 的关系与固体对气体的吸附相似，可用兰格缪尔吸附等温式相似的经验式(4·7)表示。

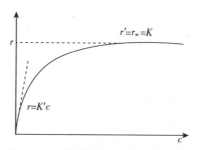

图 4-6 吸附量随浓度的变化示意图

1. 浓度对饱和吸附量的影响

（1）浓度很低时，$\Gamma = \Gamma_\infty K_C$，$\Gamma$ 与 C 呈直线关系。

（2）浓度较大时，Γ 与 C 呈曲线关系。

（3）浓度足够大时，$\Gamma = \Gamma_\infty$，吸附已达饱和，Γ_∞ 即为饱和吸附量。

表面活性剂具有许多功能，如润湿和铺展、乳化、起泡和消泡作用等，均依赖于其降低表面张力的能力和形成表面吸附膜的强度。

2. 表面吸附的影响因素

从吸附量实验数据对表面活性剂的吸附功能，归纳出以下规律：

（1）亲水基：表面活性剂分子中亲水基小者，分子横截面积小，饱和吸附量大。例如，通常聚氧乙烯类非离子表面活性剂的饱和吸附量，随极性基聚合度增加而变小。

（2）疏水基：与亲水基大小的影响相似，疏水基小者，分子横截面积小，饱和吸附量大。如具有分支疏水基的表面活性剂，饱和吸附量一般小于同类型的直链疏水基的表面活性剂。

（3）同系物：同系物的饱和吸附量差别不太大。一般随碳链增长，吸附量有所增加，但疏水链过长也可能得到相反的效果。

（4）温度：饱和吸附量随温度升高而减小。但对非离子表面活性剂，低浓度时吸附量往往随温度上升而增加，可认为是吸附效率提高的结果。

（5）无机电解质：对离子型表面活性剂，加入无机电解质会对吸附有明显的增强作用。因为在含有离子型表面活性剂的溶液中，电解质浓度的增加导致更多的反离子进入吸附层，引起弱表面活性离子间的电性排斥，使吸附分子排列更紧密。对非离子表面活性剂，加入无机电解质对吸附的影响不明显。

二、固体表面的吸附

处在固体表面的原子，由于周围原子对它的作用力不对称，即原子所受的力不饱和，因而有剩余力场，可以吸附气体或液体分子。例如，在注射剂生产时，药液中加入适量的活性炭，可吸附热源，改善产品的色泽与澄明度。压制片剂前，于干颗粒中加入硬脂酸镁、滑石粉等润滑剂，可减少片剂与冲头、冲模的摩擦，增加片剂的光洁性；采用薄层层析、大孔树脂可吸附分离、纯化或鉴别化合物；利用某些分子筛优先吸附氮的性质，用于提高空气中氧的浓度，这些均基于固体表面的吸附特性。

（一）气体在固体表面的吸附

固体表面分子与液体表面分子一样，也具有表面吉布斯能。固体表面分子对撞击到表面的气体分子产生吸引力，使气体分子在固体表面发生相对聚集，降低固体的表面能。这种气体分子在固体表面相对聚集的现象，称为气体在固体表面的吸附，吸附气体的固体称为吸附剂（adsorbent），被吸附的气体称为吸附质（adsorbate）。

在一定的温度和压力下，固体表面可自动地吸附那些能使表面吉布斯能降低的物质，被吸附物质的量随吸附面积的增加而加大。因此，为了提高吸附量应尽可能增加吸附剂的比表面积。许多粉末状或多孔性物质往往具有良好的吸附性能。

根据固体表面对被吸附气体分子作用力性质的不同，可将吸附分为物理吸附和化学吸附两种类型。

1. 物理吸附与化学吸附

（1）物理吸附：物理吸附主要由范德华引力引起，没有电子转移、化学键的生成与破坏，以及原子重排等；一般无选择性，任何固体均可吸附任何气体，但是吸附量因吸附剂及吸附质的种类不同而有差异，通常越易液化的气体越易于被吸附。吸附可以是单分子层也可以是多分子层，但一般为多分子层。物理吸附与气体的液化相似，可以看做是表面凝聚。物理吸附是"可逆"的，脱附物就是原来的吸附质。吸附速率大，脱附较容易，也易达到平衡。例如，气相色谱分离苯与甲苯就是利用物理吸附的原理，其吸附热数值与凝聚热数值相近。

（2）化学吸附：化学吸附是指吸附剂表面分子与吸附质分子发生化学反应，在固体表面形成化学键，或吸附分子和吸附质之间进行电子交换等，在红外、紫外/可见光谱可出现新的特征吸收带。化学吸附有显著的选择性，吸附为单分子层，其吸附热数值与化学反应热的数量级相同（绝对值在80kJ/mol以上），可以看做是表面化学反应。化学吸附大多为"不可逆"的，脱附物往往与原来的吸附质不同。例如，木炭吸附氧气后脱附物中有一氧化碳和二氧化碳，且不易脱附。化学吸附速率一般较小，在低温下不易达到平衡。表4-2为物理吸附与化学吸附的区别。

表4-2　　　　　　　　　　　　　物理吸附与化学吸附的区别

特　性	物理吸附	化学吸附
吸附力	范德华力	化学键力
吸附热	近于液化热，约几百至几千 J/m	近于化学反应热，一般几万 J/m 以上
吸附选择性	无	有
吸附分子层	单分子层或多分子层	单分子层
吸附速率	较快，不需活化能	慢，需活化能
吸附稳定性	可逆，会发生表面位移	不可逆，不位移
发生吸附温度	低于吸附质临界温度	高于吸附质沸点

吸附作用通常是放热的，所以当吸附达到平衡时，升高温度无论是对物理吸附还是化学吸附，平衡吸附量总是降低。对于化学吸附，低温时往往未达到平衡，升高温度会使吸附速率增大，所以在低温时常会出现吸附量随温度升高而增加的情况，直到真正达到平衡以后，吸附量才随温度的升高而下降。图 4 - 7 所示为 CO 在铂上的吸附等压线。

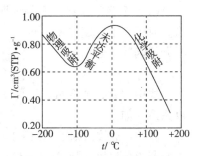

图 4 - 7　CO 在铂上的吸附等压线

在低温下为物理吸附，其吸附量随着温度的升高而降低；在 - 100℃ ~ 0℃ 之间由于开始发生化学吸附，但未达平衡，故吸附量随温度升高而增加；在 0℃ 以上化学吸附已达平衡，吸附量又随温度升高而下降。

2. 变温吸附与变压吸附

工业上的吸附操作多为变温吸附，图 4 - 8 显示的是两种温度下两条吸附等温线。

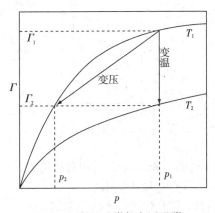

图 4 - 8　变温吸附与变压吸附

通常情况，低温 T_1 下吸附，高温 T_2 下脱附。但由于固体吸附剂传热性能较差，能量利用和操作效率不高，20 世纪 60 年代开始发展为变压吸附，在同一温度的高压 P_1 下吸附，在低压 p_2 下脱附，较变温吸附效率显著提高。

3. 吸附等温线

（1）吸附平衡与吸附量：气相中的分子可被吸附到固体表面上来，已被吸附的分子也可以脱附（或称解吸）而重新返回气相。在一定温度和气相压力时，当吸附速率与脱附速率相等时，即单位时间内被吸附到固体表面上的气体量与脱附而重新返回气相的气体量相等时，达到吸附平衡。此时吸附在固体表面上的气体量不再随时间而变化：吸附平衡时，单位质量吸附剂所能吸附气体物质的量 x 或这些气体在标准状态下所占的体积 V，称为吸附量，以 Γ 表示。即

$$\Gamma = x/m \quad \text{或} \quad \Gamma = V/m \qquad (4 \cdot 8)$$

式中：m 为吸附剂的质量。

（2）吸附等温线：实验证明，吸附量与吸附剂本质、吸附平衡时的温度及气体压力有关。对于一个给定体系（即一定的吸附剂和吸附质），达到平衡时的吸附量只是温度和气体压力的函数，表示为

$$\Gamma = f(T, P) \qquad (4 \cdot 9)$$

式中共有 3 个变量，为便于找出规律性，常固定一个变量，求出其他两个变量之间的函数关系。如：

若 T = 常数，则 $\Gamma = f(P)$，称为吸附等温式。

若 P = 常数，则 $\Gamma = f(T)$，称为吸附等压式。

若 Γ = 常数，则 $P = f(T)$，称为吸附等量式。

反映公式（$4 \cdot 9$）中两个变量函数关系的曲线称为吸附曲线，其中最常用的是吸附等温线。吸附等温线表示恒温下，吸附质平衡分压 P 与吸附量 Γ 之间的关系，见图 4 - 9。

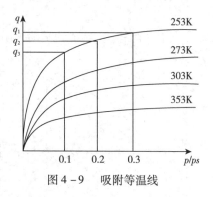

图 4 - 9　吸附等温线

图中纵坐标表示吸附量 Γ（q），横坐标表示相对压力 P/P_s，P 表示吸附平衡时的气体压力，P_s 表示该温度下被吸附气体的饱和蒸汽压。

大量实验表明，吸附等温线大致有 5 种类型，见图 4 - 10。

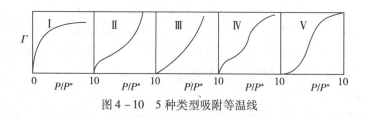

图 4 - 10　5 种类型吸附等温线

纵坐标表示吸附量 Γ，横坐标表示相对压力 P/P_s，其中 P 表示吸附平衡时气体压力，P_s 表示该温度下被吸附气体的饱和蒸汽压，图中 I 型为单分子层吸附，其余 II ～ V 型均为多分子层吸附。

类型 I：为兰缪尔型，一般属于单分子层化学吸附。例如，具有孔径为 2～3nm 以下微孔的吸附剂，在较低的相对压力下也可以发生多层吸附与毛细管凝结现象，致使吸附量随着相对压力的增加而剧增，以后由于微孔很快被填满，吸附量就不再增加，呈现饱和状态，从而表现为类型 I。又如常温下氨、氯乙烷在碳上的吸附。

类型Ⅱ：较为常见，通常称S型等温线。例如，低温时（78K）氮在硅胶和高岭土的吸附。符合类型Ⅱ的吸附剂一般具有孔径5nm以上的微孔，由曲线起始部分到相对压力为0.1Pa时，为单分子层吸附。随着压力增加，开始形成多分子层吸附，在相对压力为0.4Pa以上时可发生毛细管凝结现象。由于其微孔孔径并无上限，所以吸附量随压力升高急剧增加，最后是一般冷凝。

类型Ⅲ：当吸附质与吸附剂互相作用很弱时会出现这种等温线，如352K时，溴气在硅胶上的吸附。类型Ⅲ较少见。

类型Ⅳ：吸附剂微孔孔径在2~20nm之间，在相对压力接近于1时，由于大孔已被填满而使吸附量呈饱和状态，在低压时形成单分子层吸附。随着压力的增加，发生毛细管凝结现象，直至吸附饱和。如水、乙醇、苯在硅胶上的吸附。

类型Ⅴ：吸附剂与吸附质之间的吸附力较弱，所以起初的吸附量很小，当相对压力增高后，由于发生多分子层吸附和毛细管凝结现象，吸附量迅速上升，故曲线呈现上凸的形状。类型Ⅴ也较少见。

4. 半经验模型

（1）弗仑因德立希（Freundlich）吸附等温式：弗仑因德立希吸附等温式是经验公式，被广泛用于求算近似关联数据。由实验结果归纳而出：

$$\frac{x}{m} = kP^{\frac{1}{n}} \tag{4·10}$$

式中：x/m代表在平衡压力P时的吸附量，k和n是与吸附剂、吸附质种类以及温度等有关的常数，$1/n$值在0与1之间。若将上式取对数，得

$$\ln \frac{x}{m} = \ln k + \frac{1}{n}\ln p \tag{4·11}$$

以$\ln(x/m)$对$\ln p$作图，可得一直线。由直线的斜率和截距可求得n及k值。

弗仑因德立希吸附等温式简单，使用方便，但仅适用于第Ⅰ类型等温线中间部分（中压范围）的吸附情况，其经验式中的常数k、n的物理意义可结合实例来分析。

（2）单分子层吸附理论——兰格缪尔吸附等温式：1916年，兰格缪尔根据大量的实验事实，用动力学理论提出了固体对气体的吸附理论，一般称其为单分子层吸附理论（monolayer adsorption theory）。其具体假设是：固体表面对气体分子的吸附是单分子层的。只有当气体撞到固体表面空白处才可能被吸附，如果撞到已被吸附的分子上则不能再被吸附。固体表面是均匀的，各处的吸附能力相同，吸附热是常数，不随覆盖程度而改变。被吸附分子间无作用力，故气体的吸附、解吸不受周围被吸附分子的影响。吸附是动态平衡。

一定温度下，以θ表示固体表面被覆盖的分数，则$(1-\theta)$表示尚未被覆盖的分数，根据假设①，吸附速率正比于$(1-\theta)$和吸附质在气相的分压P，即吸附（凝结）速率。

$$V_1 = k_1 P(1-\theta) \tag{4·12}$$

根据假设②、③，解吸（脱附）速率与θ呈正比，即解吸速率。

$$V_2 = k_2 \theta \tag{4·13}$$

式中：k_1、k_2都是比例常数。

当达到吸附平衡时，吸附速率与解吸速率相等，即令

$$b = \frac{k_1}{k_2} \quad \theta = \frac{k_1 P}{k_2 + k_1 P}$$

则得兰格缪尔吸附等温式。

$$\theta = \frac{bP}{1 + bP} \tag{4 · 14}$$

式中：b 为吸附系数，它代表了固体表面吸附气体能力的强弱程度。该公式定量地表示了表面覆盖率 θ 与平衡压力 P 之间的关系。若以 Γ_m 代表单分子层饱和吸附量，Γ 代表压力为 P 时的实际吸附量，则表面被覆盖的分数为

$$\theta = \frac{\Gamma}{\Gamma_m} \text{或} \theta = \frac{V}{V_m}$$

代入后，得

$$\frac{\Gamma}{\Gamma_m} = \frac{bP}{1 + bP} \quad \Gamma = \Gamma_m \frac{bP}{1 + bP} \tag{4 · 15}$$

$$\frac{V}{V_m} = \frac{bP}{1 + bP} \quad V = V_m \frac{bP}{1 + bP} \tag{4 · 16}$$

兰格缪尔吸附等温式只适用于单分子层吸附，它能较好地表示典型吸附等温式在不同压力范围内的特征：

1）当压力足够低或吸附很弱时，$bP \ll 1$，$\Gamma = \Gamma_m bp$，即 Γ 与 P 呈直线关系，与图 4 – 10 Ⅰ型中的低压部分相符。

2）当压力足够高或吸附很强时，$bP \gg 1$，$\Gamma = \Gamma m$，表明吸附量为一常数，不随压力而变化，反映单分子层吸附达完全饱和的极限情况，与图 4 – 10 Ⅰ型中的高压部分相符。

3）当压力中等程度或吸附适中时，Γ 与 P 呈曲线关系。$\Gamma = \Gamma_m \frac{bP}{1 + bP} = \Gamma_m bP^n$ （$0 < m < 1$），与图 4 – 10 Ⅰ型中的中压部分相符。

将兰格缪尔吸附等温式 $\frac{V}{V_m} = \frac{bP}{1 + bP}$ 两边除以 Γ_b 整理后，得

$$\frac{P}{V} = \frac{1}{bV_m} + \frac{P}{V_m} \tag{4 · 17}$$

若以 P/V 对 P 作图应得一直线，其斜率为 $1/V_m$，截距为 $1/bV_m$，可由斜率和截距求得 b 和 V_m。

许多吸附试验数据与兰格缪尔吸附等温式能很好地符合。它较好地解释了图 4 – 10 中Ⅰ类吸附等温线。兰格缪尔吸附等温式第 1 次对吸附机理做了形象的描述，为以后其他吸附等温式的建立起了奠基作用，但由于基本假设过于理想化，与实际偏离较大，故对于多分子层吸附或吸附分子间的作用力较强的单分子层吸附不能给予解释。

（3）多分子层吸附理论——BET 公式：由布龙瑙尔（Brunauer S）、埃梅特（Emmett P H）、特勒尔（Teller E）3 人于 1938 年提出的多分子层吸附公式，简称 BET 公式。

BET 公式假设大多数气 – 固吸附为物理吸附，物理吸附基本上是多层吸附。第一吸附层

是靠固体与气体的分子间力发生的，已被吸附的分子仍有引力。因此，在第一吸附层之上还可以吸附第二层、第三层……这种吸附靠吸附质的分子间引力，相当于气体的冷凝。如图4－11所示。

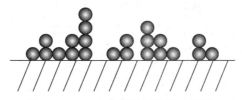

图4－11　BET多分子层吸附示意图

在上述假定的基础上，对每一层用兰格缪尔模型作同样的处理，并将各层的吸附量加和，用统计方法最后导出 BET 公式：

$$V = V_m \frac{CP}{(P_s - P_1)\left[1 + \frac{(C-1)P}{P_s}\right]} \qquad (4 \cdot 18)$$

式中：V 表示平衡压力 P 时的吸附量，V_m 表示在固体表面上铺满单分子层时所需气体的体积，P_s 表示实验温度下气体的饱和蒸汽压，C 表示与吸附热有关的常数。式中有 C 和 V_m 两个常数，所以又称为 BET 二常数公式。

BET 公式适用于单分子层及多分子层吸附，能对图4－10第Ⅰ～Ⅲ类3种吸附等温线给予说明，主要用于测定固体吸附剂的比表面积（即单位质量吸附剂所具有的表面积）。可将上式改写成

$$\frac{P}{V(P_s - P)} = \frac{1}{V_m C} + \frac{C-1}{V_m C} \times \frac{P}{P_s} \qquad (4 \cdot 19)$$

以 $\dfrac{P}{V(P_s - P)}$ 对 $\dfrac{P}{P_s}$ 作图得一条直线，斜率为 $\dfrac{C-1}{V_m C}$，截距为 $\dfrac{1}{V_m C}$，由此求得 V_m 和 C。已知吸附质每个分子的截面积 A，求得固体吸附剂的比表面积 α_m，见下式。

$$\alpha_m = \frac{V_m L}{22.4 \times 10^{-3}} \times \frac{A}{W} \qquad (4 \cdot 20)$$

式中：W 表示固体吸附剂的质量，L 表示阿伏伽德罗常数，V_m 值已换算成标准状态的体积，以 m^3 表示。

由于固体吸附剂和催化剂的比表面积是吸附机理和催化性能研究中的重要参数，所以测定固体比表面积十分重要。对固体比表面积的测定曾有过许多研究，但目前公认的是 BET 法，其可对各类吸附等温线做出解释，相对误差一般在10%左右。

（二）固体在液体中的吸附

1. 吸附特点

固体在液体中的吸附是最常见的吸附现象之一。由于溶液吸附机理比较复杂，其吸附理论不像气体吸附那样完整，至今仍处于初始阶段。

固体对气体的吸附主要由固体表面与气体分子的相互强弱来决定。固体在液体中的吸附

至少要考虑3种作用力，即在界面层上的固体与溶质之间的作用力；固体与溶剂之间的作用力，以及溶液中溶质与溶剂之间的作用力。溶液中的吸附是溶质与溶剂分子争夺表面的净结果。若固体表面上的溶质浓度比溶液本体大就是正吸附，反之就是负吸附。

从吸附速率看，溶液中的吸附速率一般比气体吸附速度率得多，这是因为吸附质分子在溶液中的扩散速率比在气体中慢。在溶液中，固体表面总有一层液膜，溶质分子必须通过这层膜才能被吸附，再加上孔的因素，吸收速率则更慢。这说明，溶液达到吸附平衡所需的时间往往很长。

2. 吸附量的测定

将定量的吸附剂与一定量已知浓度的溶液相混，在一定温度下振摇达到平衡，澄清后，测定溶液的浓度，从浓度的变化可以计算每克吸附质所吸附溶质的量 Γ，用下式表示：

$$\Gamma = \frac{X}{m} = \frac{(C_0 - C)V}{m} \qquad (4 \cdot 21)$$

式中：C_0 和 C 分别表示吸附前后溶液的浓度；V 表示溶液的体积；m 表示吸附剂的质量。

该公式没有考虑溶剂的吸附，通常称为表观吸附量或相对吸附量。Γ 是假定溶剂吸附量为 0 时溶质的吸附量。对于稀溶液，该公式可近似地表达溶质的吸附情况。

3. 吸附等温线

对于固体在稀溶液中的吸附，等温线的形状与气体吸附很相似。因此，通常气体吸附公式也可应用于溶液吸附，只要以浓度代替原来公式中的压力即可，常用的有弗仑因德立希吸附等温式和兰格缪尔吸附等温式。当出现吸附质多分子层情况时，可用 BET 公式表示。但这些等温式是经验的，不能基于某种模型从理论上加以论证，公式中常数的物理意义也不明确。吸附等温线可用表观法测得，具体可参阅相关参考书。

第三节　表面活性剂

一、表面活性剂概述

（一）非表面活性物质、表面活性物质和表面活性剂

任何纯液体在一定条件下都具有表面张力，20℃时，水的表面张力为72mN/m，苯的表面张力为29mN/m，四氯化碳的表面张力为27mN·m⁻¹，乙醚的表面张力为17mN/m。当溶剂中加入溶质时，溶液的表面张力随之发生变化，水溶液表面张力的大小因溶质不同而改变。非表面活性物质、表面活性物质、表面活性剂对表面张力的影响见图4-12所示。

1. 非表面活性物质

一些无机盐如 NaCl、Na_2SO_4、KOH、KNO_3，以及蔗糖、甘露醇等多羟基有机物，可以使水的表面张力略有增加，这类物质称为非表面活性物质（surface inactive materail）。如图

4-12Ⅰ所示。这类物质在水溶液中产生负吸附。

2. 表面活性物质

表面活性是指使液体表面张力降低的性质，一些低级醇、酸、醛酯等有机物能使水的表面张力略有下降，这类物质称为表面活性物质（surface active materail），如图4-12Ⅱ所示。这类物质在水溶液中产生正吸附。

3. 表面活性剂

表面活性剂（surfactant）是指具有很强的表面活性、能使液体的表面张力显著下降、具有增溶、乳化、润湿、去污、杀菌、消泡或起泡等应用性质的物质，如肥皂、合成洗涤剂等。如图4-12Ⅲ所示。

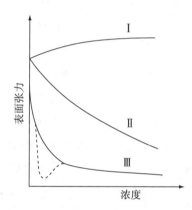

Ⅰ：非表面活性物质；Ⅱ：表面活性物质；Ⅲ：表面活性剂
图4-12 溶液表面张力与浓度的关系

表面活性剂的应用极为广泛，其特点是很低浓度就能显著降低溶剂的表（界）面张力，并能改变体系的界面组成与结构。表面活性剂在溶液中达到一定浓度，会形成不同类型的分子有序结合体，从而产生一系列重要功能，这些特性使表面活性剂在医药卫生领域得到广泛的应用。

（二）表面活性剂的分子结构特点

表面活性剂的分子结构特点是同时具有极性的亲水基团（hydrophilic group）和非极性的亲油基团（lipophilic group）。因此，表面活性剂分子具有两亲性，被称为两亲分子（amphiphilic molecular）。由于亲水基和亲油基分别处在表面活性剂分子的两端，因此分子具有不对称性。

（三）表面活性剂的类别

表面活性剂的品种繁多，分类方法也很多。

1. 根据来源分类

根据来源可分为天然、半合成和合成三大类。

2. 根据溶解性分类

根据溶解性可分为水溶性和油溶性两大类。

3. 根据极性基团的解离性质分类

根据极性基因的解离可分为离子型和非离子型。凡溶于水后能发生解离的称为离子型表面活性剂。根据亲水基的带电情况进一步分为阳离子型、阴离子型、两性型等。凡在水中不能解离成离子的称为非离子型表面活性剂。

4. 其他分类

除此之外，还有一些特殊的表面活性剂，如高分子表面活性剂。但最常用和最方便的是按化学结构进行分类。药剂工作中常用的表面活性剂类型，见表4－3。

表4－3 常用表面活性剂的类型

类型	名称	化学式
阴离子型	高级脂肪酸盐	RCOOM
	磺酸盐	
	烷基磺酸盐	RSO_3M
	烷基苯磺酸盐	$RC_6H_5SO_3M$
	硫酸酯盐	$ROSO_3M$
	磷酸酯盐	$ROPO_3M_2$ 或 $(RO)_2PO_2M$
	脂肪酰－肽缩合物	R_1CONHR_2COOM
阳离子型	胺盐型	RNH_2^+，R_2NH^+，R_3N^+
	高级胺盐型	烷链碳原子数大于8
	低级胺盐型	烷链碳原子数小于8
	季铵盐型	$R_1R_2N^+R_3R_4$
	高级季铵盐型	其一烷链碳原子数大于8
	低级季铵盐型	烷链碳原子数小于8
两性离子型	甜菜碱型	$R(CH_3)_2N^+CH_2COO^-$
	氨基酸型	$RN^+H_2CH_2CH_2COO^-$
	咪唑啉型	

续 表

类型	名称	化学式
	聚氧乙烯型	
	脂肪醇聚氧乙烯醚	$RO（C_2H_4O）_nH$
	烷基酚聚氧乙烯醚	$RC_6H_5O（C_2H_4O）_nH$
	脂肪酸聚氧乙烯酯	$RCOO（C_2H_4O）_nH$
	聚氧乙烯烷基胺	$RNHC_2H_4（C_2H_4O）_nOH$
	聚氧乙烯烷基醇酰胺	$RCONC_2H_4（C_2H_4O）_nOH$
非离子型	多元醇型	
	甘油脂肪酸酯	$RCOOCH_2CHOHCH_2OH$
	季戊四醇脂肪酸酯	$RCOOCH_2C（CH_2OH）_3$
	脂肪酸山梨坦类（司盘）	$RCOOCH_2 - C_5H_6O -（OH）_3$
	聚山梨酯（吐温）类	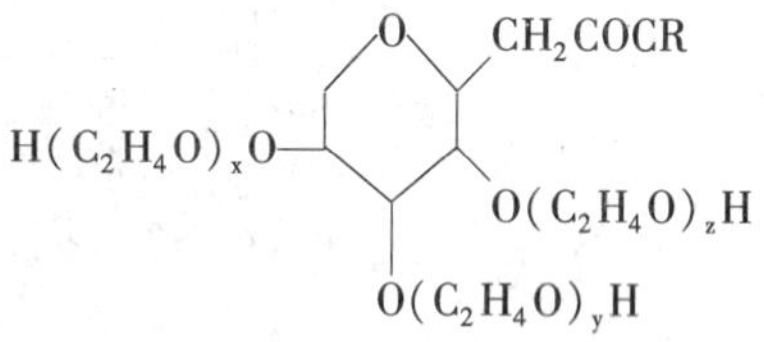
	蔗糖脂肪酸酯	$RCOOC_{12}H_{21}O_{10}$
	烷基醇酰胺	$RCON（CH_2CH_2OH）_2$

二、表面活性剂的基本性质

（一）表面活性剂在溶液中形成胶束理论

1. 临界胶束浓度

表面活性剂在水溶液中的浓度达到一定程度后，在表面的正吸附达到饱和，此时溶液的表面张力达到最低值，表面活性剂分子开始转入溶液中，因其亲油基团的存在，表面活性剂与水分子之间的排斥力大于吸引力，导致表面活性剂分子依靠范德华力相互聚集，形成亲油基向内、亲水基向外、在水中稳定分散、大小在胶体粒子范围内的缔合体，称为胶束或胶团（micelles）。表面活性剂分子缔合形成胶束的最低浓度，称为临界胶束浓度（critical micelle concentration，CMC）。超过 CMC 后，如果继续增加表面活性剂的量，只能增加溶液中胶束的数量和大小，溶液的表面张力不再下降。表面张力和表面活性剂浓度的关系如图 4-13 所示。倘若要充分发挥表面活性剂在润湿、增溶、乳化等方面的作用，表面活性剂的浓度应大于 CMC。表面活性剂分子在溶液表面层的定向排列和在溶液本体中形成胶束是表面活性剂分子的两个重要特征。

实验表明：CMC 不是一个确定的数值，常表现为一个窄的浓度范围。例如，离子型表

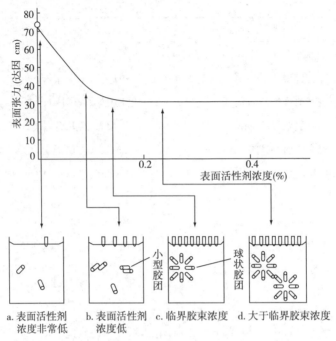

图 4-13　表面张力与表面活性剂浓度的关系

面活性剂的 CMC 一般在 $10^{-2} \sim 10^{-4}\, mol \cdot L^{-3}$ 之间。不同的表面活性剂有其自身的 CMC，CMC 的大小与表面活性剂的结构和组成、温度、溶液的 pH 值、电解质等因素有关，常见的表面活性剂的临界胶束浓度见表 4-4。

表 4-4　　　　　　　　　常用表面活性剂的临界胶束浓度（CMC）

名称	测定温度（℃）	CMC（mol/L）
氯化十六烷基三甲基铵	25	1.60×10^{-2}
辛烷基磺酸钠	25	1.50×10^{-1}
辛烷基硫酸钠	40	1.36×10^{-1}
十二烷基硫酸钠	40	8.60×10^{-3}
十四烷基硫酸钠	40	2.40×10^{-3}
十六烷基硫酸钠	40	5.80×10^{-4}
十八烷基硫酸钠	40	1.70×10^{-4}
硬脂酸钾	50	4.50×10^{-4}
油酸钾	50	1.20×10^{-3}
月桂酸钾	25	1.25×10^{-2}
十二烷基磺酸钠	25	9.00×10^{-3}
月桂醇聚氧乙烯（6）醚	25	8.70×10^{-5}
月桂醇聚氧乙烯（9）醚	25	1.00×10^{-4}
月桂醇聚氧乙烯（12）醚	25	1.40×10^{-4}
十四醇聚氧乙烯（6）醚	25	1.00×10^{-5}

续 表

名称	测定温度（℃）	CMC（mol/L）
丁二酸二辛基磺酸钠	25	1.24×10^{-2}
氯化十二烷基胺	25	1.60×10^{-2}
对十二烷基苯磺酸钠	25	1.40×10^{-2}
月桂酸蔗糖酯		2.38×10^{-6}
棕榈酸蔗糖酯		9.50×10^{-5}
硬脂酸蔗糖酯		6.60×10^{-5}
吐温 – 20	25	6.00×10^{-2}（g/L）
吐温 – 40	25	3.10×10^{-2}（g/L）
吐温 – 60	25	2.80×10^{-2}（g/L）
吐温 – 65	25	5.00×10^{-2}（g/L）
吐温 – 80	25	1.40×10^{-2}（g/L）
吐温 – 85	25	2.30×10^{-2}（g/L）

2. 临界胶束浓度的测定

当表面活性剂的溶液浓度达到 CMC 时，除溶液的表面张力外，溶液的许多物理性质，如摩尔电导、黏度、渗透压、密度、光散射等急剧发生变化，即溶液物理性质急剧发生变化时的浓度为该表面活性剂的 CMC。利用这些性质与表面活性剂浓度之间的关系，可以推测出表面活性剂的临界胶束浓度。常用的测定表面活性剂临界胶束浓度的方法有表面张力法、电导法、光散射法、染料法等，但采用不同的测定方法得到的结果可能会有差异。此外，温度、浓度、电解质、溶液的 pH 值也会对测定结果产生影响。图 4 – 14 表明在 CMC 附近，表面活性剂的许多性质或性能会发生突变。

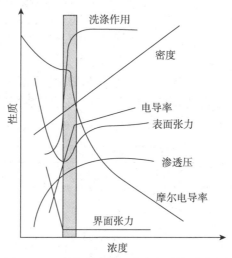

图 4 – 14 胶束形成前后溶液各种性质的变化

3. 胶束的结构

在一定浓度范围内的表面活性剂溶液中，胶束呈球形结构，其碳氢链无序缠绕构成内核，具有非极性液态性质。碳氢链上一些与亲水基相邻的次甲基形成整齐排列的栅状层。亲水基分布在胶束表面，由于亲水基与水分子的相互作用，水分子可深入到栅状层内。对于离子型表面活性剂，有反离子吸附在胶束表面。随着溶液中表面活性剂浓度的增加（20%以上），胶束不再保持球形结构，而转变成具有更高分子缔合数的棒状胶束，甚至六角束状结构，表面活性剂的浓度更大时，成为板状或层状结构，如图4-15所示。从球形结构到层状结构，表面活性剂的碳氢链从紊乱分布转变成规则排列，完成了从液态到液晶态的转变，表现出明显的光学各向异性性质。

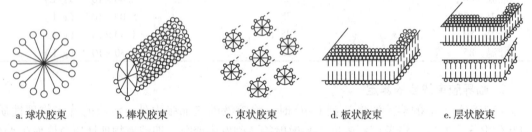

　a. 球状胶束　　　　b. 棒状胶束　　　　c. 束状胶束　　　　d. 板状胶束　　　　e. 层状胶束

图4-15　胶束的结构

（二）表面活性剂的亲水亲油平衡值

1. 亲水亲油平衡值的概念

表面活性剂分子中亲水和亲油基对油或水的综合亲和力称为亲水亲油平衡值（hydrophile-Lipophile balance，HLB）。根据经验，将HLB值的范围限定在0~40，其中非离子表面活性剂的HLB值的范围为0~20。完全由疏水碳氢基团组成的石蜡分子的HLB值为0，完全由亲水性的氧乙烯基组成的聚氧乙烯的HLB值为20，既有碳氢链又有氧乙烯链的表面活性剂的HLB值介于两者之间。因此，表面活性剂的HLB值是个相对值。

2. 常用表面活性剂的HLB值

亲水性表面活性剂具有较高的HLB值，亲油性表面活性剂具有较低的HLB值。亲油性或亲水性较大的表面活性剂分别易溶解于油或水中，在溶液界面的正吸附量较少，降低表面张力的作用较弱。一些常用表面活性剂的HLB值见表4-5。

表4-5　　　　　　　　　　　　　常用表面活性剂的HLB值

化学名称	商品名	HLB值
油酸		1.0
二硬脂酸乙二酯		1.5
失水山梨醇三油酸酯	Span 85	1.8
失水山梨醇三硬脂酸酯	Span 65	2.1
聚氧乙烯山梨醇六硬脂酸酯	Atlas G-1050	2.6
聚氧乙烯山梨醇蜂蜡衍生物	Atlas G-1704	3.0

续 表

化学名称	商品名	HLB 值
单硬脂酸丙二醇酯	Atlas G – 922	3.4
失水山梨醇倍半油酸酯	Span 83	3.7
单硬脂酸甘油酯	Aldo 33	3.8
失水山梨醇单油酸酯	Span 80	4.3
月桂酸丙二醇酯	Atlas G – 917	4.5
失水山梨醇单硬脂酸酯	Span 60	4.7
自乳化单硬脂酸甘油酯	Aldo 28	5.5
二乙二醇单月桂酸酯	Atlas G – 2124	6.1
失水山梨醇单棕榈酸酯	Span 40	6.7
蔗糖二硬脂酸酯		7.1
阿拉伯胶		8.0
失水山梨醇单月桂酸酯	Span 20	8.6
聚氧乙烯月桂醇醚	Brij 30	9.5
明胶		9.8
甲基纤维素		10.5
聚氧乙烯失水山梨醇三硬脂酸酯	Tween 65	10.5
聚氧乙烯失水山梨醇三油酸酯	Tween 85	11.0
聚氧乙烯（8）单硬脂酸酯	Mrij 45	11.1
烷基芳基磺酸盐 300	Atlas G – 3300	11.7
聚氧乙烯单油酸酯	Atlas G – 2141	11.4
聚氧乙烯单棕榈酸酯	Atlas G – 2076	11.6
三乙醇胺油酸酯		12.0
聚氧乙烯烷基酚	Igepal CA – 630	12.8
聚氧乙烯脂肪醇醚	乳白灵 A	13.0
聚氧乙烯 400 单月桂酸酯	S – 307	13.1
西黄芪胶		13.2
聚氧乙烯辛苯基醚甲醛加成物	Triton WR 1339	13.9
聚氧乙烯辛苯基醚		14.2
聚氧乙烯失水山梨醇单硬脂酸酯	Tween 60	14.9
聚氧乙烯壬烷基酚醚	乳化剂 OP	15.0
聚氧乙烯（20）单硬脂酸酯	Mrij 49	15.0
聚氧乙烯失水山梨醇单油酸酯	Tween 80	15.0

3. 不同 HLB 值表面活性剂的适用范围及其应用

表面活性剂的 HLB 值与其应用性质有密切关系，如图 4 - 16 和表 4 - 6 所示。

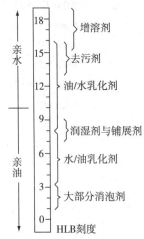

图 4 - 16 不同 HLB 值表面活性剂的适用范围

表 4 - 6 表面活性剂的 HLB 值及其应用

HLB 值范围	应 用
15 ~ 18	增溶剂
13 ~ 15	洗涤剂
8 ~ 18	O/W 型乳化剂
7 ~ 9	润湿剂
3 ~ 6	W/O 型乳化剂
1 ~ 3	消泡剂

此外，表面活性剂的 HLB 值不同，其在水中的溶解性也不同，见表 4 - 7。

表 4 - 7 表面活性剂的 HLB 值与其在水中的溶解性

HLB 值范围	在水中的分散性
13 ~ 40	透明溶液
10 ~ 13	半透明至透明的分散体
8 ~ 10	稳定的乳状分散体
6 ~ 8	剧烈振荡后呈乳状分散体
3 ~ 6	微弱分散
1 ~ 4	不分散

非离子表面活性剂的 HLB 具有加和性，例如，简单的二组分非离子表面活性剂体系的 HLB 可按如下公式计算

$$HLB = \frac{HLB_a \times W_a \times HLB_b \times W_b}{W_a + W_b} \qquad (4 \cdot 22)$$

例：某混合表面活性剂分子含 30% 司盘 – 40（HLB = 6.7）和 70% 吐温 – 80（HLB = 15.0），该混合表面活性剂的 HLB 是多少？

解：$HLB_{混合} = 6.7 \times 0.3 + 15.0 \times 0.7 = 12.5$

该公式不能用于离子表面活性剂混合 HLB 的计算。除此之外，HLB 值还可通过理论计算而得，计算值与实验测定的结果应该有很好的一致性。

三、表面活性剂的复配

表面活性剂相互间或与其他化合物的配合使用称为复配，在作为增溶剂应用时，若能适宜的配伍，可以大大提高表面活性剂的增溶能力，减少表面活性剂的用量。

1. 与中性无机盐的配伍

在离子表面活性剂的溶液中加入可溶性的中性盐，主要受反离子的影响。反离子的结合率和浓度越高，表面活性剂的 CMC 降低越显著，胶束数量增加，烃类增溶质的增溶量也增加。相反，由于无机盐使胶束栅状层分子间的电斥力减小，分子排列更紧密，减少了极性增溶质的有效增溶空间，则对极性物质的增溶量降低。当溶液中存在多量钙、镁等多价反离子时，可降低阴离子表面活性剂的溶解度，产生盐析现象。无机盐对非离子表面活性剂的影响较小，但在高浓度（>0.1mol/L）时，可破坏表面活性剂聚氧乙烯等亲水基与水分子的结合，使浊点降低。

一些不溶性无机盐，如硫酸钡能化学吸附阴离子表面活性剂，使溶液中表面活性剂浓度下降。皂土、白陶土、滑石粉等具负电荷的固体也可与阳离子表面活性剂生成不溶性复合物。

2. 有机添加剂

脂肪醇与表面活性剂分子形成混合胶束，烃核的体积增大，对碳氢化合物的增溶量增加，一般以碳原子在 12 以下的脂肪醇有较好效果。一些多元醇，如果糖、木糖、山梨醇等也有类似效果。与之相反，一些短链醇如 $C_1 \sim C_6$ 的醇不仅不能与表面活性剂形成混合胶束，还可破坏胶束的形成。

极性有机物，如尿素、N – 甲基乙酰胺、乙二醇等均能升高表面活性剂的临界胶束浓度，因为这些极性分子与水分子发生强烈的竞争性结合，可作为表面活性剂的助溶剂，增加表面活性剂的溶解度，但可影响胶束的形成。例如，尿素可使十二醇聚氧乙烯醚的临界胶束浓度升高 10 倍之多。

3. 水溶性高分子

明胶、聚乙烯醇、聚乙二醇及聚维酮等水溶性高分子对表面活性剂分子有吸附作用，可减少溶液中游离表面活性剂的分子数量，使临界胶束浓度升高。阳离子表面活性剂与含羧基的羧甲基纤维素、阿拉伯胶、果胶酸、海藻酸，以及含磷酸根的核糖核酸、去氧核糖核酸

等，可生成不溶性复凝聚物。但在含有高分子的溶液中，一旦有胶束形成，其增溶效果会显著增强，这可能是两者疏水键的相互结合使胶束烃核增大，也可能是电性效应，如聚乙二醇因其结构中醚氧原子的存在，有未成键电子对与水中的氢离子结合而带有正电荷，易与阴离子表面活性剂结合。

4. 表面活性剂混合体系

（1）同系物混合体系：两个同系物等量混合体系的表面活性剂介于各自表面活性之间，且更趋于活性较高的组分（即碳氢链更长的同系物），对 CMC 较小组分有更大的影响。混合体系的 CMC 与各组分摩尔分数不呈线性关系，也不等于简单加和平均值。

（2）非离子型表面活性剂与离子型表面活性剂混合体系：这两类表面活性剂更容易形成混合胶束，CMC 介于两种表面活性剂 CMC 之间或低于其中任一表面活性剂的 CMC。对于阴离子型表面活性剂，加入聚氧乙烯非离子表面活性剂，当聚氧乙烯数增加时，可能发生更强的协同作用，电解质的加入可使协同作用减弱。疏水基相同的聚氧乙烯非离子表面活性剂，与阴离子表面活性剂配伍的协同作用强于与阳离子的配伍。

（3）阳离子型表面活性剂与阴离子型表面活性剂混合体系：在水溶液中，带有相反电荷的离子型表面活性剂适当配伍后，可形成具有很高表面活性的分子复合物，对润湿、增溶、起泡、杀菌等均有增效作用。例如，辛烷基硫酸钠与溴化辛基三甲基铵以 1:1 配伍时，复合物的临界胶束浓度仅为两种表面活性剂临界胶束浓度的 $1/20 \sim 1/35$。两种离子型表面活性剂的碳氢链长度越相近或碳链越长，增溶作用越强。应予指出，并非阴阳离子表面活性剂任意比例混合后都能增强表面活性，除有严格的比例外，混合方法也起重要作用。否则，由于强烈的静电中和形成的溶解度很小的化合物会从溶液中沉淀出来。

四、表面活性剂分子有序组合体与药物制剂

（一）表面活性剂分子有序组合体的形式

1. 分子有序组合体及其特征

分子有序组合体（organized assembles）的概念由 Thomas 于 1980 年提出，其特征是表面活性剂分子在溶液中能够形成有方向性、有序排列的缔合结构，不同于一般真溶液。表面活性剂溶液中分子有序组合体的结构形成，如图 4-17。

2. 分子有序组合体的形式

（1）胶束（O/W 型胶束）：表面活性剂分子刚进入水溶液中（如图 4-18a.），由于疏水作用进入表面（界面），其分子的极性基与水接触，烃链疏水基指向空气（油相），如图 4-18b.。当表面活性剂浓度达到 CMC 值时，在表面吸附达到饱和，形成单分子膜，此时溶液内部表面活性剂分子同样在疏水作用下形成最小的分子有序组合体，称为胶束，如图 4-18c.、图 4-18d. 所示。

（2）反胶束（W/O 型胶束）：表面活性剂在非极性溶液中缔合，靠分子之间的偶极矩和离子对相互作用形成 W/O 型分子有序组合体，称反胶束，多数依靠分子间氢键网络进行稳定，如图 4-19a.、b. 所示。

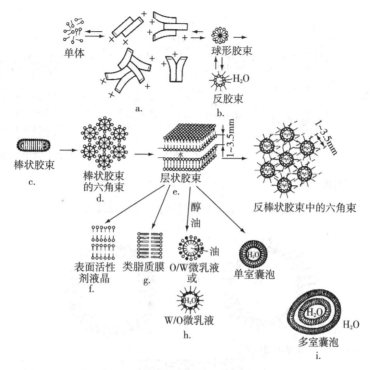

图 4-17　表面活性剂溶液中分子有序组合体的结构形成示意图

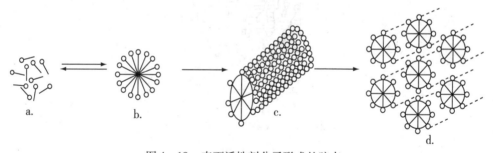

图 4-18　表面活性剂分子形成的胶束

（3）微乳：微乳是由水（或盐水）、油、表面活性剂和助表面活性剂在适当比例条件下，自发形成的透明或半透明、低黏度的稳定分子有序组合体，如图 4-20 所示。该体系具有两个特点：①可使油水界面张力降到最低，小于 10^{-3} mN/m；②能同时增溶油和水，其增溶量可达 60% ~ 70%。因分散相微粒粒径小于入射光波长的 1/4，对光线不产生折射，故分散相与连续相折射率相同。

（4）液晶：液晶是表面活性剂在溶液中达到一定浓度所形成的处于液体和晶体之间的形态。其特征是长程无序，短程有序，如图 4-21 所示。液晶是各向异性的，其物理性质随方向而改变。当被置于两个相交的起偏光镜中间时可以看见液晶，利用此性质可以检测液晶状态。

（5）囊泡（vesicle）：囊泡是由天然的或合成的类似磷脂结构的表面活性剂在水中形成的

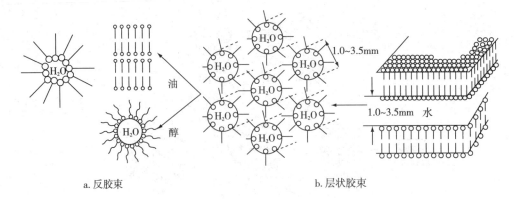

a. 反胶束   b. 层状胶束

图 4 – 19　表面活性剂分子形成的反胶束

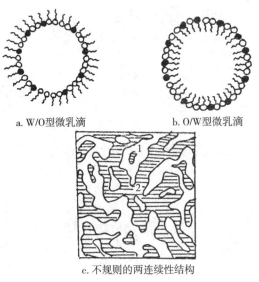

a. W/O型微乳滴   b. O/W型微乳滴

c. 不规则的两连续性结构

图 4 – 20　微乳液分子有序组合体

分子有序组合体，呈球形或椭圆形，为单室或多室封闭的双层积构，如图 4 – 22 所示。单室囊泡只有一个封闭双层包裹着水相；多室囊泡是多个两亲分子封闭双层呈同心球式的排列，不仅中心部分，而且各个双层之间都包有水。囊泡的形状多为球形、椭球形、扁球形和管状。

迄今为止，表面活性剂分子形成的囊泡有：①小单室：直径为 20 ~ 50nm；②大单室：直径为 0.1 ~ 10μm；③多室：直径为 100 ~ 800nm。经过超声或乳匀机处理，可制得均匀的囊泡体系。囊泡的特征为：①具有双层结构，不易变形，内室较大；②具有渗透性，在高渗溶液中会收缩，在低渗溶液中会膨胀；③囊泡会显示生物活性，如牛心细胞色素 C 氧化酶与磷脂酰胆碱进入单室囊泡中，可重新使膜蛋白处于功能性状态。

囊泡可作为药物载体应用，如以各种非离子表面活性剂为载体材料，通过自身闭合形成的囊泡状载体。利用非离子表面活性剂囊泡包裹药物后，可以减少药物在达到有效部位前被破坏，延长药物的半衰期，从而延长药物的作用时间，降低其毒副作用；改变药物在体内的

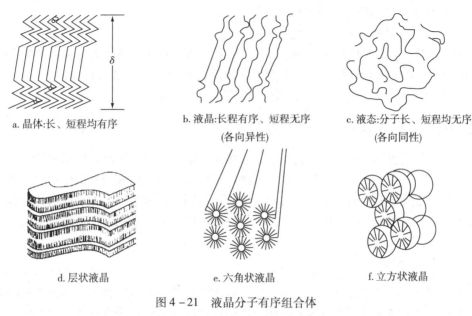

a. 晶体:长、短程均有序   b. 液晶:长程有序、短程无序   c. 液态:分子长、短程均无序
(各向异性)   (各向同性)

d. 层状液晶   e. 六角状液晶   f. 立方状液晶

图4-21 液晶分子有序组合体

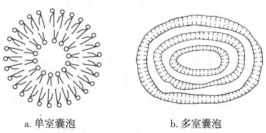

a. 单室囊泡   b. 多室囊泡

图4-22 单室囊泡和多室囊泡

分布；达到被动靶向作用等；在加入适当特殊辅料后也可以达到主动靶向的作用。与脂质体相比，非离子表面活性剂囊泡的载体材料不含磷脂，避免了磷脂的氧化降解，生产和储存皆不需特殊条件，可使工艺简化，成本降低，成为有推广应用前景的新型药物载体。应用毒性小、具有生物相容性、可降解性和稳定的表面活性剂，研究囊泡包封技术已成为化学、药学和生命科学研究领域中的热点之一。

（二）分子有序组合体的其他应用

分子有序组合体是表面活性剂分子在溶液中形成有方向性、有序排列的缔合结构体系，包括胶束、微乳液、溶致液晶、单分子层、多分子层、类脂质膜和囊泡等缔合结构体系，除可作为药物制剂的载体外，还具有如下作用：

（1）在分子有序组合体中发生化学反应时，可使反应物增溶、浓集、分隔等。

（2）在光化学反应中可改变量子产率，使反应物的电离势、氧化还原电位等性质发生改变。

（3）可使太阳能转换和储存成为可能，并利用该体系开发人工光合作用。

（4）利用某些体系产生超低界面张力，可使其驱油效率增高，潜力增大。

（5）利用分子有序组合体制备超细材料。

（6）用于模仿识别作用的信息传递研究等。

另外，分子有序组合体在生命科学以及材料科学等方面也发挥了越来越重要的作用。表面活性剂分子依靠疏水缔合作用，在溶液中或表面（界面）上形成多种形式的胶束、囊泡、微乳等，在药物合成、分析和制剂等方面均有广阔的应用前景。

五、药物制剂中常用的表面活性剂

表面活性剂在药剂中有着广泛的应用，常用于难溶性药物的增溶，油水相的乳化，混悬液的润湿和助悬，并增强药物的稳定性，促进药物的吸收，或增强药物的作用，是制剂中常用的附加剂。阳离子型表面活性剂还可用于消毒、防腐及杀菌等。一种表面活性剂在一定程度上大多具有上述多种作用，但每一种表面活性剂可能在某一作用方面表现得更为突出或特别适用于某一方面。

（一）增溶剂

在药剂中，一些挥发油、脂溶性维生素、甾体激素等许多难溶性药物在水中的溶解度很低，达不到治疗所需浓度，此时经常利用表面活性剂的增溶作用提高药物的溶解度。这种起增溶作用的表面活性剂称为增溶剂。

1. 增溶的机理

表面活性剂之所以能够提高难溶性药物的溶解度，是由于胶束的作用。胶束内部是由亲油基排列而成的一个极小的非极性疏水空间，外部是由亲水基团形成的极性区。由于胶束的大小属于胶体溶液范围，故药物被胶束增溶后仍呈现澄明溶液，溶解度提高。

非极性物质如苯、甲苯等可完全进入胶束内核的非极性中心区而被增溶。带极性基团的物质如水杨酸、甲酚、脂肪酸等，以其非极性基团（如苯环、链烃）进入胶束的内部，极性基团（如酚羟基、羧基等）进入胶束外层的极性区，如聚氧乙烯链中。极性物质如对羟基苯甲酸，由于分子两端均含有极性基团，故可完全被胶束外层的聚氧乙烯链所吸附而增溶。胶束的几种增溶方式见图4－23。

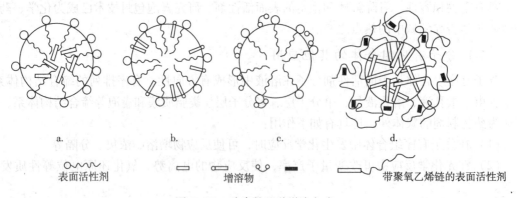

　　a.　　　　　b.　　　　　c.　　　　　d.

表面活性剂　　　　　　　　增溶物　　　　　带聚氧乙烯链的表面活性剂

图4－23　胶束的几种增溶方式

　　增溶体系是溶剂、增溶剂、增溶质组成的三元体系，三元体系的最佳搭配比例可通过实验、制作三元相图来确定。三元相图的制作见第二章有关内容。

　　2. 影响增溶作用的因素

　　在一定条件下药物的增溶量有限。最大增溶量是指在一定温度下，药物溶解在一定浓度增溶剂溶液的最大量。

　　（1）增溶剂的性质：在同系物增溶剂中形成胶束的大小随碳原子数的增加而增大，胶束聚集数增加，增溶量随之增加；有分支结构的增溶剂其增溶作用小于相同碳原子数、直链结构的增溶剂；当增溶剂的碳链中含有不饱和键或极性基团时，增溶性减弱。

　　具有相同亲油基的各类表面活性剂，其烃类及极性有机物的增溶次序为：非离子型表面活性剂＞阳离子型表面活性剂＞阴离子型表面活性剂，因为非离子型表面活性剂具有更小的CMC和更多的胶束聚集数，阳离子型表面活性剂有更疏松的胶束，而胶束聚集数越多，增溶剂的增溶作用越强。

　　关于增溶的定义及其机理，强调了由于胶束的作用使难溶性药物的溶解度增加。显然增溶剂的用量至少在CMC以上，才能发挥增溶作用。随着增溶剂用量的增大，增溶质的溶解度也增大。

　　增溶剂加入的顺序：在实际增溶时，增溶剂的增溶能力可因组分的加入顺序不同而出现差别。一般认为，将增溶质与增溶剂先行混合要比增溶剂先与水混合的效果好。另外，增溶药物达到增溶平衡所需的时间往往较长。如果在配溶液时无须稀释，则利用二元相图选择配比较好。

　　（2）增溶质的性质

　　1）极性的影响：对强极性和非极性药物而言，非离子型表面活性剂HLB值越大，增溶效果越好；对极性低的药物正好相反。例如，聚山梨酯类对非极性维生素A的增溶作用，随HLB值增大而增强，但对弱极性维生素A棕榈酸酯却相反。

　　2）结构的影响：增溶质同系物随着链烃的增加，其增溶能力降低；不饱和化合物比它们对应的饱和物更易溶解；增溶质的碳氢链支链对溶解度影响较小，但环状化合物的支链增加，使增溶量增加。

　　3）解离度的影响：非解离型极性药物和非极性药物易为表面活性剂增溶，具有较明显的增溶效果；解离型药物往往因其水溶性，进一步增溶的可能性较小，甚至溶解度降低。当解离型药物与带有相反电荷的表面活性剂混合时，在不同配比下可能出现增溶，形成可溶性复合物和不溶性复合物等复杂情况，解离型药物与非离子型表面活性剂的配伍很少形成不溶性复合物，但pH值可明显影响药物的增溶量。对于弱酸性药物，在偏酸性环境中有较大程度的增溶；对于弱碱性药物，在偏碱性条件下有较大程度的增溶；对于两性药物，则在等电点有最大限度的增溶。

　　4）多组分增溶质的增溶：制剂中存在多种组分时，对主药的增溶效果取决于各组分与表面活性剂的相互作用。例如，多种组分与主药竞争同一增溶位置而使增溶量减小；或者某一组分吸附或结合表面活性剂分子造成对主药的增溶量减小；但某些组分也可扩大胶束体积而增加对主药的增溶等。如苯甲酸可增加羟苯甲酯在聚氧乙烯脂肪醇醚溶液中的溶解，二氯酚则减少其溶解。

5）其他影响：抑菌剂或抗菌药物在表面活性剂溶液中往往被增溶，但反而降低其活性，在这种情况下必须增加用量。如果表面活性剂溶液中的溶解度越高，要求的抑菌浓度就越大。例如，羟苯丙酯和丁酯的抑菌浓度比甲酯或乙酯低得多，但在表面活性剂溶液中却需要更大浓度才能达到相同的抑菌效果，因为丙酯和丁酯更容易在胶束中增溶。

（3）温度的影响：温度对增溶存在三方面的影响：①影响胶束的形成；②影响增溶质的溶解；③影响表面活性剂的溶解度。对离子表面活性剂，温度上升主要是增加增溶质在胶束中的溶解度，以及增加表面活性剂的溶解度。

1）Krafft 点：图 4-24 为十二烷基硫酸钠在水中的溶解度随温度而变化的曲线，随温度升高至某一温度，其溶解度急剧升高，该温度称为 Krafft 点，相对应的溶解度即为该离子表面活性剂的临界胶束浓度（图中虚线）。当溶液中表面活性剂的浓度未超过溶解度时（区域Ⅰ），溶液为真溶液；当继续加入表面活性剂时，则有过量表面活性剂析出（区域Ⅱ）；此时再升高温度，体系又成为澄明溶液（区域Ⅲ），但与Ⅰ相不同，Ⅲ相是表面活性剂的胶束溶液。Krafft 点是表面活性剂的特征值，也是表面活性剂使用温度的下限。或者说，只有在温度高于 Krafft 点时表面活性剂才能更大程度地发挥作用。例如，十二烷基硫酸钠和十二烷基磺酸钠的 Krafft 点分别为 8℃ 和 70℃，显然，后者在室温下表面活性作用不够理想。

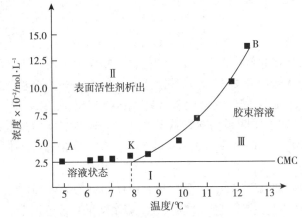

图4-24　十二烷基硫酸钠在水中的溶解度随温度变化曲线

2）起昙与昙点：聚氧乙烯类非离子型表面活性剂应用时，温度升高可导致表面活性剂溶解度急剧下降并析出，溶液出现混浊，这种现象称为起昙，此时温度称为浊点或昙点（cloud point）。这是因为聚氧乙烯类非离子型表面活性剂溶液受热时，聚氧乙烯链与水之间的氢键断裂，当温度上升到一定程度时，聚氧乙烯链可发生强烈脱水和收缩，使增溶空间减小，增溶能力下降。在聚氧乙烯链相同时，碳氢链越长，浊点越低；在碳氢链长相同时，聚氧乙烯链越长，浊点越高。如吐温-20 为 90℃，吐温-60 为 76℃，吐温-80 为 93℃，大多数此类表面活性剂的浊点在 70℃ ~100℃，但很多聚氧乙烯类非离子型表面活性剂在常压下观察不到浊点，如泊洛沙姆 108、泊洛沙姆 188 等。

3. 增溶剂的应用

（1）复方柴胡注射液

［处方］　　北柴胡（水蒸气蒸馏液）　　200g

　　　　　　细辛（水蒸气蒸馏液）　　　25g

　　　　　　吐温 - 80　　　　　　　　　4ml

　　　　　　氯化钠　　　　　　　　　　0.8g

　　　　　　注射用水　　　　　　　加至 100ml

（2）辅酶 Q_{10} 注射液

［处方］　　辅酶 Q_{10}　　　　　　　　1g

　　　　　　聚氧乙烯蓖麻油　　　　　　10g

　　　　　　二甲基乙酰胺　　　　　　　5g

　　　　　　注射用水　　　　　　　加至 100ml

4. 增溶剂的化学稳定性

药物增溶后的稳定性可能与胶束表面的性质、结构和胶束缔合体的反应性、药物本身的降解途径、环境 pH 值、离子强度等多种因素有关。例如，在酯类药物的碱性水解反应中，水解中间产物为带负电荷的阴离子，阳离子型表面活性剂的正电荷可加速反应的进行，阴离子型表面活性剂则产生抑制作用。又如，青霉素等 β - 内酰胺类药物遇酸水解时，受到阳离子型及非离子型表面活性剂的抑制，却被阴离子型表面活性剂所催化。青霉素 V 在中性溶液的降解，离子型和非离子型表面活性剂均既无抑制作用也无催化作用。聚氧乙烯类非离子型表面活性剂如果在聚氧乙烯基发生部分水解和自氧化，生成的过氧化物将促进药物的氧化降解，例如，聚氧乙烯脂肪醇醚溶液中的苯佐卡因极易氧化变黄。

（二）乳化剂

1. 乳化剂的性质

优良乳化剂通常具有以下性质：①具有较强的表面活性；②能迅速吸附在分散相液滴周围，形成能阻止液滴合并的界面膜；③能在液滴表面形成电屏障，以保证液滴之间具有足够的静电斥力；④能增加乳剂的黏度，以增强其稳定性；⑤较低浓度即能发挥乳化作用（乳化技术及其应用，详见第八章）。

许多表面活性剂基本具备上述性质，是优良的乳化剂。一般来说，HLB 值在 8 ~ 16 的表面活性剂可用作 O/W 型乳化剂；HLB 在 3 ~ 6 的表面活性剂常作为 W/O 型乳化剂。阳离子型表面活性剂的毒性及刺激性较大，故不作内服乳剂的乳化剂用；阴离子型表面活性剂一般作为外用制剂的乳化剂；两性离子型表面活性剂，如阿拉伯胶、西黄芪胶、琼脂等可用作内服制剂的乳化剂；非离子型表面活性剂不仅毒性低，而且相容性好，不易发生配伍变化，对 pH 值的改变以及电解质均不敏感，可用于外用或内服制剂，有些还可用作静脉乳剂的乳化剂，如普朗尼克 F68。

在实际应用中使用复合乳化剂较单一乳化剂效果要好。若已知待乳化油相所需的 HLB

值，则可用公式计算，得到复合乳化剂的配比。乳化剂的选择除以 HLB 值为依据外，主要通过实验筛选，得到理化性质适宜、稳定性好的乳化剂。乳化剂起稳定作用，见图 4 – 25。

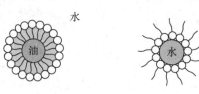

a. O/W型乳化剂　　　　　b. W/O型乳化剂

图 4 – 25　乳化剂起稳定作用示意图

2. 乳化剂的应用

（1）鱼肝油乳

［处方］	鱼肝油	300g
	Span 60	30g
	Tween 80	20g
	蒸馏水	加至 1000ml

（2）鸦胆子油静脉注射乳剂

［处方］	鸦胆子油（精制）	100ml
	甘油（分析纯）	25ml
	豆磷脂（精制）	10g
	注射用水	加至 1000ml

其中，豆磷脂可作为抗癌药的乳化剂，使不溶性的药物直接进入血液循环体系，所以作用迅速。此外，豆磷脂还可增强人体淋巴细胞 DNA 的合成功能，增强人体细胞的免疫功能，与抗癌药协同产生免疫作用。

（三）润湿剂

润湿通常是指固体表面气体被液体所取代（或固体表面的液体被另一种液体所取代）的现象。

1. 润湿剂的种类

根据润湿程度不同可分为附着润湿、浸渍润湿和铺展润湿 3 种，如图 4 – 26 所示。表面活性剂作为润湿剂的例子很多，例如，在水中加入表面活性剂润湿玻璃比单独用水容易得多；水滴在石蜡上，石蜡几乎不被润湿，但加入少量表面活性剂后，石蜡就容易被润湿。

（1）附着润湿：固体和液体接触后，变固 – 气界面和液 – 气界面为固 – 液界面，如图 4 – 26 a.。

（2）浸渍润湿：浸渍润湿是固体浸入液体中的过程，如将纸、布或其他物质浸入液体。此过程中，固 – 气界面为固 – 液界面所代替，而液 – 气界面没有变化，如图 4 – 26 b.。

（3）铺展润湿：液滴在固体表面上完全铺开成为液膜。如图 4 – 26 c. 所示，系以固 – 液界面和液 – 气界面代替原来的固 – 气界面（原来液滴的表面很小）。

以上 3 种润湿方式的共同点是：液体将气体从固体表面排挤开，使原有的固 – 气界面消

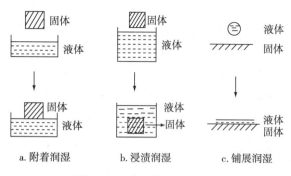

a. 附着润湿   b. 浸渍润湿   c. 铺展润湿

图 4 - 26　润湿的三种形式

失，代之以固 - 液界面。

在洁净玻璃板上滴一滴水，水在玻璃表面立即铺展，在石蜡上滴一滴水，水则不能铺展而保持滴状。从水面与固体面的接触点沿水面引切线，切线与固体面之间的夹角 θ 称为接触角。水与玻璃的接触角接近于零，与石蜡的接触角约为 110°。接触角小的固体易被液体润湿，接触角大的固体不易被润湿。因此，接触角的大小可作为润湿的直观尺度。

通常以 $\theta = 90°$ 作为润湿与否的分界线，见图 4 - 27。

①$\theta = 0°$：液体在固体表面上完全润湿并铺展，如图 4 - 27 a. 所示。

②$0° < \theta < 90°$：液体在固体表面上润湿，如图 4 - 27 b. 所示。

③$90° < \theta < 180°$：液体在固体表面上不润湿，如图 4 - 27 c. 所示。

④$\theta = 180°$：液体在固体表面上完全不润湿。如图 4 - 27 d. 所示。

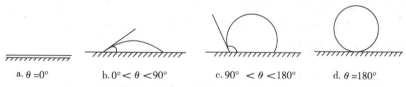

a. $\theta = 0°$　　　b. $0° < \theta < 90°$　　　c. $90° < \theta < 180°$　　　d. $\theta = 180°$

图 4 - 27　液滴在固体表面的接触角与润湿程度的关系

促进液体在固体表面铺展或渗透的作用，称为润湿（wetting）作用，能起润湿作用的表面活性剂称为润湿剂（wetter）。润湿剂最适 HLB 值通常为 7 ~ 9，并应有适宜的溶解度方能起润湿作用。直链脂肪族表面活性剂应在 8 ~ 12 个碳原子为宜；对于烷基硫酸盐以硫酸根处于碳氢链的中部为佳。常用的润湿剂有聚山梨酯类、聚氧乙烯脂肪醇醚类、聚氧乙烯蓖麻油类、磷脂类、泊洛沙姆等。表面活性剂的润湿和去润湿作用见图 4 - 28。

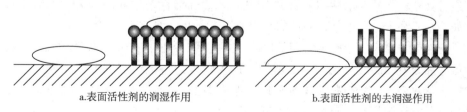

a. 表面活性剂的润湿作用   b. 表面活性剂的去润湿作用

图 4 - 28　表面活性剂的润湿作用和去润湿作用

2. 润湿剂的应用

制备混悬剂时，常遇到粉末不易被润湿、漂浮于液体表面或下沉的现象，这是由于固体粉末表面被气膜包围，或固体表面的疏水性阻止了液体对固体润湿的缘故，其给制备带来困难。加入表面活性剂后，由于其分子定向吸附于固－液界面，排除了固体表面吸附的气体，降低了固－液界面的界面张力和接触角，从而使固体被润湿，以此可制得分散均匀或易于再分散的液体制剂。

无味氯霉素混悬剂

[处方]　　无味氯霉素　　43.46g　　　　苯甲酸钠　　5.0g

吐温－80　　　　10.0g　　　　糖精钠　　0.5g

西黄耆胶　　　　8.0g　　　　樱桃香精　　3.0ml

琼脂　　　　　　4.0g　　　　香蕉香精　　3.0ml

焦亚硫酸钠　　　1.0g　　　　苯甲酸　　2.0g

蒸馏水　　　　　加至1000ml

该处方中吐温－80为润湿剂。

在制备不易崩解或崩解缓慢的片剂时，加入少量具有润湿作用的辅料可加速片剂的崩解。在中药提取过程中，选用毒性较低的非离子表面活性剂做提取辅助剂，可增加溶剂对药材细胞的润湿、渗透性，提高有效成分的浸出率。例如，吐温－80可将熏衣草油的提取率提高20%；在凡士林基质中加入少量羊毛脂可改善其渗透效果；复方硫黄混悬液中加入吐温－80，可使其吸附于固－液界面，降低接触角，从而改善硫黄的润湿性，避免混悬剂的"浮硫"现象。混悬型气雾剂中加入润湿剂，可减少药物粉末间的聚结。二甲基二氯硅烷具有很好的防水性，在针剂安瓿内壁涂上该涂料，可使玻璃内壁成为憎水表面，用针筒抽吸药液剂时不易黏附残留于玻璃内壁。

（四）起泡剂与消泡剂

泡沫由一层很薄的液膜包围着气体，是气体分子分散于液体的分散体系。在选矿、制皂及泡沫灭火中，起泡后的泡沫是有利的；而在烧锅炉、溶液浓缩和减压蒸馏，以及目前广泛使用的合成洗涤剂，泡沫太多则会对下水处理带来困难，因而需要消泡。

1. 起泡剂

具有发生泡沫作用和稳定泡沫作用的物质称为起泡剂（foaming agents）或稳泡剂（foam boosters），具有降低液体表面张力作用、使泡沫稳定的表面活性剂，可作为起泡剂或稳泡剂，其通常具有较强的亲水性和较高的HLB值。表面活性剂的起泡能力和稳泡能力并不平行。例如，肥皂和十二烷基苯磺酸钠的起泡能力都很好，但前者的泡沫较后者持久。药剂中起泡剂或稳泡剂主要应用于腔道给药及皮肤用药，例如，醋酸苯汞外用避孕片含有硫酸十六醇钠，可增加处方中碳酸氢钠与酒石酸中和产生气泡的持久性与细度，使泡沫持久充满腔道，增加避孕效果。在乳剂型气雾剂中加入具有起泡或稳泡作用的表面活性剂，可使喷出的乳剂成为持久的泡沫状态，延长药物在作用部位的滞留时间，药液不易损失，且对创面具有安抚作用。表面活性剂的发泡作用见图4－29。

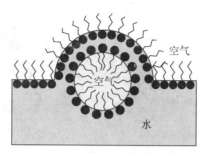

图 4 - 29 表面活性剂的发泡作用

2. 消泡剂

与起泡剂相反，用来消除泡沫的物质称为消泡剂（antifoaming agents）。一些含有表面活性剂或具有表面活性物质的溶液，如中草药的乙醇或水浸出液，含有皂苷、蛋白质、树胶以及其他高分子化合物的溶液，当剧烈搅拌或蒸发浓缩时可产生稳定的泡沫，给操作带来困难。为了破坏泡沫，可加入一些表面张力小且水溶性也小的表面活性剂。其 HLB 值通常为 1～3。其与泡沫液层的起泡剂争夺液膜面，并可吸附于泡沫表面，取代原来的起泡物质，因其本身碳链短，不能形成坚固的液膜，从而使泡沫被破坏。

3. 应用

泡沫气雾剂

［处方］
含松节油的橄榄油溶液	15g
C_{16}～C_{20}合成醇	2.5g
脂肪醇聚氧乙烯（20）醚	4g
二氯二氟甲烷	8g
蒸馏水	加至100g

（五）去污剂

用于除去污垢的表面活性剂称为去污剂（detergents）或洗涤剂（cleaning agents）。

1. 去污步骤

去污过程比较复杂，大致有以下步骤：①去污剂溶液对被洗物和污垢进行润湿，产生两者之间界面的渗透；②表面活性剂使油性溶液产生乳化、增溶或分散作用，使污垢与固体表面分离并分散或乳化于水中；③防止已被乳化的油质污垢或已被分散的固体污垢重新沉积于被洗物的表面；④用清水漂洗，将混悬于介质中的污垢和残存的去污剂一齐排出。

2. 去污机理

去污剂的最适 HLB 值为 13～16，去污能力以非离子型表面活性剂最强，其次是阴离子型表面活性剂。常用的去污剂有钠肥皂、钾肥皂、油酸钠、十二烷基硫酸钠及其他烷基磺酸钠等。表面活性剂在固－液界面上吸附、除污垢的机理见图 4－30。其中 a. 表示附着的固体污垢成簇或单个强烈吸附在固体表面，以机械作用难以除去；b. 表示表面活性剂吸附在固－液界面上，削弱了污垢在固体表面上的吸附而易于除去，成簇的固体污垢被分散，表面活性剂吸附所形成的空间障碍和静电排斥力，使污垢难以聚集沉淀。

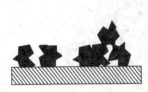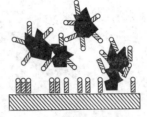

　　　　a. 附着的固体污垢　　　　　　　b. 被分散的固体污垢

图 4 - 30　表面活性剂在固 - 液界面上吸附、除去污垢的机理

3. 去污剂的应用

标准洗衣粉

[配方]　烷基苯磺酸钠　　　15g　　　三聚磷酸钠　　　17g

　　　　硅酸钠　　　　　　10g　　　碳酸钠　　　　　3g

　　　　羧甲基纤维素钠　　1g　　　硫酸钠　　　　　54g

　　　　制成　　　　　　　100g

（六）消 毒（杀 菌）剂

　　大多数阳离子型和两性离子型表面活性剂都可用作消毒剂（disinfectant），少数阴离子型表面活性剂也有类似作用，如甲酚皂、甲酚磺酸钠等。表面活性剂的消毒或杀菌机理是能与细菌生物膜的蛋白质发生相互作用，使蛋白质变性或破坏。这些表面活性剂在水中均有较大溶解度，可分别用于术前皮肤消毒、伤口或黏膜消毒、器械和环境消毒等，常见的消毒剂有洁尔灭、新洁尔灭、度米芬等。

1. 洁尔灭

　　洁尔灭（氯化苯甲烃铵，苯扎氯铵，benzalkonium chloride）为白色或黄白色粉末或胶片状体，具有芳香气，味极苦。极易溶于水、乙醇、丙酮，难溶于醚，水溶液澄清，振摇产生大量泡沫。洁尔灭广泛用于表面消毒、防腐和去垢。对革兰阳性和阴性细菌、某些真菌、酵母、阴道滴虫和原虫有效，对结核杆菌、细菌芽孢和病毒无效。低浓度溶液对皮肤和黏膜的刺激性很小，是优良的皮肤、黏膜用和眼用制剂防腐剂。皮肤消毒用 1% ~2% 溶液；器械消毒用 0.05% ~0.1% 溶液；黏膜创口感染消毒用 0.01% 溶液；眼科药剂防腐用 0.025% 溶液。

2. 新洁尔灭

　　新洁尔灭（溴化苯甲烃铵、溴卞烷铵、苯扎溴铵，benzalkonium bromide）为白色或淡黄白色粉末或胶状体，有芳香气，味极苦。极易溶于水，溶于乙醇。水溶液微呈碱性，强烈振摇产生大量泡沫。新洁尔灭抗菌谱广，穿透力强，有强烈的杀菌作用，毒性低，作用快，刺激性小，适合手术前皮肤消毒、医疗器械消毒和灭菌。眼科药剂防腐用 0.01% 溶液；手术器械消毒用 0.1% 溶液；黏膜消毒用 0.01% 溶液。

3. 度米芬

　　度米芬（杜灭芬，domiphen bromide）为白色或微黄色软片状结晶或结晶性粉末，味极苦，微有特殊臭。易溶于水、乙醇，可溶于丙酮。度米芬抗菌谱广，用于手术前皮肤消毒、医疗器械及外科消毒。眼药水防腐浓度为 0.005% ~ 0.01% ，外用为 0.05% ~ 0.5% 。

参考文献

[1]杜凤沛,高丕英. 简明物理化学. 北京:高等教育出版社,2005:257 – 327.

[2]肖衍繁,李文斌. 物理化学. 天津:天津大学出版社,2004:326 – 363.

[3]韩德刚,高执棣,高盘良. 物理化学. 北京:高等教育出版社,2001:679 – 709.

[4]董元彦,李宝华,路福绥. 物理化学. 北京:科学出版社,2001:193 – 228.

[5]沈文霞. 物理化学核心教程. 北京:科学出版社,2004:322 – 364.

[6]许金煜,刘艳. 物理化学. 北京:北京大学医学出版社,2005:268 – 324.

[7]范康年. 物理化学. 北京:高等教育出版社,2005:635 – 664.

[8]刘幸平,胡润淮,杜薇. 物理化学. 北京:科学出版社,2002:199 – 236.

[9]侯新朴. 物理化学. 北京:人民卫生出版社,2007:262 – 305.

[10]苏德森,王思玲. 物理药剂学. 北京:化学工业出版社,2004:187 – 231.

[11]罗杰英,王玉蓉,张自然,等. 现代物理药剂学理论与实践. 上海:上海科学技术文献出版社,2005.

[12]殷恭宽. 物理药学. 北京:北京医科大学 中国协和医科大学联合出版社,1993.

[13]崔福德. 药剂学. 北京:人民卫生出版社,2007:256 – 273.

[14]屠锡德,张钧寿,朱家璧. 药剂学. 北京:人民卫生出版社,2002:57 – 104.

[15]平其能. 现代药剂学. 北京:人民卫生出版社,2001:74 – 93.

[16]张光杰. 药用辅料应用技术. 北京:中国医药科技出版社,1991:532 – 542.

[17]刘国杰. 药剂学. 北京:人民卫生出版社,1985:59 – 97.

[18]宫崎正三主编,徐麟译. 图解药剂学. 北京:中国医药科技出版社,1989:38 – 61.

[19]程兰征,章燕豪. 物理化学. 上海:上海科学技术出版社,2007:215 – 252.

[20]赵国玺,朱步瑶. 表面活性剂作用原理. 北京:中国轻工业出版社,2003:1 – 764.

[21]陈宗淇. 胶体与界面化学. 北京:高等教育出版社,2001:223 – 322.

[22]衷平海. 表面活性剂原理与应用配方. 南昌:江西科学技术出版社,2005:6 – 169.

[23]张天胜. 生物表面活性剂及其应用. 北京:化学工业出版社,2005:349 – 351.

[24]李玲. 表面活性剂与纳米技术. 北京:化学工业出版社,2003:16 – 96.

[25]梁文平,殷福珊. 表面活性剂在分散体系中的应用. 北京:轻工业出版社,2003:2.

[26]刘程. 表面活性剂应用手册. 北京:化学工业出版社,2004:90 – 576.

第五章

剂型的物态特性

药剂工作的目的是制备含量均一、质量稳定和安全有效的制剂。研究剂型的物态特征是处方设计与筛选、制剂工艺设计的前提。

按物态分类，剂型可分为固体、半固体、液体和气体4种类型。固体剂型包括散剂、颗粒剂、胶囊剂、丸剂、片剂、胶剂、硬膏剂、栓剂等；半固体剂型包括软膏剂、凝胶剂、眼用软膏等；液体剂型包括均相溶液和非均相液体，例如，供内服或外用的溶液剂、单糖浆剂、甘油剂、芳香水剂和醑剂等；气体剂型指的是气 – 液、气 – 固等两相或气 – 液 – 液、气 – 液 – 固等三相分散体系的制剂，其中药物可呈气态（gaseous state）、液态（liquid state）、固态或结晶态（solid and the crystalline state）。药剂的粉体学和流变学性质与剂型的状态、质量和成型均密切相关。此外，体系还涉及光学、热力学、动力学和电磁学等性质。

表征体系的物理量可分为几何、力学、化学和热力学等状态参量。例如：①几何状态参量：如长度、面积和体积等；②力学状态参量：如压力、压强、密度、表面张力等；③化学状态参量：如摩尔浓度、含量等；④热力学参量：如体积、压力、温度、黏度等。这些参量既能表征各种物态的状态，同时也可作为试验过程的影响因子或评价指标，如以表示强度性质的温度、压力作为恒定条件，以密度、黏度或指标成分的含量为测定指标，考察固体或半固体制剂的特征等。

流变学（rheology）是研究物体流动和变形的科学，属于力学研究范畴，与化学特别是胶体化学、高分子化学密切相关。具体地说，流变学是研究材料在应力、应变、温度、湿度、辐射等条件下与时间因素有关的流动和变形的规律。

英国物理学家麦克斯韦于1869年发现，材料可以是弹性的，也可以是黏性的。按流变学分类，固体具有弹性，如前述，半固体具有黏弹性（viscoelasticity），液体具有流变性，均属于流变学研究范畴。药剂的流变性不仅涉及溶液剂、乳剂、混悬剂等液体药剂，而且与软膏、凝胶等半固体制剂，以及固体剂型有关，对药剂的成型和质量有直接影响。因此，流变学的研究对象是固体的弹性变形、半固体的黏弹性和液体的流变性等。

本章重点讨论固体剂型、半固体剂型和液体剂型的物态特征。

第一节　固体剂型的物态特性

固体剂型以固体材料、一般粉体或超微粉体为材料基础，材料分为天然或合成、半合成品。其中天然药以动物体、植物体和矿物体为来源，动物药和植物药多由多糖（淀粉）、蛋白质和纤维素等高分子材料组成，矿物药多以无机材料组成。来源于天然或合成的高分子材料在结构、性能等方面具有共性，固体材料的物态特征各不相同。

例如，粉体物料的粒度及其分布、形状、流动性、吸湿性、黏附性、压缩性、团聚性、填充性、孔隙率、介电性能、密度、抗张强度等物理特性，直接影响后续成型工艺的难易程度及产品质量，如粉体的堆密度、流动性以及团聚性对分剂量的准确性有很大影响，直接导致药物的装量差异超过限定标准；颗粒的物态往往影响片剂的硬度，如松密度偏小的颗粒压成片剂后径向破碎力较大；中药全粉末片的抗张强度较低，压片时易出现裂片、松片等现象；吸湿性较强的中药浸膏粉往往影响丸剂、片剂等成型。

一、固体材料

固体材料可分为晶体和非晶态固体，在药剂中可作为原料药或辅料应用。晶体是由若干个晶面围合而成的凸多面体，长程有序，具有各向异性和确定的熔点；非晶态固体又称为玻璃体，例如玻璃、橡胶、塑料，以及动植物体存在的淀粉、多糖、蛋白质、纤维素等高分子聚合物，其结构不同于晶体，形成液体后具有黏滞性。固体材料具有力学、流变学、光学、热学、声学、电学等物理特性。

（一）力学特性

评价固体材料的主要力学指标是硬度和强度。固体一旦溶解或分散在溶剂中可表现液体或半固体的性质。

（1）硬度（hardness）：硬度是衡量材料表面抵抗机械压力的指标。

（2）强度（strength）：强度分为拉伸强度和弯曲强度等指标。

拉伸强度（tensile strength）是指在规定的温度、湿度和加载速度下，在标准试样上沿轴向施加拉伸力直到试样被拉断时的表征量。公式如下：

$$\text{拉伸强度} = \text{最大载荷} P / \text{试样截面积} A \qquad (5 \cdot 1)$$

弯曲强度（bending strength）是指在规定条件下对试样施加静弯曲力矩，直到试样折断为止的表征量。公式如下：

$$\sigma_{\mathrm{b}} = 1.5 \frac{Pl}{bd^2} \qquad (5 \cdot 2)$$

式中：P 表示最大载荷（F/A），l、b、d 分别表示试样的长、宽、厚。

（二）流变学特性

弹性（elasticity）是指材料因受力而变形，除去所加之力后，又恢复原有状态或性质。

固体材料呈现弹性性能，但是一旦溶解或分散在溶剂中后，则可表现为液体或半固体的性质（如前所述）。固体的弹性符合胡克氏（Hooke's）定律，公式如下：

$$E = \frac{S}{D} \qquad (5 \cdot 3)$$

式中：E 表示弹性模量或弹性系数，单位 Pa；S 表示切应力；D 表示切变速率。

弹性模量（modulus elasticity，E）是表示单位应变所需应力（stress）的大小，作为材料刚度的表征量。弹性模量 E 越大，表示越不易变形。例如，聚乙烯的 $E = 2 \times 10^9 Pa$，20% 明胶胶冻的 $E = 2 \times 10^6 Pa$。

弹性材料的特征：当施加切应力时，切应力以能量储存于物体内部，切应力消除后，能量即可放出，物体复原，不存在能量耗散现象，或称为可以忽略能量耗散行为。弹性材料对突加载荷和动载荷的响应都是瞬时的，卸载后没有残余应变。

随着温度的升高，某些非晶态固体材料会呈现黏弹性，即呈现半固体材料的物态特性。

（三）其他性质

固体材料具有保温、隔音、电阻等光学、热学、声学、电学物理特性，固体高分子聚合物的结构与成型工艺有关。采用适当的加工成型方式，即可使它形成适当的结构。例如，成纤的高聚物在纺丝后必须在特定温度下进行牵伸取向，方可达到较高强度和物化性质。

药剂中常将高聚物作为辅料或赋形剂使用。例如，阿拉伯胶、西黄芪胶可用作乳化剂，明胶用作胶囊壳的主要原料，离子交换树脂（球形颗粒）用作分离材料，新型高绝缘材料（涤纶薄膜）作为隔膜材料；将高聚物溶于适宜溶剂中可作为涂膜剂的辅料，具有黏弹性，临用时溶剂挥发而使高聚物形成薄膜。

固体材料呈现一定的形状（见图 5 - 1），并可在相应的溶剂中溶解，形成溶液。长链高分子化合物流动时因相互阻滞，而具有一定黏滞度。一般情况下，分子链愈长，黏度愈大；由于高分子远比溶剂分子重，故扩散比溶剂分子慢，分子量愈大，这些区别愈明显。

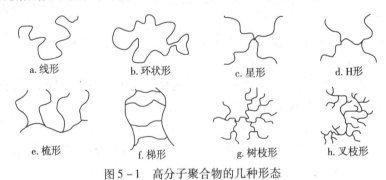

a. 线形　　b. 环状形　　c. 星形　　d. H形

e. 梳形　　f. 梯形　　g. 树枝形　　h. 叉枝形

图 5 - 1　高分子聚合物的几种形态

目前，纳米材料及其制剂的研究已成为 21 世纪医药领域的热门话题。

二、一般粉体

粉体是指固体粉末粒子（particle）的集合体，是固体制剂的最基本单位。药剂学中的粉体系指粒径较小的粉末（powder）和颗粒（partical），粒径在 0.1μm 到数 mm。构成粉体物性的表征量有表面形貌、粒径及其分布、比表面积、流动性、吸附性和吸湿性等，研究粉体物性理论和技术的科学称为粉体学（micromeritics）。

　　人们将肉眼可以观察到的物质体系称为宏观体系，将原子、分子等在理论研究中的对象称为微观体系。此外，将宏观和微观之间还存在的物质颗粒定义为介观体系。采用人工方法，将原子、分子通过合成，或将块状物形成具有全新特性、属于介观体系范围内的颗粒称之为超微颗粒或超微粉。图 5-2 为颗粒粒径分布范围图。

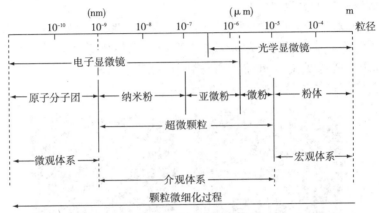

图 5-2　颗粒粒径分布范围

　　粉体的粒径限度迄今尚无统一标准，行业目的和要求导致各自界定的范围有别，主要制备途径为机械粉碎法或借助物理化学手段。具体方法有：①机械粉碎法：包括普通粉碎和超细粉碎（利用气流粉碎机、振动磨、球磨机等）。对于特殊物料，例如强纤维性的黄芪、灵芝（粉碎过程易出现大量絮状物）；韧性强的羚羊角、海马、玳瑁；含糖量高的枸杞、生地、熟地、大枣；树脂类的乳香、没药；贵重药、动物药等，应分别采用适宜的粉碎方法。②物理化学法：包括控制结晶或转换溶剂法。③固体分散法。④喷雾干燥法。⑤冷冻干燥法等。粉碎后的粉体由于表面结构发生改变，而呈现不同的理化性质。

　　超微颗粒包括微粉、亚微粉和纳米粉，又称为超微粉，属于介观体系。纳米级（1~100nm）的粉体粒径小，由于比表面积大和量子尺寸效应等原因，其光学、热学、电学、磁学、力学以及化学性质有别于常规粉体（详见本章纳米粉项下内容）。

（一）粉体的物态特性与表征

　　粉体的物态特性依表征量分为粉体形态（shapes）、粒径与粒径分布、粉体比表面积、密度与孔隙率、休止角与流速、吸湿与团聚、压缩性和晶型等。

1. 粉体形态

　　介于宏观体系和介观体系的粉体往往是不规则的，表面粗糙，形状各异，有球形、柱形、多角形、片状、针状等。粒子的形状与粒子其他诸多性质密切相关。如球形粒子具有较好的流动性和填充性；片状粒子的附着性较好；长条形粒子的抗冲击强度较大等。可采用形态因子（shape factor）和皱度系数（coefficient of rugosity）来表达粒子偏离理想形态的程度，测定方法主要有显微镜法（microscopic method）等。

（1）光学显微镜法：光学显微镜为测定粉体粒径最常用的仪器，较准确，但操作繁琐。其可测定出几何学粒径（peometric diameter），如长径、短径、定向接线径、定向等分径、外接圆等价径、等价径等。实际上，该法测定的是粒子的投影而不是粒子本身，其粒径测定范围为 $0.01 \sim 100 \mu m$。目前，结合综合性图像分析系统，可快速而准确地完成显微镜测试和分析统计工作，现已作为测定中药粉体表面、细胞壁和壁内原生质体（包括细胞质、细胞核、质体、线粒体等）的有效手段。

（2）电子显微镜法：电子显微镜法为测定粉体表观形貌、粒径及其分布的重要手段，最大特点是直观性强。其测试范围为 $0.001 \sim 100 \mu m$。选择视野为 $300 \sim 500$ 个颗粒，通过测定其长度（length）或宽度（breadth），可得到外观形貌和粒径分布图。例如，采用不同的粉碎方法可测得魔芋粉的各种微观形貌，见图 5 - 3。

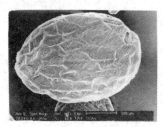 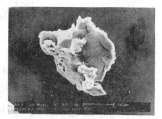

a. 振动磨粉碎　　　　　　　b. 高速静压撕裂粉碎

图 5 - 3　不同粉碎方法的魔芋粉微观形貌

采用扫描电镜可从白芷粉碎前原料中观察到完整的导管（有网纹、螺纹及具缘纹孔等，直径 $18 \sim 75 \mu m$）、木栓细胞、淀粉粒（多角形或类球形，直径 $3 \sim 20 \mu m$）、油室（直径 $5 \mu m$ 左右）等微观形貌，见图 5 - 4a.。经振动研磨加工成超细粉（$D90 = 10 \mu m$）后，还能观察到除完整的淀粉粒以外大多已破碎的细胞组织，基本无法辨别原有的形貌和特征结构，见图 5 - 4b.。

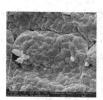 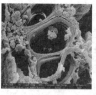 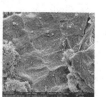

①油室　　　　　②导管　　　　　③淀粉粒　　　　　④木栓细胞

图 5 - 4a.　白芷粉碎前的微观形貌

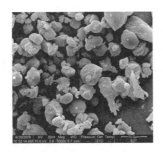
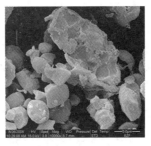

图 5 - 4b.　白芷超细粉碎后的微观形貌

采用扫描电镜（SEM）可观察到原始灵芝孢子和破壁灵芝孢子的微观形貌，破壁前灵芝孢子形态完整（图 5 - 5a.）表面有微小的萌发孔供有效成分逸出。经超细粉碎后，孢壁结构被破坏（图 5 - 5b.），破壁率达到 95% 以上。

统计结果可采用 SPSS 软件包，使数据处理更为简便、快速、直观和准确。例如，干扰素 - PLGA 微球的数据处理：先采用普通光学显微镜计数 500 个干扰素 - PLGA 微球的粒径，然后用 SPSS10.0 软件分析，包括描述统计量（descriptive statistics）、平均值比较（compare means）、相关分析（correlate）和回归分析（regression）等，求得平均数、方差、标准差、标准误差、最大值、最小值、极差、偏度和峰度及其标准差，得到微粉平均粒径、分布范围，以及正态分布曲线等统计数据。

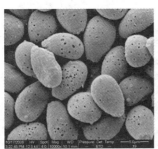
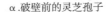
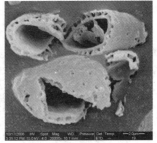

　　α.破壁前的灵芝孢子　　　　　　　　b.破壁后的灵芝孢子

图 5 - 5　灵芝孢子破壁前后的微观形貌

颗粒形状系数的表示方法有以下多种：

若以 Q 表示颗粒的平面或立体的参数，D_p 为粒径，则二者的关系为

$$Q = KD_p^k \tag{5·4}$$

式中：K 称为形状系数。

① 表面积形状系数：若用颗粒的表面积 S 代替 Q，则

$$S = \Phi_s D_p^2 \tag{5·5}$$

式中：Φ_s 称为颗粒的表面积形状系数。

对于球形颗粒，$\Phi_s = \pi$；对于立方体颗粒，$\Phi_s = 6$。

② 体积形状系数：若用颗粒的表面积 V 代替 Q，则

$$V = \varPhi_{v}D_{p}^{3} \tag{5·6}$$

式中：$\varPhi_v$ 称为颗粒的体积形状系数。

对于球形颗粒，$\varPhi_v = \pi/6$；对于立方体颗粒，$\varPhi_v = 1$。

③比表面积形状系数：比表面积形状系数定义为表面积形状系数与体积形状系数之比，用符号 $\varPhi$ 表示：

$$\varPhi = \varPhi_{s}/\varPhi_{v} \tag{5·7}$$

对于球形颗粒和立方体颗粒，$\varPhi = 6$。

④卡门（Carman）形状系数：与颗粒等体积的球的表面积与颗粒的实际表面积之比称为 Carman 形状系数。用符号 $\varPhi_c$ 表示。

根据此定义，一般颗粒的 $\varPhi_c \leqslant 1$，对于球形颗粒，$\varPhi_c = 1$，其余非球形颗粒的 $\varPhi_c$ 值均 < 1。因此，颗粒的 $\varPhi_c$ 值可以作为其与球形颗粒形状偏差的衡量尺度，即 $\varPhi_c$ 值越小，意味着该颗粒形状与球形颗粒的偏差越大。也即，颗粒形状越不规则。表 5 - 1 列出了某些材料的卡门形状系数测定值。

表 5 - 1   **某些材料的卡门形状系数 $\varPhi_c$ 测定值**

名称	钨粉	烟尘	钾盐	玻璃粉尘	软木颗粒	云母颗粒
$\varPhi_c$ 值	0.85	0.82	0.70	0.526	0.505	0.108

2. 粒径与粒径分布

粒径（particle size distribution）是粉体的基本性质之一。粒径的大小、形态等直接影响粉体的吸湿性能、流动性、熔点、密度、介电性质和吸附性。

粒径分布（particle size distribution）系指粉末的不同粒径质点数出现的频率，表示粉末的均匀性。粒子大小分布很宽的粉体往往制备比较困难。例如，粉体堆积体的分布对胶囊剂的填充、片剂的压片等过程均有一定的影响，甚至还会影响药物的溶出度和生物利用度。

粒径与粒径分布可采用显微镜法、筛分法、沉降法、库尔特计数法、激光光散射法、电超声粒度分析和 X - 射线衍射法等测定。

（1）显微镜法：采用光学显微镜或电子显微镜均可测定粉体粒径。表 5 - 2 为显微镜法常用平均粒径。

表 5 - 2   **显微镜法常用平均粒径**

平均粒径名	几何平均径	面积平均径	长度平均径	体积平均径
公 式	$d_g = n\sqrt{d_1 d_2 d_3 \cdots d_n}$	$d_{vs} = \dfrac{\sum nd^3}{\sum nd^2}$	$d_L = \dfrac{\sum nd^2}{\sum nd}$	$d_s = \left(\dfrac{\sum nd^3}{\sum n}\right)^{\frac{1}{3}}$

注：n 为粒子个数。

（2）筛分法（sieving method）：筛分法系指用系列标准筛经筛分将粉末分等测定出粒径分布的方法。由于粒子能否通过筛网与待测样品的性质、粒子大小、粒子形状、用量、过筛方法、过筛时间及筛的种类等多个因素有关，因此筛分法测得的粒子大小相当粗略。对于超微粉体而言，由于微粉分散性差，极易发生聚集、黏附、负荷静电等现象，可导致筛分时发生堵塞，故尤其不适于粒径小于 $10\mu m$ 的粉体。目前，已有多种自动化或半自动化振动筛分设备，如机械振动过筛（mechanical shaker）、超声波振动过筛、真空气流过筛等，近年发展的还有微沉积（sedimentation）筛网等，使用新型微孔筛，可筛析 μm 级粉体。

（3）沉降法（sedimentation method）：沉降法适用于球形、大小在 $1\sim250\mu m$ 范围粒径的测定，一般用于悬浮液的测定。

①重力沉降法：该法根据混悬液体中粒子的沉降速度服从 Stockes 定律，即 Stockes 公式，而得到（5·8）或（5·9）式，求出 Stockes 径：

$$v = \frac{h}{t} = \frac{r^2(\rho - \rho_o)g}{18\eta} \tag{5·8}$$

$$r = \sqrt{\frac{18\eta h}{(\rho - \rho_o)gt}} \tag{5·9}$$

例如，氧化锌粉末的分散相密度为 $5.60g/cm^3$，分散媒密度为 $1.01g/cm^3$，沉降速度为 7.30×10^{-3}，该流体的黏度为 $0.01g（cm/sec）$（重力加速度为 $981cm/sec$）。求：氧化锌粉末的 stocke's 径。

代入公式（5·9），得

$$r = \sqrt{\frac{18\times0.01\times7.30\times10^{-3}}{(5.60 - 1.01)\times981}} = 5.40\times10^{-4}cm$$

用重力沉降法可先测定 t 时间的粒子沉降高度 h，代入变化式（5·10），求出时间 t，进而求出粒径 r。

$$t = \frac{h}{v} = \frac{18\cdot\eta h}{(\rho - \rho_0)g}\cdot\frac{1}{r^2} \tag{5·10}$$

重力沉降法测定粒径的原理与测定范围见表 5-3。

表 5-3　　　　　　　　　　　重力沉降法测定粒径的原理与测定范围

方　法	原　　　理	测定范围（μm）
Andreasen 法	利用 Andreasen 移液管测定分散体因粒子沉降而产生的浓度变化，来得出粒子大小和粒度分布	1~100
比重计法	利用比重计在一定位置所示分散体密度随时间的变化测定粒度分布	1~100
浊度法	利用光透过法或射线透过法测定因分散体浓度变化引起的浊度变化，以测定超细粒子大小和粒度分布	0.1~100
天平法	通过测定已沉降粒子的累积重量来测定粒子大小和粒度分布	0.1~150

由于重力沉降法依赖于粒子自身的重力而沉降，故一些微细的粒子和密度很小的粒子在较短的时间内难以完成沉降。此外，微细粒子的自由扩散所占的比例也显著增加，故有可能使沉降行为大大偏离 Stockes 定律，导致分析结果有较大的系统误差。

②离心沉降法：离心沉降法是通过在重力场中施加离心力加速待测粒子的沉降速度而进行测定的方法。具体操作：在旋转的沉降液表面加入样品，借助离心力的作用，使场内旋转的液面上形成薄膜。由于相同粒径的粒子以相同的沉降速度形成圆环逐渐向外扩散，使得粒子因不同的扩散速度而得以分级，并引起光通量的变化。光通量的变化反映了各种粒径的粒子到达该位置的时间，最大的粒子最先到达测定位置，从而计算出粒径。同时根据光密度的变化，得出相对含量及平均粒度分布。

离心沉降法的优点是利用离心产生的向心加速度 $\omega^2 r$ 代替 Stockes 公式中的重力加速度，提高沉降速度的同时相对减少粒子的自由扩散，使实验条件满足 Stockes 定律中粒子在瞬间达到恒定速度的假设，提高了测量的准确性。

（4）库尔特计数法：库尔特计数仪（coulter counter）如图 5 – 6 所示。其基本原理是将粒子体积转变为电压脉冲信号的过程。感应元件是一个外形类似试管的小孔管，管内外各有一个电极，电极间有一定的电压。测定管置于装有相同电解质溶液的容器中，管壁有一细孔（olifice），孔两侧通过放置的电极施加一定的电压，由于液面差使粒子随电解质溶液通过细孔，故当粒子通过细孔时，由于粒子体积引起电阻增大，使细孔两侧产生电压差，电压经增幅后进入主放大器（main amplifier）和脉冲放大器（pulse amplifier），粒子的个数、粒径和粒度分布由示波（scope）屏、计数驱动（counter drive）、数字记录器（digital register）显示出来。

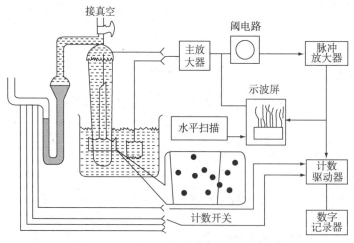

图 5 – 6　库尔特计数仪示意图

库尔特计数仪可用于测量悬浮液中的颗粒大小和个数，再将颗粒体积换算成粒径。粒径测定范围为 $0.3 \sim 80.0\mu m$，且要求粒子分布窄。该法优点是操作简便，速度快（每秒可计算出 4000 个粒子的体积粒度分布），并可根据需要绘制出标准化曲线和直方图，精度高，分析误差小于1% ~ 2%，统计性好，适于混悬剂、乳剂、脂质体、粉末药物等制剂的测定。但是该法测定粒度时样品的浓度、样品中粒子的凝聚和沉降速率，易受外来电磁场或仪器振动等干扰。

（5）激光光散射法：激光光散射法系利用颗粒被光照射时发生散射以及一些光发生衍射的特性，利用散射强度、衍射强度与粒径大小及其光学特性有关的原理，对粒径及其分布进行测定的方法。光散射或衍射的模式由颗粒尺寸和入射波波长（如激光 $\lambda = 632nm$）决定。当 $d \geqslant \lambda$ 时，属于 Fraunhofer 衍射范围；当 $d \approx \lambda$ 时，属于 Rayleigh – Gans – Mie 散射范围。颗粒的衍射环不受颗粒移动的影响，但光的强度与颗粒个数呈一定比例，利用衍射环可以测定出颗粒群的粒径分布。图 5 – 7 为不同粉碎时间作用下白芷微粉的粒径分布图。

但是激光光散射法的测定值与采用的无水乙醇、乙醇、正丁醇等介质有关，否则会与光学显微镜法测定值产生一定的误差。采用显微颗粒图像分析法与干粉激光粒度仪相结合的中药微粉粒度检测方法现被成功应用。

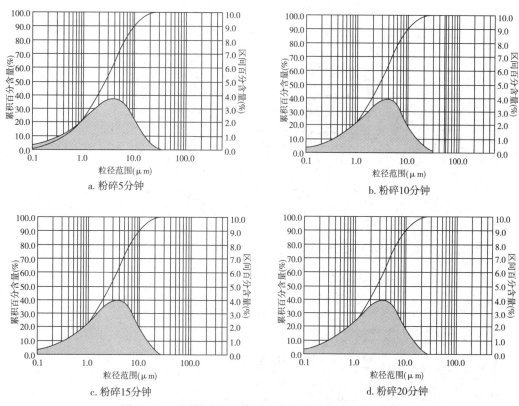

图 5 – 7　不同粉碎时间作用下白芷微粉的粒径分布图

（6）电超声粒度分析法：电超声粒度分析法是最新出现的粒度分析方法，粒度测量范围为 5nm 至 100μm。其分析原理为：当声波在样品内部传导时，仪器能在一个宽范围超声波频率内分析声波的衰减值，通过测得的声波衰减谱，计算出衰减值与粒度的关系。分析中需要粒子和液体的密度、液体的黏度、粒子的质量分数等参数，对乳液或胶体中的柔性粒子还需要粒子的热膨胀参数。优点在于可测定高浓度分散体系和乳液的特性参数（包括粒径、ζ电位势等），不需要稀释，避免了激光粒度分析法不能分析高浓度分散体系粒度的缺陷，且精度高，粒度分析范围更宽。

（7）X-射线衍射法：X-射线衍射仪主要由测角仪探测器、脉冲高度分析器、放大器、定标器和记录仪等部件组成。测试条件的基本设置为：高压强度（kV）、管流（mA）、时间常数（S）、发射狭缝（°）、脉冲/S、衍射速度（°/min）、纸速（mm/h）、滤波（Ni）、探测器类别等。由于各晶体物质在相同的角度具有不同的晶面间距，故而显示出不同的衍射峰。

根据X-射线衍射图，可显示晶粒的晶态形貌、尺寸大小，并可用于比较不同工艺、辅料对成型效果的影响。图5-8为苯丙氨酸（PHE）与不同辅料（MC，CP）及其物理混合物、固体分散体的X-射线粉末衍射图谱。

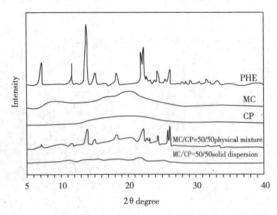

图5-8 苯丙氨酸（PHE）X-射线粉末衍射图谱

粒径分布的表示方法如下：

①列表法：系指将粉体粒度分布数据用表格列出的方法。该法虽然量化特征明显，但变化趋势缺乏直观性。

②标准偏差：

$$\sigma = \sqrt{\frac{\sum_n (d_i - d_{50})^2}{\sum_n}} \tag{5·11}$$

σ越大，粒度分布范围越宽。

③分布宽度（SPAN）：

$$\text{SPAN} = \frac{d_{90} - d_{50}}{d_{10}} \tag{5·12}$$

SPAN值越大，粒度分布范围越宽。

④图示法：粒度分布图有多种，如矩形图、分布曲线和扇形图等。

以一定粒度范围内的质点数目的百分数或质点重量的百分数（称为频率）为纵坐标，粒度为横坐标作图，可描绘出粒度分布曲线（见图5-9），该图使用了矩形图和分布曲线两种图示法。图5-10为粒度正态分布（normal distrbution）曲线。

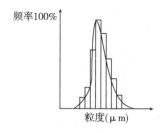
图 5 - 9 粒度分布曲线

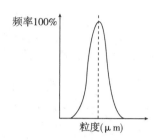
图 5 - 10 粒度正态分布曲线

正态分布曲线是以平均数为中心呈对称的钟形曲线，但药物粉末很少有正态分布。此外，还有 Rosin - Rammler 分布等。

3. 粉体比表面积

比表面积（specific surface area）分为质量比表面积和体积比表面积。质量比表面积系指单位质量微粉的表面积，用 S_w（m^2/g）表示；体积比表面积系指单位体积微粉的表面积，用 S_v（m^2/cm^3）表示。

测量方法有气体吸附法、透过法、浸润热法和折射法等。

目前，采用与光学显微镜结合，结合激光粒度分析仪可测定粉体的比表面积，完成不同粉体的粒径及其分布的分析。例如，徐月红等通过比表面积等测定分析微粉化对制何首乌中脂溶性和水溶性成分的影响得出结论：中药粉体中有效成分的浸出经过渗透、溶解、扩散几个过程，脂溶性成分的浸出，溶解起决定性作用，微粉化通过增大药物颗粒的比表面积来提高脂溶性成分大黄素、大黄素甲醚的溶解度从而促使它们的溶出，水溶性指标成分二苯乙烯苷的溶解不受粒径的影响，微粉化对其提取影响不大。

表面自由能（surface free energy）系指生成 $1cm^2$ 新表面所要做的等温可逆功。固体表面能的测定方法有：①溶解热法；②熔融外推法；③劈裂功法；④接触角法。比表面积愈大的粉体，表面能愈大。

4. 粉体的密度与孔隙率

（1）密度（densities）：粉体的密度用单位体积重量表示。一旦测出药物粉末的松密度（bulk density）和真密度（true density），便可求出总孔隙率。图 5 - 11 为不同类型的密度。

可利用密度瓶测定样品的真密度，采用 BT - 1500 粉体特性测定仪测定松密度，按下列公式计算样品的松密度：

$$\rho_{松} = W/V_b \tag{5·13}$$

式中：W 表示样品的质量，kg；V_b 表示量筒的容积，m^3。

在固体粉末药物中有"轻质"和"重质"之分，如氧化镁与碳酸镁等，这是指其堆密度不同。凡堆密度小，亦即堆容积（包括微粒内孔隙及微粒间空隙）大的属于"轻质"；"重质"则微粉堆密度大，堆容积小。微粉的"轻质"和"重质"主要与该微粉的总孔隙有关，即与堆密度有关，与真密度无关。碳酸镁和碱式碳酸镁的堆密度见表 5 - 4。

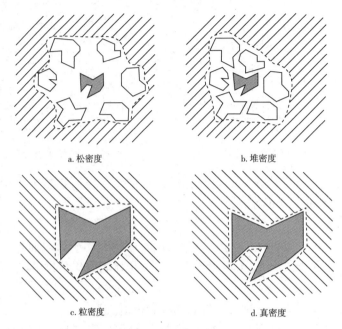

a. 松密度　　　　　　　　b. 堆密度

c. 粒密度　　　　　　　　d. 真密度

图 5 – 11　不同类型的密度示意图

表 5 – 4　　　　　　　　　　碳酸镁和碱式碳酸镁的堆密度

药物名称	松密度	真密度	药物名称	松密度	真密度
碱式碳酸镁（重质）	1.01	6.9	碳酸镁（重质）	0.39	3.0
碱式碳酸镁（轻质）	0.22	6.9	碳酸镁（轻质）	0.07	3.0

（2）孔隙率（porosity）：由于粉体的表面一般比较粗糙，有孔、裂纹，内部有狭缝和孔隙，有粒中孔隙（interparticle void）或粒间孔隙（inter particle void）之分，故一般具有巨大的比表面积。微粉中的孔隙包括微粒本身孔隙和微粒间空隙，以孔隙率（hole rate）表示。粉体一般具有巨大的比表面积。微粉的孔隙率受很多因素的影响，如微粉形态、大小、微粉表面的摩擦系数、温度及压力等。

孔隙率（总孔隙率）系指微粒中孔隙和微粒间的空隙所占的容积和微粉容积之比，用下列公式表示：

$$E_{总} = \frac{(V_b - V_t)}{V_b} = 1 - \frac{V_t}{V_b} = 1 - \frac{d_b}{d_r} \tag{5·14}$$

式中：$E_{总}$ 表示孔隙率；V_b 表示微粉的体积；V_t 表示微粉本身的体积。

例：阿司匹林的真密度 d_r 为 1.37，松密度 d_b 为 1.33，问总孔隙率是多少？

解：$E_{总} = 1 - \dfrac{d_b}{d_r} = 1 - \dfrac{1.33}{1.37} = 0.0292$（或 2.92%）

孔隙率也可采用压汞仪法和氦置换法测定。孔隙率愈大，流动性愈好。

5. 粉体的休止角与流速

粉体的流动性（flowability）对制剂生产、应用以及质量控制具有重大意义。例如，散剂和颗粒剂的分剂量、胶囊剂的填充以及外用散剂的涂布等都与粉体的流动性关系密切。粉体的流动性与粒子间的作用力（如范德华力、静电力等）、粒度、粒度分布、粒子形态及表面摩擦力等因素有关。粉体流动性的表示方法较多，一般用休止角、流速和内摩擦系数表示。造粒后的颗粒具有良好的圆整度，流动性较好。

（1）休止角 α（angle of repose）：是指静止状态的粉体堆积体自由表面与水平面之间的夹角。 $\tan\alpha = \dfrac{h}{r}$。

常用的测定方法有固定漏斗法（冲击休止角）、固定圆锥底法、倾斜箱法（滑动休止角）、转动圆柱体法（滚动休止角）、管法（疏松休止角）和柱孔法（排出休止角）等，测定方法不同，测定结果有差异，同种方法亦会有差异。图5-12为固定圆锥底法测定休止角示意图。此外，也可直接采用BT-1500粉体特性测定仪测定样品的休止角。粉体流动性越好，其休止角越小。

休止角 α 的大小直接影响粉末的流动性，影响因素大致有以下几点：

①粒度：一般来说，粒度越小，休止角小，流动性良好。粒度d在100~200μm时，休止角较大，流动性减弱；粒度<100μm，休止角显著增大，流动性减小。如图5-13所示。

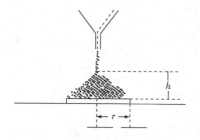 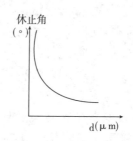

图5-12 固定圆锥底法测定休止角示意图　　图5-13 休止角与粒径关系示意图

②质点形状和表面粗糙度：粉末质点表面越不规则，表面越粗糙，休止角越大，流动性越小。A≤30°通常为自由流动，α>40°不再自由流动，可产生积聚现象。例如，淀粉的休止角较大，流动性就较差。

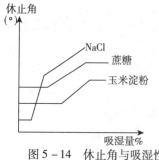

图5-14 休止角与吸湿性的关系

③吸湿性（hygroscopicity）：易吸湿的粉末，休止角较大，不易流动。在一定范围内休止角随粉末吸湿的增大而增大，但吸湿量超过某一值后，休止角又逐渐减小。这是由于粉末的孔隙被水分充满而起到润滑作用，因而使流动性增大。将粉末干燥后，又成为自由流动的粉末。氯化钠、蔗糖和玉米淀粉吸湿量增大，休止角也随之增大，如图5-14所示。

④加入助流剂或润滑剂：加入助流剂或润滑剂可改变粉末的休止角，常用的助流剂或润滑剂有硬脂酸镁、淀粉、滑石粉等。助流剂或润滑剂的作用是减弱质点间的内聚力，并

改善质点的表面状态（减小表面粗糙度，降低吸湿性，消除静电）和质点的滚动作用。一般浓度＜1%，大于此浓度时休止角增大，流速减小。

（2）流速（flow rate）：系指粉体从一定孔径管或孔中流出的速度。该值既可反映粉体均匀性的好坏，亦可反映粒径大小。一般情况，流速越大，说明粉体流动性和均匀性都较好。

6. 吸湿与团聚

（1）吸湿（hygroscopicity）：吸湿系指粉末吸收空气中水分而发生润湿、固化等物理变化，或变色、分解等化学变化，甚至发生霉变等生物学变化。随着粉体吸湿量的增大，发生粒子大小、结晶形态变化，或使粉末聚集，这种影响粉体分散性和流动性的性质，称为吸湿性。

影响粉体吸湿性的主要因素除环境因素外，还包括粉体粒子比表面积、自身含水量，以及粉体所含亲水性基团结构等。就中药提取物而言，糖类、树脂类、鞣质等极易吸湿。

润湿（wet‐ability）系指粉末（或固体）表面上已被吸附的空气被液体置换的现象，这种性质称为润湿性。润湿时固‐气界面消失，形成固‐液界面。润湿是药物溶出的前提。

①吸湿平衡曲线（curve of hygroscopic equilibrium）：作为粉末吸湿性的表征方法。当空气中水分和粉末中水分达到平衡时粉末的含水量，称为平衡吸湿量。以平衡吸湿量对相对湿度（relative humidity，RH）所描绘的曲线称为吸湿平衡曲线。

②临界相对湿度（critical relative humidity，CRH）：系指曲线开始急剧上升时的相对湿度。不同性质的粉末吸湿平衡曲线的形状相差很大。图5‐15为不同种类粉末的吸湿平衡曲线。

③粉体吸湿百分率的测定：将底部盛有氯化钠过饱和溶液的玻璃干燥器放入恒温培养箱中，25℃恒温，相对湿度75%，考察不同类别粉体的吸湿百分率。吸湿百分率（%）＝［（吸湿后重量－吸湿前重量）/吸湿前重量］×100%。

④相对临界湿度的测定：将不同粉体分别置于盛有8种不同盐过饱和溶液的干燥器，并置于恒温培养箱（25℃）保存7天，然后测定临界吸湿平衡曲线。

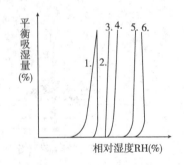

1. 果糖；2. 尿素；3. Vc；4. 酒石酸；
5. 葡萄糖；6. 对氨基水杨酸钠

图5‐15　不同种类粉末的吸湿平衡曲线

CRH值高的粉体表示在较高湿度时才易大量吸水；CRH值低的粉体表示在较低湿度时就能大量吸水。因此，可用CRH值衡量粉体吸水的难易程度。

⑤接触角（contact angle）：作为粉体润湿程度的表征量。接触角小，容易被润湿，亲水性强；接触角大，不易被润湿，亲水性弱。

接触角的测定方法有透过高度法（透过平衡法）和透过速度法等。影响接触角大小的因素有：①粉末晶体的结构；②晶型：不同晶型有不同的接触角；③研磨时间：研磨时间越长，接触角越小；④压力：亲水性粉末被水润湿时接触角随压力增大而迅速增大，疏水性粉末被水润湿时加压前水不渗入，随着压力的增大形成毛细管和孔隙，接触角随之逐渐缩小，直至恒定值。

（2）团聚：比表面积愈大的粉体，表面能愈大，吸湿性愈强。例如，超细药物粉末属于不稳定的热力学体系。颗粒之间自发聚集以降低系统自由焓的趋势，逐步变大形成二次颗粒的现象，称为粉体的团聚。粉体的团聚影响其流动性。例如，当粒径小于 $90\mu m$ 时，有很强的吸附力和凝聚力，流动性差，影响胶囊充填量的准确性。将粉体制成颗粒后，可降低粉体的吸附力和凝集力，改善流动性。只有降低或消除表面羟基层相互作用，才能有效地防止和降低团聚，达到分散的目的。

7. 压缩性

不同种类粉末的压缩性相差很大。含刚性质点的粉末，如碳酸钠，受到 490kPa 压力时孔隙率比受轻击紧密填充时的孔隙率为大。这类粉末受力时不是被压缩，而是膨胀，故称为膨胀剂。含松软质点的粉末，如白陶土，受压时质点变形，孔隙率比受轻击紧密填充时的孔隙率为小。压缩性可用 Carr 压缩性指数表示：

$$压缩性（\%）＝\frac{轻击后密度－原始密度}{轻击后密度} \qquad (5\cdot15)$$

压缩性指数可定性描述流动性。压缩性与流动性的关系见表 5－5。

表 5－5　　　　　　　　　　　　压缩性与流动性的关系

压缩性（%）	流动性
5～15	优
12～16	良
18～21	流动顺利
23～35	较差
33～38	差
＞40	极差

压力可直接影响比表面积、孔隙率、硬度和崩解时限等。

综上所述，粉体的表观形貌、粒径及其分布、密度和孔隙率、休止角和流动性、接触角和吸湿性对混合、成型、分剂量和可压性均会产生影响。同时，粉体的理化特性会直接影响制剂中药物的溶出和有效性。难溶性药物的溶解与其比表面积有关，粒径愈小，比表面积愈大，溶解性能好，吸收也好。

8. 晶型

药物的疗效取决于药物本身的性质，药物的晶型（固态结构）也是影响疗效的因素之一。晶体是由原子（或离子、分子）在空间周期地排列构成的固体物质，晶体中最小的立体单元叫做晶胞。根据晶胞三边之长及夹角的不同，可将晶体分为 7 个晶系，即立方（等轴）、六方、三方、四方、三斜、单斜和正交晶系。同一种药物，由于结晶时条件的差异，可以生成不同类型的晶体，形成药物的同质异晶。不同晶型可直接影响溶解度或溶出速率，进而影响药剂的生物利用度和疗效。多晶型还影响药物的稳定性，如甲泼尼龙Ⅱ型暴露于一定温度和湿度下则降解，而 I 型稳定；茶碱经氯仿结晶，较其他晶型稳定。同一药物因晶型不同可引起熔点、差热分析图谱、红外图谱以及 X – 射线衍射图谱等的差异。例如，棕榈氯霉素 A 晶型的熔点为 89℃ ~ 95℃，B 晶型的熔点为 86℃ ~ 91℃。

三、纳米粉

纳米科学是研究 1 ~ 100nm 范围内物质所特有的现象和功能的科学，是研究在千万分之一到十亿分之一米内原子、分子和其他类型物质的运动和变化的科学。狭义的纳米技术是以纳米科学为基础制造新材料、新器件、研究新工艺的方法和手段。纳米科学与技术有时合称为纳米技术。由于纳米粉（亦称纳米粒）的独特结构状态，使其产生了表面效应、体积效应和量子尺寸效应等，并使纳米材料表现出光、电磁、化学催化、力学以及生物活性等特殊功能。

1. 表面效应与体积效应

（1）表面效应：当材料的粒径为纳米级尺寸时，表面原子数迅速增加，其表面积、表面能和表面结合能等发生了很大的变化，这种随粒径变小而引起性质上的变化称为表面效应。例如，当粒径为 10nm 时，表面原子数为完整晶粒原子总数的 20%；当粒径为 1nm 时，其表面原子百分数增大到 99%（见图 5 – 16）；此时该纳米粒拥有的约 30 个原子几乎全部分布在表面。由于表面原子周围缺少相邻的原子：有许多悬空键，具有不饱和性，故表现出很高的化学活性。随着粒径的减小，纳米材料的表面积、表面能及表面结合能都迅速增大。

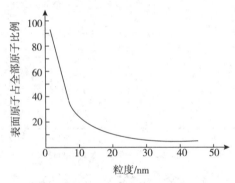

图 5 – 16　粒度与表面原子所占比例的关系

（2）体积效应：随着纳米材料粒径的减小，即体积减小时，与体积密切相关的性质也发生了变化，改变了原来由无数个原子或分子组成的集体属性，周期性的边界条件将被破坏，磁性、内压、光吸收、热阻、化学活性、催化性及熔点等与普通晶粒相比都有很大变化，即发生纳米材料的体积效应，呈现一些"反常现象"。由于纳米粒表面能高，比表面原子数多，这些表面原子近邻配位不全，活性大，以至熔化时所需增加的内能小得多，因此表现为纳米粒的熔点比常规粉体显著降低。例如，常规金属 Ag 的熔点为 900℃，而纳米 Ag 的熔点仅为 100℃；常规 Pb 的熔点为 327℃左右，而 20nm 球形纳米 Pb 微粒的熔点降为 39℃。再如，实验研究探讨金纳米颗粒的粒径与熔点的关系时发现，当粒径小于 10nm 时，熔点急剧下降，如图 5 – 17 所示。

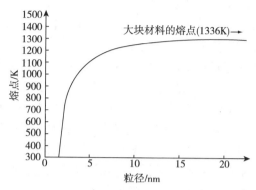

图 5 – 17　金纳米颗粒的粒径与熔点的关系

2. 量子尺寸效应和光学性质

纳米材料的粒径下降至纳米级时，吸收光谱阈值向短波方向移动，称为量子尺寸效应。量子尺寸效应使纳米材料具有新的光学性能。

纳米粒具有宽频带强吸收性能。纳米级的金属微粒大都呈现近黑色，表现出对可见光的极低反射率和强吸收率，而且粒径越小，对光的吸收越强烈。利用这一特性，纳米金属有可能作为隐身飞机的雷达波吸收材料和红外线检测元件。

与大块材料相比，纳米粒的吸收带还普遍存在着"篮移"现象，即吸收带移向短波方向，从而出现了常规材料所不具备的发光现象。例如，纳米颗粒 SiC 和大块固体 SiC 的峰值红外吸收频率分别为 814/cm 和 794/cm，纳米颗粒的红外吸收频率较大块固体蓝移了 20/cm。纳米颗粒的 Si_3N_4 和大块固体的 Si_3N_4 峰值红外吸收频率分别为 949/cm 和 935/cm，纳米颗粒 Si_3N_4 的红外吸收频率较大块固体蓝移了 14/cm；又如不同粒径 CdS 纳米微粒随尺寸的变小而有明显的蓝移，见图 5 – 18。

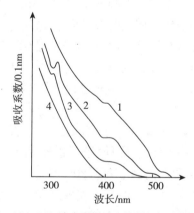

图 5 – 18　CdS 纳米微粒在不同尺寸下的吸收谱

3. 电磁性质

金属材料具有导电性，但是纳米金属粒的导电性能却显著地下降，当电场能低于分立能级的间距时，金属的导电性能都会转变为电绝缘性。这是因为纳米粒的原子间距随粒径的减小而变小，密度随之增加。因此，金属中自由电子的平均自由程将会减小，导致电导率的降低，这种现象称之为尺寸诱导的金属——绝缘体转变。

物质的磁性、磁畴结构随着物质几何尺寸减小而变化。通常磁性材料的结构是由许多磁畴构成的，畴间由畴壁分隔开，通过畴壁运动实现磁化，而纳米微粒粒径小到一定临界值时，各向异性减少到与热运动能相比拟，磁化方向不再固定在一个易磁化方向，易磁化方向作无规律变化，从而导致纳米微粒进入超顺磁状态，此时磁化率不再服从居里－外斯定律，矫顽力趋于零。例如，α - Fe、Fe_3O_4 和 α - Fe_2O_3 粒径分别为 5nm、16nm 和 20nm 时即可变成顺磁体。不同种类的纳米粒进入超顺磁状态的临界粒径不同。纳米粉体的这些磁学特性是其成为永久性磁体材料、磁流体和磁记录材料的基本依据。

磁流体主要由纳米磁性粒子、载液和表面活性剂三部分组成，三者关系如图 5 - 19 所示。磁流体具有超顺磁性、磁光效应、磁热效应、黏磁特性和流变性（详见第二章）。

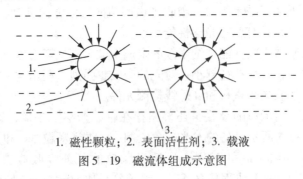

1. 磁性颗粒；2. 表面活性剂；3. 载液

图 5 - 19　磁流体组成示意图

磁流体的种类较多，可按超微磁性粒子种类、载液类型等方法划分，根据磁流体中超微磁性粒子的类型可将磁流体分为纳米磁性粒子：①铁氧体系：这类磁流体的超微粒子是铁氧体系列，如 Fe_3O_4、γ - Fe_2O_3、$MeFe_2O_4$（$Me = Co$、Ni、Mn、Zn）等。②金属体系：这类磁流体的超微粒子选用 Ni、Co、Fe 等金属微粒及其它们的合金；③氮化铁体系：这类磁流体超微粒子选用氮化铁，因其磁性较强，故可获较饱和的磁化强度。

磁流体的常用载液有水、有机溶剂（庚烷、二甲苯、甲苯、丁酮）、碳氢化合物（合成剂、石油）、合成酯、聚乙二醇、聚苯醚、聚氟醚、碳氢化物、卤代烃、苯乙烯等。

4. 化学性质和催化活性

（1）化学性质：由于纳米体粒径减小，表面积增大，使得表面原子数迅速增加。例如，粒径为 10nm 时，比表面积为 $90m^2/g$，表面原子所占比例为 20%；当粒径下降到 2nm 时，比表面积为 $450m^2/g$，表面原子所占比例增大到 80%。

随着表面能的迅速增加，纳米材料具有较高的化学活性。例如，许多金属的纳米粒子室温下在空气中会因强烈氧化而燃烧；将纳米 Er 和纳米 Cu 粒子在室温下进行压结能够反应形成金属间化合物；暴露在空气中的无机材料纳米粒子会吸附气体，故可利用纳米粒子的这种气体吸附性制成气敏元件，用于各种气体的检测。

（2）催化活性：此外，纳米粒子还具有很高的催化活性。作为催化剂，其粒度越小或载体的比表面积越大，催化效果越好。纳米粒子具有无其他成分、无细孔、能自由选择组分、使用条件温和、使用方便等优点，作为新一代催化剂备受国内外的重视，其应用前景广泛。例如，纳米 Ni 分用于火箭固体燃料反应触媒，能使燃烧效率提高 100 倍。纳米 Fe、Ni 和 $\gamma - Fe_2O_3$ 烧结体可替代重金属作为汽车尾气净化的催化剂。

半导体纳米粒子还具有独特的光催化活性，在紫外光照射下，半导体纳米粒子能有效地将有机污染物完全催化氧化成二氧化碳、水、氯离子等无机物。例如，TiO_2 作为光催化剂，可进行有机废水处理、空气净化、杀菌除嗅等，是目前最具有开发前景的绿色环保催化剂之一。

5. 力学性质

纳米材料不仅具有高强度和硬度，而且具有良好的塑性和韧性，普通陶瓷只有在 1000℃ 以上，应变速率小于 $10^{-4}/s$ 时才能表现出塑性，而许多纳米陶瓷在较低温度下就可发生塑性变形；纳米 TiO_2 在 180℃ 时的塑性变形可达 100%，带预裂纹的试样在 180℃ 弯曲时不发生裂纹扩展。随着粒径的减小，纳米陶瓷的应变速率、敏感率迅速增大，纳米 TiO_2 在室温下的应变速率、敏感率可达 0.04，已接近软金属铅的四分之一，在纳米 ZnO 中也观察到类似的塑性行为。

6. 表面改性

物质经过微粉化以后，许多性质发生了巨大的变化，特别是粉碎过程中新生粒子的分散与团聚现象给超微粉体的应用带来了极大的困难，有时甚至无法体现超微粉体的特有功能和优势。基于这种情况，表面改性技术应运而生。表面改性的目的在于：①改善和改变超微粉体的形状和流动性；②增加超微粉体的稳定性；③提高超微粉体药物的物理、化学或机械性能；达到缓释控释，促进药物的吸收，提高其生物利用度。

常用的表面改性剂有：①耦联剂：硅烷类、钛酸酯类、锆铝酸盐、硼酸酯类、磷酸酯类等；②表面活性剂：阳离子型、阴离子型、两性离子型、非离子型表面活性剂；③有机聚合物：聚丙烯、聚乙烯等；④其他：如丙烯酸树脂、金属化合物及其盐类、不饱和有机酸等。

例如，将玉米淀粉作为核心颗粒，在微纳米颗粒复合化系统（particle composite system, PCS）中将药物包覆于核心颗粒表面，再加入包覆剂制成药物的微胶囊。PCS 由高速旋转的转子、定子及循环回路等组成，该系统采用干式、机械方式对微颗粒进行复合化处理，制备出特性复合粉体。见图 15-20。

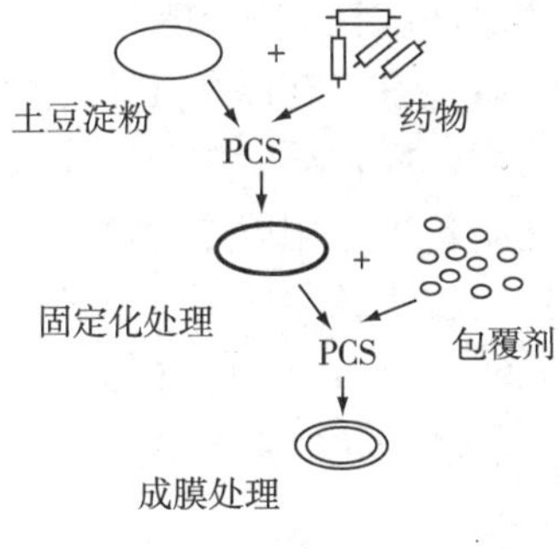

图 5-20　PCS 药物包覆流程图

图 5 - 21 为水性复合乳胶为包覆材料的微胶囊工艺示意图。T 表示绝对温度；LCST 表示最低临界溶解温度（lower critical solution temperature）；Tg 表示玻璃化温度，指材料从较硬和相对较脆的状态变为黏稠或橡胶状态时的温度；Ts 表示标准/设定温度。

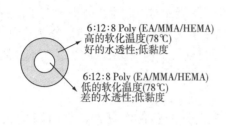

6:12:8 Poly (EA/MMA/HEMA)
高的软化温度(78℃)
好的水透性;低黏度

6:12:8 Poly (EA/MMA/HEMA)
低的软化温度(78℃)
差的水透性;低黏度

a. 乳胶颗粒的核壳结构

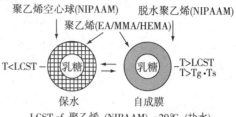

聚乙烯空心球(NIPAAM)　脱水聚乙烯(NIPAAM)
聚乙烯(EA/MMA/HEMA)

T<LCST — 乳糖 ⇄ 乳糖 — T>LCST
　　　　　　　　　　　　　　T>Tg·Ts

保水　　　　自成膜

LCST of 聚乙烯 (NIPAAM) =29℃ (盐水)
　　　　　　　　　　　　30℃ (盐水)
12:6:4 Poly (EA/MMA/HEMA)软化温度=27℃
核-壳重量比=9:1

b. 利用复合乳胶膜的微胶囊

图 5 - 21　水性复合乳胶为包覆材料的微胶囊工艺示意图

细颗粒包覆过程中遇到的最主要问题是颗粒易成团，因为颗粒之间的包衣材料能够提供的结合强度要大于颗粒间的排斥力。实验证明，用合适的水性乳胶作包覆材料可以使颗粒间成团程度明显减少。该种水性乳胶由 EA（ethyl acrylate）、MMA（methyl methacrylate）、HEMA（2 - hydroxy - ethyl methacrylate）合成（如图 5 - 21 a.）。增加 MMA 含量可以提高软化温度，增加 HEMA 含量可以增强成膜性能。因此，调节三种物质的含量，使得包膜材料的软化温度高于注入空气温度，从而使包覆过程中聚合物乳胶显示出低的成团性，因为此时它具有低成膜性和低的黏结强度（如图 5 - 21 b.）。

Y. Fukumori 等利用化学栓塞原理用喷流床方法制备了用于癌症治疗的药物胶囊。图 5 - 22 所示是利用喷流床处理后的包覆药物复合颗粒——卵磷脂微胶囊示意图。核心颗粒为乳糖，其表面再包覆一层药物层 CCSS（carbazochrome sodium sulfonate），然后再包覆一层 SL（soybean lecithin）、CH（cholesterol）、SA（stearic acid）、PVP（polyvinylpyrrolidone）组成的层，最后再在表面包覆一层 SL + CH + SA + PVP。

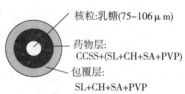

核粒:乳糖(75~106μm)

药物层:
CCSS+(SL+CH+SA+PVP)

包覆层:
SL+CH+SA+PVP

图 5 - 22　卵磷脂微胶囊示意图

该技术在西药和食品加工方面已经使用。从工作原理来说，用于制备中药复合颗粒是可行的。在医药领域，微囊也是粉体表面改性技术的应用实例。

目前，医药领域对纳米粒子的研究重点有以下几个方面：对纳米粒子在体材料的筛选与组合，以获得适宜的释药浓度；采用表面化学方法对纳米粒子表面进行修饰使其改性，以提高靶向能力和改变靶向部位；优化制备工艺用以增加载药量、提高临床实用性和工业化生产的适用性等。例如，将药物制成纳米粒静脉注射后，一般可被单核 - 巨噬细胞系统摄取，主要分布于肝（60% ~90%）、脾（2% ~10%）、肺（3% ~10%），少量进入骨髓。有些纳米粒具有在某些肿瘤中聚集的倾向，有利于抗肿瘤药物的应用。采用的聚合物材料和给药途径不同，纳米粒在体内的分布与消除也不同。

第二节 半固体剂型的物态特性

半固体剂型系指包括内服膏剂、外用膏剂、眼用膏剂等在内的具有适当稠度的一系列膏状制剂。内服膏剂主要指煎膏剂（膏滋）等；外用膏剂以软膏剂和凝胶剂最为常用。软膏剂（ointments）系指由药物与基质混合制成的一种容易涂布于皮肤、黏膜或创面的外用半固体制剂。其中，用乳剂型基质制成的软膏剂又称为乳膏剂（creams）；含有大量粉末药物（25%~75%，指质量）的软膏剂称为糊剂（paste）；凝胶剂系指药物与高分子基质材料制成的透明或半透明的半固体制剂，包括油性凝胶剂和水凝胶剂（hydrogel），水凝胶剂在临床上较为常用。半固体剂型具有黏弹性、磁敏性和生物黏附性等性质。凝胶剂具有的热胀性、pH 敏性与电解质敏性，以及触变性与离浆作用，使其外用时不仅富有良好的生物相容性，而且便于涂抹，因此在新型给药系统或体内埋植控释系统方面显示出很大的应用前景。

一、黏弹性

黏弹性（viscoelasticity）系指兼备弹性和黏性两种性质。黏弹性主要是半固体的一种本构模型，系指物体既有黏性液体的性质，又兼有某些弹性固体的性质。在外力作用下，材料的形变性质介于黏性材料和弹性材料之间，应力可以同时依赖于切变和切变速率，它对突加载荷像弹性物体一样瞬时响应，对动载荷像黏性物体一样响应滞后，而且其应力和应变速率随时间而改变。

（1）蠕变、松弛和屈服值：具有黏弹性的物料受压时可能发生以下变化：

①蠕变（creep）：蠕变是在切应力恒定时，黏弹性材料的变形随时间逐渐增加的一种现象，也即黏弹性材料受到一个突加恒定应力后发生的应变速率随时间逐渐增加的一种力学行为。如图 5-23a. 所示，σ_0 为 $t=0$ 时突加的恒定切应力；5-23b. 中 OABCD 是对应的蠕变曲线。其中，OA 段为 $t=0$ 时对突加应力的瞬态响应，BC 段为稳定蠕变段，CD 段则表示应变速率随着时间迅速增大。对黏弹性固体而言，BCD 段一般趋向于一条水平渐近线。当卸去载荷时，材料的变形部分回复或完全回复到起始状态，称为蠕变恢复；但当恢复不完全，稍有变形残留时，该变形称为永久变形。例如，羊毛脂在 30℃ 下恒定载荷作用下，变形随时间延迟而增大，出现蠕变现象。蠕变实验是黏弹性材料性能研究中进行的一项标准实验，实验得出的蠕变曲线可以完整刻画被实验材料的黏弹性性质。对多数黏弹性固体而言，其蠕变性质与温度有明显的关系。

②松弛：松弛是指黏弹性材料受到一个突加恒定应力后发生的应变速率随时间逐渐减少的一种力学行为。如图 5-24a.，ε_0 为 $t=0$ 时突加的恒定应力；5-24b. OABC 为松弛曲线。其中，OA 段为 $t=0$ 时对突加应力的瞬态响应，ABC 段为松弛段，表示应变速率随时间的变化逐渐减少。松弛实验也是黏弹性材料性能研究中进行的一项标准实验，实验得出的松弛曲线可以完整刻画被实验材料的黏弹性性质。对多数黏弹性固体而言，其松弛性质与温度有明显的关系。例如，多数药材浸膏加热到一定程度可呈现明显的松弛现象。

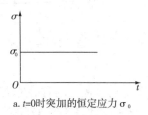 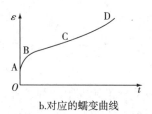

a. $t=0$时突加的恒定应力 σ_0　　　　b.对应的蠕变曲线

图 5 – 23　黏弹性材料的蠕变曲线

③屈服值：屈服值亦称弹性极限、屈服极限或流动极限，系标志材料由完全弹性进入具有流动现象的界限值。当作用在材料上的切应力小于某一数值时，材料仅发生弹性形变；当切应力大于该数值时，材料将发生部分或完全永久变形。同一材料可能会存在几种不同的屈服值。

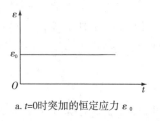 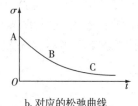

a. $t=0$时突加的恒定应力 ε_0　　　　b.对应的松弛曲线

图 5 – 24　黏弹性材料的松弛曲线

（2）黏弹性模型：弹簧是最简单的弹性模型，黏壶是最简单的黏性流体模型，也称阻尼器，弹簧和黏壶的组合构成黏弹性材料的机械模型。

①Kelvin 模型：将弹簧 G 同黏壶 η 并联制成的模型称为 Kelvin 模型，见图 5 – 25。由于该两个元件的切变速率是共同的，所以 Kelvin 模型的切应力 σ 是弹簧切应力 $G\varepsilon$ 同黏壶切应力 ηD 之和，其公式为

$$\sigma = G\varepsilon + \eta D \tag{5·16}$$

图 5 – 25　Kelvin 模型示意图

随着切应力的增大，Kelvin 模型的变形由弹性项和黏性项共同控制，即发生黏壶的黏性流体内砝码移动与弹簧的位移。在变形初期，由于速度较大，黏性项起作用；在变形后期，弹性项成为主要因素，但极限值为弹性模型中的总变形，且不会对应力或应变产生瞬时弹性效应。Kelvin 模型的应变与时间的关系为

$$\varepsilon = \varepsilon_0 (1 - e^{-\frac{t}{\tau}}) \tag{5·17}$$

式中：ε_0 表示弹性模型中的总应变，$\varepsilon_0 = \sigma/G$；t 表示时间；τ 表示时滞时间，$\tau = \eta/G$，η 表示材料的黏度，G 表示剪切弹性模量。

当 $t = 0$，$\varepsilon = 0$，符合以上公式；当 $t \to \infty$ 时，$\varepsilon \to \sigma_0/G$，表现稳定蠕变时的特征，趋向于一条渐近线。

Kelvin 模型一般用来表示固体的蠕变现象。由于不可能施加瞬时的应变，故不能描述松弛现象。图 5 – 26 所示为常载常温条件下绘制的典型单轴蠕变曲线。

②Maxwell 模型：将弹簧 G 同黏壶 η 串联制成的模型称为 Maxwell 模型，见图 5 – 27。

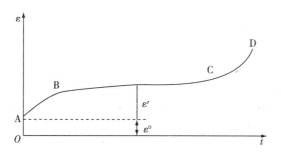
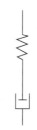

图 5 - 26　常载常温条件下的典型单轴蠕变曲线　　图 5 - 27　Maxwell 模型示意图

Maxwell 模型中弹簧和黏壶的应力相同，其应变速率 D 是弹簧应变速率 σ/G 同黏壶应变速率 σ/η 之和，其公式为

$$D = \frac{\dot{\sigma}}{G} + \frac{\sigma}{\eta} \qquad (5 \cdot 18)$$

$t = 0$ 时，Maxwell 模型的瞬时响应完全由弹簧确定，其应变速率 $\varepsilon_0 = \sigma_0/G$，呈现弹性体的特征。

Maxwell 模型在恒定应力作用下的蠕变现象，如下式

$$D = \frac{\sigma_0}{\eta}$$

积分后，得

$$D(t) = \frac{\sigma_0}{\eta}t + \frac{\sigma_0}{G} \qquad (5 \cdot 19)$$

Maxwell 模型在恒定应力作用下的松弛现象，如下式

$$D = D_0 G e^{-\frac{t}{\tau}} \qquad (5 \cdot 20)$$

式中：$\tau = \eta/G$，表示松弛时间，由起初在弹簧中储存的应变能在黏壶中耗散而转化为热量。

在一定的应力作用下，材料可以无限地变形，且应变速率随时间的延长而逐渐减少，Maxwell 模型表现为黏性流体的特性。

（3）广义的 Kelvin 模型和 Maxwell 模型：单独一个 Kelvin 模型和 Maxwell 模型都不能表达黏弹性固体的基本特征，即瞬时弹性、蠕变和松弛。要表达这些基本特征，需要更多的机械元件，可以采用多个弹簧和黏壶构造更复杂的黏弹性模型，用于描述某种材料的蠕变或松弛规律。图 5 - 28 为广义的 Kelvin 模型。由于串联有黏壶，其松弛特性接近流体。

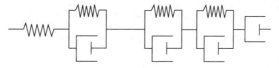

图 5 - 28　广义的 Kelvin 模型示意图

广义的 Maxwell 模型见图 5 - 29。由于它并联有弹簧和黏壶，其蠕变特性像固体。

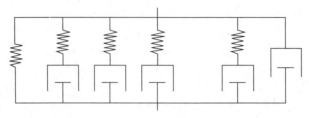

图 5 – 29　广义的 Maxwell 模型示意图

将有限个弹簧和黏壶的材料常数来描述材料的黏弹性性质的微分本构方程，在数学上相当于用有限个参数构造一条曲线来近似材料真实的蠕变曲线或松弛曲线。事实上，还可以建立基于由实验得到的蠕变曲线函数或松弛曲线函数的积分形式的本构方程，这样可以更准确、更直接地描述材料的黏弹性性质。

半固体制剂的流变性对稠度的影响最为明显，可直接影响到制剂的涂布、药物的释放和穿透，屈服值、塑性黏度和触变系数愈大，涂布性愈差。

二、热胀性

凝胶剂是目前应用较广且具有发展潜力的半固体剂型之一，具有热胀性。

根据含液量的多少，凝胶可分为水凝胶和干胶。水凝胶又称为冻胶，含液量多，远超过骨架量，常有触变性；干胶含液量低于固体骨架量。

按形态分类，凝胶（由胶体颗粒包括高分子相互连接成的网状骨架及充塞其间的分散介质构成）可分为弹性凝胶和非弹性凝胶。弹性凝胶由线型大分子构成，例如，明胶、合成或半合成纤维素制成的凝胶剂，形成溶胶后与凝胶之间可以相互转变，故称为可逆凝胶。非弹性凝胶多由具有"刚性结构"的颗粒构成，例如，硅胶、氢氧化铝等，形成溶胶后与凝胶之间不能相互转变，称为不可逆凝胶。按结构分类，可分为球形粒子、棒状或片状粒子、柔性线型高分子和线型高分子等，常见的凝胶结构见图 5 – 30。

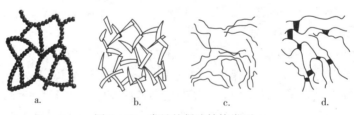

a.　　　　　b.　　　　　c.　　　　　d.

图 5 – 30　常见的凝胶结构类型

注：a. 球形粒子互相连接成链状，如 SiO_2 形成的凝胶；b. 棒状或片状粒子互相支撑搭成骨架，如 V_2O_5 凝胶；c. 柔性线型高分子成骨架，部分长链有序排成微晶区，如明胶；d. 线型高分子借助化学键成交联网状结构，如硫化橡胶

凝胶的热胀性一般与温度密切相关，凝胶在水中溶胀与收缩依赖于温度性质制成的水凝胶，称为温敏性水凝胶（tem – perature hydrogel）。当高分子溶液形成网状结构的凝胶时，液

体可以从凝胶中分离出来。由于药物的透过性受温度或 pH 值的影响，因而有利于药物分子的控制释放。图 5 – 31 为温敏性异丙烯酰胺（NIPA）水凝胶溶胀比（V/V_0）随温度变化图。

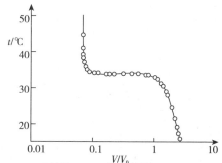

图 5 – 31　温敏性 NIPA 水凝胶溶胀比随温度变化图

与其他流体一样，温敏性水凝胶受热时体积膨胀，密度减小。半固体的热胀性可用热胀系数 α 表示（单位为 K^{-1}），当温度增加 1K 时，流体密度或体积的相对变化速率如下：

$$\alpha = -\frac{1}{\rho}\frac{\Delta \rho}{\Delta T} \tag{5·21}$$

$$\alpha = -\frac{1}{V}\frac{\Delta V}{\Delta T} \tag{5·22}$$

式中：α 表示流体密度；V 表示流体体积。

流体的热胀性随着温度的降低而缩小。

当凝胶剂吸收溶剂或蒸气时也可以发生体积增大的现象，统称为凝胶的膨胀作用（swelling）。凝胶的膨胀压与凝胶浓度之间呈指数关系，见下式，表 5 – 6 为明胶的膨胀压与浓度之间呈指数关系的实验数据。

$$P = P_0 C^k \tag{5·23}$$

式中：P 表示膨胀压（$N \cdot m^{-2}$）；C 表示浓度（$kg \cdot m^{-3}$），即每 $1m^3$ 膨胀凝胶中含有固体物 kg 数；P_0、k 均为常数，当 $C=1$ 时，$P=P_0$。

表 5 – 6　　　　　　　　　　　　　明胶的膨胀压与浓度之间的关系

$P \times 10^{-4}$ （$N \cdot m^{-2}$）	C （$kg \cdot m^{-3}$）
5.299	306.3
14.424	361.3
31.824	504.4
52.224	613.3

三、pH 敏性与电解质敏性

pH 敏性（pH – perature）与电解质敏性是凝胶剂的另一特性，系指凝胶在水中溶胀与收缩依赖于 pH 值而发生性质改变，被称为 pH 敏性水凝胶（pH – perature hydrogel），药物的透过性也受 pH 值的影响。例如，30%（W/V）阿拉伯胶溶液在 pH2.5 以下（羧酸处于非解离状态）和 pH10（受钠粒子影响，分子呈折叠形）以上时，黏度显著下降，而在 pH2.5～10 之间，由于解离型增加，则黏度增加。电解质敏性凝胶系指受电解质影响的凝胶，例如，氯化钠浓度对阿拉伯胶溶液的黏度有显著影响，如图 5－32 所示。

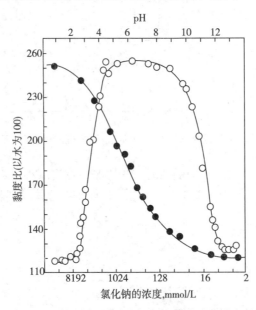

图5－32 pH 值和氯化钠浓度对阿拉伯胶溶液黏度的影响

四、磁敏性

半固体的磁敏性具有实用意义。

半固体的磁流体同样具有磁热效应、磁黏滞性和流变性，磁性制剂的研究开发也是药学领域的另一热点。例如，对十二烷基硫酸钠进行磁性颗粒的二次改性，通过胶溶法制备稳定的磁流体，应用 X－射线衍射和透射电镜对磁性颗粒的结构、粒径、形貌进行表征，并可采用 GPC、SEM 等方法研究分子质量分布和颗粒形态，用 HAAKE 转矩－流变仪研究半固体的流变性能，优化了配方。

五、触变性与离浆作用

凝胶受外力作用，网状结构拆散而成流体，去掉外力静置一段时间又可回复原状，此称为触变现象（见前述）。

液体从凝胶中逐渐分离出来，使凝胶脱水收缩的现象，称为离浆（syneresis）作用，如图 5－33 所示。

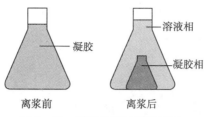

图 5 - 33　凝胶离浆过程示意图

离浆过程也可以看做是溶解度降低的过程。离浆速率为一级反应，与凝胶的浓度呈正比，见如下公式

$$\frac{\mathrm{d}V}{\mathrm{d}t} = k'C = k(V_{总} - V) \qquad (5 \cdot 24)$$

积分后，得

$$\ln \frac{V_{总}}{V_{总} - V} = kt \qquad (5 \cdot 25)$$

式中：$\mathrm{d}V/\mathrm{d}t$ 表示离浆速率；C 表示浓度；k'、k 表示离浆速率常数；V 表示 t 时离浆出来的液体容积；$V_{总}$ 表示能离浆出来的液体总容积。

离浆速率常数与粒子结构有关，粒子对称性越差，离浆速率常数越大。天竺葵凝胶在 0.1mol/L 溶液中的离浆速率见表 5 - 7。

表 5 - 7　　　　　　　　　　天竺葵凝胶在 **0.1mol/L** 溶液中的离浆速率

时间（h）	分离液体体积 V（m^3）	速率常数（k）
3	1.0×10^{-3}	0.0228
12	3.0×10^{-3}	0.0227
24	6.0×10^{-3}	0.0370
36	6.3×10^{-3}	0.0227

六、生物黏附性

利用半固体制剂的生物黏附（bioadhesion）性可直接黏附到腔道黏液（mucus）或上皮细胞表面，故可作为生物黏附传递系统（bioadhesive drug delivery system），现颇受药剂界重视。

由于凝胶骨架有许多孔隙，因此小分子或离子可以通过扩散而脱离，类似于分子筛作用。利用凝胶的这一性质，可将药物分离提纯或制成凝胶剂敷贴于皮肤，使药物透皮吸收。有学者用高压乳匀机制成固体脂质（SLN）纳米粒分散体，测定 20% ~ 40% 脂质分散体的流变性，结果表明，40% 的 tanδ（tangent of the phase angle）值为（0.12 ± 0.02），与 20% 的 tanδ 值（1.47 ± 0.06）比较，具有较好的黏弹性，适于作为皮肤用制剂的载体，图 5 -

34、图 5 – 35 分别为 20% 和 40% 脂质分散体的流变曲线。

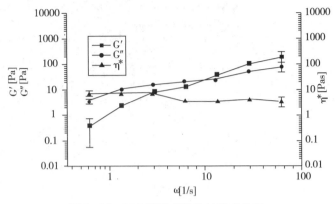

图 5 – 34   20% 脂质分散体的流变曲线

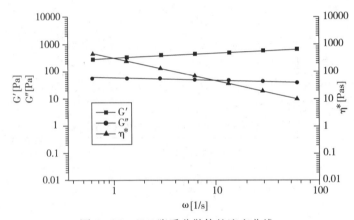

图 5 – 35   40% 脂质分散体的流变曲线

此外，张保献等将药物与一定比例的新型高分子材料如 HPMC 和 Carbopol（910、934）等结合，制成口腔黏膜黏附片，经体外释放实验和释放动力学研究显示，其具有 pH 敏性和很好的生物黏附作用。

亲水凝胶具有阻滞药物扩散和缓释作用，鉴于水凝胶有吸收大量水分的能力，从生物学角度看，具有获得免疫耐受表面和基质的必要性质，以及较好的组织相容性。水凝胶根据分子解离特性，可分为中性和离子型（其中包括阴、阳和两性离子）。

应用分子烙印（molecular imprinting）技术制备智能型水凝胶，可使水凝胶在不同 pH 值、温度、离子强度、电场等特定环境下调节药物的释放，促进了水凝胶技术在药物传递系统方面的进一步发展。如将葡萄糖氧化酶固定在 pH 敏性水凝胶用于控释胰岛素的载体研究，葡萄糖氧化酶作为葡萄糖感应器与葡萄糖发生酶促反应，产生葡萄糖酸而降低介质的 pH 值，使凝胶膨胀发生显著改变，达到控制释放胰岛素的作用。

［附：半固体制剂的鉴别］

半固体制剂包括供内服或外用的软膏剂、凝胶剂等，其成型和质量与其熔点（或滴点）、黏度（稠度）、伸展性、酸碱度、可洗性和含量均匀性密切相关，特别是其具有适宜的流动性和黏附性，便于应用。与制剂半固体性质相关的鉴别项如下：

1. 熔点和滴点

熔点系指样品熔化时的温度。滴点系指样品在标准条件下受热熔化而从管口落下第一滴时的温度。口服膏剂一般遇体液（或唾液）后即可熔化，而一般软膏剂以接近凡士林的熔点为宜，便于涂布或粘贴于皮肤、黏膜和创面，释放药物后起保护、润滑或治疗作用。测定可采用《药典》规定的方法或显微熔点仪测定，软膏剂的滴点多控制在45℃~55℃。

2. 黏度和稠度

黏度（viscosity）系指流体对流动的阻抗能力，它作为流体性质的指标，也是研究半固体制剂流变性的最基本参数之一。测定方法可按照《药典》的规定，选择适宜的黏度计。

稠度也是表示流体或膏体稠厚度的指标，即在一定温度下，将插度计中重量为150g的金属锥体的锥尖放在试品的凝固表面上，使锥体在5秒内自由垂直落入试品中，以插入的深度评定供试品的稠度。以0.1mm的深度为1个单位，称为插入度。一般稠度大的试品插入度小，稠度小的试品插入度大。

3. 伸展性

伸展性（spreadability）是考察软膏涂展性能的指标之一。其测定方法是将1g软膏置于两块平行的20cm^{2}大小的板之间，上面一块重125g，1分钟后测定其直径。直径≤50mm的软膏称为半钢体软膏，直径大于50mm小于（或等于）70mm的软膏称为半流体软膏。制剂的伸展性与其流动性有关。

第三节 液体剂型的物态特性

根据分散程度的不同，分散系可分为分子分散系、胶体分散系和粗分散系。按分散系分类，液体剂型包括均相溶液剂型和非均相液体剂型。当液体中药物以分子、原子或离子形式（一般质点小于1nm）均匀分散于溶媒时，称为均相溶液或溶液型液体剂型，例如供内服或外用的溶液剂、单糖浆剂、甘油剂、芳香水剂和醑剂等。当液体中药物不能以分子、原子或离子形式均匀分散、或几种含药物的液体不相混溶时称为非均相液体剂型，例如，溶胶、乳浊液和混悬液型液体制剂。液体药剂的流变性、物态特性均与其成型和稳定性关系密切。

一、液体的流变性

流变性（rheologic properties）系指在适当的外力作用下物质所具有的流动和变形的性能。流体按其流动性质可分为牛顿流体和非牛顿流体。液体剂型中的均相溶液（例如，水、乙醇、甘油和糖浆剂等真溶液）一般具有牛顿流体的特征，为熟知的牛顿流体；而非均相液体（例如，高分子溶液、乳剂、混悬剂、糊剂、软膏剂等）具有非牛顿流体的特征，为非牛顿流体。又如，絮凝的混悬剂常表现塑性或假塑性流动性质，流体乳剂通常呈假塑性。

对于胶体系统来说，只有当颗粒浓度很稀时，才遵循牛顿黏性定律，切变应力与切变速率呈线性关系；但大多数情况下均偏离直线，不遵守牛顿黏性定律。对胶体系统来说，若浓度较稀时，爱因斯坦导出下列方程：

$$\frac{\eta}{\eta_s} = 1 + 2.5\Phi \tag{5·26}$$

式中：η 表示胶体黏度；η_s 表示分散介质黏度；Φ 表示颗粒体积分数。

由此公式可见，η 随颗粒数量增加而增加。但若颗粒浓度增大到一定程度，还需考虑其他效应，如图 5 – 36 所示。

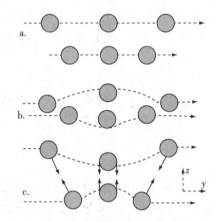

图 5 – 36 胶体颗粒增多对黏度的影响

图中：a. 为浓度较稀时的情况，两层流体虽有流速差，但干扰可忽略；b. 为浓度较高时的情况，两层中颗粒相互间靠得很近，当两颗粒在 y 方向运动到相同位置时，将因为互相排挤使运动轨迹改变而导致额外耗能，此时会使黏度变大。由于该挤压涉及一对颗粒，故与 Φ^2 有关；c. 为分子间受范德华力等因素影响的情况，黏度继续变大。此外，胶体系统还可表现出胀流型（剪切变稠型）、剪切变稀型、塑性与假塑型、触变型、震凝型和电黏滞效应等流变性。

1. 牛顿流体（Newtonian fluid）

由牛顿最先提出的黏性流体的流动模型。由黏度测定仪可测得各种流体的黏度。例如，空气的黏度为 0.02mPa·s，水的黏度为 1.002mPa·s，乙醇的黏度为 1.20mPa·s，橄榄油的黏度为 84.0mPa·s，甘油的黏度为 1490mPa·s。黏度 η 的倒数为流度（fluidity）。凡是符合牛顿黏度定律的流体称为牛顿流体，例如，纯液态物质（水）、植物油、低分子溶液等。

牛顿流体的黏度与温度有关。随温度升高，液体的黏度降低，黏度 η 与温度 T 的关系可用 Andrade 公式表示：

$$\eta = Ae^{\frac{E}{RT}} \text{ 或 } \ln\eta = \ln A + \frac{E}{RT} \tag{5·27}$$

式中：E 表示流动活化能，系指使液体开始流动所需的能量；A 表示液体相对分子质量，与摩尔体积有关；R 表示气体常数。

对于牛顿流体，其流量 Q 符合 Poiseuille 定律，即流量与压力梯度呈正比，与半径 R 的 4 次方呈正比。公式如下：

$$Q = \frac{\pi R^4 \Delta P}{8 \eta L} \tag{5·28}$$

式中：$\Delta P/L$ 表示压力梯度；R 表示半径；η 表示黏度。

2. 非牛顿流体（non – Newtonian fluid）

非牛顿流体为药剂中最常见的流体。

流变曲线分为塑性、假塑性、触变性和胀性等类型，图 5 – 37 中 B、C、D、E、F 分别表示塑性流体、塑性流体兼触变性、假塑性流体、假塑性流体兼触变性、胀性流体的流动曲线。塑性流动、假塑性流动和胀性流动的结构变化如图 5 – 38 所示。

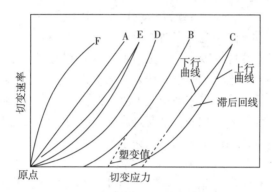

A. 牛顿流体；B. 塑性流体；C. 塑性流体兼触变性；

D. 假塑性流体；E. 假塑性流体兼触变性；F. 胀性流体

图 5 – 37 各种流体的流动曲线

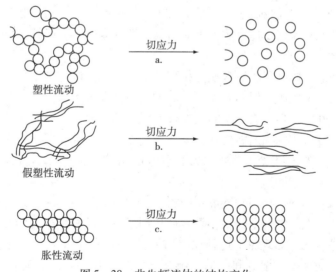

图 5 – 38 非牛顿流体的结构变化

（1）塑性流动（plastic flow）：如图 5 – 37B、5 – 38a. 所示。塑性流体因絮凝很强形成网络结构，具有类似弹性固体性质，切应力较小时不发生流动。只有切应力达到屈服值（yield value，体系由不流动至开始流动时的临界切变应力值称为屈服值）时，质点层和毗邻层才做相对运动，网状结构被破坏，流动开始。流体的这种性质称为塑性（plastisity）。随切应力的增大，结构不断被破坏，塑性黏度不断下降。当切应力消除后，又重新絮凝，故物质的内部结构并不发生永久性改变。

一般来说，浓度较大的混悬液尤其是连续相黏度较高，粒子絮凝时往往表现为塑性流动性质。例如，药用 $BaSO_4$ 混悬液、糊状黏土、油漆、油墨和泥浆等均属于塑性流体。塑性流体的流动性质符合 Bingham 公式：

$$S - S_\sigma = \eta' D \qquad (5 \cdot 29)$$

式中：η' 表示表观黏度或塑性黏度，为斜率的倒数；S_σ 表示屈服值。

（2）假塑性流动（pseudoplastic flow）：如图 5 – 37D，图 5 – 38b. 所示。假塑性流体流变曲线从原点开始，且宏观黏度随切变速率增加而下降，即流动越快，显得越稀。这种现象称为切变稀化。大多数天然和合成的树胶，如阿拉伯胶、西黄芪胶、明胶、海藻酸钠、聚乙烯吡咯烷酮、甲基纤维素和羧甲基纤维素钠等分散液体，某些高分子溶液，某些乳状液等均显示假塑性流体性质。特点是没有屈服值。当施加切应力时，长链高分子沿流动方向排成直线，溶剂分子也逐渐脱离高分子，使流动阻力减弱，这就是假塑性流动的宏观黏度随切变速率增加而下降的原因。假塑性流体和胀性流体通常可用指数关系式近似地描述其非线性特性，即

$$S^n = \eta' D \qquad (5 \cdot 30)$$

式中：n 表示常数，对于牛顿流体 $n = 1$，n 与 1 相差越大，假塑性流动特征越显著。

将上式取对数，得直线方程，见下式：

$$\lg D = n \lg S - \lg \eta' \qquad (5 \cdot 31)$$

以 $\lg D$ 对 $\lg S$ 作图，可由直线斜率求 n，由截距求出表观黏度 η'。

（3）胀性流动（dilatant flow）：如图 5 – 37F、5 – 38c 所示。胀性流动与假塑性流体相反，胀性流体的黏度随着切变速率的增加而增加，即这类体系搅得越快显得越稠。这种现象通常称为切变稠化。

具有胀性流动的液体静置时一般质点排列紧密，空隙内仅有少量分散介质，流动时质点一起滑动，体系的黏度较小，但随着切应力的增大，质点开始运动且互相缠结在一起，分散介质难以填满质点间的空隙，质点不易被充分润湿，难以滑动，因而使流动阻力加大，即黏度加大。这就是胀性流体的黏度随切应变率的增加而增加的原因。含有大量固体混悬体的液体如涂料、栓剂、糊剂和分散度大、浓度高的混悬液等一般显示胀性流动性质。胀性流动的流变公式，见（5·31）式。

（4）触变性流动（thixotropic flow）：如图 5 – 37C 和 E 所示。触变性流体的黏度随切变速率的改变而改变，上行线与下行线不重合而包围成一定面积，称为滞后面积（area of hysteresis），这种现象称为滞后现象，这种性质称为触变性（thixotropy）。触变性也可定义为溶胶 – 凝胶之等温可逆变换。溶胶和凝胶为典型的触变性体系。溶胶有流动性，凝胶为半固体，无流动性，但当凝胶受震动时，则成为能流动的溶胶。停止振动后，溶胶逐渐变稠，最后又恢复为凝胶。

流体产生触变的原因为絮凝网络被剪切破坏后，重新形成网络需一定时间。

滞后面积是衡量触变性大小的定量指标，其大小由切变时间和切变速率决定。因此，可

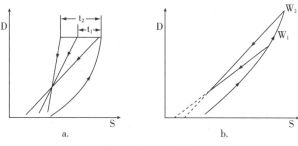

图 5-39 触变性流动结构变化示意图

用时间触变性系数 B 来表示，见图 5-39 上升曲线 a.，由下式计算而得。

$$B = \frac{U_1 - U_2}{\ln t_2 - \ln t_1} \tag{5·32}$$

式中：B 表示在恒定切变速率下，触变性流体内部结构拆散的速率随时间变化的值；U_1 和 U_2 分别表示两条下降曲线的塑性黏度；t_1 和 t_2 分别表示发生切变速率的时间。

拆散触变性系数 M 表示增加单位切变速率时减少的切应力值，用以定量表示触变性大小，单位 $\sec \cdot cm^{-2}$。如下式所示

$$M = \frac{(U_1 - U_2)}{(\ln \omega_2 - \ln \omega_1)} \tag{5·33}$$

式中：ω 表示旋转黏度计的角速度。

对塑性兼触变性流体，用旋转黏度计测定，由曲线求出 B，进而求出 M。

大部分胶体溶液会在加入适当浓度的电解质时呈现出触变性。亲水胶体溶液和浓的混悬液、乳浊液也可形成触变塑性液体（例如，皂土混悬液）和触变假塑性液体（例如，50% 羧甲基纤维素钠溶液）。当对该流体施加切应力后，破坏了液体内部的网状结构，切应力减小时，液体又重新恢复到原有结构，但这种恢复需要较长时间，所以上行线与下行线不重合。

此外，触变性流体具有正触变性和负触变性。在切应力作用下，若体系的黏度随时间下降，静止后又恢复，即具有时间因素的切变稀化现象，称为正触变性（positive thixotropy）；反之，体系的黏度或切力上升，静止后又恢复，即具有时间因素的切变稠化现象，称之为负触变性（negative thixotropy）。图 5-40 所示为磁化糊状物的负触变曲线。由于对体系交替地施加切应力，使切变速率减小，该体系不断变稠，在一定切变速率下，切应力逐渐增大。

目前，对各种触变性机理的认识尚不统一。一般来说，溶胶的凝结和触变与电机械力、电解质、有机离子、温度、pH 值和浓度等有关。在外切力作用下，某个特定体系的黏度或切力随时间先后呈现出正触变性和负触变性特征，此称之为复合触变性（complex thixotropy）。例如研究 pH 值对纯高岭土和 Mg - Al 混合金属氢氧化物（简称 MMH）- 高岭土分散体系触变性的影响，结果表明在 pH3.6 ~ 12 的范围内，纯高岭土分散体系的触变性类型不受 pH 值的影响，均表现为正触变性，Mg - Al - MMH/高岭土质量比（R）= 0.029 的 Mg - Al - MMH - 高岭土分散体系，随着 pH 增大由复合触变性转变为正触变性，而 R = 0.129 的 Mg - Al - MMH -高岭土分散体系，随着 pH 增大由正触变性转变为复合触变性。

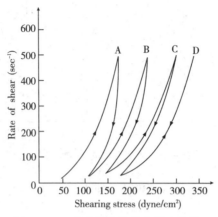

图 5 - 40   磁化糊状物的负触变曲线

　　混悬剂、乳剂、胶体溶液等液体药剂的黏度和流动特性等与流变学有密切关系。例如，将混悬剂从容器的倾倒、混悬型洗剂在皮肤上的涂抹和流失等，涉及制剂处方设计的合理性和质量的稳定性；具有塑性、假塑性或触变性的助悬剂对混悬剂的稳定性具有影响。又如，稀乳剂表现为牛顿流动，高浓度乳剂显示塑性流动的特性，黏度越大，对乳剂稳定性越有利，且乳剂也具有触变性。

二、高分子溶液的物态特性

　　均相溶液分为低分子溶液和高分子溶液。由于药物成分复杂且溶解性各不相同，因此制备均相溶液制剂时，需采用各种不同方法，使之溶解。例如，可用增溶、助溶、盐溶或加潜溶剂等方法提高药物的溶解度，使药物以分子、原子或离子形式均匀分散形成均相溶液（详见溶解章节有关内容）。均相溶液不存在界面，是单相均匀体系，故为热力学稳定系统。

1. 高分子溶液的概念

　　高分子溶液是指高分子化合物（包括天然和合成两类，例如明胶、淀粉和纤维素等；塑料、有机玻璃等）形成的溶液。例如，蛋白质、动物胶汁（如阿胶、鹿角胶、明胶及骨胶等）、酶（如胃蛋白酶、胰蛋白酶等）、天然多糖类、黏液质及树胶等，遇水后均可通过溶胀而逐渐溶解，形成均相溶液，如图 5 - 41 所示。

　　高分子化合物（macromolecules），简称高分子，是指分子大小在 $10^{-9} \sim 10^{-7}$ m，相对分子量高达上千至上百万的高聚物，形成的溶液称为高分子溶液（或大分子溶液）。高分子化合物属于亲液胶粒（lyophilic colloid），形成的溶液又称为亲水胶体溶液，属于均相热力学稳定体系。疏液胶体形成的是溶胶，属于多相热力学不稳定体系。高分子溶液与溶胶的性质比较见表 5 - 8。

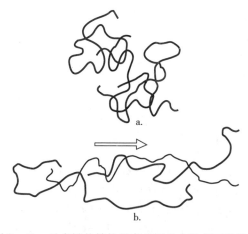

图 5 – 41 具有链状结构的高分子化合物的两种状态

表 5 – 8 高分子溶液与溶胶的性质比较

特 性	高分子溶液	溶 胶
分散相大小	$10^{-9} \sim 10^{-7}$ m	$10^{-9} \sim 10^{-7}$ m
扩散速度	慢	慢
半透膜	不能透过	不能透过
溶液体系	单相体系	多相体系
与溶剂亲和力	大	小
热力学性质	平衡体系，遵守相律	不平衡体系，不遵守相律
稳定性	热力学稳定体系	热力学不稳定体系
渗透压	大	小
黏度	大	小
对电解质	不敏感	很敏感

高分子溶液与小分子溶液也有区别。高分子物质溶解时要经过较长时间的溶胀阶段，溶解度参数约为 2（cal/cm^3）$^{1/2}$；高分子溶液具有多分散性，呈现不同的溶解度，可分别溶于热水、乙醇或其他有机溶剂；当高分子被吸附在胶粒表面时，可加厚溶胶的水化膜，故有保护作用，但加入量不足则会发生稳定性下降而凝聚的敏化作用，见图 5 – 42 和 5 – 43。药剂工作者往往利用这种性质，提取或除去高分子物质。

2. 高分子溶液的基本特征

（1）带电（electric and optical）性：高分子电解质（macromolecular electrolyte）分为阳离子型、阴离子型和两性型，在溶液中能电离，形成高分子溶液，随 pH 值不同而带正电荷或负电荷，具有导电性。

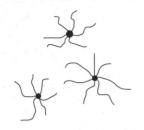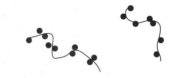

图 5-42　高分子溶液对溶胶的保护作用　　　图 5-43　高分子溶液对溶胶的敏化作用

（2）渗透（permeability）性：高分子溶液的渗透压大小与高分子物质的浓度呈正比。与浓度相同的小分子溶液相比，高分子溶液的渗透压要高得多。对于高分子电解质来说，由于能解离为聚离子和小离子，其渗透平衡有特殊之处，故称之为唐南平衡（donnan equilibrium）。

（3）黏性：高分子溶液一般具有较大黏性，且随分子量增大，黏性增强。但是高分子电解质溶液和高分子非电解质溶液的黏度特性不同：高分子电解质溶液 η_{sp}/c 对 c 作图不呈线性（电滞效应），高分子非电解质溶液 η_{sp}/c 对 c 作图呈线性关系。植物体中的蛋白质、多糖和树胶等高分子物质在水中形成高分子溶液后使液体的黏度增加。

（4）胶凝（gelation）、离浆（syneresis）与触变性（thixotropic）：高浓度的高分子溶液溶胀后形成凝胶（gel）的过程称为胶凝。凝胶由固、液两相组成，介于固体和液体之间，属胶体分散系，具有离浆现象和触变性。在放置过程中，凝胶中的液体缓慢从中脱出的现象，称为离浆或脱水收缩。凝胶受外力作用（振摇、搅拌或其他机械力）的影响，发生凝胶与高分子溶液（或溶胶）相互转化的性质，称为触变性。其中，触变胶（thixotropy）可广泛应用于医药行业。例如，某些滴眼液和注射液就采用凝胶剂型，使用时振摇便可使其由凝胶变为液体，使用和携带均方便。

（5）生物黏附性（bioadhesion）：亲水胶具有生物黏附性。由于体液具有亲水性，根据相似相溶的原理，亲水胶可黏附于生物组织、黏膜等处。此外，高分子溶液达到一定浓度时还能产生黏弹性，制成的涂膜剂和膜剂可用于创面、黏膜等处起到保护或治疗作用。生物黏附材料及其制剂在药剂领域的研究进展很快。

三、非均相液体的物态特性

1. 非均相液体的概念

非均相液体包括溶胶、混悬液和乳浊液。溶胶，即疏液胶体（lyophilic colloid），界于分子分散体系（molecular dispersions）和粗分散体系（coarse dispersions）之间，均为热力学和动力学不稳定体系。采用胶溶、机械分散、超声分散和物理凝聚等工艺可使药物具有适宜的分散度，进而制备成符合临床需要的溶胶或混悬液；采用乳化法可以制备成乳浊液。

2. 非均相液体的基本性质

（1）光学性质：胶体粒子对可见光具有强烈的散射作用。许多胶体溶液中的粒子表现出对可见光的选择吸收作用，使溶液显示出丰富多彩的颜色。如果有一束可见光通过胶体溶液，可以看到溶胶中显出一个混浊发亮的光柱，这种现象称为丁达尔（tyndall）效应，见图

5-44。当光线照射到不均匀的介质时，如果粒子直径大于可见光的波长（可见光波长 $4 \times 10^{-7} \sim 7 \times 10^{-7}\text{m}$），则粒子表面对光产生反射或折射现象；若粒子直径小于可见光的波长，则粒子表面对光产生散射现象。

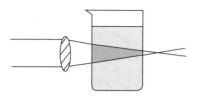

图 5-44 丁达尔现象

雷莱（Rayleigh）曾提出散射光强度的定量关系式：

$$I = kI_0 = \frac{24\pi^3 \overline{N}V^2}{\lambda^4}\left(\frac{n_2^2 - n_1^2}{n_2^2 + 2n_1^2}\right)^2 I_0 \qquad (5 \cdot 34)$$

式中：I 和 I_0 分别表示散射光和入射光的强度，λ 表示入射光波长，n_1 和 n_2 分别表示分散介质和分散相的折射率，$\overline{N}$ 表示胶体粒子浓度（即单位体积溶胶中的胶体粒子数），V 表示单个粒子的体积。

该公式只适用于极稀的无色非金属溶胶，对金属溶胶和悬浊液不适用。

由上式可以看出，散射光强度与入射光波长的 4 次方呈反比。表示波长越短，光散射越强。在可见光中，蓝光和紫光的波长最短，有较强的散射；红光的波长最长，散射最弱，大部分可透过溶胶。与真溶液的区别在于：溶胶 n_1 和 n_2 相差较大，粒子 V 有适宜的体积，因此有较强的光散射现象。胶体的光散射性质具有实际鉴别意义，从光散射仪可以测得粒径、质量和扩散系数等。

由于胶体粒子介于真溶液与粗分散系统之间，因而热力学聚集与动力学沉降兼而有之。胶体粒子的热运动在微观上表现为布朗（brown）运动，宏观上表现为扩散（如图 5-45）。这是因为进行热运动的分散介质分子不停地从各个方向撞击胶体颗粒（如图5-46）。由于瞬间撞击合力不为零，所以在不同时刻，胶体颗粒被推向不同方向。

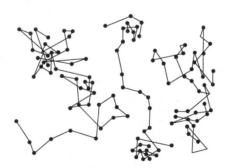

图 5-45 超微显微镜下胶体粒子的布朗运动

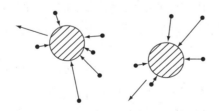

图 5-46 胶体粒子受分散介质分子冲击示意图

（2）动力学性质：由于布朗运动，溶胶粒子自动从高浓度区流向低浓度区的现象称为扩散（diffusion），胶体粒子的扩散速度服从 Fick 定律：

$$\frac{\mathrm{d}N}{\mathrm{d}t} = DA\frac{\mathrm{d}\overline{N}}{\mathrm{d}x} \tag{5·35}$$

式中：$\frac{\mathrm{d}N}{\mathrm{d}t}$ 表示单位时间内通过截面积 A 的扩散量；$\frac{\mathrm{d}\overline{N}}{\mathrm{d}x}$ 表示浓度梯度。

Fick 定律表明，单位时间的扩散量与截面积 A 和浓度梯度呈正比。比例常数 D 称为扩散系数，意义是单位截面积的扩散量，其值与粒子半径 r、介质黏度 η 及温度 T 有关。爱因斯坦（Einstein）导出了如下关系式：

$$D = \frac{kT}{6\pi\eta r} \tag{5·36}$$

式中：k 表示 boltzmann 常数。

此式仅适用于球形粒子，且胶粒布朗运动的平均速度远小于分子热运动的速度。实际测量可知，一般情况下，真溶液的扩散系数约为溶胶的几百倍，扩散速率与温度、粒子大小有关。温度越高，分散相粒子越小，扩散速率就越快。扩散作用促使分散相粒子的分布趋向均匀一致。

沉降运动是在外力场作用下的运动，通常是在重力场下引起的沉降。由于胶体粒子是大分子的集合体，密度大于分散介质的密度，故在重力场下粒子有向下沉降的趋势。沉降的结果使底部粒子的浓度大于上部，即造成上下的浓度差，而粒子的扩散将促使浓度趋于均一。由此可见，沉降与浓度差作用之下的扩散是两种效果相反的效应。粒子在重力场中的分布服从 Boltzmann 分布，因此可用统计力学方法处理。设胶体粒子的半径为 r，粒子和分散介质的密度分别为 ρ 和 ρ_0，在重力场作用下粒子所受到下沉的沉降力 $f_{沉}$ 为

$$f_{沉} = \frac{4}{3}\pi r^3(\rho - \rho_0)g \tag{5·37}$$

当粒子沉降力与阻力相当时，粒子以恒定速度沉降，则沉降速度 $f_v = f_{沉}$。粒子达到这种恒定速度一般只需 $10^{-6} \sim 10^{-3}S$。

对于半径为 r 的球形粒子，其阻力系数为 f，$f = 6\pi\eta r$，代入上式，得

$$\frac{4}{3}\pi r^3(\rho - \rho_0)g = 6\pi\eta r v \tag{5·38}$$

$$v = \frac{r^2}{18\eta}(\rho - \rho_0)g \tag{5·39}$$

公式（5·39）为重力场中的沉降公式，符合 stokes 定律（如前述）。

（3）电学性质：当胶粒带有电荷时，胶体粒子间的静电斥力减少了相互碰撞的频率，能维持较长时间的稳定。

1）胶粒的结构：胶粒的结构由胶核、吸附层、紧密层和扩散层 4 部分组成：①胶核：构成胶粒的固体分子集合体，位于胶粒的中心部分；②吸附层：胶核为了降低表面能而从介质中吸附的离子形成吸附层后紧紧贴在胶核表面，为粒子表面电荷的主要来源；③紧密层：表面带电的粒子对其周围介质中电性相反的离子（称为反离子）产生静电引力，加上范德华吸引作用，被吸引且与表面吸附层牢固地结合在一起；④扩散层：由于胶粒带电，吸引了

周围介质中的反离子，这些反离子所受的静电吸引与扩散到溶液中去的趋势呈平衡状态，故而扩散分布于紧密层之外，形成扩散层。扩散层所带的电量等于胶粒的带电量，不随胶粒运动。例如，在 KI 过量条件下制备的 AgI 溶胶，其胶粒结构如图 5 - 47 所示。

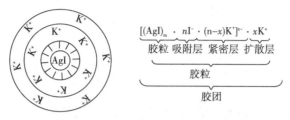

图 5 - 47　AgI 胶体粒子的结构示意图

2）动电位：胶核表面由于吸附或电离而带电，使胶核表面上的电位与溶液内部不同，两者之差称为固体粒子的表面电位，用符号 χ 表示。因紧密层随固体粒子一起运动，所以胶粒的实际表面不在胶核表面处而是在紧密层的外沿。此外是胶粒与介质相对运动的界面，称为滑移界面。滑移界面与溶液内部的电位差称 ζ 电位，ζ 电位决定着胶粒在电场中的运动。一般 ζ 电位不等于表面电位 χ，而是 χ 的一部分。见图 5 - 48。

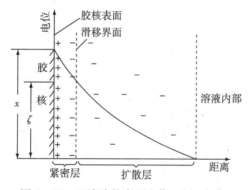

图 5 - 48　正溶胶的表面电位 χ 和 ζ 电位

图 5 - 49 为胶粒的 ζ 电位示意图，$\zeta 1 > \zeta 2$，说明状态 1 的胶粒带电量多于状态 2。①当 $\zeta = 0$ 时，表明滑移界面处的电位与溶液内部相等，此时胶粒不带电，即等电状态。在等电状态，紧密层中的反离子电荷等于表面吸附离子的电荷。②ζ 电位的符号标志胶粒的带电性质（即电荷的正负）。③ζ 电位值的大小反映了扩散层的厚度。ζ 值增大，扩散层变厚；反之，扩散层变薄。如 $\zeta 1 > \zeta 2$，说明状态 1 的扩散层 AC 较状态 2 的扩散层 AB 更厚些。

ζ 电位的意义在于：ζ 电位值的大小标志着胶粒带电的程度。ζ 值越大，表明滑移界面处的电位与溶液内部的差异越大，即胶粒的带电量越多；反之，ζ 值越小，表明胶粒带电量越少。

3）电泳（electrophoresis）：在直流电场作用下，溶胶的分散相粒子在分散介质中的定向移动称为电泳。将 U 形管内注入有色溶胶，上部注入部分水（水中含电解质用以增加电导），两者间形成清晰界面。然后通过电极加电即会发现界面的移动。通过界面的移动距离

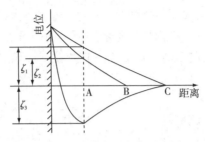

图 5 – 49　胶粒的 ζ 电位示意图

即可得出颗粒的运动速率，进而计算出 ζ 电位。由于溶胶粒子带有电荷，带有正电荷的正溶胶，电泳时移向负极；带有负电荷的负溶胶，电泳时移向正极。电泳技术在氨基酸、多肽、蛋白质及核酸等物质的分离、鉴定方面有着广泛的应用。图 5 – 50 为电泳测定仪。

4）电渗（electro – osmosis）：在电场作用下，若将胶粒固定不动，则分散介质将定向移动，这种现象称为电渗。图 5 – 51 为电渗测定装置。两电极之间放置沉淀颗粒，管中充满分散介质，通电后据刻度管中的液面变化可计算出电渗速率。

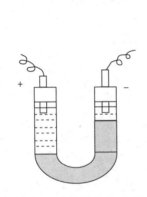

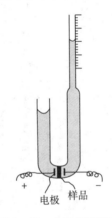

图 5 – 50　电泳测定仪示意图　　　图 5 – 51　电渗测定装置

用流出溶剂体积对时间的导数 $\dot{V}$ 来表示电渗速率。由于溶剂运动速率亦即离子运动速率为 $v = \dfrac{2\varepsilon E\zeta}{(3\eta)}$；若样品中所有毛细管道截面积为 A_s，则

$$\dot{V} = vA_s = \frac{2\varepsilon E\zeta A_s}{3\eta} \tag{5·40}$$

同时，测定通过电渗池的电流 I 和分散介质的电导率 κ_e（这里加下标 e，与离子氛厚度的倒数 κ 相区别），两者与电场强度 E 的关系式为

$$E = \frac{I}{(\kappa_e A_s)}$$

代入上式，得

$$\dot{V} = \frac{2\varepsilon I\zeta}{3\kappa_e \eta} \tag{5·41}$$

实验需测定 $\dot{V}$、I、κ_e 以及分散介质的 ε 和 η 值，即可估计 ζ 电位。

胶体粒子的电渗原理已应用于电渗析、反渗透等膜分离技术，利用电位差为推动力对液体进行膜分离的电渗析技术被广泛用于海水的淡化与常水的软化，渗透和滤过技术还可用于分离和纯化（有关基础知识详见第二章）。

参考文献

[1] Alfred Martin,Physical Pharmacy(Fourth Edition). LEA&FEBIGER Philadelphia,London,1993.

[2] 陆彬. 中药新剂型与新技术. 北京:化学工业出版社,2008:1,287.

[3] 蔡光先,杨永华. 单味中药超微饮片的质量标准研究. 长沙:湖南科学技术出版社,2007:8.

[4] 杨珣,冯俊明,龚国洪,等. 破壁灵芝孢子细胞的微观结构. 贵阳中医学院学报,2004,26(4):47-48.

[5] 杜丽娜,王辰允,梅兴国. 用 SPSS 软件计算微球平均粒径及粒径分布范围. 数理医药学杂志,2005,18(2):59-163.

[6] 罗杰英,王玉蓉,张自然,等. 现代物理药剂学理论与实践. 上海:上海科学技术文献出版社,2005.

[7] 徐月红,王宁生,陈宝,等. 微粉化对制何首乌中脂溶性和水溶性成分的影响. 中草药,2006,37(11):1668-1669.

[8] 樊世民,杨玉芬,盖国胜,等. 微细药物表面包覆技术在制剂中的应用. 世界科学技术——中医药现代化高新技术应用,2004,1(6):48-52.

[9] 戴肖南,侯万国,李淑萍,等. pH 值对 Mg-Al-MMH-高岭土分散体系触变性的影响. 中国科学(B 辑),2001,31(5):438-443.

[10] 张义同. 热黏弹性理论. 天津:天津大学出版社,2002:11.1-3.

[11] 胡英. 物理化学(上册). 北京:高等教育出版社,1999:11.

[12] 卓仁禧,张先正. 温度及 pH 敏感聚(丙烯酸)/聚(N-异丙基丙烯酰胺)互穿聚合物网络水凝胶的合成及性能研究. 高分子学报,1998,(1):39.

[13] 任欢鱼,刘蕾,刘勇健. 磁流体的制备与性质研究. 中国粉体技术,2003,9(1):16-23.

[14] 秦倩,华幼卿. 新型复合分散体系 PVC 树脂颗粒特性与加工流变性能研究. 高分子材料科学与工程,2001,17(6):150-153.

[15] Qi-Neng Ping,Ci-Ying Zhao. Passive Electrical Properties of Animal Skin and Humen Epidermal Membranes In vitro. Journal of Chinese Pharmaceutical Sciences,1998,7(2):86-90.

[16] 刘幸平,胡润淮,杜薇. 物理化学. 北京:科学出版社,2002,245-251,271-287.

[17] 王健,毕殿洲. 生物黏附材料的研究进展. 沈阳药科大学学报,2002,19(5):373-379.

[18] 张保献,张卫华,聂其霞. 药用凝胶的应用概况. 中国中医药信息杂志,2004,11(11):1028-1032.

第六章

药物的扩散、溶出与释放

固体药物制剂如丸、片剂，经口服崩解、分散和溶解后，药物才能通过胃肠道进入血液，分布到作用部位，产生药效。在此过程中，药物将发生扩散、溶出或释放和吸收现象。

溶出是指药物从固体状态溶解成溶液的过程；释放是药物从固体高分子材料中释放的过程；吸收是指药物进入血液的过程。药物的溶出是固体药物变成液体的溶解动力学行为，多指一般性固体制剂药物的溶出行为；药物的释放多指药物从控缓释制剂的溶出动力学行为；在溶出、释放和吸收过程中药物都要扩散，这也是成分转移的基本规律，因此扩散是溶出与释放规律的前提，在药物制剂理论中占有重要的意义。

第一节 药物的扩散

一、扩散理论与基本定律

1. 扩散动力学

药物在体内扩散、溶出与释放都是在等温等压条件下进行的，探讨药物扩散量随时间的变化规律是制剂学最为关心的问题之一。下面简述药物扩散的基本理论。

（1）Fick 第一定律：扩散是分子在一定浓度梯度下做不规则运动而从体系的一侧向另一侧移动的过程。

单位时间内物质扩散的量称为扩散通量。

$$J = \frac{\mathrm{d}M}{S\mathrm{d}t} \tag{6·1}$$

流量与物质的浓度梯度 $\mathrm{d}C/\mathrm{d}x$ 呈正比，即

$$J = -D\frac{\mathrm{d}C}{\mathrm{d}x} \tag{6·2}$$

式中：D 表示扩散系数，即体系在单位时间、单位距离间或单位浓度梯度时，物质通过单位面积扩散的量（单位 m^2/s 或 cm^2/s），扩散系数也称为物质的扩散速率。C 表示浓度，x 表示物质垂直于面积 S 所扩散的距离（单位 cm），时间 t 的单位为 s，质量 M 的单位为 g。负号表示沿扩散方向增加距离 $\mathrm{d}x$，浓度 $\mathrm{d}C$ 则降低。

扩散系数 D 不一定是常数，受介质浓度、温度、压力、溶剂性质和扩散物质化学性质

的影响。扩散系数 D 与热力学温度 T 的关系可用 Stoke's 方程表示：$D = \dfrac{kT}{6\pi\eta r}$ 式中：η 表示介质的黏度，k 表示 Boltzmann 常数，r 表示分子的半径，$6\pi\eta r$ 表示球形分子的 Stoke's 力。

结合公式（6·1）和（6·2），得 Fick 第一定律：

$$\frac{\mathrm{d}M}{\mathrm{d}t} = -DS\frac{\mathrm{d}C}{\mathrm{d}X} \tag{6·3}$$

Fick 第一定律表明，药物浓度梯度是促进药物被动扩散的根本动力。

（2）Fick 第二定律：Fick 第一定律阐明了扩散速率与浓度梯度间的定量关系，但仅能描述单位时间内物质扩散通过单位面积的量。要了解扩散物质的浓度变化速率，则需确立一个扩散物质的浓度随时间变化的关系式。如图 6-1。

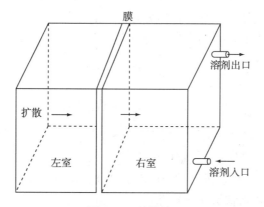

图 6-1 扩散池

设一定浓度的物质由左室透过一个膜向右室扩散时，右室溶剂由入口处进入，从出口处流出，药物被溶剂带走。当药物扩散通量为定量的物质透过一定厚度的膜向右室扩散时，则扩散物质在单位时间内发生浓度变化 ∂C，如

$$\partial C = -\frac{\partial J}{\partial x}\partial t$$

或

$$\frac{\partial C}{\partial t} = -\frac{\partial J}{\partial x} \tag{6·4}$$

将公式（6·4）对 x 微分，得

$$-\frac{\partial J}{\partial x} = D\frac{\partial^2 C}{\partial x^2} \tag{6·5}$$

将公式（6·4）的 $\partial C/\partial t$ 代入公式（6·5），得 Fick 第二定律：

$$\frac{\partial C}{\partial t} = D\frac{\partial^2 C}{\partial x^2} \tag{6·6}$$

公式（6·6）仅表示沿 x 方向的扩散，如要表示三维扩散，还要沿 y 和 z 方向扩散，则（6·5）式可写成

$$\frac{\partial C}{\partial t} = D\left(\frac{\partial^2 C}{\partial x^2} + \frac{\partial^2 C}{\partial y^2} + \frac{\partial^2 C}{\partial z^2}\right)$$

由上式可知，Fick 第二定律表示在任何空间或任何距离 x 内，扩散物质的浓度随时间的变化，称为非稳态扩散；Fick 第一定律表示在恒定的浓度梯度下扩散物质的量随时间的变化，称为稳态扩散。在实际应用中，一般只需讨论沿一个方向的扩散即可。

（3）稳态扩散：稳态扩散是指在任一时间点、任一扩散面上的药物浓度均保持稳定的扩散，即 $\partial C/\partial t = 0$ 的扩散，药物制剂设计中经常采用。如图 6 - 1 中，左室内含一定浓度的溶液，右室内含纯溶剂，当溶质从左室透过膜扩散至右室时，溶剂随之流入右室。同时，将扩散过来的溶质随溶剂流出而被带出，使右室保持低浓度（这种条件称为消失条件），经一定时间后，左室和右室的浓度变化速率相等，即浓度随时间的变化速率相等，但两室的浓度不一定相等。当浓度变化速率相等时，称为稳态扩散。此时，垂直于扩散方向的每一扩散层中的浓度变化率 $\partial C/\partial t$ 为零，则 Fick 第二定律为：

$$\frac{\partial C}{\partial t} = D\frac{\partial^2 C}{\partial x^2} = 0$$

由于 D 不等于零，$\frac{\partial^2 C}{\partial x^2} = 0$，$\partial x^2 = 0$，二阶导数为零，表示 ∂C 不随 ∂x 而变，即 $\frac{\partial C}{\partial x}$ 为常数，或 C 与 x 间为线性关系，见图 6 - 2 所示。图中距离 x 等于 h。图中左室的溶质刚透过膜尚未向右室扩散，所以 C_1 略大于左室的浓度 C_d。同理，膜右侧的溶质还尚未向右室扩散，所以 C_2 略大于右室的浓度 C_r。随时间浓度略有变化，即浓度变化速率 $\partial C/\partial t$ 不完全等于零，可看做是准稳态，但也可近似看作是稳态。

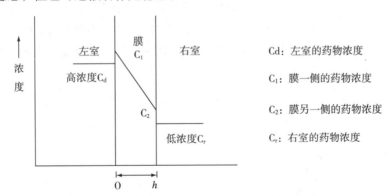

图 6 - 2　扩散池内通过扩散膜的浓度梯度变化示意图

如图 6 - 2 所示，有一膜将左右二室分开，膜的截面积为 S，厚度为 h，膜两侧的浓度分别为 C_1 和 C_2，则 Fick 第一定律为

$$J = \frac{\mathrm{d}M}{S\mathrm{d}t} = D\left(\frac{C_1 - C_2}{h}\right)$$

式中：$C_1 - C_2$ 为浓度梯度，$(C_1 - C_2)/h$ 近似等于 $\mathrm{d}C/\mathrm{d}x$。准稳态时 $(C_1 - C_2)/h$ 为常数。

膜内两侧的浓度 C_1 和 C_2 一般未知，但左室和右室的浓度 C_d 和 C_r 为已知，溶质在膜和

两室间的分配系数则为

$$K = \frac{C_1}{C_d} = \frac{C_2}{C_r} \tag{6·7}$$

以 C_d 和 C_r 分别代替 C_1 和 C_2，得

$$\frac{\mathrm{d}M}{\mathrm{d}t} = \frac{DSK(C_d - C_r)}{h} \tag{6·8}$$

（4）消失条件下的扩散：消失条件是指药物溶质快速被吸收、降解和移除的条件。如图 6-2，当右室的溶剂不断进入和流出时，从左室扩散过来的药物被溶剂带走，右室中 $C_r \approx 0$，亦表现为消失条件情况，故有

$$\frac{\mathrm{d}M}{\mathrm{d}t} = \frac{DSKC_d}{h} = PSC_d \tag{6·9}$$

定义：

$$P = DK/h$$
$$\sigma = K/h$$
$$P = D\sigma \tag{6·10}$$

式中：P 表示渗透系数，表示药物在一体系的扩散难易，其值越大，扩散越易，其量纲为 m/s。

在无法单独测定的情况下，可测定膜的面积、左室溶液的浓度、消失条件下右室扩散物质的扩散总量，以及扩散速率。设在测定时间内不变（饱和溶液），对公式（6·9）积分，得

$$M = PSC_d t \tag{6·11}$$

由该公式得知，以 M 对时间 t 作图，由直线的斜率即得 P。若在测定时间内 C_d 随时间 t 而变，则因 $C_d = M_d/V_d$，M_d 和 V_d 分别表示左室内扩散物质的量和溶液的体积。于是由公式（6·9）得

$$\lg C_d = \lg C_d(0) - \frac{PSt}{2.303V_d} \tag{6·12}$$

式中：$C_d(0)$ 表示测定开始时的浓度，即初始浓度。

由于时滞，直线可用公式（6·11）的修正式表示，即：

$$M = \frac{DSKC_d}{h}(t - t_L) \tag{6·13}$$

$$t_L = h^2/6D \tag{6·14}$$

严格地说，公式（6·7）中的浓度应该是活度。固体制剂中药物在溶剂中溶解，使之呈饱和溶液时，则溶液的活度等于 1。此时药物从制剂中释放而扩散的速率为常数，且速率与膜的渗透性有关。

公式（6·8）为扩散的基本公式，药物制剂的设计及相关公式的推导均以此为基础进行。扩散系数的大小与扩散物质的结构、通过膜的性质有关。表 6-1 列出了一些药物从溶液中通过膜扩散的扩散系数和渗透系数（近似值）。

表 6-1 某些药物的扩散系数和渗透系数

药 物	扩散系数 (cm^2/s)	渗透系数 (cm/s)	扩 散 途 径	温度（℃）
苯甲酸	–	36.6×10^{-4}	从鼠空肠吸收	37
雌酮	–	2.07×10^{-4}	从鼠空肠吸收	37
丹参酮 II$_A$	–	0.96×10^{-5}	从大鼠小肠吸收	25
1，8-二羟基蒽醌	–	2.16×10^{-6}	从单层人源 Caco-2 细胞吸收	25
大黄酚	–	3.00×10^{-7}	从单层人源 Caco-2 细胞吸收	25
大黄素	–	1.99×10^{-6}	从单层人源 Caco-2 细胞吸收	25
大黄酸	–	4.58×10^{-6}	从单层人源 Caco-2 细胞吸收	25
芦荟大黄素	–	6.24×10^{-6}	从单层人源 Caco-2 细胞吸收	25
ω-羟基大黄素	–	7.34×10^{-6}	从单层人源 Caco-2 细胞吸收	25
地诺前列素	–	0.58×10^{-4}	从鼠空肠吸收	37
对羟基苯甲酸丁酯	2.70×10^{-6}	–	从水溶液通过硅橡胶	37
氟轻松	1.11×10^{-3}	–	从 30% PEG + 70% H_2O 中通过聚乙烯膜	25
睾丸素	–	20×10^{-4}	从鼠空肠吸收	37
黄体酮	–	7×10^{-4}	从家兔阴道吸收	37
甲孕酮	3.70×10^{-7}	–	从硅橡胶介质释放	25
氯霉素	–	1.87×10^{-6}	通过鼠皮肤	25
	–	5.02×10^{-6}	通过鼠皮肤	37
氢化可的松	–	0.56×10^{-4}	从鼠空肠吸收	37
	–	5.80×10^{-5}	从家兔阴道吸收	37
水	2.80×10^{-10}	2.78×10^{-7}	扩散入人皮肤层	37
水杨酸	–	10.40×10^{-4}	从鼠空肠吸收	37
烟酰胺	–	1.54×10^{-4}	从鼠空肠吸收	37

例1：某甾体在一扩散池（25℃）中扩散通过硅氧烷膜（截面积 S 为 $10.36cm^2$、厚度 h 为 $0.085cm$），从 M/S 对 t 作图，得 $t_L = 47.5min$；溶液的原始浓度 $C_0 = 0.003mmol/cm^3$；甾体 4 小时内通过膜的浓度为 $0.00365mmol/cm^3$。求：（1）渗透系数 P；（2）扩散系数 D；（3）分配系数 K。

解：（1）$P = DK/h$，按公式（6·13）

$$P = \frac{DK}{h} = \frac{M}{SC_0(t - t_L)}$$

$$= \frac{0.00365}{10.36 \times 0.003 \times (4 \times 3600 - 47.5 \times 60)}$$

$$= 1.02 \times 10^{-5} \mathrm{cm/s}$$

（2）按公式（6·14）

$$D = \frac{h^2}{6t_\mathrm{L}} = \frac{0.085^2}{6 \times 47.5 \times 60} = 4.23 \times 10^{-7} \mathrm{cm^2/s}$$

（3）$K = \dfrac{Ph}{D} = \dfrac{1.02 \times 10^{-5} \times 0.085}{4.23 \times 10^{-7}} = 2.05$

2. 扩散热力学

在研究药物扩散动力学时，还应研究药物热力学问题，主要回答药物向高分子膜扩散时所需的活化能及渗透系数，初步判断药物扩散的生物等效性，为选择理想的剂型提供理论依据。

（1）扩散热力学基本理论：当气体、液体或固体小分子作为扩散物质向膜渗透扩散时需要活化能，方能使分子进入膜孔并跨膜渗透，渗透系数 P 与渗透活化能 E_P 的关系可用 Arrhenius 公式表示

$$P = P_0 e^{-\frac{E_\mathrm{P}}{RT}} \tag{6·15}$$

式中：P_0 表示与温度无关的因子，与透过膜的分子数和扩散过程所需能量的分子几率呈正比。

对扩散而言，公式（6·15）为

$$D = D_0 e^{-\frac{E}{RT}} \tag{6·16}$$

式中：D 表示扩散系数，D_0 表示与温度无关的因子，E 表示扩散活化能。

对气体/蒸气、液体或固体在高分子物质中的溶解度系数 σ 而言，如下式

$$\sigma = \sigma_0 e^{\frac{\Delta H_\mathrm{S}}{RT}} \tag{6·17}$$

式中：ΔH_S 表示扩散物在高聚物中的溶解热。

渗透系数 P 表示在标准状态（温度为 272.15K，压力为 101.325kPa）下，气体在膜两侧压力差为 1.3332kPa 时，每秒通过面积为 $1 \mathrm{cm^2}$、厚度为 $1 \mathrm{cm}$ 膜时的体积（$\mathrm{cm^3}$）。$P = D\sigma$，故由公式（6·16）和（6·17）得

$$P = D_0 \sigma_0 e^{-\left(\frac{E - \Delta H_\mathrm{S}}{RT}\right)} \tag{6·18}$$

$$= P_0 e^{-(E - \Delta H_\mathrm{S})/RT} \tag{6·19}$$

式中：$E - \Delta H_\mathrm{S} = E_\mathrm{P}$。

$$\ln P = -\left(\frac{E - \Delta H_\mathrm{S}}{RT}\right) + \ln D_0 \sigma_0$$

$$\mathrm{d}\ln P = -\left(\frac{E - \Delta H_\mathrm{S}}{RT^2}\right)\mathrm{d}T \tag{6·20}$$

（2）扩散活化能的求算

①用气体蒸气压求算扩散活化能：公式（6·20）除以 Clausius - Clapeyron 方程 $\mathrm{d}\ln\rho =$

$\dfrac{\Delta H}{RT^2}dT$，得

$$\frac{\mathrm{d}\ln P}{\mathrm{d}\ln \rho} = \frac{E - \Delta H_S}{\Delta H}$$

若在实验温度范围内，此式等号右边的值为常数，则积分后，得

$$\ln P = \left(\frac{E - \Delta H_S}{\Delta H}\right)\ln\rho + 常数 \tag{6·21}$$

由上式可知，以某温度下渗透系数 $\ln P$ 对液体（一般为水）的蒸气压 $\ln\rho$ 作图，得直线，斜率为 $(E - \Delta H_S)/\Delta H$。由于液体的摩尔汽化热 ΔH 为已知值，故若已知 ΔH_S，即可由斜率求出 E。

图6-3为氢、甲烷和氦渗透过天然橡胶、二氧化碳渗透过甲基橡胶、氮渗透过丁基橡胶 $\ln P$-$\ln\rho$ 关系的表达。图中，温度坐标为水的饱和蒸气压时温度；图中各直线的斜率很接近。氧、氮和其他气体透过不同密度的聚乙烯薄膜也服从此关系。实验表明，聚乙烯的短链分支增多而密度增大时，渗透系数减小，即渗透性减弱。

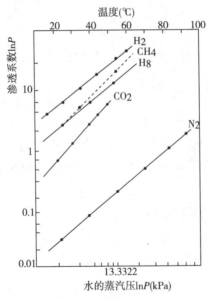

图6-3 某些气体渗过橡胶的 $\ln P$-$\ln\rho$ 关系

②用液体和溶质的 Arrhenius 公式求算扩散活化能：由公式（6·20）可知，以不同温度液体、溶质的渗透系数 $\ln P$ 对温度倒数回归得直线，斜率为 $(E - \Delta H_S)/\Delta H$，若已知扩散溶媒或溶质的溶解热 ΔH_S，即可由斜率求出活化能 E。

一般而言，透过液体时 E_P 值约 21kJ/mol，透过高聚物时 E_P 值约 84kJ/mol。低级醇和高级醇（或极性较小的醇）透过人皮肤（尸解样品）的 E_P 值分别为 69.04kJ/mol 和 41.84 kJ/mol。极性较小的醇透过皮肤速率较快，其渗透性与醚和酮相似；极性较大的醇透过皮肤速率较慢。直链醇透过人皮肤的 Arrhenius 图，如图6-4所示。辛醇的直线分为两段，两段

的交点于 14.2℃ 处，辛醇在高温时的渗透活化能较小，低温时较大。因此，根据渗透活化能的大小可了解膜的性质和渗透机理。

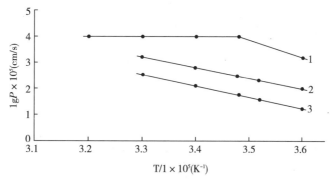

1. 辛醇 = 41.84kJ/mol；2. 戊醇 = 69.04kJ/mol；3. 丁醇 = 41.84kJ/mol

图 6 - 4　直链醇透过尸体人皮的 Arrhenius 图

药物的体外渗透系数测定，可作为药物制剂生物等效性研究的手段之一。通过测定室温下药物扩散所需的活化能，与正辛醇透过人皮肤（尸解样品）的 $E_P = 41.84$kJ/mol 初步比较，可获得该药在常温下口服给药的生物等效性初步信息，为药物制剂的合理选择奠定理论基础。

例 2：氮气透过天然橡胶（20℃ ~ 60℃）的渗透系数为一直线（见图 6 - 3），求氮气在 25℃ 的渗透活化能和氮气溶于天然橡胶的溶解热 ΔH_S。已知：扩散活化能 $E = 36.91$kJ/mol。

解：由图 6 - 3，斜率为

$$\frac{\Delta \ln P}{\Delta \ln \rho} = \frac{\ln(1.8 \times 10^{-8}) - \ln(4.24 \times 10^{-9})}{\ln 13.33 - \ln 48.91} = 0.664$$

25℃ 时水的摩尔汽化热 $\Delta H = 44.92$kJ/mol，由

$$斜率 = \frac{E - \Delta H_S}{\Delta H}$$

得　$\Delta H_S = E - 斜率 \times \Delta H = 36.91 - 0.664 \times 44.92 = 7.08$kJ/mol

$$E_P = E - \Delta H_S = 36.91 - 7.08 = 29.83\text{kJ/mol}$$

二、药物扩散形式

（一）气体在高分子材料中的扩散

空气、水蒸气和挥发性药物的蒸气等均能透过塑料包装、高聚物包衣和胶囊，这在药学工作中极为常见。在此首先讨论气体，特别是水蒸气的扩散动力学。

根据 Fick 第一定律，气体透过膜可用下列公式表示

$$\frac{\mathrm{d}M}{\mathrm{d}t} = \frac{SD(C_L - C_2)}{h} \tag{6·22}$$

根据气体溶于液体的 Henry 定律，得

$$C = \sigma\rho$$

式中：C 表示溶解气体的浓度（每升溶剂中溶解气体的克数），ρ 表示液面上未溶气体的分压，σ 表示溶解度系数，渗透系数 $P = D\sigma$。

当气体扩散入高聚物并溶于其中，则将 Henry 定律代入上式，得

$$\frac{\mathrm{d}M}{\mathrm{d}t} = \frac{SD\sigma(\rho_1 - \rho_2)}{h} \tag{6 · 23}$$

$\rho_1 - \rho_2 = \Delta\rho$ 为膜两边的压力差。这样，P 可写为

$$P = \frac{h(\mathrm{d}M/\mathrm{d}t)}{S\Delta\rho} \tag{6 · 24}$$

若令 $(\mathrm{d}M/\mathrm{d}t)/S\Delta\rho = R$，表示气体透过高聚物介质的速率，则

$$P = Rh \tag{6 · 25}$$

因 D 和 σ 均为常数，故 P 也为常数，Rh 也为常数，于是

$$\lg R = \lg P - \lg h \tag{6 · 26}$$

以 $\lg R$ 对 $\lg h$ 作图，得斜率 $S = -1$ 的直线。若 $S < -1$，表示气体透过膜的速率比理论值大，气体分子与高聚物分子之间吸引力大。反之，若 $S > -1$，则气体透过膜的速率比理论值小，气体分子与高聚物分子之间有斥力。这种关系见图 6 - 5。

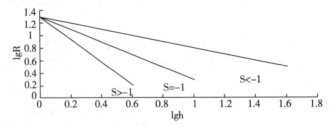

图 6 - 5 水蒸气渗透过高聚物膜的 $\lg R - \lg h$ 关系

一般说来，水蒸气透过亲水性膜，如羟丙基纤维素和甲基纤维素 - 乙基纤维素混合物，直线的斜率为 $-0.39 \sim -0.47$。水蒸气透过亲水性稍小的膜，如甲基丙烯酸丁酯，斜率为 $-0.67 \sim -0.70$。以上两个数值表明膜的亲水性越强，对水分子的吸引力越大，水蒸气的渗透速率也越大。

表 6 - 2 列出了 C_2H_6、CH_4、CO_2、N_2 和 O_2 五种气体在两种聚乙烯膜（聚乙烯 1 和聚乙烯 2）和无定形天然橡胶中的扩散系数和渗透系数，表明气体在无定形天然橡胶中比在两种聚乙烯中更容易扩散和渗透。

表6-2   5种气体在25℃在聚乙烯和无定形天然橡胶中的扩散系数和渗透系数

气 体	聚乙烯1		聚乙烯2		无定形天然橡胶	
	$D \times 10^7$ cm²/s	$P \times 10^{11}$ $\dfrac{cm^3(STP)}{cm \cdot s \cdot kPa}$	$D \times 10^7$ cm²/s	$P \times 10^{11}$ $\dfrac{cm^3(STP)}{cm \cdot s \cdot kPa}$	$D \times 10^7$ cm²/s	$P \times 10^{11}$ $\dfrac{cm^3(STP)}{cm \cdot s \cdot kPa}$
C_2H_6	0.15	4.44	2.4	249.69	4.0	–
CH_4	0.57	2.92	5.4	97.71	8.9	226.99
CO_2	1.24	2.71	9.1	363.19	12.5	1154.70
N_2	0.93	1.08	7.4	30.00	11.7	71.06
O_2	1.70	3.04	12.0	84.88	17.3	175.67

（二）溶质分子在生物膜中的扩散

生物膜是磷脂双分子层结构，药物通过生物膜的扩散或转运分为被动转运和主动转运等。被动转运主要是药物依靠膜两侧浓度差而进行的扩散，例如，药物由胃肠道（高浓度处）扩散到循环系统（低浓度处）。主动转运是药物借能量，如酶或生化载体等从低浓度处通过膜扩散到高浓度处。下面主要讨论药物在磷脂双分子层生物膜的被动扩散。由于生物膜具有磷脂双分子层结构，使脂溶性药物比水溶性药物易于扩散，游离型分子比解离型分子易于扩散。

1. 药物在肠道的扩散吸收

（1）渗透系数与吸收平衡常数的关系：图6-6是药物通过小肠黏膜而被吸收的模型。肠道扩散吸收由水扩散层与内脏生物膜扩散层相连，生物膜扩散由水孔扩散和脂域扩散组成，药物扩散吸收最后进入血液而消失。图中左边是肠腔，与静态水扩散层 DL 相连。内脏膜包括水孔 a 和脂域 l。膜壁至循环系统（消失）的距离为0到 $-L_2$，通过扩散层的距离为 L_1 到0。

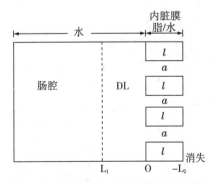

图6-6 药物透过小肠黏膜的吸收模型

药物通过黏膜的流量可由下式表示:

$$J = P_{app}(C_b - C_血) \tag{6·27}$$

式中: P_{app} 为表观渗透系数, C_b 为药物在肠腔溶液内的总浓度。因溶液流入体内而处于消失条件, 故 $C_血 \approx 0$, 则

$$J = P_{app}C_b \tag{6·28}$$

$$P_{app} = \frac{1}{\dfrac{1}{P_w} + \dfrac{1}{P_m}} \tag{6·29}$$

式中: P_w 表示药物在水扩散层内的渗透系数, P_m 表示药物在膜内脂域和极性水域的有效渗透系数。

若以药物在肠腔内的浓度 C_b 代替量 M 表示流量, 则因 $M = C_b V$, 故由式 (6·1) 得

$$J = \frac{V}{S} \cdot \frac{dC_b}{dt} \tag{6·30}$$

式中: S 和 V 分别为肠腔内表面积和体积。药物在肠腔的一级消失速率常数, 即吸收速率常数为 K_a (单位为 s^{-1}), 则

$$\frac{dC_b}{dt} = K_a C_b \tag{6·31}$$

将此式代入上式, 得

$$J = \frac{V}{S} K_a C_b \tag{6·32}$$

由公式 (6·28)、(6·29) 和 (6·32) 得

$$P_{app} = \frac{1}{\dfrac{1}{P_w} + \dfrac{1}{P_m}} = \frac{V}{S} K_a \tag{6·33}$$

或

$$K_a = \frac{S}{V} \cdot \frac{P_w}{1 + \dfrac{P_w}{P_m}} \tag{6·34}$$

下面两种情况可使 (6·34) 式简化:

①通过肠膜的渗透系数 P_m (表示药物通过膜的速率) $\gg$ 通过水层的渗透系数 P_w, 即药物通过水层的速率小, 成为速控步骤。这样, $P_w/P_m \ll 1$, 公式 (6·34) 成为

$$K_{a,max} = (S/V)P_w \tag{6·35}$$

将 K_α 写成 $K_{\alpha,max}$, 表示最大可能的吸收速率常数, 通过水层确定。

②$P_w \gg P_m$, 则 $P_w/P_m \gg 1$, 药物通过膜为速控步骤。公式 (6·34) 成为

$$K_a = (S/V)P_m \tag{6·36}$$

若 P_w 与 P_m 的大小相近, 则公式 (6·34) 保持原形, 即药物在肠内的消失速率应同时考虑通过水层的速率和通过膜的速率。

弱电解质药物的吸收速率常数 K_a 为:

$$K_a = \frac{S}{V} \times \frac{P_w}{1 + \dfrac{P_w}{P_o x_o + P_p}} \qquad (6 \cdot 37)$$

即 P_m 分为两项，P_o 表示非解离药物通过脂域的渗透系数，P_p 表示离子和非解离药物通过水孔的渗透系数，即

$$P_m = P_o x_o + P_p \qquad (6 \cdot 38)$$

x_s 为非解离药物的分数，在水层中膜表面的 pH 下，由 Henderson – Hasselbalch 公式决定。

弱酸性或弱碱性药物的溶解度见第三章，其中 S_0 表示游离型药物，$S - S_0$ 表示离子型药物，x_0 表示药物中非解离型药物的分数。由 Henderson – Hasselbalch 公式，对弱酸为

$$\mathrm{pH} = pK_A + \lg \frac{S - S_0}{S_0}$$

得

$$x_o = \frac{1}{1 + antilg(\mathrm{pH} - pK_A)} \qquad (6 \cdot 39)$$

对弱碱为

$$\mathrm{pH} = pK_A + \lg \frac{S_0}{S - S_0}$$

得

$$x_o = \frac{1}{1 + antilg(pK_A - \mathrm{pH})} \qquad (6 \cdot 40)$$

公式（6·39）中的 pK_A 是弱酸的 pK_A，公式（6·40）中的 pK_A 是弱碱的共轭酸的 pK_A。由该两式可知，当溶液的 pH 值等于药物的 pK_A 时，解离型占 50%，即离子型和分子型各半。

（2）药物在肠道扩散吸收的 pH – 分配原理：生物膜主要为亲脂性，所以药物主要以分子或非解离型药物通过生物膜。大多数药物为弱酸、弱碱和盐，其非解离型的含量由 pH 决定，故药物在肠胃道透过能力与 pH 值相关。药物在消化道以非解离型被动扩散而吸收，吸收速率取决于药物在吸收部位（特定 pH 条件）下非解离型比例，以及非解离型药物的油/水分配系数，这一原理称为 pH – 分配原理。此原理适用于多数生物体系。

药物通过扩散透过生物膜，如肠黏膜，可用 Fick 第一定律表示：

$$\frac{\mathrm{d}M}{\mathrm{d}t} = \frac{D_m SK}{h}(C_g - C_p) \qquad (6 \cdot 41)$$

式中：D_m 为药物在肠黏膜中的扩散系数，K 为药物在膜与肠液间的分配系数，C_g 和 C_p 分别为药物于一定时间（t）在肠室和血液中的浓度，其他符号的意义同前。因肠室的浓度和体积都比血液大，所以可设 C_g 为常数，C_p 可不计，公式（6·41）即为

$$\frac{\mathrm{d}M}{\mathrm{d}t} = \frac{D_m SK C_g}{h} \qquad (6 \cdot 42)$$

若以浓度 C 表示，则 $M = CV$，V 为体积。此式右边的 $D_m \cdot K/h$ 为渗透系数 P，公式

(6·42)可写成

$$V\frac{\mathrm{d}C_\mathrm{g}}{\mathrm{d}t} = SP_\mathrm{g}C_\mathrm{g} \qquad (6\cdot43)$$

$$V\frac{\mathrm{d}C_\mathrm{p}}{\mathrm{d}t} = SP_\mathrm{p}C_\mathrm{p} \qquad (6\cdot44)$$

公式（6·43）的 C_g 和 g_p 分别表示药物从肠室扩散至血液的浓度和渗透系数，公式（6·44）中 C_p 和 P_p 分别表示反方向扩散的浓度和渗透系数。因反向扩散时 $C_\mathrm{p} = C_\mathrm{g}$，则肠室的体积 V 和浓度 C_g 均为常数。

$$\frac{\mathrm{d}C_\mathrm{g}/\mathrm{d}t}{\mathrm{d}C_\mathrm{p}/\mathrm{d}t} = \frac{P_\mathrm{g}}{P_\mathrm{p}} \qquad (6\cdot45)$$

上式表明，从肠室到血液的吸收速率与从血液到肠室的吸收速率之比等于该两过程的渗透系数之比。由该公式可知，药物进入血液的速率是药物由肠室进入血液速率与药物由血液进入肠室的速率之差，见如下公式：

$$\begin{aligned} J &= \frac{V}{S}\frac{\mathrm{d}C_\mathrm{b}}{\mathrm{d}t} \\ &= \frac{V}{S}\left(\frac{S}{V}P_\mathrm{g}C_\mathrm{g} - \frac{S}{V}P_\mathrm{p}C_\mathrm{p}\right) \\ &= (P_\mathrm{g} - P_\mathrm{p})C_\mathrm{g} \qquad (6\cdot46) \end{aligned}$$

结合公式（6·28）和（6·37），得

$$P_\mathrm{app} = P_\mathrm{g} - P_\mathrm{p} = \frac{1}{\dfrac{1}{P_\mathrm{w}} + \dfrac{1}{P_\mathrm{m}}} = \frac{V}{S}K_\mathrm{a} \qquad (6\cdot47)$$

公式（6·47）将表观渗透系数、血液向肠室渗透系数、肠室向血液渗透系数、水域渗透系数、脂域渗透系数及吸收平衡常数的关系有机地结合起来。再结合公式（6·39）和（6·40），即可构成完整的 pH - 分配原理。

对于 pH - 分配原理，Turner 等对 8 种药物进行了大鼠肠室的体外吸收实验研究。实验表明，药物经肠扩散吸收有三类情况：①渗透系数之比接近于 1，如乙酰苯胺和安替比林均为弱碱，在实验 pH 值均以非解离型存在，推测药物分子借简单扩散而易从正反两个方向通过肠膜，符合 pH - 分配原理。②渗透系数大于 1，小于 1.3，如苯胺硫酸奎宁和水杨胺接近于完全解离，易从肠室向血液扩散。③渗透系数之比接近或大于 1.3，如氨基比林、水杨酸和 5 - 硝基水杨酸，在实验条件下完全解离，药物的正负离子均能通过肠膜，不符合 pH - 分配原理。由此可见，pH - 分配原理仅考虑分子量较小的分子或离子的分配和吸收。

在研究体内过程时还应考虑其他因素，如药物在胃肠道内的代谢、以胶团形式被吸收，以及肝肠循环效应等。Ho 和 Higuchi 等根据扩散原理结合生理因素，研究了药物在胃肠道的吸收，见例 3。

例 3：某弱酸性药物置入缓冲液 pH5.0 的十二指肠内，此弱酸的 $K_\mathrm{a} = 1.48\times10^{-5}$。若十二指肠内的 $[\mathrm{H}^+]_\mathrm{s} = 1\times10^{-5}$，$P_\mathrm{w} = 5.0\times10^{-4}\,\mathrm{cm/s}$，$P_\mathrm{o} = 1.14\times10^{-3}\,\mathrm{cm/s}$，$P_\mathrm{p} = 2.4\times10^{-5}\,\mathrm{cm/s}$，$S/V = 11.20\,\mathrm{cm}$。求吸收速率常数 K_α。

解： $x_o = \dfrac{[H^+]_s}{[H^+]_s + K_a} = \dfrac{1 \times 10^{-5}}{1 \times 10^{-5} + 1.48 \times 10^{-5}} = 0.403$

$K_\alpha = \dfrac{S}{V} \times \dfrac{P_w}{1 + \dfrac{P_w}{P_o x_o + P_p}}$

$= 11.2 \times \dfrac{5.0 \times 10^{-4}}{1 + \dfrac{5.0 \times 10^{-4}}{1.14 \times 10^{-3} \times 0.403 + 2.4 \times 10^{-5}}}$

$= 2.75 \times 10^{-3}/s$

若要更接近于真实的生理条件，药物溶液流经肠道而发生稳态吸收，被吸收药物的分数以如下公式表示：

$$1 - \frac{C(L)}{C(O)} = 1 - \exp\left(-\frac{2\pi r L P_{app}}{V} \right) \tag{6·48}$$

式中：$C(L)$ 表示长度为 L 的肠末端的药物浓度，$C(O)$ 表示大量药液在肠的进口处的浓度，r 表示肠的半径，V 表示大量药液的流速（cm^3/s），P_{app} 表示表观渗透系数，$C(L)/C(O)$ 表示残留药物的分数，故吸收分数应为 $1 - \dfrac{C(L)}{C(O)}$。

肠对甾体类药物的吸收受正辛醇-水中的分配系数和药液流速的影响，如图 6-7 所示。图中曲线平坦部分表示在水层中的扩散为速控步骤（$P_w/P_m \ll 1$，$P_{app} \approx P_w$）。

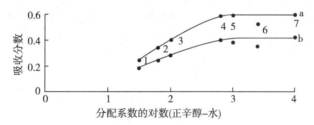

1. 氢化可的松；2. 地塞米松；3. 皮质酮；4. 雄烯二酮；5. 去氧皮质酮；

6. 睾丸素；7. 黄体酮流速：a. 0.247ml/min；b. 0.494ml/min

图 6-7 甾体吸收分数与在辛醇/水中的分配系数和

大量药液在鼠肠（长 33.3cm）中流速的关系

例 4： 当 $V = 0.247$ml/min 时，鼠空肠中吸收黄体酮和皮质酮的分数分别为 0.6 和 0.4（图 6-7），$r = 0.18$cm，$L = 33.3$cm。（1）求皮质酮的 P_w 和 P_m；（2）求 $L = 20$cm 和 $V = 0.247$ml/min 时黄体酮的吸收分数，与实验值 0.42 比较之。

解：（1）从公式（6·48）得

$$P_{app} = -\frac{V}{2\pi r L} \ln \frac{C(L)}{C(O)} = -\frac{V}{2\pi r L} \ln(1 - 吸收分数)$$

由于皮质酮和黄体酮的 P_w 值相同，所以可用黄体酮的数据求 P_w。当黄体酮的吸收分数为 0.6 时，图 6-7 的曲线处于平坦段，此时 $P_{app} \approx P_w$。

$$P_w \approx P_{app} = -\frac{0.247}{60 \times (2 \times 3.1416 \times 0.18 \times 33.3)}\ln(1-0.6)$$

$$= 1.0 \times 10^{-4} \text{cm/s}$$

上式分母中 60 为分钟（min）换成秒（S）的值。对皮质酮而言，则

$$P_{app2} = -\frac{0.247}{60 \times (2 \times 3.1416 \times 0.18 \times 33.3)}\ln(1-0.4)$$

$$= 5.58 \times 10^{-5} \text{cm/s}$$

由公式（6·29）移项，得

$$P_m = \frac{1}{\frac{1}{P_{app}} - \frac{1}{P_w}} = \frac{1}{\frac{1}{5.58 \times 10^{-5}} - \frac{1}{1.0 \times 10^{-4}}}$$

$$= 1.26 \times 10^{-4} \text{cm/s}$$

（2）吸收分数 $= 1 - \frac{C(L)}{C(O)} = 1 - \exp\left(-\frac{2\pi r l P_{app}}{V}\right)$

$$= 1 - \exp\left[-\frac{60 \times (2 \times 3.1416 \times 0.18 \times 20 \times 1 \times 10^{-4})}{0.247}\right]$$

$$= 0.42$$

上式分母中 60 为分钟（min）换成秒（S）的值。表明计算结果与实验值 0.42 一致。

2. 药物在口腔内的扩散吸收

药物透过人体口腔的类脂膜，其结果与 pH – 分配原理一致，药物的吸收与药物的 pK_a 及其在类脂 – 水中的分配系数有关。口腔黏膜不像肠黏膜，无明显的水孔，膜表面 pH 值与药物缓冲液 pH 值相同。由于药物不断透过类脂进入血液，在血液中不积累，所以口腔吸收是一级过程。所以公式（6·37）中的 $P_p = 0$，则吸收速率常数 K_a 为

$$K_a = \frac{S}{V} \times \frac{P_w}{1 + \frac{P_w}{P_o x_s}} \tag{6·49}$$

例如，已酸被吸收时的 $S = 100\text{cm}^2$，$V = 25\text{cm}^3$，$P_w = 1.73 \times 10^{-3}\text{cm/s}$，$P_o = 2.27 \times 10^{-3}\text{cm/s}$，$pK_A = 4.84$，$pH = 4.0$，$x_s = 0.874$，吸收速率常数 K_a 为：

$$K_a = \frac{100}{25} \times \left(\frac{1.73 \times 10^{-3}}{1 + \frac{1.73 \times 10^{-3}}{2.27 \times 10^{-3} \times 0.874}}\right) = 3.7 \times 10^{-3}/\text{s}$$

按 Ho 和 Higuchi 模型求得的 K_a 值与实验值一致，说明扩散理论符合体内吸收情况。

3. 药物的透皮扩散吸收

药物的透皮扩散吸收包括：①药物从赋形剂中溶出；②溶出的药物从赋形剂扩散到皮肤表面；③药物透过皮肤，主要是透过角质层进入体内。图 6-8 是与透皮吸收有关的皮肤结构。以上几步中最慢的一步是通过角质层的一步，所以是透皮吸收的控速步骤，此过程的扩散方程为

$$-\frac{dC_v}{dt} = \frac{SK_{sv}D_s C_v}{Vh} \tag{6·50}$$

式中：C_v 表示药物在赋形剂中的浓度，K_{sv} 表示药物在皮肤与赋形剂间的分配系数，S 表示透皮表面积，D_s 表示药物在皮肤内的扩散系数，h 表示透过皮肤的厚度，V 表示所用药物的体积。

令

$$\frac{h}{D_s} = R_s \tag{6·51}$$

R_s 为药物在皮肤内扩散系数。这样，公式（6·50）为

$$-\frac{dC_v}{dt} = \frac{SK_{sv}C_v}{VR_s} \tag{6·52}$$

在透皮吸收的体外实验中，测定药物透过皮肤后的浓度 C_R，而不是透皮前的浓度 C_v。在稳态条件下

$$-V\frac{dC_v}{dt} = V_R\frac{dC_R}{dt} \tag{6·53}$$

式中：V_R 表示药物透皮后的体积。此式表明从赋形剂中失去药物的速率等于透皮吸收药物的速率。上式积分后，得

$$M_R = \left(\frac{SK_{sv}C_v}{R_s}\right)t \tag{6·54}$$

式中：M_R 表示在透皮时间 t 后溶液中药物的量。流量 J 为

$$J = \frac{M_R}{St} = \frac{K_{sv}C_v}{R_s} \tag{6·55}$$

影响药物透皮吸收的重要因素有以下几方面：

（1）药物在皮肤与赋形剂间的分配系数 K_{sv} 是药物对皮肤和赋形剂的相对亲和性的量度。

（2）透皮速率与药物浓度 C_v 呈正比。

（3）药物分子通过赋形剂的扩散系数 D_v 与通过皮肤的扩散系数 D_s 有关，二者大小决定了药物从赋形剂释放或透过皮肤的速率，是速控因素。

（4）皮肤中的水分：皮肤含水量愈大，吸收速率愈大。

（5）皮肤表面积：药物吸收速率与皮肤表面积呈正比。例如，水杨酸乙酯在含水皮肤中的透皮吸收速率与皮肤的表面积呈正比。

角质层是紧密而均匀的膜，无论水合与否，都是渗透性最小的生物膜。水透入皮肤的渗透系数平均值 P_s 为 1.0×10^{-3} cm/h，扩散系数平均值 D_s 为 2.8×10^{-10} cm^2/s。大多数情况下药物是透过细胞扩散，而不是通过细胞间的管道或通过皮脂导管和汗导管扩散。在稳态扩散条件下，以通过角质层的表皮扩散为主。在渗透初期，一般通过毛囊、皮脂导管和汗导管扩散。

Scheuplein 等研究了许多甾体的透皮吸收，实验表明，角质层是甾体分子透过皮肤的主要障碍。甾体的扩散系数 D_s 约 10^{-11} cm^2/s，比大多数非电解质小几个数量级。甾体的 D_s 值小，表明其渗透性小。在甾体分子中引入极性基团后 D_s 值更小。对极性甾体来说，汗导管

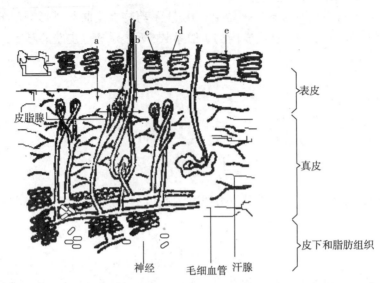

a. 透过细胞；b. 经细胞间管道的扩散；c. 通过皮脂导管；d. 透过滤泡；e. 通过汗导管

图 6 - 8　与透皮吸收有关的皮肤结构

和皮脂导管在透皮吸收中所起的作用比经角质层的扩散要大。

　　赋形剂的选择对局部用药时的生物利用度极为重要,在局部用药时应注意:①药物应溶于赋形剂；②药物在混合溶剂中的分配系数应有利于透皮；③赋形剂中的组分应有利于透过角质层。添加剂对透皮吸收有较大影响,如抗菌剂、抗氧剂、着色剂、增溶剂,依理用于皮肤表面时应留存于赋形剂中,但实际上能透入角质层。尼泊金若透入真皮后会引起过敏反应。尼泊金在赋形剂与皮肤间的分配系数 K_{vs} 与赋形剂的组成密切相关。例如,对羟基苯甲酸丁酯 0.015% W/V 水溶液的 K_{vs} 等于 2.77,对羟基苯甲酸丁酯 0.1% W/V 水溶液含 2% W/V 吐温 - 80 和 10% W/V 丙二醇,则 $K_{vs}=0.18$。水中加入丙二醇、吐温 - 80 或 PEG400 均可提高尼泊金的溶解度,降低 K_{vs},这样降低了尼泊金的透皮能力,使得在局部用药时尼泊金不至于透入皮肤。另外,当基质中有过量溶剂时,如丙二醇在水中,聚氧丙烯硬脂醚在矿物油中,可使双醋双氟拉松的透皮吸收量减小。实验表明,双醋双氟拉松浓度为 0.05% ~ 0.10% 是透皮吸收的最佳浓度。

　　制剂中药物除通过以上生物膜扩散外,还可通过鼻腔、阴道等黏膜给药后扩散,其扩散机理与以上 4 种黏膜形式类似。

第二节　药物的溶出

　　片剂、胶囊剂、丸剂、散剂等固体制剂要发挥疗效,必须进入血液才能被吸收,药物必须先在水中或胃肠道液中溶出,呈分子形式后才能被吸收。

　　药物多数为有机化合物,往往难溶于水,但消化道内有很多绒毛或微绒毛,表面积很大,所以一般药物在溶液状态容易被吸收。由此可知,与药物在消化道内不断被吸收相比,溶出往往是药物从其剂型中扩散并进入体内循环系统的各步骤中最慢的一步，所以它是溶解度小的药物吸收过程中的控速步骤。

药物的疗效一般取决于主药的化学结构，即取决于药物本身的性质。但是临床和生产中有些崩解测定合格的片剂，因同一药物、同一剂型、生产厂家或批号不同，药效会有很大不同，有的甚至完全无效；有的药物则极易吸收，服用正常剂量也会引起中毒。因此，研究固体制剂中药物溶出等影响因素很有必要。

固体剂型中药物的溶出速率，即溶出度（dissolubility）系指固体制剂中某主药有效成分在规定介质中溶出的速度和程度。它是评价药物制剂质量的一个内在指标，是一种模拟口服固体制剂在胃肠道中的崩解和溶出的体外试验法，也是研究固体制剂、半固体制剂所含主药的晶型、粒度、处方组成、辅料品种及其性质、生产工艺等因素对制剂质量影响的方法之一。凡检查溶出度的制剂，不再进行崩解度检查。

Noyes 和 Whitney 于 1897 年提出了溶出速率方程，认为溶出速率取决于固体周围一薄层饱和溶液内溶质的扩散速率，以及影响溶出的理化性质，后人对溶出过程进行了许多数学处理。例如，Nernst 和 Brünner 于 1904 年将 Fick 扩散定律应用于 Noyes – Whitney 方程，Hixson 和 Crowell 于 1931 年导出立方根定律。到 20 世纪中叶，研究重心转移到考察药物溶出行为对药物剂型生物活性的影响。例如，Edwards. J 于 1951 年对阿司匹林片剂进行研究后指出，阿司匹林的溶解度小，其片剂的镇痛作用取决于药物在胃肠道内的溶出速率，但 Edwards 只进行了体外研究。之后，Shenoy 等研究了苯丙胺缓释片剂的生物利用度与体外溶出速率的关系，从而证实了 Edwards 的体外 – 体内相关性的结论，以及药物溶出行为对药理作用的重要影响。溶出试验对了解药物的生物利用度和制剂批量间的一致性不失为一种有力手段。

固体的溶出有各种情况：①单质点一个个地溶出；②多质点从粉末中溶出，多质点有时是单分散（质点大小相等）的，有时是多分散（质点大小不等）的；③纯组分的溶出；④多组分的溶出，多组分有时无相互作用，有时有相互作用。还从粉末中溶出或从片剂中溶出等情况。

溶出速率受各种条件的影响。若溶出时质点间无相互作用，彼此独立溶出，即任何质点的溶出不影响其他质点的溶出，质点不在介质中积累，称为消失条件。一般在溶出初期，或药物在消化道内溶出而立刻被吸收的情况，多为消失条件。若溶出时质点间有牵制，称为非消失条件。

一、单质点体系的溶出度模型

单质点的溶出是最简单的溶出形式。研究其溶出度时，有如下的假设：①单组分；②质点≥1mm，有效形状近于球形；③所有质点都各向同性溶出，即各方向单位面积的溶出度为常数；④溶出时质点周围有一层扩散层，每个质点的扩散层厚度相同且不变，等于或大于质点半径；⑤任何时间内介质中质点的浓度变化可不计；⑥介质的流动是层流；⑦质点的溶解度小或中等（约5%）；⑧溶出时不崩解，无化学反应；⑨搅拌速度为中等或缓慢；⑩受消失条件影响等。

1. 单成分溶出

在固相药物溶出时，只考虑单个成分的溶出，这一成分的溶出不受或恒定受其他赋形剂的影响，这种情况最初由 Noyes 和 Whitney 提出。其认为，固体溶出时表面积的变化可以不计，方程为

$$-\frac{\mathrm{d}C}{\mathrm{d}t} = k(C_s - C) \tag{6·56}$$

式中：C_s 表示固体的溶解度，即在实验温度下饱和溶液的浓度；C 表示在时间 t 内溶液的浓度；$\mathrm{d}C/\mathrm{d}t$ 代表为以浓度表示的溶出度；k 为常数，其值与固体的表面积、搅拌强度、温度、固体质点的大小和形状、所用仪器、溶出物质的扩散系数有关。

该类溶出速率有 3 个模型：①扩散层模型；②界面能垒模型；③界面更新（涡流扩散）模型。

（1）扩散层模型：该模型认为，溶出速率取决于扩散速率，即扩散是溶出的速控步骤，扩散层模型的溶出速率以 Noyes – Nernst – Brünner 方程表示。

$$-\frac{\mathrm{d}w}{\mathrm{d}t} = \frac{DS}{h}(C_s - C) \tag{6·57}$$

或

$$-\frac{\mathrm{d}C}{\mathrm{d}t} = \frac{DS}{Vh}(C_s - C) \tag{6·58}$$

式中：w 表示在时间 t 内溶质溶出的质量，$-\mathrm{d}w/\mathrm{d}t$ 表示以质量表示的溶出速率，D 表示溶质在介质内的扩散系数，S 表示质点暴露于介质的表面，h 表示扩散层厚度，V 表示介质体积，其他符号意义同上。

Noyes – Nernst – Brünner 方程与 Fick 第一定律很相似。该模型认为，溶出过程中质点表面有一层厚度为 h 的静止液层，称为扩散层，如图 6 – 8 所示。扩散层中药物浓度由固体表面 C_s 变到介质中 C。当溶质离固体表面的距离 $x > h$ 时，为均匀溶液。在固体表面与扩散层的界面处，$x = 0$，固体中的药物与扩散层中的药物呈平衡状态。扩散层的浓度梯度是恒定的，即为常数，以图中的直线表示，见公式（6·57）和（6·58）中的 $(C_s - C)/h$。

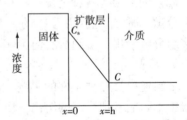

图 6 – 8　药物从固体溶出的扩散层模型

当 $C \ll C_s$，即体系为溶出速控，处于消失条件，公式（6·57）的 C 可不计，成为

$$-\frac{\mathrm{d}w}{\mathrm{d}t} = \frac{DSC_s}{h} \tag{6·59}$$

推导公式（6·57）和（6·58）时，设 S 和 h 为常数，实际上，因为溶出过程中往往会搅拌或对流，使扩散层的厚度减薄。因此应按有效面积和扩散层考虑。

（2）界面能垒模型：该模型以 Zdanovski 方程表示，认为质点越过固体界面需较大能量，因此越过界面的扩散比通过扩散层的扩散要慢，越过界面是溶出的速控步骤，见如下公式。

$$-\frac{\mathrm{d}w}{\mathrm{d}t} = k_i S_i (C_s - C) \qquad (6 \cdot 60)$$

式中：k_i 表示有效质量迁移系数，S_i 表示对质量迁移有效的界面积，此面积是真实（或微孔）界面积。

由于晶体的不同表面有不等的能垒，界面能垒模型中，质点越过界面的速率比通过扩散层的速率小，所以质点越过界面后很容易扩散。这样质点越过界面为速控过程，在 $x = 0$ 处 C_s 下降很快，不存在固－液平衡，如图 6－9 所示。

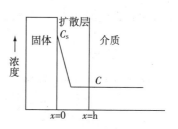

图 6－9　药物从固体溶出的界面能垒模型

（3）界面更新（涡流扩散）模型：该模型以 Danckwerts 方程表示，认为当一小批溶剂分子由于涡流扩散到达固－液界面时，溶剂分子吸引固体质点后按非稳态扩散。溶出速率与界面更新速率和扩散速率有关，为界面更新重构模型，其溶出速率如下式。

$$-\frac{\mathrm{d}w}{\mathrm{d}t} = S P^{1/2} D^{1/2} (C_s - C) \qquad (6 \cdot 61)$$

式中：P 表示产生新表面的平均速率常数（正比于搅拌速度）。Goyan 导出一个与 Danckwerts 方程类似但适应性更好的方程。

$$-\frac{\mathrm{d}w}{\mathrm{d}t} = S \left(P^{1/2} D^{1/2} + \frac{D}{r} \right)(C_s - C) \qquad (6 \cdot 62)$$

式中：r 表示球形质点的半径，对小质点 $r \approx h$。此式很适用于高速搅拌的情况。对中速和低速搅拌的情况，若无界面能垒，则公式（6·57）很适用。

2. 多成分同时溶出

这类模型有 Hixson － Crowell 立方根、多成分相互受控溶出模型。在主要药物溶出时，其他药物或赋形剂也溶出，为扩散面积更新模型，在溶出过程中质点的表面积会改变，基质溶蚀，质点的直径 a 也会改变。

（1）Hixson － Crowell 立方根定律：Hixson 和 Crowell 导出了赋形剂与药物同时溶出的速率方程。若为消失条件，则 $C_s \gg C$，得

$$-\frac{\mathrm{d}w}{\mathrm{d}t} = \frac{DSC_s}{h} \qquad (6 \cdot 63)$$

因 $S = \pi a^2$，故

$$-\frac{\mathrm{d}w}{\mathrm{d}t} = \frac{D}{h} \pi a^2 C_s \qquad (6 \cdot 64)$$

设球形质点比重为 ρ，其质量为

$$w = \frac{\pi a^3 \rho}{6} \qquad (6 \cdot 65)$$

故直径改变对质量的变化为

$$\frac{\mathrm{d}w}{\mathrm{d}t} = \frac{\pi \rho}{2} a^2 \frac{\mathrm{d}a}{\mathrm{d}t} \qquad (6 \cdot 66)$$

由公式（6·64）和（6·66），得

$$\frac{\mathrm{d}a}{\mathrm{d}t} = -\frac{2DC_s}{h\rho}$$

对此式从 $t=0$ 到 $t=t$ 积分，得

$$a - a_0 = -\frac{2DC_s}{h\rho}t$$

式中：a_0 为 $t=0$ 的 a。

$$a_0 - a = \frac{2DC_s}{h\rho}t \qquad\qquad (6\cdot67)$$

将公式（$6\cdot65$）开三次方，并代入公式（$6\cdot67$），得

$$w_0^{1/3} - w^{1/3} = \left(\frac{\pi\rho}{6}\right)^{1/3}\frac{2DC_s}{h\rho}t \qquad\qquad (6\cdot68)$$

此公式称为由单质点推出的 Hixson – Crowell 立方根定律。若为多质点粉末中质点大小相等（单分散），则粉末的总质量 $W_T = Nw$，N 为质点数，立方根方程不变，只是把 w 换成 W_T 而已。若质点直径改变，质量不变时，N 就改变，所以溶出时质点大小的改变反映了公式（$6\cdot68$）中 w 的改变。

公式（$6\cdot68$）中的 $\left(\frac{\pi\rho}{6}\right)^{\frac{1}{3}}\frac{2DC_s}{h\rho}$ 为常数，以 k 代之，则

$$w_0^{1/3} - w^{1/3} = kt \qquad\qquad (6\cdot69)$$

不同文献记载了不同的 k 值。许多单分散粉末的溶出可用立方根定律处理。在立方根定律的基础上，若只考虑面积因素，则 Niebergall 推导出下式

$$w_0^{1/2} - w^{1/2} = kt \qquad\qquad (6\cdot70)$$

如既考虑面积也考虑体积因素，则 Higuchi 和 Hiestand 推导出下式

$$w_0^{2/3} - w^{2/3} = kt \qquad\qquad (6\cdot71)$$

式中：$k = \dfrac{3k'\alpha_v^{1/6}DC_sN^{1/2}}{2k''}$，$k'$ 为一常数，包括表面积和体积因素与质点密度，k'' 为另一常数，α_v 为体积形状因素。公式（$6\cdot70$）和（$6\cdot71$）中的 k 都包括质点的形状因素、密度和扩散系数，三者都是常数。公式（$6\cdot69$）和（$6\cdot70$）分别称为平方根定律和立方根平方定律。

（2）多个药物的混合溶出：固体复方药物的溶出可看成是多相混合物的溶出，在溶出过程中溶出慢的药物控制溶出快的药物溶出。Higuchi 等根据扩散层模型进行了分析。

3. 二组分无相互作用的受控溶出

设药物中组分 A 和 B 的原始质量分数分别为 W_A 和 W_B，在介质中 A 和 B 的溶出速率分别与其溶解度 C_A 和 C_B 及扩散系数 D_A 和 D_B 呈正比。当 W_A 的溶出速率大于 W_B，B 为速控组分；反之，当 W_A 的溶出速率小于 W_B，则 A 为速控组分。当 W_A 的溶出速率等于 W_B，则组分 A、B 各自速控，视为临界的速控组分。

临界组成计算：A 和 B 二组分在固液界面上独立溶出，溶出速率之比等于两者的质量分数之比，即

$$\frac{W_A}{W_B} = \frac{D_A C_A}{D_B C_B} \tag{6·72}$$

二者的溶出速率 R 分别为

$$R_A = \frac{D_A C_A}{h} \tag{6·73}$$

$$R_B = \frac{D_B C_B}{h} \tag{6·74}$$

式中：h 表示有效扩散层厚度。两药溶解到一定程度后，出现两种受控情况：

若 B 组分溶出较快，则界面上留下一层 A 组分；当药组成 $\dfrac{W_A}{W_B} > \dfrac{D_A C_A}{D_B C_B}$，溶出受控于 A 组分；当药物组成 $\dfrac{W_A}{W_B} < \dfrac{D_A C_A}{D_B C_B}$，则溶出受控于 B 组分。受控于 A 组分的速度方程为

$$\frac{W_A}{W_B} > \frac{D_A C_A}{D_B C_B} \tag{6·75}$$

$$R_A = \frac{D_A C_A}{h} \tag{6·76}$$

$$R_B = \frac{W_B}{W_A} R_A \tag{6·77}$$

受控于 B 组分的速度方程为

$$\frac{W_A}{W_B} < \frac{D_A C_A}{D_B C_B} \tag{6·78}$$

$$R_B = \frac{D_B C_B}{h} \tag{6·79}$$

$$R_A = \frac{W_A}{W_B} R_B \tag{6·80}$$

以上计算只适用于稳态，即 C_A 和 C_B 之值相差不太大的情况，比如小于 100 倍。若二者相差太悬殊，比如 $C_A / C_B \to 0$ 或 ∞，则成为药物从惰性基体中释放的情况。由上述诸式可知，多组分的溶出速率受控于释放慢者，因此只要控制缓释成分的溶出就能控制其他成分的溶出，但还要注意两者重量比例，这一控制规律在制备中药复方控缓释制剂时特别有用。

4. 二组分有相互作用时的溶出

其分为两种情况，一种是一组分从固相溶出与溶液中的添加物反应；另一种情况是两组分从固相溶出在液相反应。

（1）介质中有添加物，且与溶质有相互作用：单质点溶出时，介质中有添加物，且添加物与溶质有相互作用的情况。例如，溶出分子 A 与添加物分子 B 生成络合物 AB。络合平衡时，则

$$K = \frac{[AB]}{[A][B]}$$

设与扩散相比，很快可建立平衡，适于一般的酸碱反应和生成络合物反应。若无新相生

成，则扩散层模型的溶出速率方程为

$$-\frac{\mathrm{d}w}{\mathrm{d}t} = \frac{D_A S}{h}\left[1 + \frac{D_B B_h}{D_A\left(A_0 + \frac{D_B}{D_{AB}K}\right)}\right](A_0 - A_h) \tag{6·81}$$

式中：D_A、D_B 和 D_{AB} 分别为 A、B 和 AB 的扩散系数，A_0 和 A_h 分别为 A 在 $x=0$ 和 $x=h$ 处的浓度，B_h 为 B 在介质中（$x \geq h$）的浓度。

该公式表示：溶质 A 从 $x=0$ 处（A 的溶解度为 A_0）扩散到 $x=h$ 处（该处 A 的浓度为 A_h），添加物 B 从 $x=h$ 处（该处 B 的浓度为 B_h）反方向扩散到 $x=0$ 处，在途中 B 与 A 结合成络合物。络合物 AB 与 A 共同朝同一方向扩散，其净结果是促进 A 的扩散。促进因子为

$$\left[1 + \frac{D_B B_h}{D_A\left(A_0 + \frac{D_B}{D_{AB}K}\right)}\right] \tag{6·82}$$

界面更新模型中当 $D_A = D_B = D_{AB} = D$ 时，溶出速率方程为

$$-\frac{\mathrm{d}w}{\mathrm{d}t} = SP^{1/2}D^{1/2}\left(1 + \frac{B_h}{A_0 + \frac{1}{K}}\right)(A_0 - A_h)$$

显然 $D_A = D_B = D_{AB} = D$ 时，公式（6·81）则为

$$-\frac{\mathrm{d}w}{\mathrm{d}t} = \frac{DS}{h}\left(1 + \frac{B_h}{A_0 + \frac{1}{K}}\right)(A_0 - A_h) \tag{6·83}$$

由此可知，当各扩散系数都相等时，无论是扩散层模型，还是界面更新模型，Noyes - Whitney 定律都适用；在有界面能垒效应或产生新相的情况下，该定律不适用。

（2）两组分从固相溶出在液相反应：A 和 B 发生相互作用 A + B = AB，则平衡常数为

$$K = \frac{C_{AB}}{C_A C_B}$$

式中：C 为浓度，即溶解度，与两组分溶出情况类似。

①在临界组成时，则

$$\frac{W_A}{W_B} = \frac{D_A C_A + D_{AB} K C_A C_B}{D_B C_B + D_{AB} K C_A C_B} \tag{6·84}$$

溶出速率为

$$R_A = \frac{D_A C_A + D_{AB} K C_A C_B}{h} \tag{6·85}$$

$$R_B = \frac{D_B C_B + D_{AB} K C_A C_B}{h} \tag{6·86}$$

当二组分之比与纯 A 为表面相时之比相同，受控于 A 物，则

$$\frac{W_A}{W_B} > \frac{D_A C_A + D_{AB} K C_A C_B}{D_B C_B + D_{AB} K C_A C_B} \tag{6·87}$$

$$R_A h = \frac{D_A C_A}{1 - \dfrac{W_B D_{AB} K C_A}{W_A (D_A + D_{AB} K C_A)}} \qquad (6 \cdot 88)$$

$$R_B h = \frac{D_A C_A}{\dfrac{W_A}{W_B} - \dfrac{D_{AB} K C_A}{D_B + D_{AB} K C_A}} \qquad (6 \cdot 89)$$

当二组分之比与纯 B 为表面相时之比相同，受控于 B 物，则

$$\frac{W_A}{W_B} < \frac{D_A C_A + D_{AB} K C_A C_B}{D_B C_B + D_{AB} K C_A C_B} \qquad (6 \cdot 90)$$

$$R_A h = \frac{D_B C_B}{\dfrac{W_B}{W_A} - \dfrac{D_{AB} K C_B}{D_A + D_{AB} K C_B}} \qquad (6 \cdot 91)$$

$$R_B h = \frac{D_B C_B}{1 - \dfrac{W_A D_{AB} K C_B}{W_B (D_A + D_{AB} K C_B)}} \qquad (6 \cdot 92)$$

例5： 片剂阿司匹林（A）和水杨酸（S）两组分在水中（25℃）溶出，测定参数为：$C_A = 4.44 \times 10^{-3}$ g/ml，$C_S = 2.24 \times 10^{-3}$ g/ml，$D_A = 8.01 \times 10^{-6}$ cm²/s，$D_S = 10.12 \times 10^{-6}$ cm²/s，$h = 30\mu m$，求两药的溶出速率。

解： 两组分的临界组成为

$$\frac{W_A}{W_S} = \frac{D_A C_A}{D_S C_S} = \frac{(8.01 \times 10^{-6})(4.44 \times 10^{-3})}{(10.12 \times 10^{-6})(2.24 \times 10^{-3})} = 1.57$$

$$W_A\% = \frac{W_A}{W_S + W_A}$$

$$= \frac{D_A C_A}{D_S C_S + D_A C_A}$$

$$= \frac{(8.01 \times 10^{-6})(4.44 \times 10^{-3})}{(10.12 \times 10^{-6})(2.24 \times 10^{-3}) + (8.01 \times 10^{-6})(4.44 \times 10^{-3})} = 0.611$$

$$W_B\% = 1 - W_A\%$$

$$= 0.399$$

说明阿司匹林（A）溶出比水杨酸（S）快。

①在临界组成时（阿司匹林:水杨酸 = 0.611:0.399），二者的溶出速率为

$$R_A = \frac{D_A C_A}{h} = \frac{(8.01 \times 10^{-6})(4.44 \times 10^{-3})}{3 \times 10^{-3}}$$

$$= 1.1855 \times 10^{-5} \text{g}/ (\text{s} \cdot \text{cm}^2)$$

$$= 0.0427 \text{g}/ (\text{h} \cdot \text{cm}^2)$$

$$R_S = \frac{D_S C_S}{h} = \frac{(10.12 \times 10^{-6})(2.24 \times 10^{-3})}{3 \times 10^{-3}}$$

$$= 7.556 \times 10^{-6} \text{g}/ (\text{s} \cdot \text{cm}^2)$$

$$= 0.0272 \text{g} / (\text{h} \cdot \text{cm}^2)$$

由于两药的含量取决于片剂中溶出的情况，当阿司匹林比水杨酸量多时，则阿司匹林速控；反之，则水杨酸速控。即

②当 $W_A > 0.611$，则 $\dfrac{W_A}{W_S} > \dfrac{D_A C_A}{D_S C_S}$，固液界面上为一层阿司匹林。例如，$W_A = 0.753$，$W_S = 0.247$，则

$$R_A = \frac{D_A C_A}{h} = \frac{(8.01 \times 10^{-6})(4.44 \times 10^{-3})}{3 \times 10^{-3}}$$

$$= 1.1855 \times 10^{-5} \text{g} / (\text{s} \cdot \text{cm}^2) = 0.0427 \text{g} / (\text{h} \cdot \text{cm}^2)$$

$$R_S = \frac{W_S}{W_A} R_A = \frac{0.247}{0.753} \times 0.0427 = 0.014 \text{g} / (\text{h} \cdot \text{cm}^2)$$

当 $W_A < 0.611$，则 $\dfrac{W_A}{W_S} < \dfrac{D_A C_A}{D_S C_S}$，固液界面上为一层水杨酸。例如，$W_A = 0.465$，$W_S = 0.535$，则

$$R_S = \frac{D_S C_S}{h} = \frac{(10.12 \times 10^{-6})(2.24 \times 10^{-3})}{3 \times 10^{-3}}$$

$$= 7.556 \times 10^{-6} \text{g} / (\text{s} \cdot \text{cm}^2) = 0.0272 \text{g} / (\text{h} \cdot \text{cm}^2)$$

$$R_A = \frac{W_A}{W_S} R_S = \frac{0.465}{0.535} \times 0.0272 = 0.0236 \text{g} / (\text{h} \cdot \text{cm}^2)$$

在 $4.45 \times 10^5 \text{kPa}$ 压力下，压制阿司匹林和水杨酸混合物片，二者的质量分数和溶出速率，如图 6-10 所示。图中计算值与实验值比较接近，表明拟合的溶出模型比较可靠。但接近混合物的临界组成时，可能组成有一些变化而使计算值与实验值产生偏差。

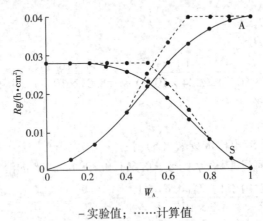

－实验值；……计算值

图 6-10　阿司匹林（A）和水杨酸（S）混合物片剂中二者的溶出速率

例 6： 在 $4.45 \times 10^5 \text{kPa}$ 压力下，压制阿司匹林（A）和咖啡因（C）混合物片，二者在 25℃水中的溶出参数为：$C_A = 2.46 \times 10^{-5} \text{g/ml}$，$C_C = 11.95 \times 10^{-5} \text{g/ml}$，$D_A = 2.8836 \times 10^{-2} \text{cm}^2/\text{s}$，$D_C = 2.4444 \times 10^{-2} \text{cm}^2/\text{s}$，$D_{AC} = 2.4444^{-2} \text{cm}^2/\text{s}$，$h = 30 \mu\text{m}$，$K = C_{AC}/C_A C_C =$

$17.4l/mol = 17400ml^3/mol$。

解： 同例 5，此混合物的临界组成按下式计算，代入上述数据，则

$$\frac{W_A}{W_C} = \frac{D_A C_A + D_{AC} K C_A C_C}{D_C C_C + D_{AC} K C_A C_C} = 0.4706$$

说明咖啡因的溶出要比阿司匹林快。其临界组成构成为

$$W_A\% = \frac{0.4698}{1 + 0.4698} = 0.32\%$$

$$W_B\% = 1 - W_A\% = 0.68\%$$

故有

① 临界组成时，二者的溶出速率为

$$R_A = \frac{D_A C_A + D_{AC} K C_A C_C}{h}$$

$$= 6.5323 \times 10^{-4} mol/（h \cdot cm^2）= 0.1177g/（h \cdot cm^2）$$

（阿司匹林的相对分子质量为 180.16）

$$R_C = \frac{D_C C_C + D_{AC} K C_A C_C}{h}$$

$$= 1.3905 \times 10^{-3} mol/（h \cdot cm^2）= 0.2698g/（h \cdot cm^2）$$

（咖啡因的相对分子质量为 194.20）

当 $W_A > 0.32$，固 - 液界面上是一层阿司匹林。例如，$W_A = 0.6$，$W_C = 0.4$，则

$$R_A = \left[\frac{D_A C_A}{1 - \frac{W_C D_{AC} K C_A}{W_A (D_A + D_{AC} K C_A)}} \right]/h$$

$$= 2\ 843 \times 10^{-4} mol/（h \cdot cm^2）$$

$$= 0.0502g/（h \cdot cm^2）$$

$$R_C = \left[\frac{D_A C_A}{\frac{W_A}{W_C} - \frac{D_{AC} K C_A}{D_C + D_{AC} K C_A}} \right]/h$$

$$= 1.9700 \times 10^{-4} mol/（h \cdot cm^2）$$

$$= 0.0383g/（h \cdot cm^2）$$

当 $W_A < 0.32$，固 - 液界面上是一层咖啡因。例如，$W_A = 0.2$，$W_C = 0.8$，则

$$R_A = \left[\frac{D_C C_C}{\frac{W_C}{W_A} - \frac{D_{AC} K C_C}{D_A + D_{AC} K C_C}} \right]/h$$

$$= 2.8962 \times 10^{-4} mol/（h \cdot cm^2）$$

$$= 0.0521g/（h \cdot cm^2）$$

$$R_C = \left[\frac{D_C C_C}{1 - \frac{W_A D_{AC} K C_C}{W_C (D_A + D_{AC} K C_A)}} \right]/h$$

$$= 1.1585 \times 10^{-3} \text{mol}/ \ (\text{h} \cdot \text{cm}^2)$$

$$= 0.2250 \text{g}/ \ (\text{h} \cdot \text{cm}^2)$$

阿司匹林和咖啡因混合物片中质量分数与溶出速率的关系，如图 6-11 所示。图中计算值与实验值的吻合情况，与上述的阿司匹林和水杨酸混合物差得多。对阿司匹林来说，W_A < 0.3 和 > 0.8 时计算值与实验值一致，表明溶出模型预测了实验值。在其他组成时，R_A 的实验值都比计算值大，原因是咖啡因的溶解度是阿司匹林的 5 倍。咖啡因比阿司匹林溶解得快，剩下的阿司匹林成为多孔性，比表面积大，因而溶出快，溶出速率的实验值比计算值大。对咖啡因来说，W_A > 0.7 时计算值与实验值一致，在其他组成时，R_C 的实验值都比计算值大，原因是建立模型时设络合物的组成为 1:1，咖啡因的溶解度增大，可能与生成其他络合物或咖啡因二聚物或三聚物等有关，进而使溶出速率增大。

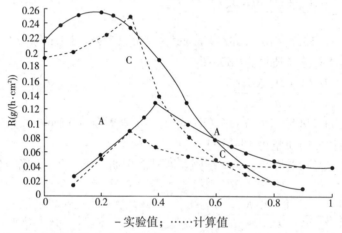

－实验值；……计算值

图 6-11 阿司匹林（A）和咖啡因（C）混合物片剂中二者的溶出速率

以上为二组分的溶解情况，对于中药多成分，如三个成分以上，也可以按这一思路进行研究。对于中药组方，测定各种单成分的扩散系数，找出溶出速率小的成分，然后测定其含量，也能计算出混合中药成分的总体溶出规律。

二、多质点体系的溶出度模型

多质点组成的粉末体系，药物粉末的粒度分布呈对数正态分布，多质点的溶出速率模型比较复杂。粉末质点往往非球形，但一般按球形质点进行处理。

1. Pedersen 溶出方程

设多质点粉末中单质点的溶出服从 Hixson - Crowell 立方根定律或 Niebergall 平方根定律。此二定律的通式如下式

$$w_0^{\frac{1}{m}} - w^{\frac{1}{m}} = k_m t \tag{6·93}$$

当多质点粉末中所有单质点的总质量 $W = Nw$，N 为质点数，$m = 2 \sim 3$，则：

$$W_0^{\frac{1}{m}} - W^{\frac{1}{m}} = k_m t \tag{6·94}$$

令质点的原始有效直径为 a_0，服从对数 $\ln a_0$ 的正态分布，即其频率正态分布函数 N $(\ln a_0, \mu, \sigma)$ 为

$$N(x,\mu,\sigma) = \frac{1}{\sigma\sqrt{2\pi}}e^{-\frac{1}{2}\left(\frac{x-\mu}{\sigma}\right)^2} \tag{6·95}$$

式中 $x = \ln a_0$，μ 为均数，σ 为标准差。μ 按式（6·96）计算

$$\mu\ (\ln a_0) = \frac{N(\ln a_0, \mu, \sigma)}{\int_{\ln a_0 = \mu - i\sigma}^{\ln a_0 = \mu + j\sigma} N(\ln a_0, \mu, \sigma) d\ln a_0} \tag{6·96}$$

$iu - i\sigma \le \ln a_0 \le u + j\sigma$，$i$ 和 j 分别是下上标准限参数，i 和 j 都是分布的形状函数，$\ln a_0$ 为粒径变量的自然对数的正态分布函数；σ 是多分散粉末的溶出行为对单分子粉末的溶出行为的偏差程度，$\sigma = 0$ 表示单分散粉末。

Pedersen 给出了多质点粉末的统计学溶出方程为

$$\frac{W}{W_0} = \sum_{n=0}^{m} \binom{m}{n} (-K'_m t)^{(m-n)} \frac{F\left(\frac{T_2 - \mu}{\sigma} - \frac{3n\sigma}{m}\right) - F\left(\frac{T_1 - \mu}{\sigma} - \frac{3n\sigma}{m}\right)}{F(j - 3\sigma) - F(-i - 3\sigma)} e^{3(n-m)\left[\mu + \frac{3(n+m)\sigma^2}{2m}\right]/m} \tag{6·97}$$

该方程由 3 部分组成：

①形态组合项：式中 $\sum_{n=0}^{m} \binom{m}{n}$ 为该形态的组合形式数。式中 m 为自然数，多为 3 或 2，n 为小于或等于 m 的整数，该项表明多粉粒整体是按球形（$m=3$）还是按面积（$m=2$）受控溶出。

②表观扩散项：$(-K'_m t)^{(m-n)}$，球形质点的 K'_m 与 k_m 的关系为

$$K'_m = \left(\frac{6}{\pi\rho}\right)^{\frac{1}{m}} k_m \tag{6·98}$$

K_m 表示药物在一定制剂粉体中表观的扩散能力，$(-K'_m t)^{(m-n)}$ 表示药物从这一制剂溶出与时间的关系，即药物从这一制剂中溶出的能力。

③粒径分布影响项：$\dfrac{F\left(\frac{T_2 - \mu}{\sigma} - \frac{3n\sigma}{m}\right) - F\left(\frac{T_1 - \mu}{\sigma} - \frac{3n\sigma}{m}\right)}{F(j - 3\sigma) - F(-i - 3\sigma)} e^{3(n-m)\left[\mu + \frac{3(n+m)\sigma^2}{2m}\right]/m}$，其中

$\dfrac{F\left(\frac{T_2 - \mu}{\sigma} - \frac{3n\sigma}{m}\right) - F\left(\frac{T_1 - \mu}{\sigma} - \frac{3n\sigma}{m}\right)}{F(j - 3\sigma) - F(-i - 3\sigma)}$ 表示粉体从 T_2 粒径到 T_1 粒径的分布频率，

$e^{3(n-m)\left[\mu + \frac{3(n+m)\sigma^2}{2m}\right]/m}$ 表示该范围粒径大小程度，两者乘积表示从 T_2 粒径到 T_1 粒径粉体占总体的质量分数。

因此，多质点的溶出是建立在 Hixson - Crowell 立方根定律或 Niebergall 平方根定律基础上的统计学溶出规律，方程看上去复杂，但内容还是体现溶蚀的动力学规律。

上列诸式中 W 和 W_0 分别为在时间 t 和 0 未溶出粉末的质量，W/W_0 为在时间 t 未溶出粉末的分数，$F(x)$ 为累积标准正态分布函数，即反映正态曲线下面积的分布函数。

$$F(x) = \frac{1}{\sqrt{2\pi}}\int_{-\infty}^{x} e^{-x^2/2} dx \tag{6·99}$$

T_1 和 T_2 为

当 $\dfrac{m}{3}\ln(K'_m t) < \mu - i\sigma$，$T_1 = \mu - i\sigma$；$\dfrac{m}{3}\ln(K'_m t) \geq \mu - i\sigma$，$T_1 = \dfrac{m}{3}\ln(K'_m t)$

$\dfrac{m}{3}\ln(K'_m t) < \mu + j\sigma$，$T_2 = \mu + j\sigma$；$\dfrac{m}{3}\ln(K'_m t) \geq \mu + j\sigma$，$T_2 = \dfrac{m}{3}\ln(K'_m t)$

因此由式（6·97）可知，多质点的溶出用 μ、σ、i、j 和 K'_m 五个参数描述溶出曲线，即 W/W_0 与 t 的关系曲线。μ 和 K'_m 可以组合成一个速率参数 K^*_m，称为比溶出速率参数。

$$K^*_m = e^{-\frac{3\mu}{m}} K'_m \tag{6·100}$$

将 $K'_m = K^*_m e^{\frac{3\mu}{m}}$ 代入式（6·97），可消去 u，得

$$\frac{W}{W_0} = \sum_{n=0}^{m}\binom{m}{n}(-K^*_m t)^{(m-n)}\frac{F\left(j-\dfrac{3n\sigma}{m}\right)-A}{F(j-3\sigma)-F(-i-3\sigma)}e^{2\left[\left(\frac{m}{n}\right)^2-1\right]\sigma^2/9} \tag{6·101}$$

当 $t < \dfrac{1}{K^*_m}e^{-3j\sigma/m}$，$A = F\left(-i-\dfrac{3n\sigma}{m}\right)$

当 $\dfrac{1}{K^*_m}e^{3j\sigma/m} > t > \dfrac{1}{K^*_m}e^{-3j\sigma/m}$，$A = F\left[\dfrac{m}{3\sigma}\ln(K^*_m t)-\dfrac{3n\sigma}{m}\right]$

当 $t \geq \dfrac{1}{K^*_m}e^{3j\sigma/m}$，$\dfrac{W}{W_0} = 0$

若写成溶出速率方程，则对式（6·97）进行对时间 t 的积分为

$$-\frac{dW}{dt} = mK_m W_0 \sum_{n=0}^{m-1}\binom{m-1}{n}(-K'_m t)^{(m-n-1)}$$

$$\frac{F\left(\dfrac{T_2-\mu}{\sigma}-\dfrac{3n\sigma}{m}\right)-F\left(\dfrac{T_1-\mu}{\sigma}-\dfrac{3n\sigma}{m}\right)}{F(j-3\sigma)-F(-i-3\sigma)}e^{3(n-m)\left[\mu+\frac{3(n+m)\sigma^2}{2m}\right]/m} \tag{6·102}$$

相应于公式（6·101）为

$$-\frac{dW}{dt} = mK^*_m W_0 \sum_{n=0}^{m-1}\binom{m-1}{n}(-K^*_m t)^{(m-n-1)}\frac{F\left(j-\dfrac{3n\sigma}{m}\right)-A}{F(j-3\sigma)-F(-i-3\sigma)}e^{9\left[\left(\frac{n}{m}\right)^2-1\right]\sigma^2/2}$$

$$\tag{6·103}$$

当 $t \geq \dfrac{1}{K^*_m}e^{3j\sigma/m}$，$-\dfrac{dW}{dt} = 0$

若为理想的粒度分布，即 $i = j = \infty$，$F(\infty) = 1$，$F(-\infty) = 0$，则式（6·103）为

$$-\frac{dW}{dt} = mK^*_m W_0 \sum_{n=0}^{m-1}\binom{m-1}{n}(-K^*_m t)^{(m-n-1)}\left\{1-F\left[\dfrac{m}{3\sigma}\ln(K^*_m t)-\dfrac{3n\sigma}{m}\right]\right\}e^{9\left[\left(\frac{n}{m}\right)^2-1\right]\sigma^2/2}$$

$$\tag{6·104}$$

若粒度分布很窄，即 $\sigma = 0$ 的极限情况，当 $\sigma = i = j = 0$，式（6·103）成为

$$-\frac{dW}{dt} = mK^*_m W_0 \sum_{n=0}^{m-1}\binom{m-1}{n}(-K^*_m t)^{(m-n-1)} \tag{6·105}$$

公式（6·105）展开，用杨辉三角定律更简单：

$$-\frac{dW}{dt} = mK_m^* W_0 (1 - K_m^* t)^{(m-1)} \qquad (6·106)$$

积分，得

$$\left(\frac{W}{W_0}\right)^{\frac{1}{m}} = 1 - K_m^* t \qquad (6·107)$$

或

$$W_0^{\frac{1}{m}} - W^{\frac{1}{m}} = W_0^{\frac{1}{m}} k_m^* t$$

此式是指无粒度分布的情况，也就是单个质点的溶出速率方程，是立方根或平方根定律。

若为单分散粉末，$u = \ln a_0$，公式（6·100）成为

$$K_m^* = e^{-\left(\frac{3}{m}\right) \ln a_0} K_m = a_0^{-\frac{3}{m}} K_m \qquad (6·108)$$

对球形质点，由公式（6·98）和（6·108），得

$$K_m^* = e^{-\left(\frac{3}{m}\right)} \left(\frac{6}{\pi \rho}\right)^{\frac{1}{m}} k_m = W_0^{-\frac{1}{m}} k_m \qquad (6·109)$$

代入公式（6·94）为

$$\left(\frac{W}{W_0}\right)^{\frac{1}{m}} = 1 - K_m^* t \qquad (6·110)$$

比较公式（6·107）和（6·110）可知，对多质点粉末来说，多质点粉末式（6·107）和单质点粉末式（6·110）的比溶出速率参数 K_m^* 是相同的。对 $m=2$ 或 3 的单质点粉末，其量纲相同，均为 $[时间]^{-1}$。

公式（6·106）可写为

$$\left(-\frac{dW}{dt}\right)^{\frac{1}{m-1}} = (mW_0 K_m^*)^{\frac{1}{m-1}} - (mW_0)^{\frac{1}{m-1}} (K_m^*)^{\frac{1}{m-1}} t \qquad (6·111)$$

由此式，以 $\left(-\frac{dW}{dt}\right)^{\frac{1}{m-1}}$ 对 t 回归，可求 K_m^*，即将截距 $(mW_0 K_m^*)^{\frac{1}{m-1}}$ 除以 $(mW_0)^{\frac{1}{m-1}}$ 得 $(K_m^*)^{\frac{1}{m-1}}$。

对单分散粉末来说，$\left(-\frac{dW}{dt}\right)^{\frac{1}{m-1}}$ 与 t 之间为线性关系。单质点按立方根定律（$m=3$）溶出时，$\left(-\frac{dW}{dt}\right)^{\frac{1}{2}}$ 与 t 之间为线性关系。单质点按平方根定律（$m=2$）溶出时，$\left(-\frac{dW}{dt}\right)$ 与 t 之间为线性关系。

格列本脲微粉 5mg 和 10mg 分别在 pH7.25 磷酸盐缓冲液（离子强度为 0.05）测定溶出情况，流速为 0.568ml/s，温度为 (37.5±0.2)℃，溶出参数见表6-3，溶出速率见图6-12。其中 K_m^* 由公式（6·111）求得，μ、σ、i、j 分别用显微法测得。由图可见，实验数据与线性有偏差，这是因为格列本脲微粉不是单分散，而是多分散，或其单质点的溶出不完全按照立方根或平方根定律溶出。电子显微镜也证实格列本脲微粉为多分散体。

表 6 – 3 格列本脲微粉用多质点溶出动力学不同模型拟合的参数

W_0 (mg)	参 数	平方根模型($m=2$)		立方根模型($m=3$)	
		式(6·104)[b]	式(6·103)[c]	式(6·104)[b]	式(6·103)[c]
5	σ	0.4759(2.93)	0.4760(3.28)	0.6184(2.47)	0.6315(1.71)
	i	∞	5.136	∞	2.3640
	j	∞	5.655	∞	4.1720
	r^d	0.9935	0.9935	0.9952	0.9954
	Km^*, min^{-1}	0.0286(6.39)	0.0286(6.51)	0.0237(4.55)	0.0245(3.96)
10	σ	0.4955(3.20)	0.4955(5.14)	0.6374(3.29)	0.6446(1.89)
	i	∞	8.912	∞	4.5770
	j	∞	6.732	∞	4.2000
	r^d	0.9938	0.9938	0.9957	0.9958
	Km^*, min^{-1}	0.0263(7.18)	0.0263(9.35)	0.0215(9.45)	0.02178(4.03)

a. 括弧内的数值是相对标准差（%）；b. 原始粒度分布为理想情况（$i=j=\infty$，图6-12）；c. 原始粒度分布在两侧都舍位（图6-12）；d. 相关系数。

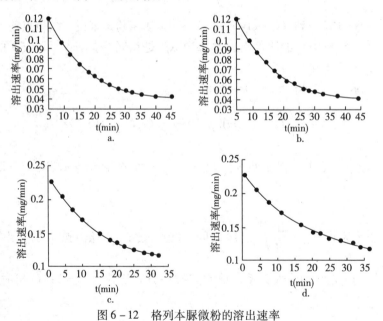

图6-12 格列本脲微粉的溶出速率

a. 5mg，$m=3$，公式（6·104），理想对数正态分布（$i=j=\infty$），按公式（6·97）计算；b. 5mg，$m=3$，公式（6·103），两侧舍位对数正态分布，按公式（6·95）计算；c. 10mg，$m=3$，公式（6·104），理想对数正态分布（$i=j=\infty$），按公式（6·97）计算；d. 10mg，$m=3$，公式（6·103），两侧舍位对数正态分布，按公式（6·95）计算

2. Brooke 溶出方程

Brooke 提出了另外形式的多质点溶出方程，其基本思路是先考虑粉体质点与时间的线性变化，然后再建立各质点按粉体学的粒径的正态分布关系式。

令质点的原始直径为 a_0，服从对数正态分布。质点在介质中溶出时，其直径减小。设质点在消失条件下的溶出为各向同性。溶解度为 C_s，与质点大小无关，则在时间函数 τ 后，质点的直径 a_τ 为

$$a_\tau = a_0 - \tau = a_0 - \frac{2kC_s}{\rho}t$$

即直径 a_τ 与时间 t 呈线性关系。其中，k 为溶出速率常数，t 为时间，ρ 为质点密度。τ 的量纲是长度。据此，推导出粉末中未溶出质点的质量 w_τ 为

$$w_\tau = \frac{re^{3\left(\mu+\frac{3\sigma^2}{2}\right)}\left[1 - F\left(\frac{\ln\tau - (\mu + 3\sigma^2)}{\sigma}\right)\right] - 3r\tau e^{2(\mu+\sigma^2)} - r\tau^3\left[1 - F\left(\frac{\ln\tau - \mu}{\sigma}\right)\right]}{\left[1 - F\left(\frac{\ln\tau - (\mu + 2\sigma^2)}{\sigma}\right)\right] + 3r\tau^2 e^{\left(\mu+\frac{\sigma^2}{2}\right)}\left[1 - F\left(\frac{\ln\tau - (\mu + \sigma^2)}{\sigma}\right)\right]}$$

$$(6 \cdot 112)$$

式中：$r = \dfrac{\pi\rho N}{6}$（N 表示粉末中质点总数），$F\left[\dfrac{\ln\tau - (\mu + 3\sigma^2)}{\sigma}\right]$ 为列表数值。由此式可知，w_τ 只是 τ、μ 和 σ 的函数。粉末中未溶出质点的质量分数 w_τ/w_0 为

$$\frac{w_\tau}{w_0} = 1 - 3\left(\frac{\tau}{M}\right)e^{-\frac{5\sigma^2}{2}}\left[\frac{F(j - 2\sigma) - F(T - \mu - 3\sigma^2)/\sigma}{F(j - 3\sigma) - F(-i - 3\sigma)}\right] +$$

$$3\left(\frac{\tau}{M}\right)^2 e^{-4\sigma^2}\left[\frac{F(j - \sigma) - F(T - \mu - \sigma^2)/\sigma}{F(j - 3\sigma) - F(-i - 3\sigma)}\right] -$$

$$\left(\frac{\tau}{M}\right)^3 e^{-\frac{9\sigma^2}{2}}\left[\frac{F(j) - F(T - \mu)/\sigma}{F(j - 3\sigma) - F(-i - 3\sigma)}\right] \qquad (6 \cdot 113)$$

式中：M 为质点的几何平均直径，$\mu = \ln M$，$F(x)$ 为标准正态曲线（从 $-\infty$ 到所要求的自变量）下的面积。当 $\ln\tau \leqslant \mu - i\sigma$ 时，$T = \mu - i\sigma$；当 $\ln\tau > \mu - i\sigma$ 时，$T = \ln\tau$。

当 $\sigma = 0$ 时，公式（6·113）成为

$$\frac{w_\tau}{w_0} = 1 - 3\left(\frac{\tau}{M}\right) + 3\left(\frac{\tau}{M}\right)^2 - \left(\frac{\tau}{M}\right)^3 \qquad (6 \cdot 114)$$

或

$$\frac{w_\tau}{w_0} = \left(1 - \frac{\tau}{M}\right)^3 \qquad (6 \cdot 115)$$

这是几何平均直径 M 的单质点的溶出速率方程。由于此式简单，所以对于对数正态分布的多分散粉末，当 σ 小时，采用公式（6·115）。尽管有一些误差，但对结果影响不大，还可避免复杂的计算。

例如，有 5 种粉末属于对数正态分布，各种粉末的几何平均直径 $M = 40\mu m$，$u = \ln M = 3.6889$，各种粉末的标准差 σ 不等，为 0.0318 ~ 1.0830。按公式（6·112）求得溶出后各

质点的剩余质量分数，见表 6-4。

表 6-4   5 种粉末溶出后各质点的剩余质量分数

σ	τ	剩余质量分数		σ	τ	剩余质量分数	
		准确值	舍位值			准确值	舍位值
1.0830	0	1.0000	1.0000	0.3000	0	1.0000	1.0000
	$1.55(\tau_c)^*$	0.9938	0.9877		5	0.7320	0.7294
	40	0.8632	0.7380		10	0.5215	0.5173
	80	0.7594	0.5543	0.1000	0	1.0000	1.0000
	120	0.6769	0.4201		10	0.4337	0.4333
	200	0.5529	0.2438		20	0.1381	0.1376
	280	0.4634	0.1404		$29.63(\tau_c)^*$	0.0255	0.0254
	350	0.4034	0.0842		30	0.0234	0.0233
0.5000	0	1.0000	1.0000		35	0.0063	0.0059
	$8.93(\tau_c)^*$	0.6929	0.6793	0.0318	0	1.0000	1.0000
	10	0.6625	0.6476		5	0.6707	0.6707
	20	0.4326	0.4097		10	0.4231	0.4231
	40	0.1831	0.1567		15	0.2455	0.2455
	80	0.0361	0.0195		20	0.1263	0.1263
	$16.26(\tau_c)^*$	0.3273	0.3221		25	0.0538	0.0538
	25	0.1575	0.1521		30	0.0164	0.0165
	40	0.0372	0.0330		$36.36(\tau_c)^*$	0.0010	0.0010

$^*\tau_c$ 为 τ 等于直径 $\ln a_0 = \mu - 3\sigma$，例 $\ln a_0 = \mu - 3\sigma = 3.6889 - (3 \times 0.0318) = 3.5935$，$a_0 = 36.36$。

以剩余质点的质量百分数对 τ 作图，得图 6-13。由表 6-4 的数据可见，$\sigma = 0.0318$ 的粉末在 τ_c 之前已有 99.90% W/W 的质点溶出，$\sigma = 0.1000$ 的粉末在 τ_c 之前已有 97.45% W/W 的质点溶出。药物粉末多属于 $u = 3.6889$ 和 $u = 0.3000$ 的情况。表 6-5 为对数正态分布粉末在理想分布（即 $-\infty < \ln a_0 < +\infty$，实际上，$i = j = 10$，可认为是理想分布）的情况下，各 σ 的 w_τ / w_0 对 τ / M 的数据，二者关系见图 6-14。

表6－5 几种对数正态分布粉末的 ω_τ/ω_0 与 τ/M 关系

$\dfrac{\tau}{M}$	理想分布，$i=j=10$							
	$\sigma=0$	0.03	0.05	0.1	0.2	0.3	0.5	0.7
4.0	–	–	–	–	–	–	–	12.2
3.0	–	–	–	–	–	–	–	16.5
2.0	–	–	–	–	–	–	–	24.8
1.5	–	–	–	–	–	–	10.5	32.3
1.0	–	–	–	–	–	–	19.6	44.5
0.8	–	–	–	–	–	8.7	26.5	51.5
0.7	–	–	–	–	6.7	12.2	31.0	55.6
0.6	6.4	6.5	6.7	7.6	11.1	17.3	36.6	60.1
0.5	12.5	12.6	12.8	13.8	17.7	24.2	43.3	65.2
0.4	21.6	21.7	21.9	23.0	27.0	33.4	51.4	70.8
0.3	34.3	34.4	34.6	35.6	39.3	45.2	60.9	77.1
0.2	51.2	51.3	51.5	52.2	55.3	59.9	72.0	84.0
0.1	72.9	73.0	73.1	73.5	75.3	78.1	85.0	91.6

注：$\dfrac{\omega_\tau}{\omega_0}$ 为 $\omega_\tau \times \dfrac{100}{\omega_0}$

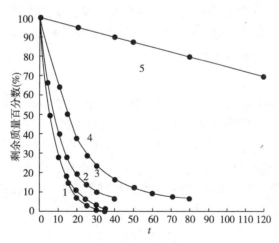

1. $\sigma=0.0318$；2. $\sigma=0.1000$；3. $\sigma=0.3000$；4. $\sigma=0.5000$；5. $\sigma=1.0830$；$M=40\mu m$，$u=3.6889$

图6－13 5种对数正态分布粉末的溶出曲线

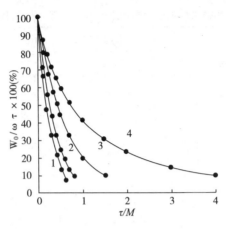

1. $\sigma = 0$；2. $\sigma = 0.2$；3. $\sigma = 0.5$；4. $\sigma = 0.7$

图 6 – 14　几种对数正态分布粉末的溶出曲线

三、影响溶出度的因素

药物固体制剂口服后进入胃肠道，在胃肠道内崩解、扩散、溶解、溶出，再吸收进入体内产生疗效，因此体内条件，如胃肠道酸度、胃肠蠕动等对药物的溶出都会产生影响。同时，体外因素如药物的理化性质、剂型、处方组成及工艺条件也有很大影响。在测定体外溶出度时，除应考虑与胃肠道相似的环境条件外，还应考虑测定溶出介质，如溶媒的组成、性质和测定体系（如温度、测定时的转速）等因素对药物溶出产生的影响。归纳起来，影响溶出速率主要从药物理化性质、剂型及制剂工艺、测定体系和溶出介质四个方面进行考虑。

（一）药物理化性质的影响

1. 药物的溶解度

药物的溶解度是影响其溶出行为的首要因素。Hamlin、Northara 和 Wagner 研究了不同类型的 55 种药物溶解度 C_s 与溶出速率 R 的关系，总结出下式：

$$R = (2.24 \pm 0.10) C_s \tag{6·116}$$

式中：R 的单位是 mg/（h·cm^2），C_s 的单位是 mg/ml，常数 2.24 的单位是 cm/h。55 种药物的 $R/C_s = 2.24$ 是 1.51 ~ 3.03 的平均值，标准差为 0.37。此式与溶出的扩散理论一致。根据扩散理论公式（6·57），得

$$-\frac{d\omega}{dt} = \frac{DS}{h}(C_s - C)$$

$$当 C_s \gg C，\quad -\frac{d\omega}{dt} = \frac{DS}{h}C_s$$

$$令 R = -\frac{d\omega}{Sdt}$$

$$则 R = \frac{D}{h}C_s = kC_s$$

式中 $k = 2.24$

2. 药物颗粒的大小与表面积

在 Noyes – Nernst – Brünner 方程中，考虑了溶出物质质点表面积 S 对溶出速率的影响。表面积随溶出的时间改变，这种关系可用下式表示：

$$-\frac{dS}{dt} = k_S S$$

式中：k_S 为常数，S 为时间 t 的表面积。积分后，得

$$S = S_0 e^{-k_S t} \tag{6·117}$$

式中：S_0 为 $t = 0$ 的表面积。对药物制剂来说，S_0 为溶出时的有效表面积。由 Noyes – Nernst – Brünner 方程可知，表面积 S 越大，溶解速率也越快。例如，$1cm^3$ 的立方体粉碎成 $1mm^3$ 的立方体后，其表面积从 $600mm^2$ 变为 $6000mm^2$，由于表面积增加，溶解速度加快。为此，欲提高药物的吸收速度和吸收量应减小微粒，而要降低药物的吸收速度和吸收量，则可增大微粒粒度。

3. 药物的分子结构与水合物或溶剂合物

不同的水合物、溶剂合物和无水物溶出度不同。Shefter 和 Higuchi 研究了胆固醇、茶碱、咖啡因、格鲁米特和琥珀磺胺噻唑的无水物和水合物的溶出行为。一般来说，含有结晶水的药物溶解度小，溶出度慢，无结晶水的溶出度快些。例如，氨苄青霉素有无水型和三水合型，37℃时无水物的溶解速率要比水合物快。又如，新生霉素的结晶型口服后并不产生可测得的血药浓度，但其无定形却具有显著的生物活性，这就是新生霉素的结晶型与无定形的溶解度有很大差别的缘故。此外，咖啡因、茶碱等都属无水型，都较水合型溶解度大，溶出度快。茶碱无水物的最大浓度（约 $12.7mg/ml$）约为水合物溶解度（约 $6mg/ml$）的一倍，因为无水物的自由能较大，无水物达到最大浓度后，随时间延长而浓度下降，直至水合物的溶解度。例如，咖啡因无水物的最大浓度（约 $40mg/ml$）约为水合物溶解度（约 $22mg/ml$）的一倍。

4. 晶型

很多药物为多晶型，如醋酸可的松有 5 种晶型，无味氯霉素有 3 种晶型和一种无定形，甲基强的松龙有两种晶型。有人对吲哚美辛两种不同晶型的溶解度进行了测定，结果表明，α 和 γ 晶型的溶解度之比为 2.3:1，溶出度之比为 2.8:1。又如核黄素有 3 种晶型，其溶解度不同，分别为 $60mg/L$、$810mg/L$ 和 $1200mg/L$。

5. 表面状态

溶出物质的表面不可能很光滑，粉末表面必然是粗糙的，即使片剂表面也不光滑。表面状态对溶出度有影响。例如，硼砂、草酸钠、烟酸和茶碱从片剂中溶出时，其溶出度都随表面孔径增大而加快，并呈线性关系。

（二）剂型及制剂工艺等的影响

1. 剂型

研究表明，药物的溶出度与剂型有密切的关系。舒胆灵胶丸与微囊剂的溶出度对比结果

表明，后者的溶出度 30 分钟达 80% 左右，45 分钟达 90% 左右，1 小时基本溶出，而胶丸剂 1 小时仅溶出 10% 左右，差别显著。雷公藤滴丸中雷公藤内酯醇的溶出度则明显高于片剂。一般来说，中药片剂中素片的溶出度优于糖衣片。刘产明等以盐酸小檗碱为指标，比较了胃幽净漂浮片和普通片的溶出度，结果前者 T_{50} 为 1.18 小时；后者 T_{50} 为 3.16 分钟，并在 15 分钟内全部溶解。

2. 制剂工艺

（1）粉碎度：研究结果表明，中药微粉、细粉和颗粒在同一时间内溶出量不同，粒度越小溶出度越快。

（2）压片时的压力：片剂成形，其中很重要的作用是压力。压力对粒度、表观密度、孔隙率、崩解时限都有很大影响。这与不同粒度的粉末在压片时片剂内质点的结合或分离有关。若压片时质点主要是结合，则密度和硬度都增大，以致介质的渗透性减弱，溶出度降低。若压片时质点主要是破碎分离，则比表面积增大，溶出度也提高。当然，压片时可能还有其他现象，所以难以确切说明压力与溶出度的关系。例如压力很大时，润滑剂形成一封闭层而使润湿性减小，从而影响溶出度。一般来说，压力加大，微粒的总表面积减少，则溶出量就小；但增加到一定范围以后，由于挤压使颗粒破碎，表面积增加，溶解度反而加快。因此，压片时的压力对片剂药物中的溶出度有不同的影响：

①有些药物的溶出度不受压力的影响。例如，苯甲酸、水杨酸、阿司匹林、等摩尔的水杨酸和阿司匹林混合物、等摩尔的阿司匹林和咖啡因混合物的非崩解片剂，其溶出度均不受压力的影响。

②有些药物的溶出度随压力增大而降低。例如，含乳糖、微晶纤维素、硬脂酸的喹唑啉酮片剂，压片时的压力越大，喹唑啉酮的溶出度越低。

③有些药物的溶出度随压力增大而降至最低，然后又加快。

④有些药物的溶出度随压力增大而加快，直至最大值，然后又降低。例如，含乳糖 78.5%、氯化钠（为了溶出时测电导率）1.5%、马铃薯淀粉 20.0%，以适量淀粉浆制粒后压片。在 25℃ 或 37℃ 水中测定溶出乳糖 90% 的时间。压片时的压力与乳糖溶出 90% 的时间有一最小值，即溶出度的最大值。碳酸锂片剂（每片含碳酸锂 300mg，乳糖 80mg，玉米淀粉 60mg，硬脂酸镁 5mg，$PVP4 \sim 16mg$）的溶出度与压力的关系与上例相似，但溶出度有两个最大值。

（3）制粒操作：颗粒的质量对片剂的质量影响很大，制粒时润湿剂的用量、颗粒的大小、颗粒的致密度都会影响片剂的崩解、溶解及溶出度。例如，有人在制备水杨酸钠片时，对干法制粒和湿法制粒进行了比较，结果表明，干法制粒压片的成品比湿法制粒的成品溶出度高。

3. 辅料

口服制剂的片剂有两种作用形式：一种是仅在胃肠道起局部作用，如制酸剂；另一种是需要在胃肠道中溶解吸收。前者的药效只与它在胃肠道中分散的微粒与表面积有关，而后者则与溶解性质有关。在压片过程中，赋形剂的吸附作用也对片剂分散起阻碍作用，影响片剂的生物有效性。赋形剂的类型有稀释剂、吸收剂、黏合剂、润湿剂、崩解剂、润滑剂、表面活性剂、包合物等。

（1）稀释剂和吸收剂：亦称填充剂，对于小剂量药物一般需加入填充剂，填充剂的加入可能对药物产生吸附作用或分散作用。在氯霉素胶囊中分别加入葡萄糖、乳糖、蔗糖和山梨醇稀释剂时，均可使氯霉素的溶出度加快。稀释剂的含量越大，溶出度越快。这4种稀释剂的溶出度依下列顺序递减：葡萄糖、山梨醇、乳糖、蔗糖。原因是稀释剂溶于药物质点周围扩散层内以后，黏度以这样的顺序递增。有人曾在制备保泰松片剂时分别以乳糖（粒子<50mm）、马铃薯淀粉、二氧化硅作为填充剂，在用量相等的情况下，测定其溶出度，结果以乳糖为填充剂的溶出度最快，其次是马铃薯淀粉，二氧化硅则较慢，这是由于吸附所致，从而证明不同赋形剂及不同用量对药物的溶解度有明显的影响。过去一般认为乳糖是无活性的比较理想的填充剂，但研究发现，乳糖对睾丸酮有加快吸收的作用，而对异菸肼片的疗效完全被乳糖阻碍了。对醋酸泼尼松处方甲加入硫酸钙，处方乙未加硫酸钙，处方甲的 T_{50} 为45分钟，而处方乙的 T_{50} 为11分钟，两者之间相差4倍多。又如为抗潮解而加入磷酸氢钙，此时应注意结晶水对药物的影响，以及药物与钙盐反应的问题。四环素用磷酸氢钙则生成不溶性的沉淀，而降低了疗效。

在固体制剂中加入吸附剂可改变药物的溶出度。例如，氯霉素胶囊中分别加入吸附剂 Aerosil Ⅰ 和 Ⅱ（高度分散的硅胶），二者都可使氯霉素从胶囊中的溶出度加快。

（2）黏合剂：黏合剂起着黏合质点的作用，常用的黏合剂有淀粉浆、糖浆、阿拉伯胶浆等。黏合剂的种类不同，对固体制剂溶出度的影响也不同。例如，有人在制备磺胺二甲嘧啶片时，曾用8%淀粉浆与明胶浆制粒，用相同压力压片，测定其药片的溶出度，结果淀粉浆 T_{50} 为10.0分钟，明胶浆 T_{50} 为4.6分钟。有人研究了羟丙甲基纤维素（HPMC）、聚乙烯吡咯烷酮（PVP）、淀粉和羧甲基纤维素钠（CMCNa）4种黏合剂对新癀片硬度和溶出度的影响，结果表明，不同黏合剂对新癀片水溶性成分的溶出度和片剂硬度均有明显影响。苯巴比妥片剂的组成是苯巴比妥100g、马铃薯淀粉70g、硬脂酸镁1g、滑石9g，黏合剂分别为明胶、羧甲基纤维素（CMC）和 PEG6000 各适量。由该片剂在稀人工胃液（表面张力39.4mN/m，pH1.50）中的溶出度可知，用明胶为黏合剂时苯巴比妥的溶出度要比用其他黏合剂快得多，因为明胶使疏水性的苯巴比妥表面变成亲水性；以羧甲基纤维素为黏合剂时，由于它在人工胃液中变为溶解度较小的酸，所以苯巴比妥的溶出度降低；以 PEG 为黏合剂时，它与难溶性的苯巴比妥形成络合物，使苯巴比妥的溶出度降低。

（3）润湿剂：茶碱、氨基比林和安替比林在水中的溶出度很大，它们的溶出曲线上升很快。将水杨酸分散在阿拉伯胶溶液中，喷雾干燥，可使水杨酸的溶解度增大50%，溶出度提高60倍，其主要原因可能是增大了药物的润湿性所致。此外，喷雾干燥制品的比表面积增大也是原因之一。

（4）崩解剂：崩解剂系指能促使片剂在胃肠液中迅速崩解成小粒子的辅料。崩解剂的种类很多，如淀粉、羟甲纤维素钠、海藻酸钠、阳离子树脂等。不同的崩解剂对药物溶出度的影响也不同。Underwcod用玉米粉、马铃薯粉及可压性淀粉与水杨酸制成颗粒，压片后用杯法、转篮法、浆法测定其溶出速率，结果显示，可压性淀粉制粒的溶出度较快，其次为马铃薯粉＞玉米粉＞葛粉＞米粉。由于可压性淀粉在冷水中可溶，故提高了水杨酸的溶解剂。

（5）润滑剂：为了加强颗粒的流动性，减少颗粒与膜壁之间的摩擦，在压片时通常加入一定的润滑剂。常用的润滑剂多为疏水性物质。疏水性润滑剂可使药物的溶出度降低是因为减小了药物质点与介质之间的界面积，使润湿性降低，崩解时限延长，对片剂溶出药物的性能产生阻碍。由于药物难于湿润，故药物溶出的性能就更差了。疏水性润滑剂降低溶出度的程度与润滑剂的种类、浓度、粒度、药物种类、片剂处方和工艺，以及溶出条件有关。亲水性润滑剂可使药物的溶出度增强是因为增强了药物的润湿性。若润滑剂为表面活性剂，则能降低药物质点与介质之间的界面张力而使介质容易渗入片剂，促使药物溶出。

阿司匹林片剂中分别以硬脂酸镁、硬脂酸钙、甘油单硬脂酸酯和硬脂酸为润滑剂时，随着四种疏水性润滑剂浓度增大，片剂中药物的溶出度降低。水杨酸片剂（水杨酸300mg、淀粉60mg、润滑剂9mg）中的润滑剂对水杨酸溶出度的影响是：疏水性润滑剂硬脂酸镁明显阻滞水杨酸从片剂中溶出，亲水性润滑剂十二烷基硫酸钠则明显促使溶出。

滑石粉与其他疏水性润滑剂不同，其浓度达到5%亦对片剂中药物的溶出速率无影响。

亲水性润滑剂PEG4000的浓度达到5%时，对等摩尔水杨酸－阿司匹林混合物片剂中药物的溶出速率无影响。

淀粉是多功能的辅料，是良好的填充剂、稀释剂、崩解剂和助流剂。在等摩尔水杨酸－阿司匹林混合物片剂中，随着淀粉浓度的增大，这两种药物的溶出速率都提高。这是因为淀粉膨胀时发生崩解，表面变得粗糙，比表面积增大，所以在溶出初期随淀粉浓度增加，药物的溶出度加快。淀粉使药物溶出度加快的程度因淀粉种类和测定方法而异。

由此推测，要增大药物的溶出度，可选用既有亲水性又有表面活性的润滑剂。

（6）表面活性剂：片剂、胶囊剂或散剂等固体制剂经口服后在体内崩解和溶出的第一步是被胃肠液润湿。疏水性药物难以被润湿，但若在处方中加入表面活性剂，则可降低药物质点与胃肠液之间的界面张力，即增大药物质点的有效表面积，从而改善药物的润湿性，提高溶出速率。但有人提出表面活性剂达到临界胶团浓度时，脂溶性药物进入胶团，易被胶团所包围，从而降低吸收速率。

表面活性剂的作用是作为润湿剂而被吸附在药物质点的表面上，以降低表面张力，使药物容易被介质润湿，致溶出度加快。如：在氯霉素胶囊中分别加入吐温－80和十二烷基硫酸钠都可促使氯霉素从胶囊中溶出。实验还发现，片剂加入表面活性剂吐温－80后，有降低硬度的效能，所以在片剂中应用表面活性剂时应注意其性质和数量，且要掌握降低表面张力的特性。另外还发现，表面活性剂提高药物溶出度的原因是药物在表面活性剂溶液中重结晶导致晶体结构产生缺陷而使晶体不稳定造成的。表面活性剂也可使阿司匹林稳定，稳定的原因可能是由于形成胶团，保护了阿司匹林。此外，加入顺序也影响吸收。

如果表面活性剂的量很少，则不致影响药物的溶解度，但表面活性剂在药物晶体内和（或）外，则可提高药物溶出时在扩散层内的溶解度。

（7）包合物和络合剂：环糊精是常用的制备包合物的外层分子，也称主分子。等摩尔的β－环糊精和苄氟噻嗪用冷冻干燥法制成固态包合物，其初溶出度为25750mmol/（h·cm^2），然纯苄氟噻嗪仅为430mmol/（h·cm^2），即制成包合物后其溶出度增大60倍。β－环糊精还能使阿扎丙酮、吲哚美辛和保泰松等药物的溶解度增加，溶出度加快。

有时药物生成络合物后可降低药物溶出度。例如，咖啡因与龙胆酸（2，5 - 二羟基苯甲酸）以 1∶1 和 1∶2 生成包合物和络合剂后在 0.1mol/L HCl 溶液和 pH7.5 的磷酸盐缓冲液中的溶出度都比咖啡因的溶出度低。这两种络合物在水中的溶解度也比咖啡因小。中药制剂中还有形成有机络合物的例子，如生物碱与多酚羧基有机酸、生物碱与鞣质类等作用产生有机大分子络合物而使溶解度降低。这样的络合物可使药物缓释，例如，制备咀嚼片时可将药物制成这类络合物而使之缓释。

4. 不同生产厂家和批次等

刘华钢等以清火栀麦片中穿心莲内酯，银黄片中黄芩苷、绿原酸，复方黄连素片中盐酸小檗碱和芒果止咳片中芒果苷为指标，测定了不同厂家、不同批次产品、不同条件下的溶出度，结果发现，各样品间 T_{50}、Td、m 有显著性差异。其中，T_{50} 最快与最慢相差达 30~50 倍，Td 最快与最慢相差 10~20 倍。除与生产工艺、药用原料及共存成分有关外，以往研究还表明，溶出度与储存时间长短也有关系。

（三）测定体系的影响

影响测定体系的主要是温度和搅拌速度。因容器大小、搅拌类型、搅拌器形状、层流或涡流程度，以及固体的理化性质（如密度、粒度、溶解热等）不同，溶出度存在差异。

1. 温度

温度对溶解度和溶出度有较大的影响，药典规定：测定温度为(37℃ ±0.5℃)。控制温度时要注意几点：应充分使浴温达到平衡；在可能情况下，每个容器都应加盖以防止散热，用校正过的温度计检测液温。若扩散为速控步骤，则温度每升高 10℃，溶出速率约增大 1.3 倍，即温度系数约为 1.3；若界面反应为速控步骤，则温度系数约为 2.0。

2. 搅拌

（1）搅拌速度：正常胃肠蠕动是微弱的，为模拟人体胃肠蠕动以及胃内容物的撞击、摩擦等搅拌作用，转篮法的搅拌速度一般为 50 转或 100 转，桨叶 50 转相当于转篮 100 转。搅拌时介质随之流动。要使固体与介质间的界面发生连续变化，防止涡流，应保持层流。若搅拌速度对溶出度有显著影响，温度系数为 1.29~1.43；若搅拌速度不影响溶出度，温度系数为 2.04~2.34。对此，Levy 曾提出一个经验公式表示转速 v 与溶出速率常数 k 的关系，即

$$k = av^b \qquad (6 \cdot 118)$$

式中：a 和 b 为常数。若扩散为速控步骤，则 $b \approx 1$ 或 =1，符合 Noyes - Nernst - Brünner 扩散层模型。若界面反应为速控步骤，则搅拌强度不影响溶出度，$b = 0$。若扩散与界面反应的速率相近（如弱酸在缓冲液中的溶出），则 b 在 0~1 之间。无机盐溶时，$b = 0.5$。当离开固体表面的距离增大而介质的流动由层流变为涡流时，b 值随搅拌类型而变。因此，b 值也与介质流动的特性有关。

上式取对数，为

$$\ln k = \ln a + b \ln v \qquad (6 \cdot 119)$$

由该公式可知，转速 v 与溶出度 k 的对数呈线性关系。但有时也有例外，随不同的药物

剂型特征和溶出度测定方法而定。无论是桨法还是转篮法，都可使溶媒和药剂的固–液界面不断改变。固–液界面的特征是溶出过程的中心问题，界面特征直接受搅拌速度的影响，所以搅拌速度是关键因素之一。

（2）转动轴的偏心度：转动轴在转动时应平稳而无明显的摆动，并规定转动装置的旋转轴心偏离溶出槽的中心线应 < 2mm。Hain Sow WA 曾做过这样的试验：旋转轴心超过2mm（2~5mm），泼尼松校正片的溶出度比 2mm 时提高 5% 左右。同样，桨法中的偏心度为 1~2mm 时，水杨酸校正片的溶出度比 0.5mm 时提高 8%。这些数据表明，桨法对偏心度的要求更严格，一定要保持在 1 mm 以下。转篮和转动轴，特别是 1/4 英寸直径的轴，应当视作精密仪器，存放时用架子固定。

（3）振动：振动是释放系统中常见的一个可变因素，能使液体流动状态发生变化，给整个系统带来额外的能量，致使释放出现明显的误差。例如，通风柜、空调系统和排风扇的振动都会对其造成影响，尤其在同一操作台上的仪器设备更易带来干扰。

（4）扭振：药典要求，搅拌转动时一定要平稳，实际上转动平均速度虽然不会超过规定速度的 4%，但在不同的瞬间会有一些快慢变化，由此而产生的振动称为扭振。扭振会导致错误的试验数据。

3. 取样位置

正确的取样位置是在桨叶或网篮上端距液面之间的 $\frac{1}{2}$ 处，并离容器壁不少于 1cm 处。由于在释放容器中位置不同，浓度也有差异，得出的结果也不一样。

（四）溶出介质的影响

溶出介质的选择主要考虑药物的溶解度与其他的实际情况。溶出度试验中，要模拟体内条件尽量使体外溶出度与体内一致。测定过程中应注意以下几点：

1. 溶出介质

选用溶媒要考虑两个因素：一是药物本身的性质；二是药物在胃肠道中吸收的部位。胃肠道不同的区域存在着显著的氢离子浓度差别，必须根据药物本身的性质及药物的吸收部位选用溶媒。弱酸性药物在胃内易被吸收，弱碱性药物在肠内易被吸收。例如，阿司匹林为弱酸性药物，在胃中非解离部分大于 99%，在测定溶出度时宜选用人工胃液；氨基比林、麻黄碱等弱碱性药物宜选用人工肠液。

2. 介质用量

介质用量要准确，释放介质的体积误差应控制在 1% 之内。溶媒体积应用称重法校正其准确性。为了模拟体内运转的现象，在实验过程中应保持介质的体积不变，取样后应予以补充。例如，阿司匹林的溶解度为 0.33%，每片含阿司匹林 0.5g，故必须用 800ml 以上的溶出介质；在溶出度试验中，取样后应补充新鲜介质，以求达到漏槽条件。

3. 介质的 pH 值

介质的 pH 值对溶出度有明显影响。其影响是因为 pH 值对扩散系数和扩散层厚度的影响所致。例如，水杨酸的溶出度常随介质 pH 值的增大而提高，直至 pH 值4~6 为最大。

4. 加入表面活性剂

在介质中加入表面活性剂可提高药物的溶出度。疏水性药物非那西丁粉末在不同浓度吐温 – 80 的 0.1mol/L HCl 溶液中的溶出度，随吐温 – 80 浓度的增大而明显增大，但吐温 – 80 浓度超过 0.02% 以后，对溶出速率几乎无影响。苯甲酸在不同浓度的聚氧乙烯 23 十二烷基醚水溶液中的溶出度，随表面活性剂浓度的增大而增大。

5. 介质含络合剂

介质中含络合剂时，由于络合剂与药物的络合作用而改变药物的溶出度。水杨酸在水中的溶出度因咖啡因的络合作用而增大。实验证明，咖啡因可使水杨酸的溶出度增大 3.5 倍。

6. 样品量

样品量的多少直接影响溶出度测定的结果。当溶解了的药物被吸收后，立即分布到体液，所以血液中的浓度较吸收部位的药物浓度要低得多，血液（中心室）对胃肠道来说起着漏槽作用（sink condition）。在整个过程中 $Cs \gg C$，应维持较高浓度梯度，注意到样品量及溶出介质量的设定，使取样点和溶出介质之间产生较高浓度差。投药量一般为药物溶解度的 10% ~ 20%。

7. 其他

溶解在介质内的气体对试验结果有一定影响，这些气体会通过不同方式产生影响，可能改变介质的 pH 值或吸附于固体微粒或杯壁，甚至干扰液体流态，故应尽量通过煮沸或超声处理后除去。

[附] 数据处理

（1）参数的提取与处理：由溶出度实验结果绘制的溶出度曲线可以直接提取参数，该方法简便易行，不需要经过数学处理即能反映实际情况。

常用溶出度参数包括：①累积溶出最大量 γ_∞：为溶出操作长时间后，有效或（和）指标成分累积溶出的最大量，通常为 100% 或接近 100%；②出现累积溶出百分比最高的时间 t_{max}；③有效或（和）指标成分溶出 50% 的时间 $t_{0.5}$ 或 $t_{50\%}$；④有效或（和）指标成分溶出某百分比的时间 t_x，例如 $t_{0.3}$（$t_{30\%}$）或 $t_{0.9}$（$t_{90\%}$）分别为有效或（和）指标成分溶出 30% 或 90% 相对应的时间，亦有以 t_d 表示有效或（和）指标成分溶出 63.2% 的时间者；⑤累积溶出百分比 – 时间曲线下的面积 AUC。

溶出度数据处理：药物溶出度的数据处理归结为求算若干反映体内规律的体外参数，用以描述药物在体内外释放的规律，寻求反映体内规律的体外释放的规律。数据处理方式主要有两种类型：一是数学模型拟合分析法，将药物的累积溶出百分数作为时间的函数，以一适宜的数学方程拟合，用数学方法获取参数。例如，用单指数模型、对数正态分布模型、Weibull、溶出曲线的相似因子模型函数拟合成方程寻求溶出度参数并比较分析。另一方法是在制剂溶出速率的动力学分析基础上建立溶出速率函数式，如 Adnan 等用动力学分析提出两个参量的双指数函数式和敖秉臣等提出的三个参量的双指数函数式。数据的处理近年来采用计算器或微机处理，简便易行，处理程序已有报道。朱芳海等设计了优选最佳数学模型用于溶出度实验数据处理，从几种常用的数学拟合方程（零级、一级速率模型，Higuchi 方程，Hixson – Crowed 模型，Weibull 分布模型）中提供最佳的数学模型予以拟合，使处理结果所提取的参数与实验值更接近。

（2）检测结果分析：按照药典规定，取 6 份样品同时平行测定溶出度。以片剂为例，每片的溶出量按标示含量计算，6 片均应不低于规定值（Q）。除另有规定外，Q 为标示含量的 70%。如 6 片中仅有 1~2 片低于规定值，但不低于 Q−10%，且平均溶出量不低于规定值，仍可判定为符合规定。如 6 片中有 1~2 片低于 Q−10%，应另取 6 片复试。如初、复试的 12 片中仅有 2 片低于 Q−10%，且平均溶出量不低于规定值亦可判为符合规定。如供试品的取用量为 2 片以上，每片的平均溶出量均不低于规定值（Q），则可不再复试。

比较两种或多种制剂溶出度的差异，可通过分别计算各种制剂溶出曲线的相似因子 f_1 和 f_2 而获得。f_1 和 f_2 的数学表达式为

$$f_1 = \frac{\sum\limits_{t=1}^{n} |R_t - T_t|}{\sum\limits_{t=1}^{n} R_t} \tag{6·120}$$

$$f_2 = 50 \times \lg\left\{ \left| 1 + \left(\frac{1}{n}\right) W_t \sum\limits_{t=1}^{n} |R_t - T_t|^2 \right|^{-0.5} \times 100 \right\} \tag{6·121}$$

式中：R_t 表示 t 时间参比制剂累积释药百分率；T_t 表示 t 时间受试制剂累积释药百分率；n 表示取点数目；W_t 表示权重系数。

目前，公式（6·120）和（6·121）常用于变异的相关性分析，批间的变异小于 15% 时可以用该方法。前面的时间点变异不应超过 20%，后面的时间点变异不应超过 10%。当 f_1 在 0~15 之间、f_2 在 50~100 之间时，表明两种制剂的溶出度相似或等同。参比制剂和受试制剂在任何时间点溶出度的平均误差不能超过 15%。这种方法对于有 3 个或 3 个以上时间点构成的溶出曲线间的比较更为有效，但是如果 f_2 值大于 100，实验数据就应该先进行标准化。

相似因子 f_1 和 f_2 的主要优点是：①便于计算，通过一个简单的数字就可以对溶出度进行描述和比较，可用于正交设计或均匀设计的数据统计分析；②可直接对释药数据进行统计分析，无需拟合各种释药速率。

相似因子 f_1 和 f_2 的缺点或局限性是：①没有考虑到数据的变异性或相关性；②f_1 和 f_2 容易受溶出度时间点数目的影响；③如果参比制剂和受试制剂的配方交换，f_2 不变而 f_1 变化，则两均值的误差会保持不变，可能导致溶出度有差异或相似标准的基础不明确；④溶出度测定的最后一点的设计对 f 值至关重要；⑤f_1 和 f_2 方程虽然能进行相似性的定量测量，但是对于单组的溶出数据却不适用，不能提供单组溶出数据的信息。

第三节　药物的释放

药物从控缓释固体剂型的溶出称为释放。药物的释放仍遵守扩散和溶出的基本定律，但有别于扩散与溶出过程，是有规律地从人为主动设计的高分子材料固体制剂中定量、定时、定位

释放，其释药过程的动力学行为更为严格，要求更高。因此，在研究药物释放行为之前，必须掌握药物的溶解度、分子大小、晶型、与蛋白质的结合、解离常数，以及准确的药物动力学参数等物理化学等影响因素。在研究药物的释放时，必须先完成药物扩散、溶出行为的研究，掌握药物扩散、溶出行为规律，方能进一步研究药物在控缓释固体制剂中的释放行为。

一、药物从高聚物基体中的释放

药物的释放实际上是药物从高分子材料基体中的释放，因此探讨药物从高聚物基体中的释放行为是研究控缓释制剂的基础工作。

1. 药物在高聚物基体内的形式

药物在高聚物基体中有四种形式，分别为储库式、整体式、包膜整体式和分散在生物降解高聚物内式，如图6-15。其中，包膜整体式是储库式和整体式的结合。

（1）储库式：药物作为芯体，周围包有一层高聚物膜，如图6-15a. 所示。若芯体内的药物化学性质不变，则在一定时间内以零级动力学释药。释药速率取决于芯体性质和高聚物膜的物理性质。

（2）整体式：药物溶解或分散在惰性高聚物内，成为"整体式装置"，如图6-15b. 所示。这类制剂制法比较简单，但不能按零级过程释药。整体式释药可按一级动力学、Higuchi 方程进行。

（3）包膜整体式：在整体式外包一层高聚物膜，如图6-15c. 所示。可将 Higuchi 方程释药改成一级或零级动力学释药。

（4）分散在生物降解高聚物内式：如图6-15d. 所示。其受药物在高聚物内的扩散和（或）高聚物的降解所控制，一般以一级动力学释药。因药物扩散受高聚物降解的影响，所以往往有复杂的释药动力学影响。

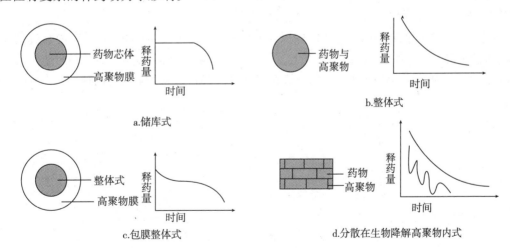

图6-15　药物在高聚物基体内的形式及其释药速率

药物在高聚物基质中的释放形式最常见的是储库式和整体式。因此，探讨这两种形式的释药动力学行为便能基本掌握控缓释制剂制备的释药原理。

2. 药物从高聚物固体基体内的释放动力学方程

（1）储库式释药：根据几何形式的不同，有以下 3 种释药公式：

①平片形：

$$\frac{\mathrm{d}M}{\mathrm{d}t} = \frac{SDK\Delta C}{L} \tag{6·122}$$

②圆柱体：

$$\frac{\mathrm{d}M}{\mathrm{d}t} = \frac{2\pi hDK\Delta C}{\ln\left(\dfrac{r_0}{r}\right)} \tag{6·123}$$

③球形：

$$\frac{\mathrm{d}M}{\mathrm{d}t} = 4\pi r_1 DK\Delta C \tag{6·124}$$

式中：$\dfrac{\mathrm{d}M}{\mathrm{d}t}$ 表示释放速率，S 表示膜的面积，D 表示扩散系数，L 表示膜的厚度，K 表示药物在聚合物中和扩散介质的分配系数，ΔC 表示浓度差，h 表示圆柱体高，r_0 表示外径，r_1 表示内径。

以上三式在实验条件一定时，等号右边均为常数，在有漏槽条件下，按零级释药。

渗透泵制剂是以渗透压作为释药能源的控释制剂，形式上属于储库式制剂，但由于是以渗透压作为释药能源，其释药行为先零级后一级。渗透泵制剂中含药物的水溶性高聚物片芯和周围有一个释药孔，如图 6-16 所示。片芯以一定的速率吸入介质，吸入速率取决于膜对介质的渗透性和片芯的渗透压。吸入介质后溶解药物而产生一定的渗透压，使药物从释药孔中受压流出。

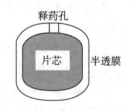

图 6-16　渗透泵片剂截面

片芯在任何时间间隔内吸入介质的体积等于释放出饱和溶液的体积。当片芯内有过量药物时，释药速率就恒定。当药物浓度不饱和时，释药速率呈抛物线减小而趋于零。释药速率可从渗透泵片剂的一些物理化学参数求得。氯化钾在 37℃水中从渗透泵片剂释药的速率见图 6-17。

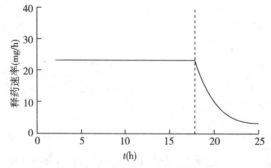

图 6-17　氯化钾在 37℃水中从渗透泵片剂释药的速率

渗透泵片在吸入介质后产生一定的水压，此水压使药物的饱和溶液通过释药孔以恒速释

放。释药速率随半透膜的性质而改变。设通过半透膜的体积流量为$\frac{dV}{dt}$，则

$$\frac{dV}{dt} = \frac{A}{h}L_P(\sigma\Delta\pi - \Delta P) \qquad (6\cdot125)$$

式中：$\Delta\pi$ 和 ΔP 分别表示半透膜两边的渗透压差和水压差，L_P 表示渗透率，σ 表示反射系数，A 表示半透膜面积，h 表示半透膜厚度。此式也可描述介质渗入渗透泵制剂的体积流量。

药物通过释药孔的释药速率通式为

$$\frac{dm}{dt} = \frac{dV}{dt}C \qquad (6\cdot126)$$

式中：m 为药物质量，C 表示单位体积溶液中药物的浓度。将公式（6·125）代入公式（6·126），得

$$\frac{dm}{dt} = \frac{A}{h}L_P(\sigma\Delta\pi - \Delta P)C \qquad (6\cdot127)$$

当泵内片芯的渗透压 π 比泵外介质的渗透压大时，可用 π 代替 $\Delta\pi$，当 $\Delta\pi\gg\Delta P$ 时，公式（6·127）可简化为

$$\frac{dm}{dt} = \frac{A}{h}K\pi C \qquad (6\cdot128)$$

式中，$K=L_P\sigma$。从渗透泵片剂释药的速率有两种情况：

①零级释药速率：从释药开始（$t=0$）到片芯内的药物完全溶解（$t=t_z$），这段时间片芯内药物呈饱和溶液，故释药速率为零级，并可以溶解度 S 代替饱和浓度 C，则

$$\left(\frac{dm}{dt}\right)_Z = \frac{A}{h}K\pi_s S \qquad (6\cdot129)$$

式中：π_s 表示药物饱和溶液的渗透压。

②非零级释药速率：所谓非零级释药速率是指大部分药物释放后低于药物饱和浓度的一级释药速率，以 F 表示体积流量 $\frac{dV}{dt}$，则由公式（6·126）和（6·128），得

$$F = \frac{A}{h}k\pi \qquad (6\cdot130)$$

令 F_S 表示零级释药时的体积流量，于是

$$\frac{F_S}{F} = \frac{\pi_s}{\pi} = \frac{S}{C}$$

将此式代入公式（6·128），得

$$\left(\frac{dm}{dt}\right)_N = \frac{F_S}{S}C^2 \qquad (6\cdot131)$$

时间 t_z 以后，药物溶入渗透泵体积 V 的质量 m 为

$$m = CV$$

因浓度变化 $\frac{dC}{dt}$ 而引起恒容 V 下质量的变化为

$$\left(\frac{\mathrm{d}m}{\mathrm{d}t}\right)_{\mathrm{N}} = -V\frac{\mathrm{d}C}{\mathrm{d}t} \tag{6 · 132}$$

由公式（6·131）和（6·132），得

$$-\frac{\mathrm{d}C}{\mathrm{d}t} = \frac{F_{\mathrm{s}}}{VS}C^2$$

将渗透泵内药物浓度从 S 到 C 积分，时间从 t_{z} 到 t 积分

$$-\int_S^C \frac{\mathrm{d}C}{C^2} = \frac{F_{\mathrm{s}}}{VS}\int_{t_{\mathrm{z}}}^t \mathrm{d}t$$

得

$$C = \frac{VS}{V + F_{\mathrm{s}}(t - t_{\mathrm{z}})} \tag{6 · 133}$$

将此式代入公式（6·131），得释药速率为时间的函数，表明释药速率呈抛物线减小：

$$\left(\frac{\mathrm{d}m}{\mathrm{d}t}\right)_{\mathrm{N}} = \frac{F_{\mathrm{s}}S}{\left[1 + \dfrac{F_{\mathrm{s}}}{V}(t - t_{\mathrm{z}})\right]^2} \tag{6 · 134}$$

上式也可写成

$$\left(\frac{\mathrm{d}m}{\mathrm{d}t}\right)_{\mathrm{N}} = \frac{\left(\dfrac{\mathrm{d}m}{\mathrm{d}t}\right)_{\mathrm{z}}}{\left[1 + \dfrac{1}{SV}\left(\dfrac{\mathrm{d}m}{\mathrm{d}t}\right)_{\mathrm{z}}(t - t_{\mathrm{z}})\right]^2} \tag{6 · 135}$$

以上讨论的渗透泵片剂释药速率是指单位时间内释放药物的总质量。实际上，释药有 3 种情况：①因泵送而释放，如上述，速率为 $\left(\dfrac{\mathrm{d}m}{\mathrm{d}t}\right)_{\mathrm{P}}$；②因通过释药孔的扩散而释放，速率为 $\left(\dfrac{\mathrm{d}m}{\mathrm{d}t}\right)_{\mathrm{DO}}$；③因通过膜的扩散而释放，速率为 $\left(\dfrac{\mathrm{d}m}{\mathrm{d}t}\right)_{\mathrm{DM}}$，所以总的释药速率 $\left(\dfrac{\mathrm{d}m}{\mathrm{d}t}\right)_{\mathrm{t}}$ 为

$$\left(\frac{\mathrm{d}m}{\mathrm{d}t}\right)_{\mathrm{t}} = \left(\frac{\mathrm{d}m}{\mathrm{d}t}\right)_{\mathrm{P}} + \left(\frac{\mathrm{d}m}{\mathrm{d}t}\right)_{\mathrm{DO}} + \left(\frac{\mathrm{d}m}{\mathrm{d}t}\right)_{\mathrm{DM}}$$

设计渗透泵片剂时，通过释药孔的扩散可不计，则上式可写为

$$\left(\frac{\mathrm{d}m}{\mathrm{d}t}\right)_{\mathrm{t}} = \left(\frac{\mathrm{d}m}{\mathrm{d}t}\right)_{\mathrm{P}} + \left(\frac{\mathrm{d}m}{\mathrm{d}t}\right)_{\mathrm{DM}} \tag{6 · 136}$$

若药物的相对分子质量很大和（或）有离子性，则通过膜的扩散可不计。若药物的相对分子质量较小，并且膜有溶剂化作用，则 $\left(\dfrac{\mathrm{d}m}{\mathrm{d}t}\right)_{\mathrm{DM}}$ 项较重要。在此情况下，零级和非零级释药速率的方程如下：

①借泵送和扩散的零级释药速率：公式（6·136）式中的 $\left(\dfrac{\mathrm{d}m}{\mathrm{d}t}\right)_{\mathrm{P}} = \dfrac{A}{h}K\pi_{\mathrm{s}}S$，根据 Fick 扩散定律 $\left(\dfrac{\mathrm{d}m}{\mathrm{d}t}\right)_{\mathrm{DM}} = \dfrac{A}{h}PS$，$P$ 为药物透过半透膜的渗透系数，故

$$\left(\frac{dm}{dt}\right)_{t,z} = \frac{A}{h}K\pi_s S + \frac{A}{h}PS = \frac{A}{h}S(K\pi_s + P) \tag{6·137}$$

②借泵送和扩散的非零级释药速率：公式（6·136）中的 $\left(\dfrac{dm}{dt}\right)_P = \dfrac{F_s}{S}C^2$，故

$$\left(\frac{dm}{dt}\right)_{t,N} = \frac{F_s}{S}C^2 + \frac{A}{h}PC \tag{6·138}$$

由公式（6·132），得

$$-\frac{dC}{dt} = \frac{F_s}{VS}C^2 + \frac{A}{Vh}PC \tag{6·139}$$

经积分，最后得

$$t - t_z = \frac{Vh}{AP}\ln\frac{\left(F_s\dfrac{C}{S} + \dfrac{AP}{h}\right)}{\left(F_s + \dfrac{AP}{h}\right)\dfrac{C}{S}} \tag{6·140}$$

例7：500mg 氯化钾在渗透泵片剂中以零级速率释药，渗透泵的参数为：半透膜面积 $A = 2.2\text{cm}^2$，膜厚度 $h = 0.025\text{cm}$，密度 $\rho = 2000\text{mg/cm}^3$，体积 $V = \dfrac{m}{\rho} = 0.25\text{cm}^3$，$K = 2.76 \times 10^{-8}\text{cm}^2$（kPa·h），渗透压 $\pi_s = 24824.56\text{kPa}$，药物透过半透膜的渗透系数 $P = 1.22 \times 10^{-4}\text{cm}^2\text{/h}$，37℃的饱和溶液浓度 $S = 330\text{mg/cm}^3$。在 37℃测定释药速率。氯化钾从该渗透泵片剂中在体外和体内的释药曲线见图 6-18，计算释药速率。

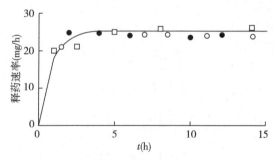

图 6-18 氯化钾从渗透泵片剂中的释药速率

解：若只考虑借泵送的释药速率，则

$$\left(\frac{dm}{dt}\right)_z = \frac{A}{h}K\pi_s S = \frac{2.2}{0.025} \times 2.76 \times 10^{-8} \times 24824.56 \times 330 = 19.90\text{mg/h} \approx 20\text{mg/h}$$

若还有借扩散而释药，则

$$\left(\frac{dm}{dt}\right)_{DM} = \frac{A}{h}PS = \frac{2.2}{0.025} \times 1.22 \times 10^{-4} \times 330$$

$$= 3.54\text{mg/h} \approx 3.5\text{mg/h}$$

所以总释药速率为

$$\left(\frac{dm}{dt}\right)_{t,Z} = 20 + 3.5 = 23.5 \text{mg/h}$$

还可进一步求出零级释药时的释药质量 m_z 和释药时间 t_z。

在渗透泵片芯内药物的总质量为 m_t，零级释药时的释药质量为 m_z。当药物浓度不饱和时，则释药速率呈抛物线时的释药质量为 m_{NZ}，即饱和溶液刚充满片芯的内部体积 V 时的质量。

$$m_{NZ} = SV, \quad m_t = \rho V$$

因 $m_t = m_z + m_{NZ}$，故零级释药时释药部分的分数为

$$\frac{m_z}{m_t} = \frac{\rho V - SV}{\rho V} = 1 - \frac{S}{\rho}, \quad \text{故有} \quad \frac{m_z}{t_z} = \left(\frac{dm}{dt}\right)_Z$$

故

$$t_z = m_t\left(1 - \frac{S}{\rho}\right)\frac{1}{\left(\dfrac{dm}{dt}\right)_Z} \tag{6 \cdot 141}$$

例 7 中 $\left(\dfrac{dm}{dt}\right)_{t,Z} = 23.5 \text{mg/h}$，由公式（6·141）可求 t_z。

$$t_z = 500 \times \left(1 - \frac{300}{2000}\right) \times \frac{1}{23.5} = 17.77 \text{h}$$

由公式（6·135）可求非零级释药时，即 t_z 以后的释药速率。例如，例 7 中因 $t_z = 17.77\text{h}$，故不同时间 t 的 $\left(\dfrac{dm}{dt}\right)_{t,N}$ 为

$$\left(\frac{dm}{dt}\right)_{t,N} = \frac{23.5}{\left[1 + \dfrac{1}{330 \times 0.25} \times 23.5 \times (t - 17.77)\right]^2}$$

代入不同时间 t 求得对应的 $\dfrac{dm}{dt}$。又由式（6·138）求得所对应的浓度 C，得

$$\left(\frac{F_S}{S}\right)C^2 + \left(\frac{AP}{h}\right)C - \left(\frac{dm}{dt}\right)_{t,N} = 0 \tag{6 \cdot 142}$$

又因 $\dfrac{F_S}{S} = \dfrac{\dfrac{A}{h}K\pi_s}{S} = \dfrac{\dfrac{2.2}{0.025} \times 2.76 \times 10^{-8} \times 24824.56}{330} = 1.827 \times 10^{-4} \text{cm}^6/(\text{mg} \cdot \text{h})$

$$\frac{AP}{h} = \frac{2.2 \times 1.22 \times 10^{-4}}{0.025} = 0.0107 \text{cm}^3/\text{h}$$

按一元二次方程可求 $\dfrac{dm}{dt}$ 对应的释药浓度 C，如 $\dfrac{dm}{dt} = 10 \text{mg/h}$ 时的 C 为下式：

$$C = \frac{-0.0107 + \sqrt{(0.0107)^2 - 4 \times (1.827 \times 10^{-4}) \times (-10)}}{2 \times 1.827 \times 10^{-4}} = 206.4 \text{mg/cm}^3$$

再根据公式（7·140）求 $t - t_z$。然后根据已求得的 t_z 求 t。如当 $\left(\dfrac{dm}{dt}\right)_{t,N} = 10 \text{mg/h}$ 时的 $C = 206.4 \text{mg/cm}^3$，则

$$t - t_z = \frac{0.25 \times 0.025}{2.2 \times 1.22 \times 10^{-4}} \ln \frac{0.0377 + 0.0107}{(0.0603 + 0.0107) \times \left(\frac{206.4}{330}\right)} = 2.02h$$

$$t = 2.02 + t_z = 2.02 + 17.77 = 19.79h$$

同法求得各 $\left(\dfrac{dm}{dt}\right)_{t,N}$ 的 C、$t - t_z$ 和 t，如表 6 - 6。

表 6 - 6 氯化钠渗透泵不同释药速率所对应的浓度、非零级释药时间、总释药时间

释药速率 $\left[\left(\dfrac{dm}{dt}\right)_{t,N}\right]$	浓度 (C)	非零级释药时间 ($t - t_z$)	总释药时间 (t)
20.0	302.72	0.349	18.12
17.5	281.45	0.632	18.40
15.0	258.62	0.983	18.75
12.5	233.81	1.435	19.20
10.0	206.40	2.020	19.79
7.5	175.35	2.940	20.71
5.0	138.66	4.430	22.20
2.5	91.27	7.770	25.54
1.0	50.27	14.210	31.98

$\left(\dfrac{dm}{dt}\right)_{t,N}$ 与 t 的关系如图 6 - 19 所示，也即图 6 - 17 的计算值。渗透泵片剂的释药速率与介质的 pH 值、搅拌与否，以及一定范围内的释药孔径无关。体外和体内的释药速率基本相同。

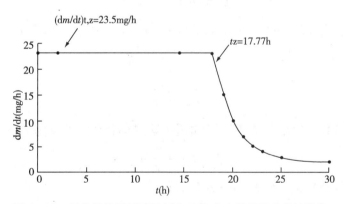

图 6 - 19 氯化钾从渗透泵片剂在 37℃ 水中的释放速率计算值

（2）整体式释药：药物分散在不溶性的惰性高聚物固体基体内有两种情况：一种是均匀分散，相当于药物溶解在基体内（图 6 - 20a.）。药物在释放过程中假设基体的形状不变，随药物从基体的表面释放出来而药物的量逐渐减少时，基体内空白的部分逐渐扩大，即药物与空白处的距离逐渐增大（图 6 - 20b.）。另一种是不均匀分散，是基体有孔隙或裂痕的情

况（图 6-20c.），介质渗入孔隙或裂痕内将药物浸出而释放。图 6-21 为释放时药物的浓度梯度。随着药物从均匀基体内的释放，药物与空白处的边界逐渐向基体内部后退，即空白处的宽度 dh 逐渐增大。

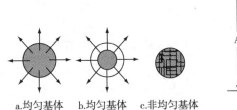

图 6-20　药物从基本内释放　　　　图 6-21　释放时药物的浓度梯度

①从均匀分散基质中释放：Higuchi 对药物从均匀分散的基体内扩散而释放的量导出一个方程。其推导过程是：

设药物从基质的释放速率为 dQ/dt；药物扩散的量为 dM，所以单位面积的扩散量为 $dQ = dM/S$；药物在基质内的饱和浓度，即溶解度为 C_s；在基质内的扩散系数为 D；扩散层厚度为 h。整个药物释放过程基质逐步溶蚀，留下空白处的宽度 dh 随释药而增大，最后基质完全溶蚀而变成空白处。已溶和未溶药物在基质内的总浓度，即单位体积的量为 A。释药时扩散是速控步骤，随着药物从均匀基质内释放 dQ，药物与空白处的边界移动距离 dh。依 Fick 第一定律为，二者的关系为

$$\frac{dM}{Sdt} = \frac{dQ}{dt} = \frac{DC_s}{h} \tag{6·143}$$

$$dQ = Adh - \frac{1}{2}C_s dh \tag{6·144}$$

将此式代入公式（6·143），从 $t=0$ 时、$h=0$ 到 $t=t$ 时、$h=h$ 积分，得

$$t = \frac{(2A - C_s)}{4DC_s}h^2$$

$$h = \left(\frac{4DC_s t}{2A - C_s}\right)^{1/2} \tag{6·145}$$

由公式（6·144）得出，在时间 t 从单位面积基体释药的量 Q 为

$$Q = hA - \frac{1}{2}hC_s \tag{6·146}$$

将公式（6·145）代入公式（6·146），得

$$Q = \left(\frac{DC_s t}{2A - C_s}\right)^{1/2}(2A - C_s)$$

$$Q = [D(2A - C_s)C_s t]^{1/2} \tag{6·147}$$

这是 Higuchi 方程。对公式（6·147）微分，即得在时间 t 的瞬间释药速率为

$$\frac{dQ}{dt} = \frac{1}{2}\left[\frac{D(2A - C_s)C_s}{t}\right]^{1/2} \tag{6·148}$$

通常，$A > C_s$，式（6·148）成为

$$Q = (2ADC_st)^{1/2} \tag{6·149}$$

$$\frac{dQ}{dt} = \left(\frac{ADC_s}{2t}\right)^{1/2} \tag{6·150}$$

②从非均匀分散的基质内释放：即从有孔隙或裂痕的基体内释放时，因介质渗入基质内，药物溶出，经孔隙或裂痕而释放，因此在方程中应考虑孔隙或裂痕的体积和长度，Higuchi 方程修改成为

$$Q = \left[\frac{D\varepsilon}{\tau}(2A - \varepsilon C_s)C_st\right]^{1/2} \tag{6·151}$$

式中：ε 为整体的孔隙率，τ 为折皱率，此二参数均无因次。孔隙率 ε 是能渗入介质的孔隙或裂痕在基体内的分数，它是药物完全释放后基体的总孔隙率，是介质渗入前的孔隙或裂痕的原始孔隙率 ε_0 与药物释放后的孔隙率之和。若有 Ag/ml 药物从基体内释出，药物的比容为 $1/\rho$ ml/g，ρ 为密度，则将药物浓度 A 转换成体积分数为 $A(1/\rho)$，即为药物完全释放后的孔隙率。因此，总孔隙率为

$$\varepsilon = \varepsilon_0 + A\left(\frac{1}{\rho}\right)$$

片剂的 ε_0 与 $A\left(\dfrac{1}{\rho}\right)$ 相比很小，只有百分之几。因此

$$\varepsilon \approx \frac{A}{\rho}$$

在公式（6·151）中，将 D 乘以 ε（一个分数）是因为基体内有空白的孔隙或裂痕而使扩散减小。C_s 乘以 ε 是因为孔隙率所占的体积分数使浓度降低。公式（6·151）中引入折皱率 τ 是因为孔隙或裂痕的曲折而使扩散路程增加，因而使一定时间内释药量减少。直的裂痕的 $\tau = 1$。基体内质点为大小相同的圆球时的 $\tau = 2 \sim 3$。扩散系数、孔隙率、折皱率等的测定与计算方法参阅相关文献。

真实剂型中药物的释放较复杂，表现在：①释药时基体破裂；②基体物质部分溶出；③部分药物在基体内，剩余的药物不在基体内，但仍有效；④基体表面的药物比内部的药物释放快。

公式（6·151）为溶蚀性基质释药的基本公式，在控缓释制剂研制中占有重要的地位。

例8：某药物在某高聚物均匀基质内的总浓度 $A = 0.02g/ml$，溶解度 $C_s = 1.0 \times 10^{-3}g/ml$，扩散系数 $D = 6.0 \times 10^{-6}cm^2/s = 360 \times 10^{-6}cm^2/min$（25℃）。

求：（1）在 120 分钟时从单位面积基质内的释药量 Q；（2）在 120 分钟时的瞬间释药速率。

解：（1）$Q = (2ADC_st)^{1/2}$

$$= \sqrt{2 \times 0.02 \times 360 \times 10^{-6} \times 1.0 \times 10^{-3} \times 120}$$

$$= 1.31 \times 10^{-3}g/cm^2$$

（2）$\dfrac{dQ}{dt} = \left(\dfrac{ADC_s}{2t}\right)^{1/2}$

$$= \sqrt{\dfrac{0.02 \times 360 \times 10^{-6} \times 1.0 \times 10^{-3}}{2 \times 120}}$$

$$= 5.48 \times 10^{-6} \text{g}/\ (\text{min} \cdot \text{cm}^2)$$

二、药物从不同形状片剂中的释放

比较常见的片剂形状有圆柱体和双凸面形两种，如图 6-22 所示。

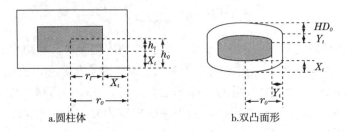

a.圆柱体   b.双凸面形

图 6-22　两种形状的片剂

1. 从圆柱体片剂中的释放

由图 6-23a. 可知，设圆柱体片剂的原始半径为 r_0，原始半高为 h_0，时间 t 后，一部分药物已释放，剩余的药物在片剂内的半径和半高分别为 r_t 和 h_t，因释放而药物在片剂内后退的距离为 X_t。

$$r_t = r_0 - X_t; \quad h_t = h_0 - X_t$$

令 $q = \dfrac{r_0}{h_0}$，q 是一个比例因子。于是

$$h_t = \dfrac{r_0}{q} - X_t$$

时间 t 未释药部分的圆柱体体积为

$$V_t = 2\pi r_t^2 h_t = 2\pi (r_0 - X_t)^2 \left(\dfrac{r_0}{q} - X_t\right)$$

$$= \dfrac{2\pi r_0^3}{q}\left[1 - (q+2)\dfrac{X_t}{r_0} + (2q+1)\dfrac{X_t^2}{r_0^2} - \dfrac{qX_t^3}{r_0^3}\right]$$

因 $\dfrac{2\pi r_0^3}{q} = 2\pi r_0^2 h_0 = V_0$　故

$$1 - \dfrac{V_t}{V_0} = (q+2)\dfrac{X_t^2}{r_0} - (2q+1)\dfrac{X_0^2}{r_0^2} + \dfrac{pX_t^3}{r_0^3} \tag{6·152}$$

因 V_0 为圆柱体片剂的原始体积，故 $1 - \dfrac{V_t}{V_0}$ 表示在时间 t 释药的体积分数。由公式（6·149）可知，X_t 与 $t^{\frac{1}{2}}$ 呈正比，则

$$X_t = k_b t^{1/2} \tag{6·153}$$

式中：k_b 为边界后退速率常数，量纲为 [长度][时间]$^{-1/2}$，其大小与药物和赋形剂的性质、压片时的压力有关，与片剂的大小和形状无关。

$$\frac{X_t}{r_0} = \frac{k_b}{r_0} t^{1/2}$$

令 $\frac{k_b}{r_0} = k_r$，则

$$\frac{X_t}{r_0} = k_r t^{1/2} \qquad (6 \cdot 154)$$

k_r 为释药速率常数，量纲为 [时间]$^{-\frac{1}{2}}$，其大小与片剂形状无关，与片剂半径有关。由公式（6·151）Higuchi 方程可知，单位体积片剂的释药速率常数为

$$k_r = \frac{1}{A r_0} \sqrt{\frac{D\varepsilon}{\tau}(2A - \varepsilon C_S) C_S} \qquad (6 \cdot 155)$$

$$k_b = \frac{1}{A} \sqrt{\frac{D\varepsilon}{\tau}(2A - \varepsilon C_S) C_S} \qquad (6 \cdot 156)$$

又因片剂内未释药部分的体积 V_t 与未释药的质量 W_t 呈正比，故

$$\frac{W_t}{W_0} = \frac{V_t}{V_0}$$

令 $1 - \frac{V_t}{V_0} = f_t$，则

$$f_t = (q + 2)k_r t^{1/2} - (2q + 1)(k_r t^{1/2})^2 + q(k_r t^{1/2})^3 \qquad (6 \cdot 157)$$

此式表示圆柱体片剂在时间 t 的释放分数，是药物释放的动力学方程。

2. 从双凸面形片剂中的释放

如图 6 - 23b. 对双凸面形片剂药物释放的动力学方程的推导与圆柱体片剂相似，方程为

$$f_t = \frac{3p}{C_3}\Big[C_4 + C_6\Big(\frac{Z_t}{K_r}\Big)\Big] K_r t^{1/2} - \frac{3p^2}{C_3}\Big[C_5 + C_7\Big(\frac{Z_t}{K_r}\Big) + q\Big(\frac{Z_t^2}{K_r^2}\Big)\Big](K_r t^{1/2})^2$$

$$+ \frac{p^2 q}{C_3}\Big[4 + 3\Big(\frac{Z_t^2}{k_r^2}\Big) - \frac{Z_t^3}{k_r^3}\Big](k_r t^{1/2})^3 \qquad (6 \cdot 158)$$

式中：$p = \frac{r_0}{H D_0}$；$Z_t = \frac{Y_t}{X_t} k_r$；$C_3 = 6p^3 - 3p^2 q + q$；$C_4 = 4p^2 + p^2 q - 2pq + q$；$C_5 = 2p + 2pq$；$C_6 = q(p^2 - 1)$；$C_7 = 2q(p - 1)$

圆球形为双凸面形片剂的极限情况，即两个半球形以底面相连而成。每个半球形的高度是片高的一半，也等于每个半球的半径，即

$$H D_0 = h_0 = r_0$$

因 $q = \frac{r_0}{h_0}$，$p = \frac{r_0}{H D_0}$，所以 $q = p = 1$，$C_3 = C_4 = C_5 = C_6 = C_7 = 4$，$Z_t = 0$，故圆球形的释药动力学方程为

$$f_t = 3k_r t^{1/2} - 3(k_r t^{1/2})^2 + (k_r t^{1/2})^3 \qquad (6 \cdot 159)$$

公式 (6·157)、(6·158) 和 (6·159) 可用一个通式表示：

$$f_t = G_1 k_r t^{1/2} - G_2 (k_r t^{1/2})^2 + G_3 (k_r t^{1/2})^3 \qquad (6 \cdot 160)$$

式中：各 G 为形状因子，其值见表 6-7。对圆球形和圆柱形片剂来说，因 $q = \dfrac{r_0}{h_0}$，形状因子是常数，所以由片剂的原始大小即可得 q。对双凸面形片剂来说，因形状因子中包括 Z_t，而 Z_t 随时间而变，所以形状因子随释药时间而变。

表 6-7 　　　　　三种不同形状片剂释药时的形状因子值

形状因子	片 剂 形 状		
	圆柱体（公式 6·157）	圆球形（公式 6·159）	双凸面形（公式 6·158）
G_1	$q+2$	3	$\dfrac{3p}{C_3}\left[C_4 + C_6\left(\dfrac{Z_t}{k_r}\right) \right]$
G_2	$2q+1$	3	$\dfrac{3p^2}{C_3}\left[C_5 + C_7\left(\dfrac{Z_t}{k_r}\right) + q\left(\dfrac{Z_t^2}{k_r^2}\right) \right]$
G_3	q	1	$\dfrac{p^3 q}{C_3}\left[4 + 3\left(\dfrac{Z_t^2}{k_r^2}\right) - \dfrac{Z_t^3}{k_r^3} \right]$

三种不同形状的片剂除形状因子不同外，在其他参数（处方、原始片重、原始半径、所受压力、原始体积、释药条件）都相同的情况下释药时间见表 6-8。

表 6-8 　　　　　　　三种不同形状片剂的释药时间

片剂形状	参　　　数					释药时间(min)	
	$k_r (\text{min}^{-1})$	p	q	$r_0 (\text{mm})$	$V_0 (\text{mm}^3)$	$t_{0.5}$	t_{max}
圆柱体	0.05	—	1.500	3.0	113.1	12.37	177.8
圆球形	0.05	—	—	3.0	113.1	17.02	400.0
双凸面形	0.05	2.618	1.179	3.0	113.1	15.61	287.9

f_t 与 $t^{1/2}$ 的关系见图 6-23。释药速率与片剂形状有一些关系。

在实际中，药物开始释放时往往有时滞，即不是立刻释放，所以应从释药时间内减去时滞 t_0，则公式 (6·160) 中的 $t^{1/2}$ 改为 $t^{1/2} - t_0^{1/2}$。这样公式 (6·160) 成为

$$f_t = G_1 k_r (t^{1/2} - t_0^{1/2}) - G_2 [k_r (t^{1/2} - t_0^{1/2})]^2 + G_3 [k_r (t^{1/2} - t_0^{1/2})]^3 \qquad (6 \cdot 161)$$

若无时滞，$t_0^{1/2} = 0$。

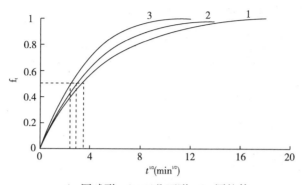

1. 圆球形；2. 双凸面形；3. 圆柱体

图 6 - 23 3 种不同形状的片剂在其他参数都相同的情况下 f_t 与 $t^{1/2}$ 的关系

3. 从平面片剂中的释放

为了便于测定释药速率，实验时设计圆柱体片剂，使药物只从一个平面的一定面积上释放，如图 6 - 24 所示，则释药的动力学方程推导如下：

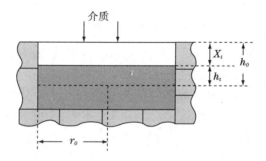

图 6 - 24 释药时间 t 从一个恒定平面释药的圆柱体片剂纵切面

如前述，已知： $\qquad h_t = h_0 - X_t$ ； $q = \dfrac{r_0}{h_0}$ ； $h_t = \dfrac{r_0}{q} - X_t$

时间 t 未释药部分的圆柱体体积为

$$V_t = \pi r_0^2 (2h_0 - X_t)$$

因 $\qquad\qquad\qquad V_0 = \pi r_0^2 2h_0$

故 $\qquad \dfrac{V_0 - V_t}{V_0} = \dfrac{2\pi r_0^2 h_0 - 2\pi r_0^2 h_0 + \pi r_0^2 X_t}{2\pi r_0^2 h_0} = \dfrac{q}{2}\left(\dfrac{X_t}{r_0}\right)$

因 $\qquad\qquad\qquad \dfrac{X_t}{r_0} = k_r t^{\frac{1}{2}}$

故 $\qquad\qquad f_t = 1 - \dfrac{V_t}{V_0} = \dfrac{q}{2} k_r t^{\frac{1}{2}}$

$$(6 \cdot 162)$$

这就是圆柱体片剂只从一个平面的一定面积释药的动力学方程，与前述形状片剂相比是最为简单的。

例 9：水杨酸片和麻黄碱片片重均为 150mg 左右，其中分别含水杨酸 91.2mg 和麻黄碱

74.0mg。其参数见表6-9。各片的 ε，τ 和 A 均为常数。

表6-9 麻黄碱片和水杨酸片的参数

参　　数	麻黄碱片		水杨酸片	
	圆柱体	双凸面形	圆柱体	双凸面形
片重(mg)	150.0 ± 0.7	149.4 ± 0.9	150.1 ± 0.4	149.9 ± 0.3
半径 r_0(mm)	3.175	3.175	3.175	3.175
高 $2h_0$(mm)	4.108 ± 0.015	5.278 ± 0.039	3.7520.008	4.827 ± 0.011
体积 V_0(ml)	0.1301 ± 0.0005	0.1306 ± 0.0012	0.1188 ± 0.0002	0.1163 ± 0.0003
$p = \dfrac{r_0}{HD_0}$	—	2.618	—	2.618
HD_0(mm)	—	1.213	—	1.213
$q = \dfrac{r_0}{h_0}$	1.546 ± 0.006	1.203 ± 0.009	1.693 ± 0.003	1.315 ± 0.003

图6-25a. 表示水杨酸圆柱体片剂在 pH1.1 介质中的释药分数曲线，根据公式 (6·157)，$k_r = 0.00491 \pm 0.00007\text{min}^{1/2}$，$t_0^{1/2} = 3.71 \pm 0.38\text{min}^{1/2}$。计算值与实验值比较，二者极其一致。图6-25b. 表示麻黄碱圆柱体片剂在 pH1.1 介质中的释药分数曲线，根据公式(6·157)，$k_r = 0.0277 \pm 0.0004\text{min}^{1/2}$，$t_0^{1/2} = 0.422 \pm 0.061\text{min}^{1/2}$。计算值与实验值比较，由于该片剂有裂缝，释药至一定时间后片剂在介质中上浮，使计算值与实验值产生偏差。图6-25b. 中箭头所指的时间是片剂开始上浮的时间。在其余时间，计算值与实验值也极一致。K_r 是在上浮之前计算的。图6-25c. 和图6-25d. 分别为不同形状的水杨酸片剂和麻黄碱片剂的释药分数曲线。不同形状的同一种片剂的曲线相差不大。图6-25c. 中，圆柱体：$k_r = 0.00493 \pm 0.00007\text{min}^{1/2}$，双凸面形：$k_r = 0.00497 \pm 0.00009\text{min}^{1/2}$。图6-25d. 中，圆柱体，$k_r = 0.0224 \pm 0.0006\text{min}^{1/2}$，双凸面形：$k_r = 0.0225 \pm 0.0004\text{min}^{1/2}$。

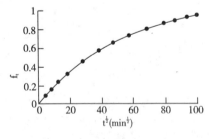

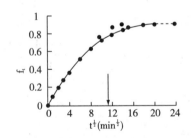

图6-25a.　水杨酸圆柱体片剂在 pH1.1　　　图6-25b.　麻黄碱圆柱体片剂在 pH1.1
　　　介质中释药曲线的理论值　　　　　　　　　介质中释药曲线的理论值

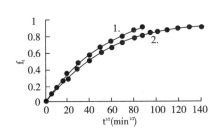

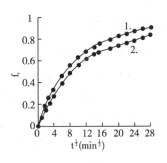

图 6 - 25c.　不同形状水杨酸片剂在 pH1.1　　　图 6 - 25d.　不同形状麻黄碱片剂在 pH7.5
　　　　　介质中的释药曲线　　　　　　　　　　　　　介质中的释药曲线

由上述可知，在不同形状的制剂中，药物的释药分数是不同的，其中圆球形最小，圆柱体最大。这与同一体积以球形表面积最小、圆柱体表面积最大时，对溶出速率的影响相一致。

三、药物从微球中的释放

从球形基体释药的动力学方程按 Baker 和 Lonsdale 方程：

$$\frac{3}{2}\Big[1-\Big(\frac{M_t}{M_\infty}\Big)^{2/3}\Big]-\frac{M_t}{M_\infty}=\frac{3DC_s}{r_0^2C_0}t \tag{6·163}$$

或

$$\frac{3}{2}[1-(1-F)^{2/3}]-F=\frac{3DC_s}{r_0^2C_0}t$$

式中：M_t 表示在时间 t 的释药量，M_∞ 表示基体内药物的原始量，$F=M_t/M_\infty$ 为时间 t 的释药分数，r_0 表示微球半径，D 表示药物在基体内的扩散系数，C_0 表示基体内药物的原始总浓度，C_s 表示药物在基体内的溶解度。此式表示 $\frac{3}{2}[1-(1-F)^{2/3}]-F$ 与 t 之间是线性关系。

以下为 4 种呋喃妥因处方：A 处方蛋白（g）：葡萄糖（g）：呋喃妥因（g）：水（ml）：呋喃妥因（%W/W）为 24：0：8：24：24.56；B 处方为 24：0：16：24：38.44；C 处方为 24：12：12：27：26.08；D 处方为 24：6：10：27：25.61。其的微球线性关系表明，$\frac{3}{2}[1-(1-F)^{2/3}]-F$ 与 t 呈良好的线性关系。

磺胺甲噻二唑的聚羟基丁酸微球，含药物 50%，微球粒度 1180～2000μm（平均 1590μm），在 37℃0.1mol/L HCl 溶液中的释药分数的实验值与按公式（6·163）的计算值相一致。

也有一些药物在不同介质中按 Higuchi 方程的扩散机理释放或按一级动力学机理释放。例如，盐酸四环素的聚丙烯酰胺微球在 0.1mol/L HCl 溶液中的释药服从一级动力学方程，而在 pH7.2 的磷酸盐缓冲液中则服从 Higuchi 方程。茶碱的聚丙烯酰胺微球在 0.1mol/L HCl 溶液中与在 pH7.2 的磷酸盐缓冲液中的释药均服从 Higuchi 方程。

四、药物从微胶囊中的释放

药物从微胶囊中释放的速率主要受囊的表面积、几何形状、粒度、囊膜厚度、孔隙率、膜材料组成（如含或不含保护胶体）、扩散系数、介质性质、搅拌速度等因素影响。单个微胶囊的释药动力学与许多微胶囊总体的释药动力学不同。微胶囊中释药的动力学主要分为扩散层动力学和一级动力学。

1. 扩散层 Higuchi 释药模型

扩散层 Higuchi 动力学释药即处理释药量 Q 与时间 t 的关系为 $Q = k_{\mathrm{H}} t^{1/2}$，其中 $k_{\mathrm{H}} = \dfrac{D\varepsilon}{\tau}$ $(2A - \varepsilon C_{\mathrm{S}}) C_{\mathrm{S}}$。制备微胶囊时若在膜材料中不加入保护胶体，则形成多囊芯凝聚物的微胶囊，称为基质型微胶囊。多数水溶性药物容易形成这种微胶囊，其释药常为扩散层动力学。

2. 一级动力学释药模型

处理微胶囊内残存的药物量 W 与时间 t 的关系为 $\lg W = \lg W_0 - \dfrac{k_1 t}{2.303}$ 方程。其中，W_0 为药物的原始量，k_1 为一级动力学释药常数。制备微胶囊时若在膜材料中加入保护胶体，则形成分散的单个囊芯。膜光滑的微胶囊，称为膜型微胶囊。多数难溶于水的药物容易形成这种微胶囊，其释药常为一级动力学。

3. 一级动力学释药模型与扩散层 Higuchi 释药模型的判断

测定所有微胶囊的释药总量 Q'，$Q' = QS$，S 为单个微胶囊的面积。作 $Q' - t$ 曲线，求释药速率 $\mathrm{d}Q'/\mathrm{d}t$。

若为一级动力学释药，则释药速率与释药总量呈正比：

$$\frac{\mathrm{d}Q'}{\mathrm{d}t} = k_1 W_0 - k_1 Q' \tag{6 · 164}$$

式中：$W_0 = W + Q'$。

若为扩散层释药，即服从 Higuchi 方程，则释药速率与释药总量呈反比：

$$\frac{\mathrm{d}Q'}{\mathrm{d}t} = \frac{k_{\mathrm{H}}^2 S^2}{2Q'} \tag{6 · 165}$$

以 $\mathrm{d}Q'/\mathrm{d}t$ 分别对 Q' 和 $1/Q'$ 进行回归。若 $\mathrm{d}Q'/\mathrm{d}t$ 与 Q' 为线性关系（用相关系数 r 进行判断），为一级动力学释药模型；若 $\mathrm{d}Q'/\mathrm{d}t$ 与 $1/Q'$ 为线性关系，为扩散层释药模型。

例如，茶碱从含保护胶体聚异丁烯的乙基纤维素为膜材料的单个微胶囊，即单个膜型微胶囊中释放时，以不同浓度聚异丁烯的乙基纤维素微胶囊中茶碱的 $\mathrm{d}Q'/\mathrm{d}t$ 对 Q' 进行回归，相关系数 r 分别为 0.999、0.999、0.999、0.999；若 $\mathrm{d}Q'/\mathrm{d}t$ 与 $1/Q'$ 进行回归，相关系数 r 分别为 0.801、0.778、0.295、0.825，故可知茶碱从含不同浓度聚异丁烯的乙基纤维素微胶囊中释放为一级动力学释药。

服从 Higuchi 方程扩散释药机理的例子还有：苯巴比妥钠从乙基纤维素微胶囊中的释放；茶碱从聚丙烯酰胺微胶囊在 0.1mol/L HCl 溶液中和 pH7.2 的磷酸盐缓冲液中的释放；盐酸四环素从聚丙烯酰胺微胶囊在 pH7.2 的磷酸盐缓冲液中的释放等。

服从一级动力学释药机理的例子有水杨酸钠从醋酞纤维素微胶囊在不同介质中的释放，磺胺嘧啶从明胶微胶囊中的释放。

药物从单个微胶囊中释放也有服从零级释药动力学的情况。例如，安妥明在30%2‑丙醇水溶液中从明胶微胶囊的释放。在释药10%～90%范围内为零级动力学释药，释药速率与微胶囊的硬化时间有关。这种释药方式可解释为：释药开始时介质渗入微胶囊，溶解一部分药物，在膜内壁上形成一层药物的饱和溶液，在微胶囊与介质之间产生浓度梯度。继续释药时，药物溶液慢慢扩散出微胶囊，此扩散过程为速控步骤。因为微胶囊内壁附近是饱和溶液，浓度恒定，所以药物从微胶囊内以恒速向外扩散，即零级释药，直至药物的量不足以形成饱和溶液为止。异烟肼从乙基纤维素微胶囊在37℃水中的释放，释药50%之前是零级释药。

有的微胶囊释药既不服从 Higuchi 扩散方程，也不服从一级或零级动力学释药方程，但服从 Hixson‑Crowell 立方根定律。例如，水杨酸钠以含保护胶体聚异丁烯的乙基纤维素包囊，形成膜型微胶囊。从单个微胶囊中的释药用 Hixson‑Crowell 立方根定律处理数据，即按式（6·69）以 $\omega^{1/3}$ 对 t 作图，得直线。

微胶囊释药的机理比较复杂，涉及介质渗入、药物溶解、药物扩散、膜膨胀和药物溶出，因此难以用简单的数学模型描述释药机理。例如，水杨酸钠从以石蜡处理的乙基纤维素微胶囊中的释放速率如图6-26a.和6-26b.所示。图6-26a.中开始释药有时滞，随石蜡浓度增大而增大，这可能是由于介质渗入石蜡的膜较缓慢，相应的药物向外扩散也较缓慢。时滞以后的释药百分数与时间的平方根接近线性关系，表示释药服从 Higuchi 扩散方程，即释药为扩散机理。随着释药的进行，膜不断膨胀，膜上的孔隙增大，折皱率减小。按理释药速率应该增大，但因水杨酸钠易溶于水，在60分钟以后，释药超过60%，剩余的药物不足以维持溶液饱和，所以释药速率又减小，即又出现时滞。图6-26b.的开始释药阶段服从表观一级动力学方程，但随释药进行，出现与表观一级动力学的偏差。

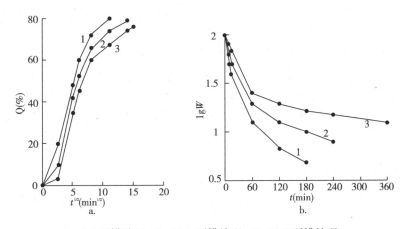

1. 5%石蜡处理；2. 10%石蜡处理；3. 20%石蜡处理

图6-26　水杨酸钠从乙基纤维素微胶囊中的释放

五、药物从蜡质基质中的释放

药物从蜡质基质中释药与微囊释药相似，既可按扩散层模型 Higuchi 方程释药，又可按一级动力学释药。

1. 按扩散层 Higuchi 模型释药

$$Q = \left[\frac{D\varepsilon}{\tau}(2A - \in C_s) C_s t\right]^{1/2}, \text{ 亦 } Q' = kSt^{1/2}$$

式中：Q' 为释药量，$k = QS$，S 为片剂的表面积，$k = \left[\frac{D\varepsilon}{\tau}(2A - \varepsilon C_s) C_s\right]^{1/2}$

对上式微分，得

$$R = \frac{dQ'}{dt} = \frac{k^2 S^2}{2Q'} \tag{6 · 166}$$

此式表明速率 R 与 Q' 呈反比。

2. 按一级动力学模型释药

按一级动力学模型释药，则 $-\dfrac{dW}{dt} = \dfrac{dQ'}{dt} = kW$，又因 $W = W_0 - Q'$

故

$$R = \frac{dQ'}{dt} = kW_0 - kQ' \tag{6 · 167}$$

此式表明速率 R 与 Q' 呈正比。

3. 扩散层 Higuchi 模型与一级动力学释药模型的判断

与微囊释药一样，对于蜡质基质的制剂释药行为应该比较 dQ'/dt 与 Q' 的关系究竟是正比还是反比，以确定释药机理究竟是按扩散层 Higuchi 模型还是按一级动力学。为此，先求 dQ'/dt。这需以 Q' 对 t 作图，然后以 dQ'/dt 分别对 Q' 和 $1/Q'$ 回归，如 dQ'/dt 与 $1/Q'$ 呈较好的线性关系，说明是按扩散层 Higuchi 模型释药；如 dQ'/dt 与 Q' 呈线性关系，即按一级动力学释药。

例如，蜡质基质是 1:1 的丙二醇单硬脂酸酯和氢化蓖麻油，此基质内的药物是水杨酸和苯甲酸，浓度为 0~20% w/w，制成片剂。水杨酸溶出的 dQ'/dt 与 $1/Q'$ 回归，其相关系数 $r = 0.9960$，说明两者呈良好线性关系，故表明水杨酸的释药按扩散层 Higuchi 模型。苯甲酸溶出的 dQ'/dt 与 Q' 回归，其相关系数 $r = 0.9940$，说明两者呈良好线性关系，表明水杨酸按一级动力学模型释药。

六、药物从乳剂中的释放

药物从乳剂中释药一般按扩散层 Higuchi 模型，在消失条件下从单位面积乳粒的释药量 Q 为

$$Q = 2C_0 \left(\frac{D_e t}{\pi}\right)^{1/2} \tag{6 · 168}$$

式中：C_0 表示药物的原始浓度，t 表示时间，D_e 表示有效扩散系数，按下式计算

$$D_e = \frac{D_i}{V_c + K_i V_i}\left(1 + 3V_i \frac{K_i D_i - D_i}{K_i D_i + 2D_c}\right) \tag{6·169}$$

式中：K_i 表示药物在内相与连续相间的分配系数，V_i 和 V_c 分别表示内相和连续相的体积分数，D_i 和 D_c 分别表示药物在内相和连续相内的扩散系数。此式可用于计算在稀乳剂、稀混悬剂、稀高聚物或凝胶中的 D_e。

根据 Fick 定律，即扩散层模型，得释药 30% ~ 50% 以前在消失条件下从单位面积乳粒的释药量 Q 按式 （6·168）。

因此，在乳剂中扩散系数不再是释药时间的常数，而是药物浓度的函数。由公式 （6·168）可知，从乳剂中释药，Q 与 $t^{1/2}$ 呈线性关系，同样可用 dQ'/dt 对 $1/Q'$ 回归进行相关性判断。

七、药物从软膏中的释放

药物从软膏中的释放服从 Higuchi T 导出的方程

$$Q = hC_0\left[1 - \frac{8}{\pi^2}\sum_{m=0}^{\infty}\frac{1}{(2m+1)^2}\exp\left(-\frac{D(2m+1)^2\pi^2 t}{4h^2}\right)\right] \tag{6·170}$$

式中：Q 表示单位面积软膏的释药量，h 表示软膏涂层厚度，C_0 表示软膏中药物的原始浓度，D 表示药物在软膏中的扩散系数，t 表示时间，m 为 0 到 ∞ 范围内的整数。

释药百分数为

$$R = \frac{100Q}{hC_0} = 100 \times \left[1 - \frac{8}{\pi^2}\sum_{m=0}^{\infty}\frac{1}{(2m+1)^2}\exp\left(-\frac{D(2m+1)^2\pi^2 t}{4h^2}\right)\right] \tag{6·171}$$

实际中，若 $R \geqslant 30\%$，则可用下面的简化式

$$Q = 2C_0\left(\frac{Dt}{\pi}\right)^{1/2}$$

和

$$R = 200\left(\frac{Dt}{\pi h^2}\right)^{1/2}$$

由于软膏为非均相，所以药物在软膏中的扩散系数与在软膏基质的乳剂连续相中的扩散系数不同。为此，应该用有效扩散系数 D_e。D_e 与在连续相中的扩散系数 D_c 之间的关系为

$$D_e = \frac{1.61D_c}{3 - 1.39V_c} \tag{6·172}$$

式中：V_c 表示连续相的体积分数。此式适用的条件是：①软膏中只有一种药物为主；②软膏中药物无论在什么时间和什么位置，D 为常数；③只有药物才能扩散出软膏，其他组分不能扩散（或蒸发）出去；④药物从软膏的一个平面释放；⑤药物从软膏中释放后即被吸收，存在消失条件。

Bialik 用一个简单的双曲线函数经验式描述药物从软膏基质中的释放

$$Q = t/(A + Bt) \tag{6·173}$$

式中：Q 表示释药量，t 表示时间，A 和 B 为常数。Bialik 对公式 （6·173） 和 Higuchi 公式 （6·170） 作了比较，发现软膏层较薄时，类似于涂布于皮肤，公式 （6·173） 很适用；软膏层较厚时，则公式 （6·172） 较适用。例如，放射性碘化钠 NaI^{131} 从含有阴离子或

阳离子表面活性剂的亲水性软膏基质（O/W 型乳剂基质）中不同时间 t 所释放百分数 R 数据见图 6-27。已知 NaI^{131} 在 37℃水中 $D_e = 1.9 \times 10^{-5} cm^2/s$，$V_e \approx 0.45$。由公式（6·172）求得的 $D_e = 1.29 \times 10^{-5} cm^2/s$。图 6-27 中 NaI^{131} 在含不同表面活性剂软膏中的 D_e 值（37℃）为：含 1% 十二烷基醚硫酸钠，$D_e = 3.6 \times 10^{-6} cm^2/s$；含 2% 十二烷基醚硫酸钠，$D_e = 2.0 \times 10^{-6} cm^2/s$；含 3% 十二烷基硫酸三乙醇胺，$D_e = 0.80 \times 10^{-6} cm^2/s$；含 3% 硬脂酰胺丙基二甲基 β 羟乙基硝酸铵，$D_e = 0.43 \times 10^{-6} cm^2/s$；由式（6·172）求得的 $D_e = 1.29 \times 10^{-5} cm^2/s$，比这些值中最大者 $3.6 \times 10^{-6} cm^2/s$ 大 3.6 倍。按式（6·171）计算数据见图 6-27，比较两者发现相当吻合。

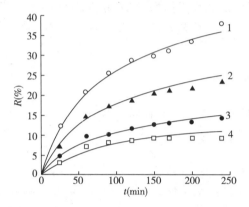

图 6-27　放射性 NaI^{131} 从含不同表面活性剂软膏基质中释放的 $R-t$ 的关系

注：图中实线为按公式（6·172）的计算值，○▲●□为实验值。1. 含 1% 十二烷基醚硫酸钠；2. 含 2% 十二烷基醚硫酸钠；3. 含 3% 十二烷基硫酸三乙醇胺；4. 含 3% 硬脂酰胺丙基 β 二甲基羟乙基硝酸铵

八、药物从药物树脂中的释放

口服离子交换树脂控释系统（oral ion exchange resin controlled release system，OIERCRS）是利用药物与树脂交换而制成的新型给药系统。在胃肠道中与体内 Na^+、H^+、K^+、Cl^- 等内源性离子进行交换，药物缓慢释放。其释放符合动力学方程：

$$-\ln(1 - F) = 1.59(6/d_p)^{1.3} \cdot D^{0.65} \cdot t^{0.65} \qquad (6 \cdot 174)$$

式中：F 表示 t 时间药物从药物树脂中的释放分数，d_p 表示树脂平均粒径（m），D 表示药物在树脂中的扩散系数（m^2/min），t 表示释放时间（min）。

式中的常数 1.59 和 0.65 适合所有的药物树脂，并不需要重新测定。因此，该对数方程适用于任意药物树脂的释放。

药物通过聚合物包衣膜的扩散释放动力学符合一级动力学方程，即

$$Q_t/Q_0 = 1 - \exp(-R_t) \qquad (6 \cdot 175)$$

$$\ln(1 - Q_t/Q_0) = -R_t$$

当 $Q_t/Q_0 < 0.3$ 时

$$Q_t/Q_0 = 6D_m t^{1/2}/r\pi \qquad (6 \cdot 176)$$

式中：Q_0 表示零时间药物树脂中药物含量（g/g），Q_t 为 t 时间药物树脂中药物含量（g/g），R 表示释放速率常数（与包衣膜的厚度、药物树脂微囊的内外径及扩散系数有关），

D_m 表示药物的膜扩散系数，r 表示药物树脂控释微囊的半径（m），其他参数同前。

九、药物从混合药膜中的释放

混合药膜控释体系中，药物是以溶解或分散的形式与聚合物基材结合在一起的，与蓄积式药物控释体系类似。混合药膜型可分为微孔膜和致密膜两种。其中，微孔膜控释型的药物释放速率可用下式表示

$$\mathrm{d}m/\mathrm{d}t = \frac{AD}{L}(C_S - C) \tag{6·177}$$

式中：D 表示药物的扩散系数，C_S 表示药物饱和溶液的浓度，C 表示周围释放介质中药物的浓度，L 表示衣膜的厚度，A 表示膜的表面积。

对于致密混合膜体系，药物释放量、释放速率与时间的关系为

$$M_t/M_\infty = 4(D_p t^{1/2}/\pi l_p^2)(0 \leq M_t/M_\infty \leq 0.6) \tag{6·178}$$

$$\mathrm{d}(M_t/M_\infty)/\mathrm{d}t = 2(D_p/\pi l_p^2 t)^{1/2} \tag{6·179}$$

$$M_t/M_\infty = 1 - (8/\pi^2)\exp(-\pi^2 D_p t/l_p^2)(0.6 \leq M_t/M_\infty \leq 1.0) \tag{6·180}$$

$$\mathrm{d}(M_t/M_\infty)/\mathrm{d}t = (8/\pi^2)\exp(-\pi^2 D_p t/l_p^2) \tag{6·181}$$

式中：M_t 表示时间 t 时的累积释放量（g），D_p 表示药物在聚合物膜中的扩散系数（cm^2/s）。

在分散药物体系中药物浓度远大于其在聚合物中的溶解度，药物分散在聚合物基材内，释放过程由①被分散在基材中的药物在基材中溶解、②溶解在聚合物基材中的药物扩散到基材外表面、③在基材与环境介质界面分配、④溶解在环境介质中的药物扩散通过边界层4步构成。在这种体系中，药物分散在可降解聚合物中，药物在聚合物中难以扩散，药物释放主要受聚合物降解的控制。

参考文献

[1] 殷恭宽. 物理药学. 北京：人民卫生出版社，1993，105 – 179.

[2] Baker R W, Lonsdale H K. Controlled Release of Biologically Acteve Agents. In：Tanquary A C, Lacey R E, eds. New York：Plenum Purss, 1974, 30.

[3] Turner R H, Mehta C S, Henet L. Z. Apparent directional permeability coefficients for drug ions：in vitro intestinal perfusion studies. J Pharm Sci, 1970, 59（5）：590 – 595.

[4] Suzudi A, Higuchi W I, Ho N F H. Theoretical model studies of drug absorption and transport in the gastrointestinal tract. J Pharm Sci, 1970, 59（5）：644 – 651.

[5] Ho N F H, Higuchi W I, Turi J. Theoretical model studies of drug absorption and transport in the GI tract. J Pharm Sci, 1972, 61（2）：192 – 197.

[6] Ho N F H, Higuchi W I. Theoretical model studies of inteatinal drug absorption Ⅳ. Bile acid transport at premicellar concentrations across diffusionl ayer – membrane arrier. J Pharm Sci, 1974, 63（5）：686 – 690.

[5] Komiya I, Park J Y, Kamani A, et al. Quantitative mechanistic studies insumultaneous fluid

flow and intestinal absorption using steroids as model solutes. Int J Pharn, 1980, 4 (3): 249 – 262.

[6] Shah S A, Parrott E L. Dissolution of two – compinent solids. J PharmSci, 1976, 65 (12): 1784 – 1790.

[7] Pederson P V. New method for characterizing dissolution properties of drug powders. J Pharm Sci, 1977, 66 (6): 7611 – 766.

[8] Brooke D. Dissolution profile of log – normal powders: exact expression. J Pharm Sci, 1973, 62 (5): 795 – 798.

[9] Brooke D. Dissolution profile of log – normal powders II: dissolution before critical time. J Pharm Sci, 1974, 63 (3): 344 – 347.

[10] Theeuwes F. Elementary osmotic pump. J Pharm Sci, 1975, 64 (12): 1987 – 1991.

[11] Cobby J, MayersohnM, Walker G C. influence of shape factors on kinetics of drug release from matrix tablets II. Experimental. J Pharm Sci, 1974, 63 (5): 732 – 737.

[12] Deasy P B, Brophy M R, Ecanow B, et al. Effect of ethycellulose grade ane sealant treatments on the production and in vitro release of microcapsulated sodium salicylate. J Pharm Pharmcol, 1980, 32 (1): 15 – 20.

[13] Schwartz J B, Simonelli A P, Higuchi W I. Drug release from wax matrices I. Analysis of data with first – order kinetics with diffusion – controlled model. J PharmSci, 1968, 57 (2): 274 – 277.

[14] Higuchi W I. Analysis of data on the medicament release from ointments. J Pharm Sci, 1962.

[15] 敖秉臣，马晓康，左春生，等. 三个参量的双指数函数式的溶出速率数据处理. 中国医药学杂志，1984，4 (4)：5 – 7.

[16] 方积乾. 药物溶出度的数据处理方法. 药学学报，1980，15：441 – 448.

[17] 李全忠. 用威布尔函数求溶出参数. 中国医院药学杂志，1991，11 (1)：30 – 31.

[18] 魏树礼. 生物药剂学和药物动力学. 北京：北京医科大学出版社，2001.

[19] 张丽梅，王卓，杨樟卫. 国产与进口盐酸氢澳索片的溶出度 HPLC 法测定及 Weibull 分析. 第二军医大学学报，2002，23 (1)：1369 – 1371.

[20] 朱芳海，奚念朱. 优选最佳数学模型用于固体制剂体外溶出度实验数据处理程序的设计. 药学学报，1994，29 (6)：459 – 463.

[21] Colombo P, Bettini R, Massimo G, Catellani PL, Santi P, Peppas NA. Drug diffusion front movement is important in drug release control from swellable matrix tablets. J Pharm Sci, 1995, 84 (8): 991 – 7.

[22] Yang L, Fassihi R. Zero – order release kinetics from a self – correcting floatable asymmetric configuration drug delivery system. J Pharm Sci, 1996, 85 (2): 170 – 3.

[23] Ju RT, Nixon PR, Patel MV. Diffusion coefficients of polymer chains in the diffusion layer adjacent to a swollen hydrophilic matrix. J Pharm Sci, 1997, 86 (11): 1293 – 8.

[24] Walia PS, Stout PJ, Turton R. Preliminary evaluation of an aqueous wax emulsion for con-

trolled – release coating. Pharm Dev Technol, 1998, 3 (1): 103 – 13.

[25] Grassi M, Colombo1 I, Lapasin R. Drug release from an ensemble of swellable crosslinked polymer particles. J Control Release, 2000, 68 (1): 97 – 113.

[26] Zuleger S, Lippold BC. Polymer particle erosion controlling drug release. I. Factors influencing drug release and characterization of the release mechanism. Int J Pharm, 2001, 217 (1 – 2): 139 – 52.

[27] Sirotti C, Colombo I, Grassi M. Modelling of drug – release from poly – disperse microencapsulated spherical particles. J Microencapsul, 2002, 19 (5): 603 – 14.

[28] Frenning G, Tunón A, Alderborn G. Modelling of drug release from coated granular pellets. J Control Release, 2003, 92 (1 – 2): 113 – 23.

[29] Peerapattana J, Otsuka K, Otsuka M. Time – controlled pulse – drug release from dry – coated wax matrix tablets for colon drug delivery. Biomed Mater Eng, 2004, 14 (3): 293 – 301.

[30] Viitala R, Jokinen M, Rosenholm JB. Mechanistic studies on release of large and small molecules from biodegradable SiO2. Int J Pharm, 2007, 336 (2): 382 – 90.

[31] Barocas V, Drasler W 2nd, Girton T, Guler I, Knapp D, Moeller J, Parsonage E. A dissolution – diffusion model for the TAXUS drug – eluting stent with surface burst estimated from continuum percolation. J Biomed Mater Res B Appl Biomater, 2009, 90 (1): 267 – 74.

[32] Chatterjee A, Kumar L, Bhowmik BB, Gupta A. Microparticulated anti – HIV vaginal gel: In vitro – in vivo drug release and vaginal irritation study. Pharm Dev Technol, 2010.

第七章

制剂处方与试验设计

在药学试验和产品生产中，无论是制剂处方或工艺的确定，还是天然药物中有效成分的提取等均离不开试验设计。通常，我们总希望通过试验次数少、耗时短且经济简便的方案，考察因素、试验条件、试验环境及相互作用等对试验结果的影响，并分析、判断试验结果是否达到预期目标。若试验安排得好，仅几次试验即可获得满意的结果；反之，试验次数虽多，结果仍不理想。因此，合理安排试验，对试验结果进行科学的分析，而不是简单的比较，是生产和科研工作者需要解决的现实问题。

制剂处方不同于医师处方，它是拟定剂型和设计制备工艺，形成安全（safety）、有效（effectiveness）、稳定（stability）制剂的依据，应依据现代药化药理的文献检索，在了解原料药理化性质和药效药理、生物药剂学和临床研究的基础上，拟定制剂处方。原料和辅料是构成制剂处方的基础。原料药的理化性质包括外形（shape）、色泽（colors）、分子量（molecular weight）、粒径大小和表面积（particle size and surface area）、溶解度（solubility）、结晶性质（crystal properties）和多晶型（polymorphism）、pKa 和分配系数（partition coefficient, PC），以及定性鉴别、指标成分含量、化学稳定性（chemical stability）和溶出度（dissolution rate）等；辅料是辅以成型，使药物制剂安全、有效、稳定的保障，其选择应基于剂型和原料药的理化性质。原辅料的理化性质测定一般可以现版《中华人民共和国药典》为依据进行测定，必要时应补充建立指标成分的含量测定等；原料的药效药理和生物药剂学研究基础是临床有效性的实验依据，因此有必要了解和检索。另外，药物的临床研究基础源自药物（例如，中药）的功能、主治和临床研究资料。这些对于制剂处方、剂型或给药方式的设计，以及开发价值的预测具有重要意义。

网络检索是最简便、快捷的文献检索方法，目前可选用的数据库如下：

中国科技期刊全文数据库：http：//www. cnki. net/index4. htm

万方数据资源系统：http：//www. wanfangdata. com. cn

维普中文期刊数据库：http：//www. cqvip. com

国外期刊数据库 Highwire：http：//highwire. stanford. edu

Elsevier：http：//www. elsevier. com

EBSCO：http：//www. ebsco. com

Free Medical Journals：http：//www. free medical journals. com

《科学》周刊：http：//www. sciencemag. org

《Nature》期刊网：http：//www. nature. com

中华人民共和国国家知识产权局网：http：//www. sipo. gov. cn

中国专利信息网：http：//www. patent. com. cn

中国专利文摘数据库：http：//www. exin. net/patent

中国知识产权网：http：//www. cnipr. com

美国专利数据库：http：//www. uspto. gov

欧洲专利数据库：http：//www. european – patent – office. org

日本专利数据库：http：//www. jpo. go. jp

世界知识产权组织 WIPO：http：//www. wipo. int

试验设计（design of experiments，DOE）是指根据试验目的，综合专业知识，选择合适的因素、水平和评价指标，制定和实施试验方案，并对试验数据进行有效统计分析的数学原理和方法。即，一个成功的试验设计 = 专业知识 + 试验设计方案 + 统计分析。20 世纪初，试验设计作为一门应用技术学科，由英国生物统计学家费歇尔（R. A. Fisher）首创，于 40 年代开始推广到工业领域。"二次大战"后，日本从英美引进试验设计技术并将其作为质量管理技术之一，誉为"国宝"。1949 年，以田口玄一博士为首的研究人员创造了正交设计（orthogonal design）法，获得了很好的效益。我国从 20 世纪 50 年代开始，由中国科学院数学研究所学者开始研究实验设计这门学科。70 年代，我国数学家方开泰将数学与多元统计相结合，创造了均匀设计（uniform design）；1973 年研究和推广的正交试验法有了很大的进展。试验设计理论与方法在中药药剂领域内的推广应用虽然起步较晚，但近十年来发展速度较快。

试验设计的实施程序一般分为 5 步：①明确试验目的，确定考察因素和评价指标；②选定适宜的试验设计法、配置因素和水平；③进行试验；④数据统计分析；⑤结论与建议。只有选择适宜的试验设计方法，才能优选出制剂处方和工艺，保证制剂的成型。

第一节　试验设计方法

一、概述

（一）常用术语

1. 试验指标

试验指标又称响应（response variable 或 dependent variable），包括定性指标和定量指标，它是评价产品质量和工艺优劣的重要参数。

试验指标是对产品质量或工艺优劣的相应评价，所以指标一般不宜采用外观、色泽、性状等主观性较强的定性指标，而应尽量选择定量指标。定量指标是指采用仪器设备测量得到的有一定准确度和精密度的数值，如产品的收率，片剂的硬度、脆碎度，指标成分的含量和体外溶出度等，以及微囊（球）、纳米囊（球）、脂质体等的粒径、包封率、载药量等。

2. 因素与水平

（1）因素（factor，或 independent variable）：因素也称因子，指影响指标的原因或要素，包括固定因素和变化因素。试验设计时，只有变化的因素才称为因素；除因素外的一切可能影响试验结果的其他条件均称为试验环境。

（2）水平（level）：水平指因素的试验范围和不同级别、大小。水平的确定应着重考虑其范围和间隔大小。试验范围太小不易获得比现有条件显著改善的结果；试验范围太大可能导致次品太多，甚至产生危险。如选择温度为考察因素时，设备的控制精度只能达到 ±3℃，若选择80℃、85℃、90℃为3个考察水平，则水平间隔太小，应考虑增大间隔，如80℃、90℃、100℃等。一般应在单因素考察的基础上，确定水平范围。

本章涉及的术语中，以 q 表示水平数，k 表示因子数，N 表示试验次数，r 或 n 表示重复次数。

（二）试验设计应遵循的原则

试验设计应普遍遵循随机化原则、局部控制原则和重复原则等。

1. 随机化原则

按照概率论的观点，随机化可使系统误差趋于相互抵消，试验设计中各因素之间的配比、排列顺序及各水平值等只有遵循随机化原则，才能使试验结果服从统计分布规律。常用的随机化方法有抽签、查随机数表、Excel 表 Rand 函数转换等。

2. 局部控制原则

局部控制也即划分区组（blocking），是使区组内部条件尽可能一致、差异尽量表现或局限在各区组之间的控制原则。例如，如性能不同的设备、水平不等的操作人员、不同时间或批次均会对试验结果产生不同程度的影响，故应将它们划分为一个区组因子，即安排在试验设计表的一列上。

划分区组在因子设计、正交设计和中心组合设计中均有应用。

3. 重复原则

重复（replication 或 repetition）在科学试验中必不可少，不仅可降低随机误差，且能减少或避免系统误差，使结论更可靠，常用标准差来衡量误差的大小和描述试验的精度。重复次数愈多，试验精度愈高，但成本增加。何时需要重复，重复的次数取决于试验目的和精度要求及允许的试验次数和时间。

（三）试验设计法的选择

试验设计法的选择是否恰当，不仅关系到试验结果能否准确提供考察指标随因素变化的信息，且直接影响试验分析结论是否精确可靠，试验精度与试验费用能否达到合理平衡。

1. 根据因子数

当试验中只有一个因子时，选用单因素优选法或完全随机试验设计法（completely randomized designs）等，有两个以上因素时，应选用多因素设计法。

2. 根据试验条件

当主效应因子只有一个时，可用随机区组设计（randomized block designs），包括拉丁方设计（latin square designs）、Graeco-拉丁方设计（Graeco-latin square designs）和 Hyper-Graeco-拉丁方设计（Hyper-Graeco-latin square designs）等。若主效应因子不止一个，可根据试验目的选择区组因子设计、区组部分因子设计、区组正交设计、区组中心组合设计等。

3. 根据试验目的和要求

试验设计方法可分为比较设计筛选设计和优选设计。

（1）比较设计（comparative designs）：试验的目的是考察主效应因子是否显著影响指标值，适用于仅一个主效应因素（或各因素无交互作用）的情况，一般为单因素考察，如等距法和黄金分割法。

（2）筛选设计（screening designs）：筛选设计又称主效应设计（main effects designs），是指通过少量的试验，从大量的因子中筛选出影响指标的关键主效应因子。筛选设计适用于从多因素中选出影响指标的关键因素，如正交设计（orthogonal designs）和 Plackett-Burman设计等。

（3）优化设计：优化设计分为响应面设计（response surface designs）和均匀设计（uniform designs）等。响应面设计是指已知影响指标的关键因素，为改进或优化处方和工艺，经二次模型回归分析找出指标与因子间的数学关系并建立数学模型，以少量的试验估计出因子间的交互效应和二次效应，得到响应面图，优化最佳配方或工艺方法，如中心组合设计（central composite designs）等。

在药学领域，无论是处方的筛选或优化，还是工艺的确定，均以多因素、多水平的试验常见，故本章主要介绍单因子设计、正交设计、均匀设计和中心组合设计（星点设计）。

（四）试验数据的分析

试验设计中除选择恰当的试验设计法、合理安排并进行试验外，最关键的是如何对获得的试验数据进行分析，找出试验的最佳条件。

试验数据的分析可分为直观分析和统计分析。直观分析是直接从试验数据中找出最优结果的试验组合，包括极差分析和作图分析。统计分析包括方差分析和回归分析。

1. 极差分析

极差是指最好的平均试验结果与最差的平均试验结果之差，常用 R_j 表示。极差的大小反映了各因素对指标的影响程度，通过极差分析可快速方便地找出因子的主次关系，预测较佳的水平组合。极差分析适用于因子设计、部分因子设计和正交设计。

当各因子的水平数相同时，因子的主次关系完全由极差 R_j 的大小决定。

对于混合水平的试验设计，当两因子对指标的影响相同时，水平多的因子极差较大，此时需对极差进行折算，折算后的极差（R'）方具有可比性。

$$R' = R \times d \times \sqrt{n} \tag{7·1}$$

式中：R' 为折算后的极差；d 为折算系数，与水平数有关（表7-1）；n 为每因子相应水平的重复次数。如 L_8（4×2^4）混合设计，四水平因子的每一水平重复两次，故 $n = 2$；而二水平因子的每一水平实际重复4次，故 $n = 4$。

表 7 –1 折算系数表

水平数	折算系数（d）
2	0.71
3	0.52
4	0.45
5	0.40
6	0.37
7	0.35
8	0.34
9	0.32
10	0.31

极差分析虽可快速找出影响指标的主次因子，但不能区分数据的波动是由因素所致，还是试验误差（微小变化的偶然因素）所致；也不能对各因素影响程度作出精确的数量估计。

2. 作图分析

将指标与因子以散点图、等高线图或三维图等形式表示，可直观地看出指标随因子水平变化的趋势和大小，比较因子的主次关系，并找出接近最优的水平范围。

3. 方差分析

方差分析（analysis of variance）是将全体数据关于总均数的方差分解成几个部分，每一部分表示方差的一种来源，经各种来源的方差比较，可区分、比较和分析因素对指标的影响与误差，推断出显著影响指标的主效应或交互效应。

在无重复试验的方差计算时，将空列的变动平方和作为误差的变动平方和，其中既包括试验误差，也包括模型误差，统称为第一类误差变动平方和 S_{eI}。在有重复试验的方差计算时，应将各试验号下重复试验的数据之和 Ti 进行计算，效应和变动平方和的计算需除以重复的次数，其中包括有第二类误差变动平方和 S_{eII}，此时总的误差变动平方和为 $S_e = S_{eI} + S_{eII}$。

4. 回归分析

回归分析（regression analysis）是研究指标 Y 与因素 X 之间相关关系的一种数学工具。它是在一组试验或观测数据的基础上，用一种确定的函数关系去近似代替比较复杂的相关关系（即回归方程），并进行统计推断，寻找被随机性掩盖了的变量间依存关系。

回归分析最常用的数学模型有线性模型和二次模型，并要求误差的估计有足够的自由度，最好大于或等于 5。

（1）线性模型（line models）：假设因子间没有交互作用或交互作用可忽略时，指标与因子间的关系可用最简单的线性数学模型表示为

$$Y = \beta_0 + \beta_1 X_1 + \beta_2 X_2 + \cdots\cdots \beta_k X_k + \varepsilon \qquad (7 \cdot 2)$$

当因子间的交互作用较强，不可忽略，且不考虑三因子以上交互作用时，指标与因子间的关系用线性数学模型表示为

$$Y = \beta_0 + \sum_{i=1}^{k} \beta_i X_i + \sum_{i<j} \beta_{ij} X_i X_j + \varepsilon \qquad (7 \cdot 3)$$

如三因子试验

$$Y = \beta_0 + \beta_1 X_1 + \beta_2 X_2 + \beta_3 X_3 + \beta_{12} X_1 X_2 + \beta_{13} X_1 X_3 + \beta_{23} X_2 X_3 + \varepsilon \qquad (7 \cdot 4)$$

式中：Y 为指标值；X_i 为主效应；$X_i X_j$ 为两因子交互效应；β 为回归系数；ε 为试验误差，假定为随机误差，服从正态分布。其中，β_0 表示当因子均为 0 时的指标值；β_i 表示主效应因子对指标的影响程度；β_{ij} 表示交互效应对指标的影响程度。

（2）二次模型（second - order models 或 quadratic models）：对于水平数大于或等于 3 的试验设计，指标随因子的变化可能呈曲面形式，其变化规律用二次数学模型表示为

$$Y = \beta_0 + \sum_{i=1}^{k} \beta_i X_i + \sum_{i=1}^{k} \beta_{ii} X_i^2 + \sum_{i<j} \beta_{ij} X_i X_j + \varepsilon \qquad (7 \cdot 5)$$

式（7·4）中 β_0，$\{\beta_i\}$，$\{\beta_{ii}\}$，$\{\beta_{ij}\}$ 为回归系数；ε 为试验误差，假定为随机误差，服从正态分布。

如三因子试验

$$Y = \beta_0 + \beta_1 X_1 + \beta_2 X_2 + \beta_3 X_3 + \beta_{11} X_1^2 + \beta_{22} X_2^2 + \beta_{33} X_3^2 + \beta_{12} X_1 X_2 + \beta_{13} X_1 X_3 + \beta_{23} X_2 X_3 + \varepsilon$$
$$(7 \cdot 6)$$

对于 k 因子的试验设计，式（7·4）中除常数项 β_0 外，尚有 $k(k+3)/2$ 项。为能估计出该模型的每项回归系数，必须满足试验次数 $N > 1 + k(k+3)/2$。k 与项数的关系见表7-2。

表 7-2   二次模型的因子数与项数的关系

因子数（k）	1	2	3	4	5	6	7	8	9	10
项数 [$k(k+3)/2$]	2	5	9	14	20	27	35	44	54	65

从表 7-2 可见，随着因子数 k 的增加，$k(k+3)/2$ 将大大增加，加之误差的估计自由度最好应大于或等于 5，意味着试验次数剧增，显然不切实际。对于三水平的因子设计、部分因子或正交设计及均匀设计而言，因试验次数较少，回归分析时最常用的方法是递增逐步回归，将重要的项逐渐纳入方程，删除不重要的项。通常，中心组合设计的因子数不超过 6，递增或递减逐步回归均可。

5. 多指标的数据分析

多指标的试验设计中，有的指标愈大愈好，有的则愈小愈好，经单指标的极差分析、方差分析或回归分析，很难找出能综合权衡各指标的最佳水平组合。为此，有人提出了总评归一化法（overall desirability，OD），并对 OD 值进行极差分析、方差分析或回归分析。

$$OD = (d_1 d_2 d_3 \cdots \cdots d_i)^{1/i} \qquad (7 \cdot 7)$$

由于各指标的测定值和单位彼此差异很大，故在计算总评归一值前，需建立 d_i 与 Y_i 之间的函数关系 $d_i(Y_i)$，以使 $d_i(Y_i)$ 均在 0~1 的范围内，即 $0 \leq d_i \leq 1$。

常用的归一化处理方法有线性法和非线性法。

（1）线性法：线性归一化法由 Derring 等于 1980 年提出，是目前应用最广泛的一种方法。

采用该法处理指标前，应先设定各指标可接受的最大值（Y_{max}）和最小值（Y_{min}）范围。然后再根据试验目的，对于欲达到最大化的指标，按归一化处理，方程为

$$d_i = \frac{Y_i - Y_{min}}{Y_{max} - Y_{min}} \qquad (7 \cdot 8)$$

其中，最大值的选择依据是：当指标值超过最大值时，产品的质量并不能得到显著的改善。因此，当实测指标值等于或超过 Y_{max} 时，将 d_i 设为 1；当等于或低于 Y_{min} 时，将 d_i 设为 0。

反之，对于欲达到最小化的指标，其归一化方程为

$$d_i = \frac{Y_{max} - Y_i}{Y_{max} - Y_{min}} \qquad (7 \cdot 9)$$

当实测指标值等于或超过设定的最大值 Y_{max} 时，将 d_i 设为 0；当等于或低于 Y_{min} 时，将 d_i 设为 1。

（2）非线性法：非线性归一化处理以 Harrington 提出的指数方程最为常用。其适用于 d_i 随 Y_i 呈指数下降时的情况。换算方法为

$$令 Y_i' = -\left[\ln\left(-\ln d_i\right)\right] \qquad (7 \cdot 10)$$

$$Y_i' = b_0 + b_1 Y_i \qquad (7 \cdot 11)$$

$$则\ d_i = e^{-(e - Y_i)} \qquad (7 \cdot 12)$$

如评价缓释制剂的体外释药维持时间，Abu - Izza 等以 t_{85} 为指标，在对其进行归一化处理前，先令 $t_{85} = 4h$ 时，$d = 0.8$；$t_{85} = 2h$ 时，$d = 0.2$；代入公式（7·11），计算出 b_0 和 b_1 后，将 Y_i 转换为 Y_i'，再代入公式（7·12）转换成 d_i。

二、单因子比较设计

单因子即单因素或单个主效应因子。比较设计（comparative designs）是用于考察主效应因子的预实验设计方法。其特点是简单、方便，数据分析直观。

（一）等距法

等距法为应用广泛的经典方法。利用该法确定工艺因素的水平范围后，可为筛选或优选试验设计提供适宜的水平范围，实验结果可以直方图或折线图进行直观分析。例如，以次野鸢尾黄素含量为指标，对回流、索氏、超声等 3 种提取方法的考察结果以直方图直观分析（图 7-1），对提取时间的考察结果以折线图直观分析（图 7-2）。

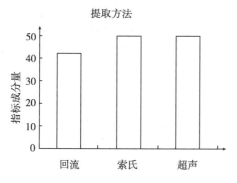

图 7-1　回流、索氏、超声提取方法的比较

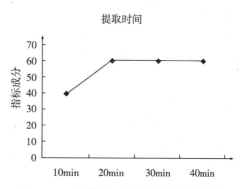

图 7-2　不同超声时间对提取指标的影响

（二）黄金分割法

黄金分割比例 0.618（$\sqrt{5}-1$）/2 的近似值:1，最早由 2500 年前古希腊学者毕达哥拉斯提出。中世纪以后，黄金分割比例成为一种美学观点，书本、窗框等矩形的宽长常采用这个比例。1953 年，美国 J. 基弗学者证明：不断采用黄金分割比例确定试验范围内试验点，能最快地逼近最佳状态。该方法在优选法中被称为 0.618 法。该方法早已广泛用于建筑、工程等方面。近年来，在中药领域也有人尝试采用黄金分割法。如刘君焱等将黄金分割法用于提取工艺参数的筛选，以替代传统的等距法。其以脂溶性有效成分丹参酮 II_A 和水溶性有效成分丹酚酸 B 为综合考察指标，筛选丹参提取醇浓度的水平范围。黄金分割法筛选提取溶剂浓度如图 7-3 所示；黄金分割法考察提取醇浓度的结果见表 7-3。

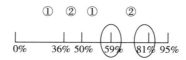

图 7-3　黄金分割设计示意图

表 7-3　　　　　　　　　　黄金分割法考察提取醇浓度

乙醇浓度（%）	丹参酮 II_A 含量（mg/g）	丹酚酸 B 含量（mg/g）	总量（mg/g）
36	2.2615	34.0470	36.3085
59	2.4118	31.0513	33.4631
50	2.3610	38.3123	40.6733
81	3.8100	13.2989	17.1089

由结果可知，以丹参酮 II_A 含量为指标，最佳提取醇浓度为 81%；以丹酚酸 B 总量为指标，最佳提取醇浓度为 50%。

三、筛选设计

筛选设计（screening designs）是指通过少量试验，从大量因子中筛选出影响指标的关键主效应因子的设计方法。正交设计（orthogonal designs）是利用一种规格化的表——正交表合理安排多因素试验，利用数理统计原理科学分析试验结果，用来卓有成效地筛选试验方法。优点在于：通过较少次数的试验，确定各因素对试验指标的影响，找出较好的生产条件或参数组合。这里重点介绍正交设计法。

（一）正交表

正交表是运用组合数学理论在拉丁方和正交拉丁方基础上构造的一种表格，常用 L 表示。由正交表和表头设计组成。常用的正交表有 $L_8(2^7)$、$L_{12}(2^{11})$、$L_9(3^4)$、$L_{16}(4^5)$、$L_{27}(3^{13})$、$L_8(4 \times 2^4)$、$L_{18}(2 \times 3^7)$ 等。

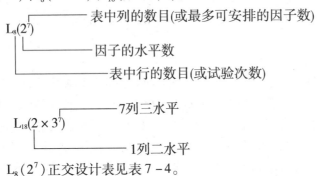

$L_8(2^7)$ 正交设计表见表 7 - 4。

表 7 - 4 　　　　　　　　　　　　　　　　 **L_8（2^7）正交设计表**

试验号	列 号						
	1	2	3	4	5	6	7
1	1	1	1	1	1	1	1
2	1	1	1	2	2	2	2
3	1	2	2	1	1	2	2
4	1	2	2	2	2	1	1
5	2	1	2	1	2	1	2
6	2	1	2	2	1	2	1
7	2	2	1	1	2	2	1
8	2	2	1	2	1	1	2

正交表具有均匀分散、整齐可比的特性，即每一列中各数字出现的次数相同，任何两列所构成的各有序数对出现的次数相同。根据试验目的和已知的因子与水平数，正确地选择和灵活使用正交表，以使试验安排更加合理是正交设计的关键所在。

（二）正交设计表的正确使用

1. 试验次数与因子、水平数的关系

当试验中各因子的水平数相等时，选择 q^k 型正交表（其中，q 表示水平数；k 表示列数，即最多能安排的因子数），试验次数（N）$= \sum\limits_{列}$（每列水平数 -1）$+1$。如 $L_8(2^7)$，$N = 8 = 7 \times (2-1) + 1$。

当试验中某些因子的水平不等时，选择混合水平表，即非 q^k 型正交表，试验次数（N）$\geqslant \sum\limits_{列}$（每列水平数 -1）$+1$。如 $L_8(4 \times 2^4)$，$N = 8 = (4-1) + 4 \times (2-1) + 1$；$L_{18}(2 \times 3^7)$，$N = 18 > (2-1) + 7 \times (3-1) + 1$；$L_9(3^4)$，$N = 4 \times (3-1) + 1 = 9$

试验设计时，若已知因子数和水平数，可根据上式计算最少的试验次数，选择合适的正交表。如五因子二水平的正交设计，至少应做 $N = 5(2-1) + 1 = 6$ 次试验，故应选择 $L_8(2^7)$，见表 7-4。

自由度：系指在一组数据中有几个可自由变动的个数，用 F 表示。例如：

总自由度 = FA　FB　FC（三因子二水平）$= (2-1) \times 3 = 3$

总自由度 = FA　FB　FC　FD（四因子三水平）$= (3-1) \times 4 = 8$

实验组数 = 总自由度 $+1$。

2. 因子间有交互作用的设计

交互作用或交互效应（interaction）系指对指标起作用或效应的因素，除某一因素外，还有其他影响因素的现象。其中具有两个因子的联合作用，称为双因子交互作用；三个因素的联合作用，称为三因子交互作用。

正交设计一般仅考虑双因子交互作用。遇有交互作用时，应根据表头设计配置因子，尽量避免主效应与交互效应因子彼此混杂。即将两因子分别安排在正交表的某两列后，它们的交互效应项应安排在表中的其他列，且该列既不能安排别的因子，也不能安排另外的交互效应项。

以四因子二水平正交设计为例，最少需做 5 次试验 $[N = 4(2-1) + 1 = 5]$，拟选择 $L_8(2^7)$ 正交表安排试验。若交互作用不可忽略，从表 7-6 可见，其第 3 列中既有 A×B，又有 C×D，存在效应混杂，无法单独计算出 A×B 的效应和 C×D 的效应；同样表现在第 5 和第 6 列。因此，不能按 $L_8(2^7)$ 表头设计安排试验，可改用 $L_{16}(2^{15})$ 表头设计，以避免混杂（见表 7-5）。

表 7-5　　　　　　　　　　L_{16}（2^{15}）表头设计——四因子交互作用

因　子														
水平 1	2	3	4	5	6	7	8	9	10	11	12	13	14	15
A	B	A×B	C	A×C	B×C		D	A×D	B×D		C×D			

当因子间有交互作用时，需增加试验次数，或有意识地利用交互效应间的混杂，以减少试验次数。

3. 重复试验设计

若正交表中各列均被因子和交互作用占满，无法通过方差分析估计试验误差，此时可通过重复试验，提高试验精度。

4. 区组正交设计

区组正交设计又称分割试验法。在实际试验中，为节约人力、物力，降低损耗和成本，常采用区组设计，设计步骤如下：

第一步：根据专业知识和实际，将因子划分为不同的组，作为一次因子、二次因子等。如同时考察不同的处方和工艺对片剂溶出度的影响，可将组成处方的因子划分为一次因子，将工艺考察的因子划分为二次因子；如考察活性炭用量和吸附时间、灭菌温度和时间对输液中主药含量的影响，可将前两者划分为一次因子，后两者划分为二次因子。另外，尚可根据因子间水平的变更难易、因子间有无交互作用等进行分组。

第二步：根据因子和水平数选择合适的正交表，并将各组安排到适当的列中。若因子间没有交互作用，直接将组序小的作为低次因子，组序大的作为高次因子即可。如四因子（A、B、C、D）二水平的试验，因子间没有交互作用，拟将 A、B 作为一次因子，C、D 作为二次因子，采用正交表 $L_8(2^7)$ 安排试验（表 7 – 6）。从 $L_8(2^7)$ 表可见，第 1 列为第 1 组，第 2 列、第 3 列为第 2 组，第 4 列、第 5 列、第 6 列、第 7 列为第 3 组。此时，先将二次因子安排在第三组，再将第 1、第 2 组合并，安排一次因子（表 7 – 7，表 7 – 8）。由于因子间没有交互作用，因子配置在哪列不限。

表 7 – 6　　　　　　　　　　　　　　L_8（2^7）的正交表

试验号	列　　号						
	1组	2组		3组			
	1	2	3	4	5	6	7
1	1	1	1	1	1	1	1
2	1	1	1	2	2	2	2
3	1	2	2	1	1	2	2
4	1	2	2	2	2	1	1
5	2	1	2	1	2	1	2
6	2	1	2	2	1	2	1
7	2	2	1	1	2	2	1
8	2	2	1	2	1	1	2

表 7 – 7　　　　　　　　　　　　　　因子配置表

列号	1	2	3	4	5	6	7
因子	A	B		C	D		
组	第 1、2 组合并			第 3 组			

表7-8 水平组合与试验顺序

试验号	因子				水平组合	
	A	B	C	D		
1	1	1	1	1	A_1B_1	C_1D_1
2	1	1	2	2		C_2D_2
3	1	2	1	1	A_1B_2	C_1D_1
4	1	1	2	2		C_2D_2
5	2	1	1	2	A_2B_1	C_1D_2
6	2	1	2	1		C_2D_1
7	2	2	1	2	A_2B_2	C_1D_2
8	2	2	2	1		C_2D_1

从表7-8可见，A、B组合的变更次数较C、D大大减少。

若因子间有交互作用，则交互作用列不配置因子。其中二水平有交互作用正交设计的规律为：同组的双因子交互作用安排在比本组低的组中；不同组的双因子交互作用安排在组次高的组中。

（三）正交设计的数据分析

1. 极差分析

对单指标的多因素正交设计，采用极差分析可快速方便地找出因子的主次关系，预测较佳的水平组合。

如某药物进行提取工艺筛选试验，以提取率为指标，温度（A）、时间（B）和乙醇用量（C）为考察因素，每因素选择三水平，采用正交表 $L_9(3^4)$ 安排试验，见表7-9。

表7-9 $L_9(3^4)$ 正交设计表

试验号	因子				提取率/%
	A/℃	B/min	C/%	D	
1	1 (50)	1 (60)	1 (5)	1	62
2	1 (50)	2 (90)	2 (10)	2	85
3	1 (50)	3 (120)	3 (15)	3	67
4	2 (60)	1 (60)	2 (10)	3	86
5	2 (60)	2 (90)	3 (15)	1	78
6	2 (60)	3 (120)	1 (5)	2	72
7	3 (70)	1 (60)	3 (15)	2	88

续　表

试验号	因子				提取率/%
	A/ ℃	B/min	C/%	D	
8	3 (70)	2 (90)	1 (5)	3	90
9	3 (70)	3 (120)	2 (10)	1	93
I_i	214	236	224		
II_i	236	253	264		
III_i	271	232	233		
$\bar{K_1}$	71	79	75		
$\bar{K_2}$	79	84	88		
$\bar{K_3}$	90	77	78		
R	19	7	13		

　　表中 I_i 为 i 因素第 1 水平的收率之和；II_i 为 i 因素第 2 水平的收率之和；III_i 为 i 因素第 3 水平的收率之和。$\bar{K}$ 为相应 I_i、II_i、III_i 的平均值；R 为极差，表示因子对指标的影响大小。

　　从极差结果可见，三因素对收率的影响次序为 A > C > B。各水平对收率的影响为温度愈高，收率愈高；而时间和乙醇用量均以中间水平时收率较高，故 $A_3B_2C_2$ 水平组合较佳。

　　极差分析时应注意两点：

　　（1）当各因子的水平数相等时，因子的主次关系完全由极差 R 的大小决定。而混合水平的试验设计，当双因子对指标影响相同时，多水平的因子极差较大，此时需对极差进行折算，折算后的极差（R）方具有可比性。折算公式和折算系数见上一节。

　　（2）对于因子间有交互作用的正交设计，由于交互作用列与主效应列尽量不混杂，因此极差的计算同无交互作用的情况。但在确定优选条件时，若交互作用较小，仍按 $\bar{K}$ 来选择水平组合；若交互作用较大，需同时考虑交互作用和各因子的单独作用，分别考察该两因子的所有组合后方可确定。

　　2. 方差分析

　　根据正交表的试验数据构造模型，以表 7 – 10 $L_9(3^4)$ 为例。

$$x_1 = \mu + \omega_{11} + \omega_{21} + \omega_{31} + \omega_{41} + e_1$$

$$x_2 = \mu + \omega_{11} + \omega_{22} + \omega_{32} + \omega_{42} + e_2$$

$$x_3 = \mu + \omega_{11} + \omega_{23} + \omega_{33} + \omega_{43} + e_3$$

$$x_4 = \mu + \omega_{12} + \omega_{21} + \omega_{32} + \omega_{43} + e_4$$

$$x_5 = \mu + \omega_{12} + \omega_{22} + \omega_{33} + \omega_{41} + e_5$$

$$x_6 = \mu + \omega_{12} + \omega_{23} + \omega_{31} + \omega_{42} + e_6$$

$x_7 = \mu + \omega_{13} + \omega_{21} + \omega_{33} + \omega_{42} + e_7$

$x_8 = \mu + \omega_{13} + \omega_{22} + \omega_{31} + \omega_{43} + e_8$

$x_9 = \mu + \omega_{13} + \omega_{23} + \omega_{32} + \omega_{41} + e_9$

其中 μ 为一般平均，估计值 $\hat{\mu} = \frac{1}{9}\sum\limits_{i=1}^{9} xi$；$\omega ij$ 为第 i 列第 j 水平的效应；ei 为 i 次试验的误差，服从正态分布，N. I. D（0, σ^2）。

表 7 – 10 　　　　　　　　　　　　　L_9（3^4）正交设计方差分析表

试验号	因子				收率/%
	A	B	C	D	
1	1	1	1	1	62
2	1	2	2	2	85
3	1	3	3	3	67
4	2	1	2	3	86
5	2	2	3	1	78
6	2	3	1	2	72
7	3	1	3	2	88
8	3	2	1	3	90
9	3	3	2	1	93
I	214	236	224	233	
II	236	253	264	245	
III	271	232	233	243	
Q	58311. 00	57843. 00	58053. 67	57787. 67	
S	550. 89	82. 89	293. 56	27. 56	

注：表中 D 列用于误差的估计。

方差分析中总平方和 $S_T = S_A + S_B + S_C + S_e$，自由度 $\Phi_T =$ 试验次数 -1；主效应的自由度 ΦA，$B\cdots\cdots =$ 水平数 -1；交互作用的自由度为两因子自由度之积如 $\Phi_{A\times B} = \Phi_A \times \Phi_B$；误差的自由度为总自由度与效应自由度之差，$\Phi e = \Phi_T - \Phi_A - \Phi_B - \cdots\cdots$

设 $Qi = $（$I i^2 + II i^2 + III i^2$）$/$（$N/q$），$N$ 为试验次数，q 为水平数；

$P = \frac{1}{N}$（$\sum\limits_{i=1}^{N} Xi$）^{2}

故 $S = Q - P$

$F_A = S_A/S_e$；$F_B = S_B/S_e$；$F_C = S_C/S_e$

表 7 – 10 的方差分析结果列于表 7 – 11。

表 7 – 11　　　　　　　　　　　方差分析结果

方差来源	离差平方和	自由度	方差	F	临界值	显著性
A	550.89	2	274.44	19.99	$F_{0.05(2,2)} = 19.0$	*
B	82.89	2	41.44	3.01		
C	293.56	2	146.78	10.65		
误差（D）	27.56	2	13.78			

由表 7 – 11 可见，只有因子 A 水平间存在显著差异，各水平的预测区间为：

A1：$71 \pm t(2, 0.05) \times \sqrt{Se/3} = 71 \pm 9.22 = (61.78, 80.22)$

A2：$79 \pm t(2, 0.05) \times \sqrt{Se/3} = 79 \pm 9.22 = (69.78, 88.22)$

A3：$90 \pm t(2, 0.05) \times \sqrt{Se/3} = 90 \pm 9.22 = (80.78, 99.22)$

随着计算机普及和各种统计软件的不断更新，正交设计的试验安排和数据处理已变得愈来愈简单。如学韬软件工作室专为正交设计编写了软件正交设计助手 Ⅱ；另在方差分析时，尚有 Statistica、SASS、SPSS、Minitab 等统计软件可用。只要按相应的表格输入数据，即可迅速得到计算结果。例如，孙磊等对远志溶媒倍量、提取时间和提取次数进行了考察，结果见表 7 – 12。

表 7 – 12　　　　　　　　　远志 $L_9 (3^4)$ 正交设计表

实验序号	A（溶剂倍量）	B（时间/h）	C（次数）	空白	皂苷元（%）
1	1	1	1	1	38.49
2	1	2	2	2	71.41
3	1	3	3	3	85.67
4	2	1	2	3	73.05
5	2	2	3	1	85.10
6	2	3	1	2	63.50
7	3	1	3	2	82.78
8	3	2	1	3	57.19
9	3	3	2	1	83.29

将上述数据采用 SPSS 软件进行处理，可得到方差分析和极差分析结果：

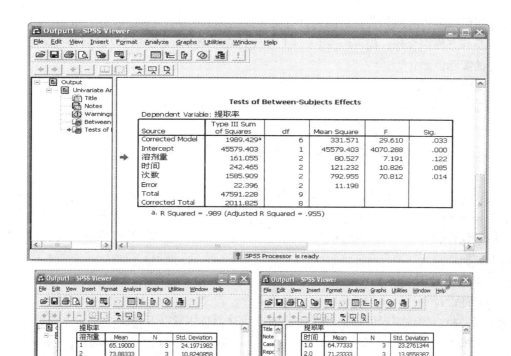

由正交设计得到的最佳工艺为：$A_2B_3C_2$，10 倍量 70% 乙醇回流两次，每次 3 小时。正交设计为筛选设计，只要找到显著影响指标的因素即可。若需进一步找到最佳水平组合，尚需进行优化试验设计。

四、优化试验设计

（一）均匀设计

均匀设计（uniform design）是我国著名数学家方开泰和王元教授于 1978 年共同提出的设计方法，适用于多因素、多水平的优化设计，现有专著《均匀设计与均匀设计表》出版和相应的软件如"均匀设计 1.00"等，已在国内广泛应用。

与正交设计相比，均匀设计也是通过一些精心设计的表格来配置因子，进行试验设计的。不同之处在于：均匀设计抛弃了正交设计中使试验数据便于分析的"整齐可比"性，只考虑试验点在试验范围内的"均匀分散"，故试验次数最少，且不随水平的增加而剧增。

与中心组合设计相比，均匀设计也属多水平的优化设计，可用二次模型进行数据处理。不同之处在于：中心组合设计具有正交、旋转的特性，试验次数为 $2^{k-p}+2k+n$，水平数仅为 5（通常不超过 6，否则试验次数太多）；而均匀设计的水平数通常在 5 以上，试验次数通常仅与水平数相当。

在数据处理方面，因子设计和正交设计常用极差分析和方差分析，均匀设计和中心组合设计常用回归分析。回归分析时均匀设计必须以实际的因子水平值进行；中心组合设计除以实际值参与方程拟合外，尚可以 –1、+1 等设计表中代码形式进行，得到拟合方程后再代入相应的实际值。

1. 均匀设计表

均匀设计表用 $U_n(q^s)$ 或 $U_n^*(q^s)$，"*"表示试验点的分布更均匀。

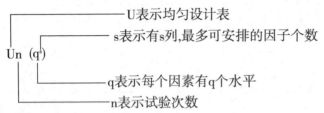

均匀设计表有 $U_5(5^3)$、$U_6(6^4)$、$U_7(7^4)$ 等水平表，以及混合水平表如 $U_6(3\times2)$、$U_6(6\times2)$ 等。

2. 均匀设计表的使用

与其他设计相比，均匀设计的试验次数最少，若使用得当，往往得到较好的结果；但若使用不当，将会导致错误的结论。采用均匀设计时，应注意以下几点：

（1）合理选择试验指标：试验指标最好为定量指标；对定性指标，通常采用打分或评定等级予以数量化，便于统计分析。遇到多指标时，应着重考虑起主要作用的指标。

（2）正确选择因素：着重考虑影响试验结果的关键因素；对影响较小的因素不必考虑，以免引进误差。

（3）正确选择水平数：为降低试验误差，提高试验的精度，应考虑水平与因子数的适当比例，一般要求水平数为因子数的两倍以上（$q \geq 2s$）；且最佳水平值应在设计范围内，并以中间水平最佳较合理，若出现最高或最低水平为最佳，必须分析边缘效应的缘由。

（4）优先选择星号表：方开泰教授在《均匀设计与均匀设计表》一书中列出了常用的均匀设计表，分为星号表和非星号表。其中，星号表均匀性更好，应优先选用。详见表7–13和表7–14。

表 7–13　　　　　　　　　　　　　　$U_7(7^4)$ 均匀设计表

试验号	因　子			
	1	2	3	4
1	1	2	3	6
2	2	4	6	5
3	3	6	2	4
4	4	1	5	3
5	5	3	1	2
6	6	5	4	1
7	7	7	7	7

表 7 – 14 　　　　　　　　　　　 **U_{*6} （6^4） 均匀设计表**

试验号	因　子			
	1	2	3	4
1	1	2	3	6
2	2	4	6	5
3	3	6	2	4
4	4	1	5	3
5	5	3	1	2
6	6	5	4	1

　　由表 7 – 13 和表 7 – 14 可见，均匀设计表存在着有无" ＊ "之分，选择带" ＊ "的均匀设计表，可达到最佳的均匀分散效果，同时还可避免不必要的试验次数。

　　（5）正确配置因子和水平：每一均匀设计表均有一个使用表，表中 D 表示分散均匀度的偏差（discrepancy），偏差愈小，均匀度愈好。当因子数小于表中最多可安排的列时，根据使用表从均匀设计表中选择适当的列，以保证试验点分布均匀。

　　（6）数据分析：均匀设计因抛弃了试验点的整齐可比性而使试验次数大大减少，故既不能通过极差分析找出指标随因子水平变化规律，也不能通过方差分析找出主效应和交互效应，只能经回归分析估计因子的主效应和交互效应。

　　进行回归分析时，不能片面追求回归模型的项数和较大的 R^2 值，以致误差自由度过小（如 1 或甚至 0），造成回报不错、预报不好、可靠性差等问题。此时，应选 n 稍大的均匀设计表，使误差自由度大于或等于 5。当试验次数 $n < 1 + s(s+3)/2$、多元线性回归时，可将各项同时纳入方程进行拟合；而二次模型回归时，只能采用递增逐步回归分析，逐渐吸纳重要的项入方程，抛弃非重要的项。故均匀设计用得是否有效，除正确选用均匀设计表外，很大程度取决于回归分析。

　　3. 试验安排

　　以阿魏酸合成工艺为例。根据文献报道或预试验发现，原料配比、吡啶用量和时间是影响阿魏酸收率的关键因素，即 $s = 3$。根据 $q \geqslant 2s$，水平数最好为奇数的原则，选择 U_7 表，见表 7 – 15。

表 7 – 15 　　　　　　　　　 **U_7（7^3） 试验安排表与指标值**

试验号	A（原料配比）	B（吡啶用量/ml）	C（时间/h）	收率（%）
1	1(1.0)	2(13)	3(1.5)	0.330
2	2(1.4)	4(19)	6(3.0)	0.336
3	3(1.8)	6(25)	2(1.0)	0.294
4	4(2.2)	1(10)	5(2.5)	0.476
5	5(2.6)	3(16)	1(0.5)	0.209
6	6(3.0)	5(22)	4(2.0)	0.451
7	7(3.4)	7(28)	7(3.5)	0.482

4. 数据处理

数据分析分为直观判断、多元线性回归、二次回归分析、最优条件的确定和最优条件的验证等步骤。

(1) 直观判断：从表 7 - 15 可直观看出，7 号试验的收率最高，其工艺条件为原料配比 3.4，吡啶用量为 28ml，反应时间为 3.5 小时。

(2) 多元线性回归分析：假定因子间没有交互作用，建立多元线性模型，采用方差分析检验方程是否成立。

$$Y = \beta_0 + \beta_1 X_1 + \beta_2 X_2 + \beta_3 X_3 + \varepsilon$$

经 Statistica 6.0 多元线性回归分析，结果如表 7 - 16 所示。

表 7 - 16　　　　　　　　　多元线性回归分析结果

项目	Beta	Std. Err.	B	Std. Err.	t (3)	p - level
Intercept			0.196942	0.110832	1.776943	0.173650
X_1	0.378090	0.360047	0.045463	0.043293	1.050112	0.370796
X_2	-0.235252	0.360047	-0.003772	0.005772	-0.653391	0.560116
X_3	0.743220	0.322036	0.071494	0.030978	2.307876	0.104233

回归方程为：$Y = 0.196942 + 0.045463X_1 - 0.003772X_2 + 0.071494X_3$

$R = 0.8455$　$R^2 = 0.7148$，Adjusted $R^2 = 0.4296$，

方差分析结果 $F(3, 3) = 2.5064$，$P < 0.2352$，说明该回归方程不可信，可能有的因子对指标的影响不是简单的线性关系或影响不显著。从 P 值可见，X_2 的贡献最小，删去后建立 Y 与 X_1、X_3 的线性模型，同前操作，结果见表 7 - 17。

表 7 - 17　　　　　　　　Y 与 X_1、X_3 的线性回归分析结果

项目	Beta	Std. Err.	B	Std. Err.	t (4)	p - level
Intercept			0.160357	0.088532	1.811298	0.144329
X_1	0.268306	0.294745	0.032262	0.035441	0.910298	0.414158
X_3	0.711853	0.294745	0.068476	0.028353	2.415146	0.073146

$R = 0.8211$　$R^2 = 0.6742$　Adjusted $R^2 = 0.5113$

$F(2, 4) = 4.14$，$P < 0.106$

继续删去 X_1，回归结果见表 7 - 18。

表 7 - 18　　　　　　　　　Y 与 X_3 的线性回归分析结果

项目	Beta	Std. Err.	B	Std. Err.	t (5)	p - level
Intercept			0.218429	0.060325	3.620888	0.015205
X_3	0.778929	0.280453	0.074929	0.026978	2.777398	0.039022

回归方程为 $Y = 0.218 + 0.0749X_3$

$R = 0.7789$ $R^2 = 0.6067$ Adjusted $R^2 = 0.5281$

$F(1,5) = 7.71$, $P < 0.039$

虽然该方程最终回归系数方差检验均 $P < 0.05$，方程也显著，但与实际不符合，故考虑采用二次回归模型拟合。

（3）二次回归分析：建立二次模型。

$$Y = \beta_0 + \beta_1 X_1 + \beta_2 X_2 + \beta_3 X_3 + \beta_{11} X_1^2 + \beta_{22} X_2^2 + \beta_{33} X_3^2 + \beta_{12} X_1 X_2 + \beta_{13} X_1 X_3 + \beta_{23} X_2 X_3$$

可见，采用二次回归分析至少需进行 10 次试验，但实际 N 为 7，故不能采用递减逐步回归进行分析。

从线性回归结果可知，因子 3 对指标贡献显著，三个因子对指标贡献的大小顺序依次为 $X_3 > X_1 > X_2$，经 Statistica 6.0 非线性逐步回归分析，最终结果见表 7 - 19。

Dependent variable：Y Independent variables： 2

Model：$Y = \beta_3 {}^* X_3 + \beta_{33} {}^* X_3 {}^* X_3 {}^* + \beta_{13} {}^* X_1 {}^* X_3$

Loss：$(OBS - PRED)^{**}2$

Final loss：.003376 $R = 0.973600$ Variance explained：94.79%

表 7 - 19　　　　　　　　　非线性逐步回归分析结果

项目	β_3	β_{33}	β_{13}
Estimate	0.31188	− 0.0796	0.030287
Std. Err.	0.02049	0.0078	0.006225
t (4)	15.21988	− 10.2630	4.865282
p – level	0.00011	0.0005	0.008248

回归方程为 $Y = 0.31188X_3 - 0.0796X_3^2 + 0.030287X_1X_3$

（4）最优条件的确定：回归方程 $Y = 0.31188X_3 - 0.0796X_3^2 + 0.030287X_1X_3$，其交互作用项的系数为正，且 X_1 只在该项中出现，说明随 X_1 即配比的增大，收率愈高，故选择配比最大的 3.4 为最优值。将 X_1 代入方程，即可求得当 X_3 为 2.6 时 Y 最大值为 0.5405。

故最优条件为 $X_1 = 3.4$，$X_3 = 2.6$

（5）最优条件的验证：最优条件的验证即根据确定的最优条件，重复 n 次试验，比较预测值与实测值的偏差。

用 DPS 统计软件示意图如下：

（二）中心组合设计

1. 中心组合设计的构建

中心组合设计（central composite design：）全称为 Box - Wilson 中心组合设计。试验点由二水平的全因子设计或分辨力为 V 的部分因子设计 + 中心点（center points）+ 星点（star points）组成（如图 7 - 4）。其中，因子点到中心点的距离为 ±1，星点到中心点的距离为 ±α，

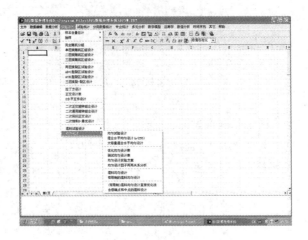

试验次数为 $2^{k-p} + 2k + n$（k 为因子数，n 为中心点重复次数）。与前面述及的试验设计相比，星点是本设计有别于其他设计的关键之处，故国内专家将其译为"星点设计"。

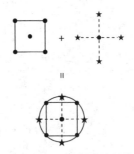

图 7 - 4　二因子中心组合设计的构建示意图

中心组合设计根据因子点和星点（α）的关系有下列 3 种情况，见图 7 - 5 和表 7 - 20。

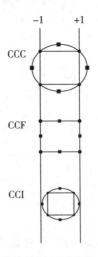

图 7 - 5　三种中心组合设计的示意图比较（●：因子点，■：星点）

CCD 的类型	缩写	特点
Circumscribed	CCC	CCD 设计中最经典的一种形式。若中心点到因子点的距离为 1，则中心点到星点的距离 $|\alpha|$ 大于 1。每因子五水平，呈球型高度对称
Inscribed	CCI	将因子点置于星点处，即 $|\alpha|=1$，中心点到因子点的距离小于 1。每因子五水平，实质是缩小范围的 CCC 设计；但 CCI 的估计精度不及 CCC
Face Centered	CCF	星点位于因子点构成空间中每一平面的中心，$|\alpha|=1$。每因子三水平；对二次项系数的估计精度较差

表 7 - 20　　三种中心组合设计的特点与比较

星点 α 的确定是中心组合设计的首要工作，常用的计算方法为 $\alpha=$（因子设计的试验次数）$^{1/4}$ 或 $\alpha=(2^{k-p})^{1/4}$，即 α 与中心组合设计中因子设计部分的试验次数有关，并认为由此确定的 α 使试验设计具有旋转性，α 值计算见表 7 - 21。表 7 - 22 所示为三因子正交区组中心组合设计。

表 7 - 21　　具有旋转性的 α 值计算

因子数	因子设计试验次数	α
2	2^2	$2^{2/4}=1.414$
3	2^3	$2^{3/4}=1.682$
4	2^4	$2^{4/4}=2.000$
5	2^{5-1}	$2^{4/4}=2.000$
5	2^5	$2^{5/4}=2.378$
6	2^{6-1}	$2^{5/4}=2.378$
6	2^6	$2^{6/4}=2.828$

表 7 - 22　　三因子正交区组中心组合设计表

试验号	X_1	X_2	X_3
1	-1	-1	-1
2	-1	+1	+1
3	+1	-1	+1
4	+1	+1	-1
5	0	0	0
6	0	0	0
7	-1	-1	+1
8	-1	+1	-1

试验号	X_1	X_2	X_3
9	+1	−1	−1
10	+1	+1	+1
11	0	0	0
12	0	0	0
13	−1.682	0	0
14	+1.682	0	0
15	0	−1.682	0
16	0	+1.682	0
17	0	0	−1.682
18	0	0	+1.682
19	0	0	0
20	0	0	0

2. 中心组合设计要点

以齐多呋啶缓释微球的制备工艺优化为例，介绍中心组合设计的试验安排、数据分析与结果预测。

（1）根据试验目的，确定试验指标：由于释药 85% 的时间（t_{85}）、包封率和收率是评价微球制备工艺的关键指标，故设定 t_{85}、包封率（EE）、收率（yield）和微球表面吸附药物晶体的百分率（Sc）4 个考察指标。

（2）选择因素和水平：根据预试验或因子设计试验，发现影响齐多呋啶缓释微球的关键因素为乳化剂 SDS 的用量（SDS/%）、药物和聚合物用量之比（D∶P）、内相乙酸乙酯的比例（EtAc/%）。拟选择三因子中心组合设计优选最佳的水平组合，$\alpha = (2^3)^{3/4} = 1.682$，其因子水平表和试验设计表见表 7-23 和表 7-24。

表 7-23　　　　　　　　　　因子水平表

因　　子	水　　平				
	−1.682	−1	0	+1	+1.682
SDS/%	0	0.405	1	1.595	2
D∶P	0.5	0.804	1.25	1.696	2
EtAc/%	0	20.28	50	79.73	100

表 7 – 24 三因子中心组合试验设计表

试验号	代码因子			实际因子		
	X_1	X_2	X_3	SDS（%）	D∶P	EtAc（%）
1	−1	−1	−1	0.405	0.804	20.27
2	+1	−1	−1	1.595	0.804	20.27
3	−1	+1	−1	0.405	1.696	20.27
4	+1	+1	−1	1.595	1.696	20.27
5	−1	−1	+1	0.405	0.804	79.73
6	+1	−1	+1	1.595	0.804	79.73
7	−1	+1	+1	0.405	1.696	79.73
8	+1	+1	+1	1.595	1.696	79.73
9	−1.682	0	0	0.000	1.250	50.00
10	+1.682	0	0	2.000	1.250	50.00
11	0	−1.682	0	1.000	0.500	50.00
12	0	+1.682	0	1.000	2.000	50.00
13	0	0	−1.682	1.000	1.250	0.00
14	0	0	+1.682	1.000	1.250	100.00
15	0	0	0	1.000	1.250	50.00
16	0	0	0	1.000	1.250	50.00
17	0	0	0	1.000	1.250	50.00
18	0	0	0	1.000	1.250	50.00
19	0	0	0	1.000	1.250	50.00
20	0	0	0	1.000	1.250	50.00

（3）试验设计与 OD 值：试验设计与 OD 值见表 7 – 25。

表 7 – 25 三因子中心组合试验设计与 OD 值

试验号	SDS（%）	D：P	EtAc（%）	t_{85}/h	EE（%）	Yield（%）	Sc（%）	OD
1	0.405	0.804	20.27	4.3	92.0	85.4	15.6	0.775
2	1.595	0.804	20.27	2.5	83.7	71.3	5.7	0.643
3	0.405	1.696	20.27	1.9	94.8	69.8	4.1	0.648
4	1.595	1.696	20.27	1.4	94.2	61.6	8.6	0.485
5	0.405	0.804	79.73	0.9	77.3	65.2	3.0	0.400
6	1.595	0.804	79.73	0.4	64.3	53.5	34.0	0.000
7	0.405	1.696	79.73	1.2	90.0	86.0	2.7	0.626
8	1.595	1.696	79.73	1.6	86.3	64.4	1.3	0.532
9	0.000	1.250	50.00	1.4	96.8	76.7	4.8	0.626
10	2.000	1.250	50.00	1.2	87.7	65.1	2.6	0.494
11	1.000	0.500	50.00	2.3	62.9	69.1	29.8	0.109
12	1.000	2.000	50.00	0.9	91.5	74.1	2.9	0.521
13	1.000	1.250	0.00	1.7	91.8	69.1	2.1	0.612
14	1.000	1.250	100.00	0.7	79.6	75.4	2.5	0.435
15	1.000	1.250	50.00	1.0	90.3	87.2	1.7	0.596
16	1.000	1.250	50.00	1.1	89.7	84.4	2.3	0.600
17	1.000	1.250	50.00	1.2	89.3	80.3	1.2	0.596
18	1.000	1.250	50.00	0.8	89.5	80.7	3.8	0.522
19	1.000	1.250	50.00	1.1	91.1	90.9	2.2	0.630
20	1.000	1.250	50.00	0.9	91.6	90.4	0.8	0.592

表中 OD 为用于多指标的总评归一化法（overall desirability，OD）的缩写。常用的归一化处理方法有线性法和非线性法（见前述）。本试验各指标可接受的最高值和最低值见表 7 – 26。

因体外释药曲线呈指数形式，故 t_{85} 按指数形式进行归一化处理，令 t_{85} = 4h 时，d = 0.8；t_{85} = 2h 时，d = 0.2；其他指标按线性归一化处理，并要求包封率和收率愈高愈好，微球表面吸附药物晶体愈少愈好。

表 7 – 26 各指标可接受的最高 OD 值和最低 OD 值

指标	最低 OD 值	最高 OD 值
EE（%）	60	95
Yield（%）	50	90
Sc（%）	3	30

（4）数据处理：建立二次模型方程：

$$Y = \beta_0 + \beta_1 X_1 + \beta_2 X_2 + \beta_3 X_3 + \beta_{12} X_1 X_2 + \beta_{13} X_1 X_3 + \beta_{23} X_2 X_3 + \beta_{11} X_1^2 + \beta_{22} X_2^2 + \beta_{33} X_3^2$$

采用 Statistica 6.0 拟合参数，并以 P < 0.05（或 0.1）进行递减逐步回归，简化方程，结果如下：

$$t_{85}(h) = 10.49 - 2.42 X_1 - 7.37 X_2 - 0.094 X_3 + 1.05 X_1 X_2 + 0.015 X_1 X_3 + 0.047 X_2 X_3 + 1.30 X_2^2$$

$$EE(\%) = 66.78 - 15.04 X_1 + 55.15 X_2 - 0.241 X_3 + 8.01 X_1 X_2 + 0.202 X_2 X_3 - 22.99 X_2^2 - 0.00177 X_3^2$$

$$Yield(\%) = 51.01 + 21.81 X_1 + 44.26 X_2 + 0.482 X_2 X_3 - 15.53 X_1^2 - 26.36 X_2^2 - 0.00617 X_3^2$$

$$Sc(\%) = 49.21 - 62.37 X_2 - 8.47 X_1 X_2 + 0.262 X_1 X_3 - 0.197 X_2 X_3 + 26.58 X_2^2$$

$$OD = 0.587 - 0.125 X_1 + 0.744 X_2 - 0.0155 X_3 + 0.00983 X_2 X_3 - 0.419 X_2^2$$

拟合方程的回归分析结果见表 7 - 27。

表 7 - 27 回归分析结果

指标	R^2	P
t_{85}	0.8354	≤0.1
EE	0.9619	≤0.04
Yield	0.8705	≤0.02
Sc	0.7703	≤0.03
OD	0.8584	≤0.02

根据拟合方程和指标随因子变化的等高线图或三维图，确定各指标最优的因子范围，见表 7 - 28。

表 7 - 28 各指标值预测的最佳因子水平值或范围

指标	SDS（%）v	D:P	EtAc（%）
t_{85}	0 ~ 0.4	0.5 ~ 0.8	0 ~ 10
EE	0 ~ 0.5, 1.5 ~ 2	1.5	34
Yield	0.9	1.6	77
Sc	0 ~ 2	1.6	45
OD	0 ~ 0.4	0.8 ~ 1.0	0 ~ 10

（5）最优条件的验证：经综合评价，确定最优配比为 SDS 0.4%，D:P 为 0.9，EtAc 用量为 0，重复 n 次试验，将预测值与实测值进行比较，计算偏差。结果见 7 - 29。

Bias(%) = (预测值 - 实测值)/预测值 ×100%

表 7 - 29 预测值与实测值的比较

指标	预测值	实测值	Bias （%）
t_{85}/h	4.30	4.30	0
EE （%）	94.70	98.80	- 4.30
Yield （%）	75.70	78.50	- 3.70
Sc （%）	11.50	2.60	77.40
OD	0.87	0.88	- 1.50

3. 中心组合设计的特点

中心组合设计的特点是：①用于多因素优选设计；②因素一般为 2 ~ 5 个，试验次数亦不太多；③多使用非线性模型；④试验精度较高，预测性好；⑤结合效应面法，可直接读取最佳工艺条件。缺点是：①因素不能太多，否则实验次数无法接受；②考察因素为连续变量，对非连续变量处理较为困难，宜分别考察。

常用的统计学软件有：①SPSS 软件：图形界面，操作简便普及；②SAS 软件：功能强大，但界面不是很友善；③Statistic 软件：图形界面，绘图功能强大，中文支持很好。分析结果模型拟合时以多元线性回归 - 多元非线性回归 - 多元非线性删项 - 绘制效应面图多个程序进行。由于效应面为 3D 图，只能表达两个自变量，故每次需固定一个自变量为中值，代入模拟的数学模型，以最终确定最佳因素范围。例如，孙磊等采用星点设计法用于远志的提取，以远志皂苷元提取率为因变量，使用 Statistic 软件包对各自变量按如下模型进行多元线性回归和二项式拟合。

先进行线性模型拟合，得

$$Y = b_0 + b_1 X_1 + b_2 X_2 + b_3 X_3$$

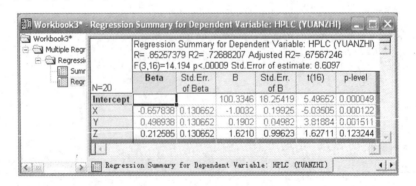

再进行多元非线性模型拟合，得

$$Y = b_0 + b_1 X_1 + b_2 X_2 + b_3 X_3 + b_4 X_{12} + b_5 X_{22} + b_6 X_{32} + b_7 X_1 X_2 + b_8 X_1 X_3 + b_9 X_2 X_3$$

Workbook2* - Model: HPLC=b0+b1*x+b2*y+b3*z+b4*x**2+b5*y**2+b6*z**2+b7*x... (YUANZHI)

Model: HPLC=b0+b1*x+b2*y+b3*z+b4*x**2+b5*y**2+b6*z**2+b7*x... (YUANZHI)
Dep. var: HPLC Loss: (OBS-PRED)**2
Final loss: 139.57292175 R=.98380 Variance explained: 96.786%

N=20	b0	b1	b2	b3	b4	b5	b6	b7	b8	b9
Estimate	-151.537	5.959515	0.339081	3.248411	-0.05307	-0.00213	-0.20109	0.003114	0.009323	0.014515
Std.Err.	60.047	1.147878	0.238837	5.182658	0.00706	0.00044	0.17649	0.002476	0.049506	0.012379
t(10)	-2.524	5.191769	1.419717	0.626761	-7.51738	-4.83438	-1.13943	1.257707	0.188325	1.172535
p-level	0.030	0.000406	0.186104	0.544858	0.00002	0.00069	0.28108	0.237074	0.854389	0.268157

Model: HPLC=b0+b1*x+b2*y+b3*z+b4*x**2+b5*y**2+b6*z**2+b7*x....

需要删项逐步回归，删项条件为 P > 0.2，得二项式拟合结果见 7 - 30。

表 7 - 30   多元非线性回归分析结果

项目	b_0	b_1	b_2	b_4	b_5	b_9
估计值	– 160.4345	6.2859	0.5513	– 0.0521	– 0.0021	0.0136
标准误	33.9894	0.9457	0.1083	0.0067	0.0004	0.0033
t	– 4.7201	6.6466	5.0910	– 7.7372	– 4.9225	4.0886
P	0.0003	0.0000	0.0002	0.0000	0.0002	0.0011

绘制星点设计法的效应面图（见图 7 - 6），并得出最优条件，其多元非线性方程为

$$Y = - 160.434 + 6.2859X_1 + 0.5513X_2 - 0.0521X_1^2 - 0.0021X_2^2 + 0.0136X_2X_3 \ (r = 0.9790)_{\circ}$$

其中：X_1 为乙醇浓度；X_2 为提取时间；X_3 为溶剂倍量。在图上选取提取率高的较佳工艺范围：X_1 为 58% ~ 62%；X_2 为 150 ~ 180 分钟；X_3 为 10 ~ 12 倍，结合工业生产投入产出比，拟选取的最优工艺为 10 倍量 60% 乙醇提取 150 分钟。按优选的工艺参数进行验证实验，其实测值与拟合方程的预测值比较，偏差为 - 5.93%。结果表明，建立的数学模型有良好的预测性，所选条件重现性良好。

中心组合设计，即星点设计应在广泛查阅文献、预试验或筛选试验的基础上进行，以确定因素、水平和指标，从而优选出可信之高端部分。

第二节   药剂的矫味、矫嗅与调色

患者从见到药品开始至药物进入口腔后所引起的感觉，主要有味觉、嗅觉、视觉、触觉，以及由此引起的生理与心理感觉。药剂的色、香、味、形的好坏，影响患者用药的顺应性、安全性，甚至有效性。如黄连、马钱子、猪胆汁等极苦的味道，墓头回、鱼腥草、紫河车等的特异腥臭味往往使患者在下咽时引起反射性呕吐，使药品无法服下。对有些副作用强

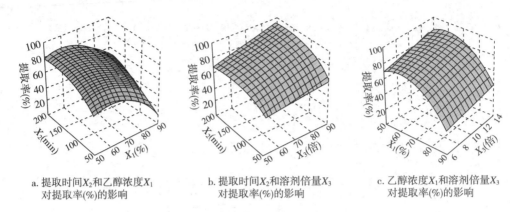

a. 提取时间X_2和乙醇浓度X_1
对提取率(%)的影响

b. 提取时间X_2和溶剂倍量X_3
对提取率(%)的影响

c. 乙醇浓度X_1和溶剂倍量X_3
对提取率(%)的影响

图7-6　远志提取工艺星点设计效应面图

的药品或外用制剂进行醒目着色会引起患者用药的警惕性，避免错误用药现象的发生。因此，对药剂进行必要的味、嗅、色的矫正，使其具有适宜的口味与美观的外表，对疾病治疗具有精神上和心理上的积极作用。

一般将药物的味觉和嗅觉归为化学刺激引起的感觉，将视觉和触觉归为物理或化学刺激引起的感觉。本节从物理化学角度出发，重点探讨矫味矫嗅剂、着色剂和药物产生味觉、嗅觉和色觉的原理，以及物质味、嗅、色与其化学结构的关系及影响因素，为药剂的矫味、矫嗅与调色提供初步的思路方法。

一、药剂的矫味与矫嗅

(一) 物质的味觉

1. 味觉的产生与分类

味觉感受器主要是味蕾。味蕾是具有味觉功能的细胞群，每30~100个扁长的味觉细胞被支持细胞包合，如花蕊一样组成一个味蕾。味蕾嵌在舌面的乳头中，深度50~60μm，宽30~70μm，顶端有味觉孔与口腔相通（见图7-7），并与神经细胞共同构成神经原的神经线连接。味觉细胞顶端有纤毛，并镶嵌着味觉感受分子。味感物质随唾液或水流入味觉孔中与纤毛接触，刺激味觉细胞，并将化学刺激物传输到神经细胞的感觉器官，神经细胞再将这些信息传送至大脑的味觉中心。

味蕾主要分布在舌的尖、侧缘和根部，口腔和咽部黏膜的表面也有散在的味蕾存在。舌前2/3部分没有味蕾，故此部位无味感。

舌的味蕾仅能感觉出甜、酸、苦、咸4种基本味道。辣味是刺激口腔黏膜、鼻腔黏膜、皮肤和三叉神经而引起的痛觉。涩味是触觉神经对口腔黏膜、舌黏膜蛋白质受到刺激发生凝固而产生的一种收敛感觉，不属于基本味道。其他的味道一般由4种基本味道组合变化，并配合嗅觉感受才能分辨。通常嗅觉丧失时，很多味道就不能辨别。

舌头上的不同部位对呈味物质刺激的敏感性不同。一般人的舌前部对甜味敏感，舌尖和边缘对咸味敏感，靠腮的舌两边对酸味敏感，软腭和舌根部对苦味敏感（见图7-8）。

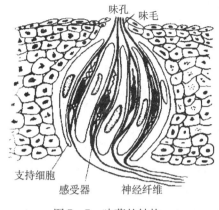

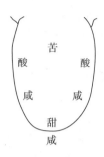

图 7 - 7　味蕾的结构　　　　　图 7 - 8　舌头味觉感受部位示意图

味觉一般在 1.5 ~ 4.0 秒内完成。实验显示，一般人们对苦味的敏感性比对甜味的敏感性强。此外，人们对酸、甜、苦、咸感觉的速度各不相同，咸味最快，苦味最慢。

2. 味觉与呈味物质的化学结构关系

味觉的产生与味感物质和其受体之间发生的相互作用有关。如质子的中和（酸味）、盐键交换（咸味）、氢键形成（甜味）和疏水键合（苦味）。从味感物质的化学键性质看，质子键、盐键、氢键和范德华力的结构基团分别是酸、咸、甜、苦的定位基。其他与受体结合的基团为助味基。

不同的味感物质在味蕾受体上有不同的结合位置，而且有严格的空间专一性。实验显示，酸、咸、苦味的受体都是脂质，甜味的受体是蛋白质，苦味的受体可能也与蛋白质有关。

（1）甜味与甜味物质：关于甜味的味觉强度与呈味物质的化学结构之间的关系，学术界尚无令人信服的理论。目前，较多引用的是由 R. B. Shallenberger 和 T. E. Acree 提出的 AH/B 生甜团学说和 Kier 的三点接触学说。

AH/B 生甜团学说提出，甜味物质的分子中存在一个能够形成氢键的基团 AH（如 - OH、- NH₂、= NH，质子共给基），同时在距氢 0.25 ~ 0.4nm 的空间范围内，必须有另外一个电负性原子 B（也可以是 O、N 原子）。在味蕾甜味受体上也存在有类似 AH - B 单元结构，两者之间通过一双氢键耦合，产生甜味感觉。甜味的强弱与这种氢键的强度有关（图 7 - 9）。该理论可以解释如果糖、葡萄糖、丙氨酸、环己胺磺酸钠等的呈味机理，但是不能解释具有相同 AH - B 结构的单糖与 D - 氨基酸的甜度相差数千倍之由。

1972 年，Kier 对 Shallenberger 理论进行了补充。他认为，在距 AH 基团 0.314nm 和 B 基团 0.525nm 处，若有疏水基团 γ（如 - CH₂、- CH₃、- CH₂CH₃、- C₆H₅ 等）存在，便能

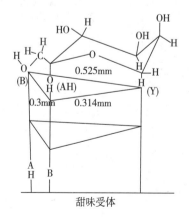

图 7 - 9　甜味的 AH - B 模型

增强甜度。因为此疏水基易与甜味感受器的疏水部位结合加强了甜味物质与感受器的结合（即三点接触学说）。如 D－氨基酸中，缬氨酸、亮氨酸、色氨酸和苯丙氨酸之所以都有甜味与它们具有疏水基结构有关。

药用甜味剂主要包括糖类、氨基酸及二肽衍生物和萜苷类等。

①糖类甜味剂：糖类甜味剂包括单糖、低聚糖和糖醇（如木糖醇、山梨醇、甘露醇等）。其分子构造与构型对甜味影响非常显著。多羟基化合物的味感有一简单的碳/氢比值规律。分子中碳数（n_c）与羟基数（n_{OH}）之比 R（$R = n_c/n_{OH}$）小于 2 时呈甜味，2～7 时产生苦味或甜而苦，大于 7 时则味淡。如肌醇有甜味，将分子中的一个－CHOH 换成环氧醚键即戊糖，便呈苦味。因为环氧醚键能与 C_2－OH 和 C_4－OH 结合形成分子内氢键。一般能形成分子内氢键者甜度会降低，苦味会增高。若在其亲水端 C_2 或 C_3 去氧则会增加苦味，但在吡喃糖的疏水端 C_1、C_5、C_6 去氧，基本不影响甜味。

单糖和低聚糖的甜度随着聚合度的增高而降低，以至消失。如麦芽糖由 2 分子葡萄糖组成，其甜度低于葡萄糖，淀粉、纤维素为没有甜味的高分子。

糖的差向异构体的甜度也有区别。如 α－D－葡萄糖甜度比 β－D－葡萄糖高，D－果糖则相反。α－D－甘露糖有甜味，β－D－甘露糖则有苦味。

糖的环形结构不同，甜度也会发生变化。如 β－D－六环果糖的甜度为蔗糖的两倍，β－D－五环果糖的甜度则很低。

低聚糖苷的结构类型对甜度也有影响。如 2 分子葡萄糖以 α－1，4 糖苷键结合的麦芽糖和 α－1，6 糖苷键结合的异麦芽糖均有甜味，但以 β－1，6 糖苷键结合的龙胆二糖不仅没有甜味还有苦味。

②氨基酸和二肽衍生物：D－型氨基酸大多有甜味，L－型氨基酸有苦有甜。这与 R 基的碳数和所带基团有关。当 R 基碳数小于 3，并带中性亲水基团时以甜味为主，如天门冬氨酸、甘氨酸、丙氨酸、丝氨酸等。

药用甜味剂主要是二肽衍生物，如天门冬酰苯丙氨酸钾酯（阿斯巴甜）。这类甜味剂中的定位基是 L－天门冬氨酸。

③二萜苷和三萜苷：主要有甜叶菊苷和甘草苷等，其结构中含有多个 AH－B 系统，所以有甜味。

甜叶菊苷　　　　　　　　　甘草苷

（2）苦味与苦味物质：药品很多具有苦味。关于苦味的识别理论，与甜味一样也有多种学说，如空间位阻学说、内氢键学说、三点接触学说等。曾广植提出的味细胞膜诱导适应模型学说认为，苦味受体是味蕾中多烯磷脂在膜里形成的"水穴"，有与表蛋白粘贴的一面，也有与脂质块接触更广的一面。最外层有 Cu^{2+}、Zn^{2+} 或 Ni^{2+} 盐桥作为分子识别的监护。凡能进入受体任何部位的刺激物都能改变其磷脂的构象，产生苦味信息。

对苦味物质的结构与苦味关系的分析研究发现，苦味物质具有两个结构特征：一是作为配基形成金属离子螯合物，或金属离子本身即具苦味；二是具有明显的脂溶性。分析发现，苦味物质分子中多含有 $-NO_2$、$N\equiv$、$-SH$、$-S-$、$-S-S-$、$>C=S$、$-SO_3H$ 等基团（苦味基团）。

药物中常见的苦味物质有生物碱、萜类、糖与糖苷、氨基酸与多肽 4 类，其他苦味物质有无机盐（Ca^{2+}、Mg^{2+}、NH_4^+）、含氮有机物等。不同类型物质的苦味与结构特点大致如下：

①生物碱类：生物碱大多具有苦味，对大环生物碱来说，碱性越强味越苦。如小檗碱、士的宁碱、奎宁等。士的宁碱是目前已知最苦的生物碱，盐酸奎宁常作为苦味的基准。

②萜类和甾体类化合物：这类物质如果具有分子内氢键、内酯的话，内缩醛和糖苷羟基等便可与金属离子结合，形成有苦味的螯合物。例如，香豆萜、银杏内酯、麦门冬皂苷、马鞭苷、胆酸等。

③糖苷类化合物：这类物质的碳/羟比值（R）为 2~7 呈苦味。其中，$-N(CH_3)_3$ 和 $-SO_3$ 可视为两个羟基。苦杏仁苷、熊果苷等都有苦味。碳/羟比值计算可推广应用到酸、酯和甾体中。氯霉素为 1，其 3 - 丙二醇衍生物的 R 值在 2~7 间，所以有苦味。如果将 C_3-OH 酯化为棕榈酸酯，苦味消失，称为无味氯霉素。

④氨基酸类化合物：L - 型氨基酸的 R 基碳数大于 3 并带有碱基时以苦味为主，如亮氨酸、异亮氨酸、苯丙氨酸、酪氨酸、色氨酸、组氨酸、赖氨酸和精氨酸都有苦味。含有疏水性氨基酸残基的多肽一般有苦味。盐的正负离子半径之和大于 0.658nm 者具有苦味。

（3）酸味与酸味物质：酸味是由质子 H^+ 与存在于味蕾中的磷脂相互作用而产生的味感。因此，凡是在溶液中能离解出氢离子的化合物都具有酸味。但各种酸的酸味感并不与 H^+ 浓度呈正比，即使有微量的 H^+ 存在，人们也会感到酸味。一般认为，质子 H^+ 是酸味剂 HA 的定位基，酸根 A^- 是助味基。

酸根 A^- 的结构对酸感强度有显著的影响。相同 pH 条件下，有机酸的酸味强于无机酸。这是因为有机酸的助味基 A^- 在磷脂受体表面的吸附性较强，能中和受体表面的正电荷，降低其对质子的排斥能力，有利于质子与磷脂作用。A^- 的碳链越长，亲脂性越大，酸味越强。但是碳链超过 10 个碳原子的有机酸则无酸味。一定范围内，二元酸的酸味随链长的加大而增强。若在 A^- 结构上增加羧基或羟基，其亲脂性减弱，酸味亦减弱；相反，若增加疏水性基团，则有利于 A^- 在脂膜上的吸附，酸味增强。

一般有机酸种类不同，其酸味特性也不同，六碳酸味道较好，四碳酸味道不好，三酸碳、二碳酸有刺激性。

（4）咸味与咸味物质：咸味是中性盐呈现的味道，具有咸味的物质主要是一些碱金属的化合物。咸味的定位基是金属离子，主要是碱金属和铵离子，其次是碱土金属离子，助味基是阴离子。盐的咸味由解离后的离子决定。阳离子易被磷脂受体表面吸附产生咸味，阴离子影响咸味的强弱和副味。

除氯化钠外，其他盐的咸味均不纯正。研究发现，盐的味感与盐的总离子半径有关。正负离子半径都小的盐呈咸味；半径都大的盐呈苦味；介于中间的盐呈咸苦味。主要表现咸味的盐类有 NaCl、KCl、NH_4Cl、$BaBr_2$、NaI、NaBr，呈咸苦味的有 KBr 和 NH_4I，主要呈苦味的有 $MgCl_2$、$MgSO_4$、KI，兼有不愉快苦味的有 $CaCl_2$ 和 Ca（NO_3）$_2$。

有些有机酸的盐也呈现类似食盐的咸味，如葡萄糖酸钠、苹果酸钠、谷氨酸钾等。

（二）物质的嗅觉

嗅觉是挥发性物质刺激鼻腔嗅觉神经，继而引起中枢神经产生的感觉。嗅觉是一种比味觉更复杂、更敏感的化学感觉。从嗅到气味物质到产生嗅觉仅需 0.2~0.3 秒。嗅觉感受器是位于上鼻道及鼻中隔后上部的嗅黏膜层中的嗅细胞。人的鼻腔每侧约有 2000 万个嗅细胞。嗅细胞呈圆瓶状，细胞顶端有 5~6 条短的纤毛，细胞的底端有长突，它们组成嗅丝，穿过筛骨直接进入嗅球。嗅细胞的纤毛受到存在于空气中的物质分子刺激时，由神经冲动传向嗅球，进而传向更高级的嗅觉中枢，引起嗅觉。

1. 嗅觉与嗅觉识别理论

实验研究发现，能够产生嗅感的物质必须具有一些基本的物理学特性：①沸点低，蒸气压大：即具有足够的挥发性，以使蒸气能够扩散到鼻腔的嗅黏膜。含挥发性成分的有机物大多具有气味；②分子量小：有人认为，分子量在 50~300 的有机化合物才能产生嗅感；③具有水溶性与脂溶性：水溶性能够使其溶解于嗅神经黏膜的黏液中，脂溶性能使其扩散透过嗅神经细胞的脂质膜。

决定物质气味强弱的因素一般认为是蒸气压、溶解度、扩散性、吸附性、表面张力的大小等等。

有学者认为，气味的感受有些是物理的（物理振动），有些是化学的。气味与结构之间并不是简单的一成不变的关系，气味特征一半由分子结构决定，另一半在于嗅味人的接收器官和大脑。关于嗅觉识别机理有多种学说，最常引用的是立体化学理论和振动理论。

（1）立体化学理论：1948 年，R. W. Moncrieff 首先提出原嗅学说，后经 J. E. Amoore 发展完善而成为立体化学理论。该学说假定气味受体拥有特殊形状的结构布局，当到达的气体分子拥有与之契合的形状和大小时，气体分子则占据此气味受体并激发嗅觉反应。其认为，形状大致相似的化合物往往具有相同的基本气味。

现代研究证明，嗅细胞上有特殊结合能力的受体蛋白。每一个嗅细胞只对一种或两种特殊的气味起反应。嗅球中不同部位的细胞仅对某种特殊的气味起反应。不同性质的气味刺激有其相对专用的感受位点和传输路线；非基本气味则由于它们在不同路线上引起的不同数量冲动的组合特点，在中枢引起特有的主观嗅觉感受。该研究结果对上述理论提供了一定支持。

（2）振动理论：该理论将气味的识别归因于分子的能量水平。气味受体设置高、中、低能量的位差来传导神经信号。一旦刺激物中价电子等分子内的振动频率可以填补气味受体的电位差，则环路完成，一种生化过程将放大此信号，打开一个离子通道，向嗅球发出生物电脉冲，使气味得以识别。气味分子所产生的振动频率不同，形成的嗅觉不同。如硝基苯、苯甲腈和 α – 硝基噻吩三者结构不同，但因其在远红外区的振动数相同，因而具有相同的苦杏仁气味。

2. 气味与呈味物质的化学结构关系

物质的气味与其化学结构的关系至今仍未有基本规律可循。目前，有下述综合观点：

（1）发香基：一般液态或低熔点的固态药物常具有特殊臭味。研究发现，有气味的物质在分子中都具有某些原子或基团，这些能形成气味的原子或基团称为发香基或发香团。

发香原子多在元素周期表中Ⅳ族～Ⅻ族，有 H、C、Si、N、P、As、Sb、Bi、O、S、Se、Te、F、Cl、Br、I 共 16 种元素。发香基团主要有 C＝C、C≡C、–OH、–COOH、–CHO、–COOR'、R—COO、–CO–、–NO₂、–NH₂、–CN、–NC、–C₆H₅、–O–和杂环化合物等。这些发香团对气味的影响，只有当化合物的分子量较小，发香团在其中所占比例较大时，才会显现出来。不同结构的发香团，可使物质产生不同的气味。如 P、S、N、As 等原子发出的是恶臭的原子。发香团在分子中位置的不同，会导致气味的强弱和品质变化。

（2）分子大小和几何形状：根据立体化学理论，J. E. Amoore 通过对 600 多种有气味物质和它们的化学结构进行分析后提出，至少存在 7 种基本气味（原嗅）：即樟脑味、麝香味、花卉味、薄荷味、乙醚味、辛辣味和腐腥味。其他众多的气味可能是由这些基本气味组合引起的。虽然化合物的分子结构不同，但分子大小和几何形状大致相似的化合物往往具有相同的基本气味。如硝基苯、苯乙酮和苯甲醛的基本气味相同；d – 樟脑、六氯乙烷和环辛烷具有樟脑气味。但是每种分子的气味品质却不相同，有的辛辣，有的刺鼻，有的甜醇等。

（3）异构体：有些化合物的光学异构体结合方式不同，引起的嗅感也不同。如 l – 芳樟醇有熏衣草香气，d – 芳樟醇有甜味感，消旋体有强烈的 l – 芳樟醇气味，l – 苯丙胺（R – 体）呈霉臭，d – 苯丙胺（S – 体）具粪嗅。从植物中提取分离出来的天然链状醇、醛等化合物，其顺式异构体大多呈现出清香气味，而反式异构体往往带有浓重的脂肪嗅。然而这些化合物的异构体气味没有本质的不同。

（4）空间位阻：当化合物分子的空间构型阻碍有关基团与受体结合时，物质就不会产生嗅感。如间麝香的嗅感强度取决于苯环上的两个季碳基。图 7 – 10 中，结构式 a. 和 b. 都具季碳基，因此嗅感强；c. 结构有一个季碳烷基被叔碳基取代，因而香气弱；d. 结构仅有微弱的麝香气，这是因为酰基的两个临位基团产生了空间位阻，妨碍了它与苯环的共平面性。

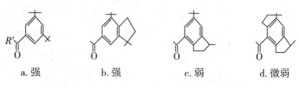

a. 强　　　　b. 强　　　　c. 弱　　　　d. 微弱

图 7 – 10　间麝香的结构与嗅感强度

(三) 药剂的矫味与矫嗅

1. 味觉与嗅感强度的测定

目前，还没有找到根据药品嗅味来选用矫味矫嗅剂的准确规律。药品的矫味矫嗅一般是经人口尝鼻嗅试验和经验总结。对嗅味觉强度的测定主要使用感官品嗅评定的方法，常用的参数是阈值。味觉阈值是指人能感受到某种物质的特定味的最低浓度。物质的阈值越小，表示人对其敏感性越强。如盐产生咸味的域值为0.08%，蔗糖产生甜味的域值为0.5%，醋酸产生酸味的域值为0.0012%，奎宁产生苦味的域值为0.00005%。反映嗅感强度的参数是嗅感阈值。如水杨酸甲酯的嗅觉阈值是1×10^{-1}mg/L。目前，已有使用电子舌和电子鼻作为分析物质呈味特征和矫味矫嗅的评价指标，以寻找矫味矫嗅剂的最满意配方。

2. 影响味觉的因素

不同物质的味道及味感强度与它们的分子结构有关。除此之外，人的味觉还受下列因素，以及人的心理因素影响。

(1) 溶解度与浓度：味感物质必须溶解于水或唾液中，才能与味觉感受器相接触产生化学味感。完全不溶于水的物质通常无味。溶解快的物质味感产生得快，消失得也快。一般咸味产生的感觉最快，苦味产生的感觉最慢，但苦味消失得也慢。

味感物质的浓度不同，味感也不同。糖类的甜度一般随着糖浓度的增加，各种糖的甜度也增加。在相等的甜度下，几种糖的浓度由低到高依次是果糖、蔗糖、葡萄糖、乳糖、麦芽糖。

(2) 温度：据测定，一般最佳味觉温度在10℃~40℃之间，30℃时味觉最敏感。不同的温度其味觉阈值不同。盐酸奎宁的阈值为17℃~42℃，随温度升高而增大，苦味在40℃感觉最强；甜味在30℃~40℃味感最强；咸味在15℃时味感最强；酸味随温度上升而增强。

(3) 味感物质的相互作用：味感物质以一定浓度混合后，可以使其中一种味感增强(比对)或者相互增强(相乘)，也可使味感相互减弱(消杀)，甚至可以使味道改变(变调)。如各种糖类混合使用时，表现出相乘现象。如26.7%的蔗糖溶液和13.3%的淀粉糖浆组成的混合糖溶液，尽管糖浆的甜度远低于相同浓度的蔗糖溶液，但混合糖溶液的甜度相当于40%的蔗糖溶液。

(4) 年龄：婴幼儿味蕾较成年人多，老年人味觉敏感性明显下降。有调查发现，幼儿对苦味最敏感，对糖的敏感性是成人的两倍。老人对酸味的敏感性衰退。

(5) 患者的疾病状态：身体某些疾病状态下有时会导致失味、味觉迟钝或变味。例如，黄疸病患者对苦味的感觉会明显下降甚至消失，糖尿病患者对甜味的敏感性下降。

3. 常用的矫味矫嗅剂

为掩盖或矫正药物的不良嗅味而加到药物制剂中去的物质称为矫味矫嗅剂(flavoring and smelling agents)。矫味剂是改变药品味觉的物质，矫嗅剂是改善药品气味的物质。药品具有的"味道"是味觉与嗅觉共同作用的结果，所以通常会将药物的味和嗅同时进行矫正。

对于不同味感的调味品相互配合对味觉的影响，在食品风味研究中找到了一些基本规律：①甜味与苦味配合，呈味相互减弱。②甜味与酸味配合，呈味相互减弱。③甜味与咸味配合，可使咸味减弱。但是两种呈味物质的浓度不同，味感变化也不同。如 1%~2% 的食盐溶液加入适量的蔗糖可使咸味减弱或消失，而在 20% 食盐溶液中，蔗糖无法使咸味消失；相反，在蔗糖溶液中添加少量食盐，可以使甜度增加。④酸味与咸味共存，呈味强度有时会相互减弱，有时相互增强，如在食盐溶液中添加少量的醋酸可使咸味增加，添加大量的醋酸，可使咸味减弱。⑤咸味与苦味并存，呈味也会互相减弱。药品的呈味比食品要复杂得多，上述规律仅供参考。

药用矫味剂主要有甜味剂、芳香剂、含芳香成分的甜味剂、胶浆剂和泡腾剂等 5 类。甜味剂和含芳香成分的甜味剂对苦味、酸味一般有较好的掩盖或矫正作用。

目前，对苦味抑制研究较多。如苦味用樱桃、胡桃、巧克力型香味、复方薄荷制剂、大茴香等甜味剂有很好的掩蔽和矫正作用。另外，还发现了一些苦味抑制方法，如食盐可以抑制奎宁、咖啡因等的苦味；十二烷基硫酸钠对奎宁的苦味有降低作用；柠檬酸、苹果酸等有机酸能有效降低蛋白水解物的苦味；鲜味氨基酸天门冬氨酸（asp）和谷氨酸（glu）能有效抑制苦味，效果很好。

更有针对性的方法是利用与味感受器竞争的原理来抑制苦味。如 2,4-甲氧基，苯氧基丙酸（2,4-MPP）对氯化钾的苦味有抑制能力，对天门冬酰苯丙氨酸钾酯、蔗糖的甜味也有抑制力。其作用机理是与苦味或甜味物质竞争味感受器的结果。脂蛋白类化合物苦味抑制剂包括磷脂（PA）、β-球蛋白（LG）和 PA-LG 等，主要抑制疏水性物质的苦味。据报道，3% PA-LG 对奎宁、咖啡因、异丙嗪盐酸盐、甘氨酰 L-亮氨酸、L-苯丙氨酸、柚皮苷和茶碱的苦味均有较好的抑制效果。

咸味一般难以掩蔽。通常含芳香成分的糖浆剂对咸味有一定的掩盖能力，如橙皮、柠檬、覆盆子、樱桃、甘草糖浆、奶油香味、香荚兰、杏、桃、冬绿油等均有较明显的矫正咸味的作用。

对于苦、咸、酸、涩以及刺激性药物可以用一定黏度的胶浆剂配合甜味剂和芳香剂加以矫正。胶浆比较黏稠，可阻止或延缓药物向味蕾扩散，干扰味蕾的味觉。

泡腾剂对于苦、涩味等有良好的矫正作用，因为碳酸氢盐可与有机酸反应产生二氧化碳气体。二氧化碳溶于水中呈酸性，可麻痹味蕾而矫味。若与甜味剂和芳香剂合用，可得到清凉饮料型的佳味。

选用矫味剂时，要注意药物本身的性质和用药对象的情况。如本来是利用苦味作用的药剂如复方龙胆酊或其他苦味健胃剂，若将苦味矫除，使其带甜味，则失去了用药目的。当毒剧药需要矫味时，应注意不可使其过于可口，以防止服用过量而造成事故。患者年龄和性别的差异，对滋味的感受也不一样。据调查显示，小儿喜欢巧克力味的甜味剂，其次喜欢水果风味的淡色糖浆。在发热时一般多用带酸味的水果风味淡色糖浆；对苦味较重者，用巧克力或可乐矫味效果较好。对患有某种特殊疾病的患者使用矫味剂要慎重，如糖尿病患者使用甜味剂矫味时，可使用糖精钠、山梨醇、麦芽糖醇、甜菊糖苷等甜味剂，而不宜用蔗糖。

4. 其他矫味矫嗅方法

（1）包合：将具有不良嗅味的药物微囊化，制成环糊精或脂质体包合物。油溶性药物可以乳化制成乳浊液。对于固体剂型药物，掩盖药物不良嗅味的常用方法是将其装入胶囊，或者制丸、压片后包衣。

（2）将药物制成难溶性盐或酯或前体药物：药物的味感与其水溶性有关。如氯霉素制成难溶性的棕榈酸酯后，苦味消失，成为无味氯霉素。

二、药剂的调色

（一）物质的呈色

物质的颜色是由物体吸收、反射或透过不同波长的可见光刺激视觉所产生的印象。人眼能够感受到的可见光的波长在380～780nm之间。波长不同，对人的视觉刺激不同，会产生红、橙、黄、绿、青、蓝、紫七色光，白光由这些有色光混合而成。当物质因结构特征而选择性地吸收白光中的某一波长的光，而将其余波长的可见光透过或反射时，人便会感觉到颜色。

实验发现，白光可以由适当颜色的两种单色光按一定强度比例混合而成。这两种单色光称为互补色光。图7-11中处于直线关系的两种单色光即为互补色光。人的视觉观察到的颜色实际上是物质吸收光的互补色。如某药物溶液仅选择吸收蓝色光，该溶液即显黄色。物质的结构、形态不同，对光的吸收、透过或反射的情况也不同，所呈现的颜色就不同。

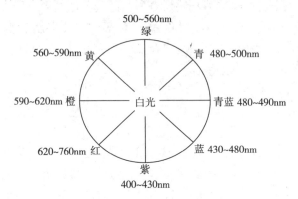

图7-11 互补色光示意图

（二）色泽与物质化学结构的关系

光是电磁波，是能的一种形式。光子能量 E 的大小与光的波长 λ 的关系为

$$E = h\nu = hc/\lambda$$

式中：c 表示光速，h 表示普朗克常数，ν 表示辐射频率。

长波光能量小，短波光能量大。因此，紫外光能量大，红外光能量小，可见光居中，能量范围约为37～70千卡/mol。有机分子吸收光后将引起分子中的电子跃迁。若电子跃迁需能较小，只需可见光照射即能实现。与呈色有关的是 $n \to \pi^*$ 和 $\pi \to \pi^*$ 跃迁。这两种跃迁通常需能较小，激发 $\pi \to \pi^*$ 跃迁的吸收波长为165nm，$n \to \pi^*$ 跃迁的吸收波长为280nm。凡在光照下能发生电子的 $n \to \pi^*$ 或 $\pi \to \pi^*$ 跃迁，并能吸收可见光的基团叫做发色团。常见的发色团有 $C=C$、$C\equiv C$、$C=O$、$-CHO$、$-COOH$、$-N=N-$、$-N=O$、$-N$、$C=S$、$C=N-$等。但是当分子中仅有一个发色团时，由于其吸收波长多在400nm以下，故分子是无色的。

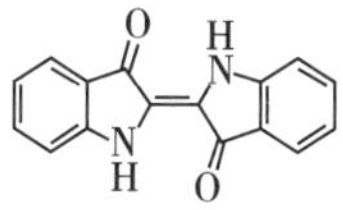

a. 靛蓝

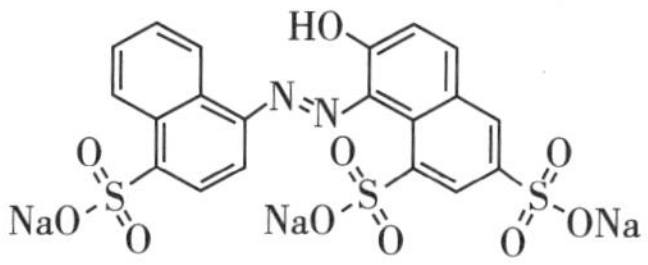

b. 胭脂红

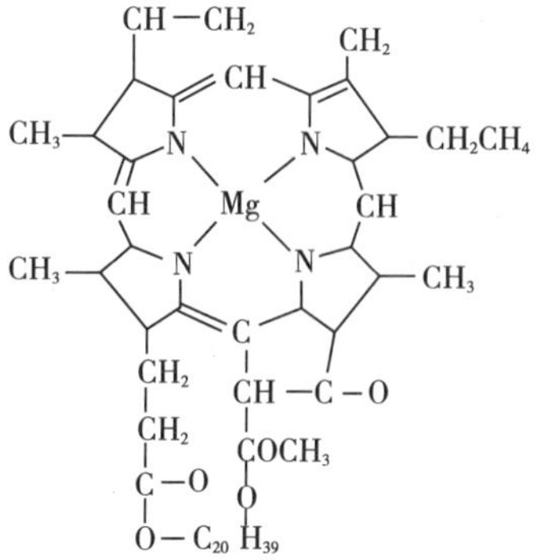

c. 叶绿素

当两个或两个以上的发色团共轭时，分子对光的吸收则向长波移动。当物质吸收光的波长移至可见光区时，物质便呈现颜色。

一些含杂原子的饱和基团，当将其接到发色团或共轭体系上，能明显使后者的最大吸收波长长移，这些基团叫做助色团。常见的助色团如 – OH、– OR、– NH₂、– NR₂、– SR、– Cl、– Br、– I 等。它们通常具有孤对电子，可与发色团的 π 系统相互作用。药品着色剂大多具有这样的结构。

（三）药剂的调色

使药品着色或改善药品外观色泽的物质称为着色剂（colouring agents）。药品着色是为了品种识别和提高患者服药依从性的需要。因此，药品的颜色应注意与药品使用部位、治疗作用、病人对颜色的心理状况相协调，与药剂的臭味相协调；与天然品或习惯相协调。如外用制剂的着色剂最好与肤色一致；补血药剂用红色，使病人有一种补血功效的心理作用；治疗寒证的药品用暖色，使病人感觉有暖意；清热解毒药剂用白色或淡绿色，以增强病人的清凉感等。如薄荷、留兰香味药剂一般用淡绿色，橙皮味用橙黄色，柠檬、香蕉味用黄色，樱桃味用红色，黄连素片用黄色包衣着色等等；习惯上漱口剂常用淡黄或粉红色，镇咳药用咖啡色，安眠药用暗色等。一般而言，鲜明与柔和的颜色比灰暗乌黑以及过分触目浓郁的颜色易于患者接受。

单一品种的着色剂有时不能满足药品色调的要求，可应用配色原理将各种色素按适当的比例配合使用，以获得所需的颜色。物质的颜色是由红、黄、蓝 3 种基本颜色按一定配比而形成的。这 3 种基本颜色称为三原色。用适当比例的三原色可以调配出很多鲜艳的色谱，一般拼色规律如下：

例如，柠檬黄 45% 与靛蓝 55% 可以调配成苹果绿色。

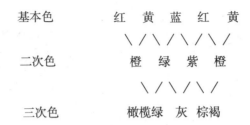

调色时需要注意，不同溶媒能产生不同色调或强度。例如，按一定比例混合的红、黄、蓝三色素的水溶液色度较黄，而在 50% 乙醇中色度较红。pH 值常对色调或强度产生影响，如胭脂红溶液在中性 pH 时为红色，在碱性 pH 条件下变为暗红，在强酸条件下有褪色并产生沉淀的可能。有时一种色素会对另一种色素产生退色作用，故必须预先做好试验，按溶媒的性质及含量、溶液的 pH 范围进行配色。

关于药用矫味矫嗅剂和着色剂的品种、性质及应用已有评述，可参阅相关文献。

参考文献

[1] 裴雪重,唐韶华,夏一天.黄金分割律在中医学理论中有重要表现.中国中医基础医学杂志,1996,2(4):13 – 14.

[2] 刘君焱,王玉蓉,王伟,等.黄金分割法筛选丹参提取工艺参数初探.北京中医药大学学报,2008,31(5):340 – 343.

[3] 方开泰.均匀设计与均匀设计表.北京:科学出版社,1994.

[4] 吴伟,崔光华.星点设计—效应面法及其在药学中的应用.国外医学·药学分册,2000,27(5):292 – 298.

[5] 孙磊,王玉蓉.远志正交设计与星点设计提取工艺对比研究.中成药,2006,28(3):328 – 331.

[6] 沈建民,吴振卿.药物结构与制剂.北京:中国医药科技出版社,1989,165 – 272.

[7] 黄梅丽,王俊卿.食品色香味化学.北京:中国轻工业出版社,2008,140 – 189.

[8] 侯惠民,王浩,张光杰,等.药用辅料应用技术(第 2 版).北京:中国医药科技出版社,2002,407 – 436.

第八章

制剂成型原理与技术

液体制剂常用的成型相关技术有溶解、乳化、混悬等，而固体制剂成型的相关技术包括制粒、制丸、压片、包衣等。此外，固体分散、微囊化、分子包合、纳米药物等制剂新技术的应用也已越来越广泛。

第一节 液体制剂分散技术

液体制剂的成型技术主要包括溶解、乳化和混悬。药物的溶解能力、乳化性能以及混悬状态不仅影响制剂的稳定性，同时也影响药物的吸收和生物利用度。

一、增溶技术

1. 影响药物溶解的主要因素

药物的溶解性能主要取决于药物的物理化学性质（结构类型、粒径、晶型规格等），以及分散体系的性质（分散溶剂的极性、pH 等），同时还受温度等条件的影响。

2. 增加药物溶解度的方法

增加药物溶解度的方法有加入增溶剂、助溶剂、潜溶剂、制成盐类或改变药物的分子结构等。

二、乳化技术

乳化法系指在乳化剂存在下，通过机械力将一种液体以微小液滴的形式分散到另一种液体中形成乳剂的过程。乳剂的类型有 W/O 型或 O/W 型等。

（一）乳剂形成的基本理论

1. 界面张力理论

所有液体都有一种形成特定形状使其表面积达到最小的趋势，应用表面活性剂可降低界面张力，从而使分散相以细小的乳滴分散在分散介质中形成稳定的乳剂。

2. 定向楔理论

假设乳化剂的单层分子在乳剂内相的液滴表面环绕排列，由于表面活性剂含有亲水基团和疏水基团，则可依据分子的形状、大小和溶解特性，分子在各相中定向排列和楔形排列而形成油滴或水滴，其中乳化剂溶解度大的一相即成为乳剂的连续相或外相。

3. 塑性或界面膜理论

乳化剂存在于油水界面，以薄膜的形式吸附于内相液滴的表面，防止分散相的接触或融合。薄膜的塑性越强，柔性越大，乳剂就越稳定。

（二）乳化方法

1. 转相乳化法

转相乳化法系指先将 O/W 型乳化剂溶解或熔化于油相中，然后在缓慢搅拌下以细流状将预热的水相加入到热的油相中，随着水相体积的增加，连续相从油相转变为水相的方法。在该体系的相变过程中，当仅向溶解有乳化剂的油相中加入少量水时，体系从乳化剂的增溶油溶液转变成乳化剂 – 油 – 水液晶，继续加水稀释时，则形成由油分散于乳化剂 – 水连续相中的凝胶状乳剂，进一步加水最终得到 O/W 型乳剂。若使油相的比例大于水相欲制成 W/O 型乳剂时，按上法将油相加入水相，则为 O/W 型乳剂向 W/O 型乳剂的转化过程，最终可形成 W/O 型乳剂。因此转相乳化法成乳的先后过程为增溶、液晶形成、凝胶状初乳形成以及最终形成乳剂。

转相乳化法制得的乳剂，其稳定性与液滴大小、表面活性剂的 HLB 值和用量有关。例如，在同等乳化剂用量下，用聚山梨酯 60（HLB14.9）乳化液状石蜡，液滴大小约在 $12\mu m$，而用聚山梨酯 60 和司盘 60 混合乳化剂（HLB 值 11~12），则可得到粒径小于 $1\mu m$ 的微乳，其稳定性得到提高。

2. 相转变温度乳化法

相转变温度乳化法系指在温度的影响下，聚氧乙烯非离子表面活性剂的 HLB 值可发生改变而使乳剂转相的方法。当温度升高时，聚氧乙烯链与水分子之间的氢键被破坏，溶解度下降，原有的乳化剂性质发生变化而导致乳剂类型发生转变。因此，利用温度对乳剂的转相作用，在转相温度时进行乳化，可得到比较理想的乳剂。使乳剂转型的温度称为相转变温度（phase inversion temperature，PIT）。聚氧乙烯链分布越宽，PIT 值就越高，乳剂的稳定性也较高；PIT 值越低，则乳剂的稳定性也就越差。

乳剂的 PIT 值受油水两相比例及表面活性剂与油相比例的影响，同时也与乳剂中添加的表面活性剂种类有关。在表面活性剂浓度一定时，PIT 值随油水两相的比例增加而升高；在油水两相比例固定时，则 PIT 值随表面活性剂的浓度增大而减小，当表面活性剂浓度达到 3%~5% 时，PIT 值不再改变。混合表面活性剂的 PIT 值等于各组成表面活性剂 PIT 值与其质量分数的乘积之和。

O/W 型乳剂最适宜乳化剂的 PIT 值应高于乳剂储存温度 20℃~60℃；W/O 型乳剂最适宜乳化剂的 PIT 值应低于储存温度 10℃~40℃，这样的乳剂在放置期间才不易发生转相现象。

3. 交替加液乳化法

交替加液乳化法系指将乳化剂溶解或熔化在适宜液相中，交替加入少量相同温度的油相和水相，直至两相液体全部加完而形成乳剂的方法。该法特别适合于油相比例高的 O/W 型乳剂的制备。

4. 连续式乳化法

连续式乳化法系指直接将预热好的油相、水相及适宜的乳化剂加入乳化设备中乳化制成乳剂的方法。

5. 低能乳化法

低能乳化法系指将分散相与相近体积的连续相加热乳化，再将未加热的剩余连续相加入，稀释乳化的方法。当未加热连续相体积过大时，其体积大小可能影响乳滴大小，并由于初乳液黏稠度过大，稀释时不均匀而造成粒径增加，或因大量乳化剂的增溶作用而使粒径减小。

三、混悬技术

混悬系指将难溶性药物粒子以微粒分散状态分散于液体分散介质中的过程。在粒子大小均匀呈球形、混悬液可无限稀释、粒子在沉降过程中不受湍流影响、粒子间无相互碰撞且与分散介质无化学或物理上的吸引或亲和力影响的理想状态下，Stoke's 定律推论出影响药物混悬稳定性的有关因素，在其他因素不变时，混悬粒子的沉降速率与粒子直径的平方成正比，与粒子密度和分散介质密度差成正比，与分散介质的黏度成反比，从而为药物的混悬以及制备稳定的混悬剂提供了理论指导。

应用混悬技术制备混悬剂时，应依据 Stoke's 定律。影响混悬液稳定性的主要因素有：①药物粒子的粒径与形状。多数混悬剂中药物粒子的粒径大小在 1 ~50μm 之间，粒径过小，虽然降低了粒子的沉降速率，但长时间放置沉降会聚集成紧密的不易再分散的饼状；粒子的形状对粒子结饼和混悬剂稳定性有一定影响，研究表明，碳酸钙的对称圆柱形粒子所制成的混悬液比其不对称的针状粒子更稳定，前者不易形成饼状沉淀物，而后者则形成黏着力强的饼状沉淀。因此，为避免药物粒子聚集结饼，常添加适量絮凝剂，使粒子间形成较弱的键合力，而形成松散的絮状聚集体。②分散介质的黏度。分散介质的黏度过小时，混悬剂粒子沉降速率加快；分散介质的黏度过大时，药物则分散不均匀，且制剂不易倾出。综上，应根据粒子的表面特征选择适宜的润湿剂和助悬剂等附加剂。

第二节　固体制剂成型技术

颗粒剂、胶囊剂、片剂等固体制剂成型过程常常涉及制粒、制丸、包衣等技术。其中片剂成型主要涉及压片技术。

一、制粒技术

（一）颗粒形成机理

制粒系指将药物粉末与适宜的辅料混合，采用适宜的方法聚集成颗粒的过程。粉末之间的结合作用力分为黏附（adhesion）和内聚（cohesion），前者指的是异种物料粉末的结合，后者指的是同种物料粉末的结合。

湿法制粒时，粉粒间的水分存在状态有：①悬垂态（Pendular state）：系指粉粒间的空隙部分被液体充满，由于表面张力和毛细管的负压作用使润湿药粉的液体形成液桥的状态；②毛细管态（capillary state）：系指粉粒间空隙完全被液体充满，液体扩展到孔隙的边沿，其作用力为粉粒的接口力和液体的毛细管负压的状态；③缆索态（Funicular state）：系指处于①和②二态之间的中间态；④液滴态（droplet state）：系指粉粒表面完全被液体包围，其结合力完全成为液体的表面张力时的状态。当湿粒干燥后，由于粉粒之间的接触点在干燥时受热而熔融，或黏合剂的固化，或由于被溶物料的重结晶等作用，粉粒间形成固体桥，使物料呈颗粒状。

干法制粒时，粉末粒子间的作用力主要是分子间力和静电力。当粒子表面处于自由状态时，表面能最大。如果粒子表面包裹着易变形物料，则粒子因分子间力而紧密接触，但结合力较弱；如果包裹材料为不易变形的物料时，则在破坏包裹层时产生黏结。当颗粒中粉末之间静电力较弱时，对颗粒形成的影响不大，当颗粒中粉末分子间力很强时，则可使颗粒保持足够的强度。

（二）制粒技术

1. 挤出制粒法

挤出制粒法系指将药物粉末与适宜赋形剂混匀，选择适宜的润湿剂或黏合剂制软材，通过摇摆式或旋转式颗粒机制粒、干燥、整粒的方法。

2. 滚转制粒法

滚转制粒法系指将药物粉末与适宜的辅料混匀，置包衣锅或适宜的容器中转动，在滚转过程中将润湿剂呈雾状喷入，使粉末润湿黏合成颗粒，继续滚转至颗粒干燥的方法。此法尤适用于中药浸膏粉及黏性较强的药物细粉制粒。

3. 流化喷雾制粒

流化喷雾制粒法又称流化床一步制粒，系指利用气流将药物粉末悬浮呈流化状态，再喷入黏合剂，使粉末凝结成粒的方法。

4. 喷雾干燥制粒法

喷雾干燥制粒法系指将药物浓缩液送至喷嘴后与压缩空气混合呈雾滴状喷入干燥室中，使雾滴很快被干燥成球状粒子的方法。干燥室的温度一般控制在120℃左右，球状粒子进入回收器后，收集的粉末再经滚转法制粒，也可直接用于压片。

5. 喷雾冻凝法

喷雾冻凝法系指将药物分散于已液化的辅料中，利用喷雾法进行造粒，并借助外界条件使颗粒固化的方法。

6. 快速搅拌制粒

快速搅拌制粒法系指将固体物料（药物及/或辅料）置于密闭盛器中，以一定的转速转动三向搅拌叶，使物料从盛器的底部沿壁抛起呈旋转的波浪，处于波峰的物料被高速旋转的刮粒刀切割成带有一定棱角的小块，小块间相互摩擦，最后形成球状颗粒的方法。

7. 干法制粒技术

干法制粒技术系指将药物粉末直接压缩成较大片剂或片状物后，再经粉碎制成颗粒的方法。分为压片法和滚压法。压片法系将固体粉末压制成直径为 20～25mm 的胚片，再破碎成所需大小颗粒的方法；滚压法则利用转速相同的二个滚动圆筒之间的缝隙，将药物粉末滚压成片状物，然后通过颗粒机破碎成一定大小颗粒的方法。

干法制粒适用于热敏性物料、遇水易分解的药物以及容易压缩成形药物的制粒，方法简单，省工省时。但应注意由于压缩引起的晶型转变及活性降低等。

8. 液相中晶析制粒法

液相中晶析制粒法系指药物在液相中析出结晶时，借液体架桥剂和搅拌作用聚结成球形颗粒的方法，也称为球形晶析制粒法，简称球晶制粒法。球晶制粒的产物是药物结晶聚结在一起形成的球形颗粒，其流动性、充填性、压缩成形性好，少用或不用辅料即可直接压片。

球晶制粒法的特点是：①结晶、聚结、球形化在同一过程中进行。结晶与球形颗粒的粉体性质可通过改变溶剂、搅拌速度及温度等条件来控制；②制备的球形颗粒具有很好流动性；③利用药物与高分子材料的共沉淀法，可制备功能性球形颗粒，方法简便，重现性好。

球晶制粒法原则上需要三种基本溶剂，即溶解药物的良溶剂、使药物析出结晶的不良溶剂和使药物结晶聚结的液体架桥剂。液体架桥剂在溶剂系统中呈游离状态存在，与不良溶剂互不混溶，但能优先润湿析出的结晶使之结聚成粒。常用的制备方法是将液体架桥剂与药物同时加入到良溶剂中溶解，然后在搅拌下注入到不良溶剂中。当良溶剂立即扩散于不良溶剂中时，药物则析出呈微细晶体，同时药物结晶在液体架桥剂的作用下润湿、聚结成粒，并在搅拌的剪切作用下由颗粒状变成球状。液体架桥剂的加入也可选择预先加至不良溶剂中，或在析出结晶后再加入等方法。

球晶制粒又可分为两种方式：一种是湿法球形制粒法，将药物溶液加至不良溶剂中先析出结晶，然后被液体架桥剂润湿、聚结成粒。另一种是乳化溶剂扩散法，将药物溶液加入到不良溶剂中，由于药物与良溶剂及液体架桥剂的亲和力较强，良溶剂来不及扩散到不良溶剂中，先形成亚稳态的乳滴，随着乳滴中的良溶剂不断扩散到不良溶剂中，乳滴中的药物逐渐固化，不断析出而形成球形颗粒。乳化溶剂扩散法广泛应用于功能性颗粒的粒子设计方面。

9. 挤出滚圆法

挤出滚圆法系指将药物软材经挤出和滚圆两个装置制造球形颗粒的方法。

挤出滚圆法制造球形颗粒具有以下特点：①生产能力大、设备磨损小、操作方便、成本低廉；②颗粒直径由孔板孔径决定，容易控制，造粒范围广，可以制造 0.8～5mm 的颗粒；③颗粒粒径大小相近，成品率高；④制剂含量均匀；⑤颗粒形状为球形，容易包衣；⑥可根据不同材料的物理性能，在物料最适合的条件下造粒。

用挤出滚圆法制造球粒的设备包括挤出装置和滚圆装置两大部分。①挤出装置：是使捏合后的湿粉团物料成型为长圆柱形的装置。目前有 4 种形式：螺杆式、篮筐筛网式、滚子式和柱塞式。常用的螺杆式挤出机系由一根或两根（双螺杆）阿基米得螺杆使物料沿轴向孔板或径向筛网挤出的装置。其中，轴向型螺杆式挤出机的孔板置于螺杆的末端，垂直于螺杆轴。径向型螺杆式挤出机的筛网式孔板围绕着螺杆，挤出物垂直于螺杆轴排出。②滚圆装置：是将挤出机挤出的圆柱形物料滚制成圆球的装置。挤出的颗粒在高速旋转的转盘上均匀、随机滚动，迅速制成球形颗粒。

球形造粒过程有两种不同的方式。一种是物料经挤出机挤出的条状物料被整齐地切断成圆柱形，其高度与圆柱体直径大体相等或略长一些。在滚圆过程中圆柱体的棱角被墩圆，再被墩成哑铃形，然后墩成椭球形，在滚制过程中被墩成圆球。见图 8 − 1a。另一种机理是物料经挤出机挤出、切断成的圆柱形物料被墩弯，在剪切力的作用下，中部受剪变细，然后断裂，再被墩圆成圆球。见图 8 − 1b。

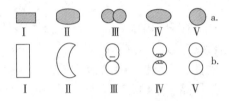

图 8 − 1　球形颗粒的制造过程

二、微丸成型技术

微丸（Pellets）是一种直径在 0.5 ~ 2.5mm 范围内的球形或类球形固体制剂。微丸具有良好的流动性和抗压能力。一定粒径大小的微丸具有较固定的表面积，释药稳定，且微丸在消化道中的滞留时间较片剂长，分布面积大，具有较高的吸收速率和生物利用度，局部刺激性小。

微丸不仅可以作为普通剂型应用，还可根据需要制成缓控释制剂。根据其处方组成或结构不同，缓控释微丸可分为膜控型微丸、骨架型微丸以及采用骨架和膜控方法相结合制成的微丸三种类型。

1. 膜控型微丸

膜控型微丸常通过包衣方式达到控制药物释放的目的，其包衣物料主要由成膜材料、增塑剂以及溶剂组成，必要时须添加致孔剂、着色剂、抗黏剂、消泡剂、避光剂等物料。

根据释药机制不同，膜控型微丸又可分为以下三种：①普通膜控型微丸。以水不溶性聚合物，如聚丙烯酸树脂、乙基纤维素等为包衣材料制成的微丸，内服后水分渗入衣膜，药物溶解成饱和溶液，通过扩散和渗透释药。以亲水性聚合物，如羟丙基甲基纤维素（HPMC）、低取代羟丙基纤维素（L − HPC）等为包衣材料制成的微丸，口服后因亲水聚合物吸水溶胀形成凝胶屏障而控制药物的释放。②通道型膜控微丸。微丸的水不溶性薄膜衣层中加入致孔剂，口服后致孔剂遇水溶解或脱落，在微丸的衣膜上形成许多微孔，从而控制药物的释放。③脉冲型膜控微丸。在微丸丸芯外包几层性质不同的包衣材料可以达到脉冲式控制药物释放的目的。

2. 骨架型微丸

骨架型微丸是由一些疏水性骨架材料，如单硬脂酸甘油酯、乙基纤维素等，或不溶于水但能吸水溶胀形成凝胶骨架的亲水性骨架材料，如微晶纤维素、羟丙基纤维素等，经适当方法制成的微丸。此类微丸一般采用挤出滚圆法和热熔挤压法制备。

3. 膜控、骨架复合型微丸

膜控、骨架复合型微丸是指应用适宜的骨架材料制成骨架型微丸，再进一步选择适宜的包衣材料制成复合控制药物释放的微丸。例如，吲哚洛尔控释微丸的体外试验结果表明，以微晶纤维素制成的不溶性骨架控释型微丸具有一定的控释作用，但持续时间较短。将微晶纤维素制成的不溶性骨架控释型丸芯进一步以乙基纤维素包衣制成微丸，其体外释放时间可持续 12 小时。在此衣膜外再包上含有 Eudragit S100 和 HPMC 的 3% 包衣液，又可进一步制得在多种 pH 下皆具有控释作用的微丸。

（一）微丸形成机理

1. 微丸的结合作用力

微丸具有较高的机械强度，其强度大小与微丸化过程中结合力（bonding forces）的作用密切相关。结合力是使粉末结合成微丸的力，这种结合力既包括成丸过程如滚动、揉捏、旋转、挤压等机械作用力，也包括成丸过程中黏合剂或润湿剂等产生的液体界面力、毛细管力，以及粒子与粒子之间的黏附力及内聚力等。

（1）固体粒子间的相互作用力：该作用力又称小范围作用力（short range forces）。当固体粒子靠得足够近时，该作用力能使粒子结合在一起。但随着粒子的增大和粒子间距离增加，该作用力逐渐减小。这种相互作用力可能是分子间范德华力、价键力、静电力或磁力。通常价键力仅在 1μm 粒子间距范围内才起作用，范德华力则在 0.1μm 粒子间距范围内产生作用。这两种力虽然作用较小，但在微丸形成过程中确实存在。药物粉末通常因粉碎或相互摩擦产生界面剩余电荷积累或形成双电层，使粒子间产生静电引力或斥力，其大小取决于粒子的性质和粉碎类型。带有相反剩余电荷的粒子具有较大的结合力，而同电荷粒子则不易聚集。双电层普遍存在于粒子间，是永久存在的作用力。磁力在微丸制备中可能存在，且在粒子间会产生非常强的结合作用。

（2）液体毛细管力和表面张力：湿法制备微丸时，润湿剂等液体诱发物料粒子产生黏性，其中液相物料的类型、加入时间以及用量影响微丸的硬度及质量。当润湿剂等液体刚刚加入时，粒子间接触点处形成不连续棱镜状环形粒子，每个粒子表面分布着许多这样的接触点，在聚集阶段，液体空隙量相对较少，此时空气为连续相，形成钟摆状态（pendular state），见图 8-2a，此时液体的表面张力使粒子相互联结。当液体完全充满粒子间空隙时，则形成毛细管状态（capillary state），见图 8-2c，此时液体还不足以包围聚集体，由于液体

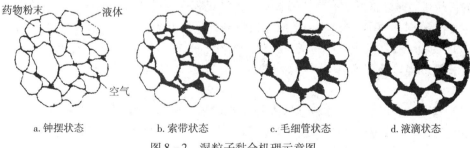

a. 钟摆状态　　　b. 索带状态　　　c. 毛细管状态　　　d. 液滴状态

图 8-2　湿粒子黏合机理示意图

在聚集体表面小孔中有趋向边缘之特征，形成毛细管内液体凹面，而产生毛细管负压，使得结合力进一步上升，液体一旦蒸发，则此力即消失。在钟摆状态与毛细管状态之间的状态称为索带状态（funicular state），见图 8-2b。此状态中液体为连续相并包有空气。当进一步加入液体，聚集体将变成液滴状态（droplet state），见图 8-2d。此时的聚集体黏合强度仅仅取决于所用液体的表面张力。因此，粒子聚集体的黏合强度来源于液桥，即液体表面张力和毛细管引力产生的黏合力。

（3）固体桥的黏附力和内聚力：高浓度黏合剂黏附到固体粒子表面，在粒子之间产生具有较强黏附力和内聚力的固体桥（solid bridge），而形成较硬的粒子聚集体。

固体桥的形成有以下几种类型：①溶解物结晶化：粒子间黏合剂因溶剂蒸发，其中固体物在粒子接触点上开始析晶并形成连续骨架（即固体桥）使粒子黏合。②黏合剂的固化：粒子间液态黏合剂经过一定时间或催化后自发固化形成固体桥。③融化：黏合剂高温融熔并黏附于粒子表面，冷却后凝固成固体桥。

（4）机械连锁：粒子的机械连锁可能出现在纤维状、片状及大粒子的搅拌和压缩过程中，其形成过程见图 8-3，机械连锁对微丸的强度影响很小。

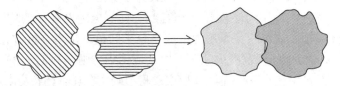

图 8-3　机械连锁示意图

2. 微丸的成核和生长

微丸形成的基本过程包括成核（nucleation）、聚结（coalescence）、层积（layering）和磨蚀转移（abrasion transfer）。

（1）成核过程：成核过程是微丸形成的最初阶段，即将润湿剂或黏合剂液体小心加入到粉料中，通过液桥聚集形成空气-水-固体三相核，见图 8-4a。该过程的一个重要特征是体系中的物质总量和成核数量是时间的函数，即体系中丸核数量随着固体粉末和黏合剂的不断加入而增加，其成核过程主要依赖液桥作用完成。

（2）聚结过程：聚结过程是指已成形的丸核随机碰撞聚结成较大粒子的过程。仅仅依靠液桥的黏合力不足以抵抗如滚动等产生的破碎力，只有当丸核表面稍带过量水分或被施加足够的机械压力时才能发生有效碰撞聚结。聚结过程主要是通过液滴状态丸核的结合作用完成的，见图 8-4b。在这一过程中虽然丸核数量进行性下降，但体系总量不变。

（3）层积过程：层积过程是指在丸核表面交替添加适量的原粉与润湿剂或黏合剂，使丸核成长的过程。该过程中丸核总数量不变，其大小和物质总量则随层积而加大，见图8-4c。

（4）磨蚀转移过程：磨蚀转移过程是丸芯在相互撞击过程中，物料从一个丸芯上剥落而黏附到另一个丸芯表面的过程。在这一过程中，丸芯总量不变，仅仅是丸芯大小发生变化，而且随着时间延长，这种磨蚀转移变化会逐渐变小，见图 8-4d。

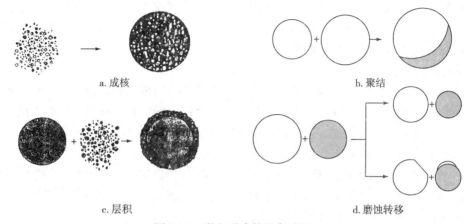

图 8-4　微丸形成的基本过程

在丸芯最初形成过程中，特别在层积和聚结过程中，有三种使丸芯变小的作用，即磨损、破碎和粉碎，见图 8-5。脱落的细粉和破碎的碎片通过层积过程重新黏合到没有破碎的丸核上，完成丸核的成长过程。磨损、破碎和粉碎形成的细粉的碎片若不具有足够的表面黏性，则可能通过碰撞聚结成较大的粒子，形成新的丸核，而导致微丸粒径差异较大。

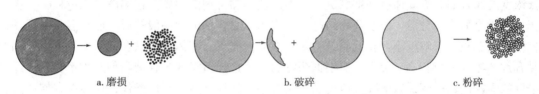

图 8-5　丸芯形成过程示意图

（二）微丸成型方法

微丸的成型方法主要有旋转式制丸（agitation procedure）、层积式制丸（layering procedure）、压缩式制丸（compaction procedure）、球形聚结制丸（globulation procedure）以及熔融法制丸等。

1. 旋转式制丸

旋转式制丸系指将粉料粉末输送到旋转的转盘上，利用离心力与摩擦力形成粒子流，喷雾加入润湿剂、黏合剂或包衣液，经成核、聚结、层积，滚制成圆整性较好的微丸。在成核过程中，原粉粒子在润湿剂或黏合剂的作用下，经随机碰撞形成较大粒子，进一步聚结成丸核，丸核的大小取决于原粉粒子的大小、水分含量、黏合剂溶液的黏度、滚动和干燥速度以及其他影响丸核形成速度和程度的各种因素；在聚结过程中，随着大粒子被相互碰撞，一些粒子被撞碎并且聚结在另一些粒子表面；在层积过程中，剩余药物粉末或由于粒子磨损或碰撞产生细粉，借助润湿剂或黏合剂黏附至丸核表面，同时丸核以一定速度旋转、摩擦，丸核表面的棱角被消除，微丸逐渐长大，最终形成球状微丸，此时粒子中的水分含量对细粉的黏附起决定性作用。

在旋转式制丸过程中，滚动程度直接影响原粉粒子形成丸核和丸核间的重新分配以及微丸的硬度。同时，黏合剂溶液的表面张力直接影响微丸的硬度，因为溶解在黏合剂溶液中的物质能增加其表面张力，干燥后能形成固体桥。

2. 层积式制丸

层积式制丸又称丸模法。该法是以空白丸芯为载体，根据药物的溶解度、剂量和稳定性等，将药物以溶液、混悬液或粉末形式层积在空白丸芯表面而制成载药微丸的方法。常用方法有两种：一种是液相层积法，即药物从溶液、混悬液中连续层积在丸芯表面；另一种是粉末层积法，即药物的干燥粉末在黏合剂作用下层积在丸芯表面。

（1）液相层积法制丸：液相层积法系指将适量空白丸芯置于包衣锅中，将药物的溶液或混悬液以少量多次并逐渐增加方式雾化喷加至空白丸芯表面，干燥除去溶剂使药物逐步层积于丸芯表面，经干燥制成微丸的过程。

将药物与黏合剂制成溶液、混悬液，将层积液体喷雾于悬浮的丸核上，由于液体的表面张力，雾滴在丸核表面铺展，溶剂挥发，药物不断层积形成微丸。①雾滴在丸核表面的铺展性。雾滴在丸核表面的铺展性取决于溶剂的性质、固体物料的润湿性以及雾滴的动力学性质。随着溶剂的蒸发，雾滴中的药物结晶析出并悬浮于气流中，由于毛细管力作用及表面张力作用，结晶相互聚集，粒子间形成固体桥而层积。为使药物和黏合剂均匀分散，应选择较低浓度的黏合剂。②固体桥强度取决于药物性状及黏合剂的性质。在溶液层积过程中，由于药物和黏合剂均匀分散，以及药物结晶化的作用，黏合剂浓度一般较低。而在混悬液层积过程中，由于粒子溶解度小，相互黏结力差，多数情况下，固体桥由黏合剂固化所形成，因此黏合剂的浓度一般较高。综上，应根据药物的性质选择适宜的黏合剂类型及用量，制成适宜浓度的喷雾液，控制适宜的喷雾速度及雾滴大小，选择合适的干燥条件，保障微丸层积过程的顺利进行。

（2）粉末层积法：粉末层积式制丸系指将黏合剂溶液喷到丸核（如空白丸芯）表面使丸核润湿并铺展适量黏合剂，随后加入药物或赋形剂粉末（预先微粉化，微粉粒径在 $10\mu m$ 以下），使丸核在旋转容器中利用液体毛细管力黏附粉末粒子，干燥形成细粉层，如此交替进行，直至制得微丸的过程。

在干燥过程中，随着部分溶剂的蒸发，黏合剂和其他溶解成分析出，液桥部分被固体桥取代，如果大量的药物溶解于黏合剂中，则有助于形成固体桥。需要注意的是：制丸过程中加入过量的细粉或摩擦产生的细粉不能及时被丸核黏附，当再次喷入黏合剂溶液时，那些细粉可能吸收水分而相互聚集成假核，从而增加体系中丸核数量，导致微丸大小不一，含量不均匀。

3. 压缩式制丸

压缩式制丸系指用机械力将药物及赋形剂混合均匀后压制成微丸的过程。该法具有以下特点：①生产能力大，设备费用较低；②丸粒直径由筛板孔径决定，容易控制，适用于制备粒径 $0.3\sim30mm$ 的球丸；③因为挤出的孔径一定，丸粒直径大小相同，粒径分布范围集中；④制成的球粒内药物分布均匀。压缩式制丸可分为加压式和挤压式两种方式。

（1）加压式制丸：主要步骤包括：①原粉的预处理：可压性较好的粉末可直接加入适

宜的干燥黏合剂，以增加可压性。②加压制丸：在一定压力下，粉末的弹性和塑性形成新的平衡，粉末被紧密地挤压在一起，粒子间小范围作用力（如范德华力、静电力以及吸附双电层）产生作用，易碎的粒子可能被压碎并形成机械连锁，进一步增加压力，颗粒体积缩小到密度接近其真密度。如果处方粒子中的成分能形成低共熔物，则更有利于微丸形成，在压缩接触点上产生的热能使低共熔物熔化，熔化物冷却后固化形成高强度的固体桥。物料中包裹的水分，通过毛细管力对粒子黏结亦产生一定作用。

（2）挤压式制丸：主要步骤包括：①黏合剂将干粉制成湿颗粒，其黏合力来源于毛细管作用力以及液桥作用粒子的硬度取决于黏合剂浓度；②湿颗粒被挤压成高密度的条状物，其黏合力主要来源于毛细管力、失水后形成的固体桥、机械连锁以及一定程度的分子间作用力；③条状物在离心式球形化机械中打碎成颗粒并搓圆，制成微丸。在球形化过程中，微丸内部的水分被挤压至外层而使微丸表面产生黏性，这种黏性粒子在球形化设备的旋转滚动作用下形成球形微丸。随着干燥的进行，水分中溶解物在微丸内部及表面析出结晶，形成固体桥，表面结晶而形成微丸外壳。微丸外壳的形成可减少水分的蒸发，保持微丸一定的含水量可显著改善其硬度，否则，过度干燥易形成缺乏机械强度的多孔微丸。

4. 液相球形聚结技术

液相球形聚结技术是指药物自溶液中结晶的同时发生聚结而制备颗粒或微丸的一种技术。可分为直接球形聚结法和结晶球形聚结法。直接球形聚结法系指将药物微粒直接混悬于液相中发生聚结的方法；结晶球形聚结法系指将药物先溶解，再结晶，在结晶的同时发生聚结的方法。

球形聚结（spherical agglomerates）的基本方法有两种，一种是准乳液–溶剂扩散法，另一种是溶剂变换法。

（1）准乳液–溶剂扩散法：该法是将药物溶解在与水不相混溶的有机溶剂中，在一定的搅拌条件下滴加该溶液至含有适宜表面活性剂的水溶液中形成准乳滴。非水溶剂从准乳滴逐渐扩散进入水相，乳滴表面开始形成结晶。扩散结束后，药物结晶保持原乳滴的形状，最终得到球状的结晶集合体。结晶颗粒的大小与药物在有机溶剂中的浓度和搅拌速度有关。浓度越高，粒径越大；搅拌速度越快，粒径越小；同时在水溶液中的表面活性剂也是影响是否能形成准乳滴和理想结晶形状的关键因素。

（2）溶剂变换法：该法是将药物以适宜有机溶剂溶解并以一定速度滴入水中，边加边搅拌，药物以微晶形式析出，在该系统中加入适量与溶剂混溶但与水不相混溶的另一溶剂（凝聚溶剂或架桥溶剂），随着相分离过程的进行，凝聚溶剂在微晶之间形成液桥，并在重复架桥过程中聚结成微丸。其中，各溶剂的比例和互溶程度对于聚结过程有重要影响，药物在凝聚溶剂中的溶解度应大大低于在主溶剂中的溶解度；微丸粒径的大小应与凝聚溶剂的用量和润湿能力成正比，才能使凝聚溶剂润湿析出的片状结晶，产生一定的黏着力而达到架桥聚结的效果；此外，加入一定量的表面活性剂，也可降低架桥剂的界面张力及凝聚力，使粒径减小。

5. 熔融法制丸

熔融法制丸是采用低熔点的辅料作黏合剂，与药物及其他辅料共同加热至熔融后，采取适宜的方法制成均匀微丸的方法。制备方法主要有以下几种：

（1）**高速搅拌法**：采用低熔点的辅料，如各种蜡类、硬脂酸、十八醇、聚乙二醇等作黏合剂，与药物及其他辅料一同置于高速搅拌制粒机内加热，搅拌至熔融，利用熔融液体的高表面塑性及搅拌桨的剪切力，制得大小分布均匀、表面光滑的微丸。该方法适用于对水敏感而对热不敏感的药物。制备时应注意调节适宜的温度，使物料不粘壁并保持良好的运动状态，最终聚结成微丸。如果微丸外观圆整度不好，可进行二次滚圆，方法简便易行。

（2）**流化熔融法**：将熔融的黏合剂与固体药物粉末进行搅拌、黏合而制成微丸。

（3）**熔融滴制法**：将熔融的丸芯通过振动喷嘴滴入冷却液中制成微丸。微丸大小取决于喷嘴的口径、振动频率及振幅。丸芯物料应具备的条件有：①室温为固态，加热为液态；②不溶于冷却液，不扩散；③密度大于冷却液。使用该法必须考虑物料的溶解度、密度和熔点。

三、压片技术

（一）片剂结合的机理

压片系指在一定压力下将颗粒状或粉状物料压实成具有一定孔隙率片状物的过程。其中压缩过程借助压力将颗粒或细粉间距离缩小至产生足够的内聚力而紧密结合，是片剂成型的主要过程，受药物晶形结构、粉末性质等因素的影响。

1. 药物晶形结构

压片用物料一般为颗粒状，应有良好的流动性和可压性并保持一定的机械性质。化学药物多数具有结晶形态，少数为无定形粉末。晶体具有一定的熔点、特定的几何形状和各向异性等物理性质。晶体可分为立方晶系、六方晶系、四方晶系、斜方晶系、单斜晶系和三斜晶系等 6 种结晶体系，在晶体结构内，原子之间主要以共价键结合，而分子之间则以范德华力结合，其熔点及硬度均较低。具有良好流动性的立方晶系药物可以直接压片，其他晶系的药物在压片之前则要预处理，或添加辅料以改善其流动性和可压性。

由于结晶生长条件不同，很难得到完全符合点阵结构的晶体，其内部结构会有缺陷，外形会有某些歪曲，从而影响晶体的物理性质、加工过程和片剂的成型。最常见的缺陷是螺形位错和晶格空位。前者系指晶体的上下两部分原子排列发生了错动，上部分相对于下部分错动了一个原子间距，使上下层原子之间形成不正常的过渡地带；后者是指在应有的质点位置上没有质点去占据。药物晶体在压实时发生的塑性变形或晶体断裂都可以用位错、空位等缺陷来解释。大多数药物或某些辅料的晶体被压实时有断裂的倾向，同时，压片时晶体有择优取向的倾向。如氯化钠、氯化钾晶体的螺形位错，阿司匹林及脂类等物料的塑料形变，淀粉、纤维素受较低压力作用时的弹性变形而较高压力作用时的塑性变形等。

药物和辅料晶体的硬度对片剂的成型影响很大。如果晶体表面硬度较小，压片时径向传递力较大，即径向力能够充分传递到冲模壁，制得片剂硬度较好。一般来说，结晶生成越快，其内缺陷越多，晶体的硬度越小。

晶体形态又称晶癖（Crystal habit），系指晶体的外部形态。同一晶型物质由于晶体生长的环境不同而导致分子不能均匀地到达不同的结晶面，从而形成不同的外形，但并不改变晶体的晶格结构。大多数药物具有同质多晶现象，不同晶型药物的物理化学性质如晶态、密度、熔点、硬度、溶解度和溶出速度等差异很大，可能影响药物制剂的物理化学稳定性和生物利用度。亚稳态晶体熔点较低、溶解度较大、生物利用度较高，但亚稳态晶体有转变为稳定态的趋向。为了增加药物的溶出速度，常采取一些措施使晶型转变，或使晶格有序性降低，或妨碍其晶体形成。压片过程中，药物结晶粉末若经受研磨、压实或其他物理方法处理时，晶型可能发生改变。

2. 药物粉末的性质

（1）润湿性：药物粉末表面常常含有羟基、羧基等亲水基团或作为结晶晶格结构单元的氧原子，使药物粉末表面的润湿性具有一定的特异性。润湿剂在药物粉末表面形成单分子层的同时并产生放热现象（润湿热），根据润湿热的大小可以判断物料润湿性。被压实药物的润湿性可用润湿性系数来表示，通常润湿性系数为极性液体（水）的比润湿热与非极性液体（己烷）的比润湿热比值。大多数药物的润湿性系数大于1。药物的润湿性也可用液体对粉末接触角的大小来评定。接触角越小，粉末表面润湿性越好。

药物粉末的引湿性影响片剂的成型及稳定性，甚至影响片剂的生物利用度。药物粉末的平衡水分往往影响粉末的流动性、可压性以及颗粒的硬度。

（2）真密度：药物结晶粉末可能存在相当多的内部孔隙和大量的点阵空位。扣除晶格中分子或原子间细孔体积所计算出的固体密度是药物的真密度。由于有孔固体具有内表面，常用氦置换法近似测得真密度。一般固体有机药物的真密度在 $1.12 \sim 1.90 \mathrm{g/cm^3}$ 之间。

（3）摩擦系数：在正常的压片压力范围内，各类被压物料的摩擦系数约在 $0.1 \sim 0.4$ 范围内。如无机盐、粗晶形有机物、植物药材粉末的摩擦系数为 $0.1 \sim 0.4$；微晶有机物或无定形有机物摩擦系数为 $0.2 \sim 0.3$；低熔点物料、长链碳氢化合物、添加有黏合剂的颗粒摩擦系数小于 0.2。

（4）分散度：药物粉末的分散度一般可用比表面积（$\mathrm{m^2/g}$）表示。一般药物粉末的比表面积约在 $0.03 \sim 0.75 \mathrm{m^2/g}$ 之间。在制粒过程中，可根据比表面积值来计算润湿剂或黏合剂的用量。药物颗粒的分散度常以粒度分布来表示，一般以药筛筛分各种粒径的颗粒，计算其重量百分率。

3. 片剂内颗粒结合的机理

片剂物料的结合往往依靠颗粒或粉末之间的黏结作用，在压实过程中，压缩物料粒子间产生熔化、聚结和黏合等作用，使松散的结构变为相对均匀的固体。当压片时上冲向下突然进入模孔，引起模孔内物料移动，这种移动被颗粒与模孔壁之间的摩擦效应以及颗粒之间的摩擦效应所对抗，导致压力传送衰减。这种压缩作用使压缩物被挤压并与模孔壁密切接触，模孔壁受到最大径向力的作用，随着上冲上升从模孔中离去时，片剂内残余应力对模壁也产生一定的负荷，通过下冲作用于压缩物而克服了摩擦力和最初推片力的影响。

片剂物料借助于分子间力、静电力结合而产生形变，与压力作用下塑性变形、碎性断裂等形变行为均密切相关；片剂物料的结合与颗粒本身的接触表面积、相互交织作用、颗粒表面突起的啮合作用和颗粒的不均匀性等性质有关。例如，压片开始阶段，颗粒间接触面积急剧增加，在压力的继续作用下，颗粒黏结、比表面积减小并产生了不可逆的塑性变形，最后形成具有一定硬度的片剂；晶型物料中药物晶体的对称性、位错和优先取向等与其形变和脆性断裂等，决定了被压晶体物料的可压性；非晶体物料的形变与物料受压时间以及产生塑性变形的屈服值有关；匀称的颗粒比粗糙或粒径分布范围广的颗粒更易滑动。

压片过程中，不同性质物料间结合的影响因素主要有以下几个方面：

（1）水分的作用：压片过程中，颗粒中的水分对片剂成型具有重要影响。完全干燥的颗粒弹性大、塑性小，难以压片，而适量水分的存在能够增加脆碎粒子的塑性变形，减少弹性。结晶水的存在也有类似的作用，含有结晶水的药物常能直接压片，失去结晶水后则难以直接压片，甚至在片剂的储存过程中因失去结晶水而产生片剂破裂。

颗粒表面接口处液层的数量和分布会直接影响颗粒的黏结和片剂的强度。就亲水性物料而言，由于颗粒的表面存在未饱和的力场，能形成约 3nm 厚的致密而牢固的吸附水膜。水膜越薄，分子间力的作用越强。当颗粒含水量较大时，颗粒表面能形成更厚的但不太牢固的水膜，分子间力的作用显著减弱。水膜在颗粒的接触接口处有润滑作用，能够使颗粒活动性增加，填装紧密，同时可增强颗粒在压力作用下的可塑性。片剂多孔结构的毛细管中充满了水，解除压片压力后，被挤压的毛细管趋于复原，即使毛细管很短，但因负压而致管壁收缩，片剂黏结力也会显著增加。

（2）静电力的作用：压片过程中，由于颗粒的定位、表面摩擦和挤压等作用，产生了颗粒的极化和表面电荷，表面电荷吸引相反电荷而形成接触电位差，其大小取决于接触颗粒的表面导电性和电荷密度，称为静电力的作用。随着接触电位差的增加，黏结力也增加；亲水性物质因具有较大的表面导电性，黏结力也较大。

（3）局部熔化的作用：压片过程中，片剂物料因压缩产热而使颗粒间接触支撑点熔融，压力解除后熔融物料重新产生结晶而形成固体桥，将相邻的粒子紧密连接而成型，称为局部熔化作用。

片剂内颗粒或粉末状物料的结合与压片压力等外加因素密切相关，如模圈内填充药物的结晶之间就存在晶梭、晶面的互相接触，在压片初期，由这些面积有限的接触点、线、面支撑着，在这些点、线、面上存在着相当大的应力集中（concentration of stress）现象。在压力的继续作用下，晶体产生切变，新暴露的表面再黏结，晶体间承受压力的接触面积随之增加，施加的压力越大，则应力集中效应也越大。片剂的结合取决于其中颗粒相互接触的面积，即有效支撑面积，而后者与相对体积有直接的关系。Walker 推导出相对体积与压制压力之间关系如下：

$$V_r = C - K\lg P_a \tag{8·1}$$

式中：V_r 为相对体积，C、K 为常数，P_a 为上冲压力。

（二）压片过程

药物颗粒或粉末被压制成片剂的过程通常包括三个阶段：①药物颗粒或粉末被填入冲模，在上冲压力作用下，颗粒产生相对位移，颗粒堆积越趋紧密，但颗粒在冲模内分布并不均匀，有些粒子发生了形变；②随着压片压力的增加，颗粒产生弹性变形，先由位于颗粒接触区或支撑点发生形变，此时有些颗粒填充到更深的空隙；③随着压片压力的进一步增加，前一阶段形成的结构被破坏，在颗粒的接触点面上存在着最大的应力集中，颗粒发生脆性断裂或塑性变形，新产生的表面有利于颗粒的黏结，在压力的作用下，被压颗粒过渡到一个新的状态，即压块（compact）。

在压片过程中，颗粒经受着弹性变形和塑性变形，在药片内聚集了很大的应力，去除压力以后，这些应力可能发生轴向或径向膨胀，压片过程发生了一系列复杂现象。

1. 压力传递

在压冲的压力作用下，填充于冲模内的颗粒力图向各个方向流动，压冲压力通过颗粒传递时可分解为两部分，一部分为轴向力，向压实方向传递；另一部分为径向力，横向传递到模圈壁。由于受到颗粒间的摩擦、契合等作用的影响，径向力比轴向力要小得多。在压冲压力作用下，压实体内相应的产生正应力和切应力，前者影响颗粒的堆积体积，后者使颗粒产生变形。就单冲压片而言，由上冲传递到下冲的力总是小于施加的力，如果保持药物颗粒恒量，压制时上冲施加的力（F_a）与传递到下冲的力（F_b）之间呈线性关系，但在压片过程中，模圈中颗粒的高度不断变化，应按下式计算：

$$P_a = P_b e^{\frac{4LK}{D}} \tag{8·2}$$

式中：P_a 为上冲施加的力（F_a）；P_b 传递到下冲的力（F_b）；L 为被压实物料的厚度；D 为压实体的直径；K 为物料常数，可用外摩擦系数 μ 与应力比 η（η，即剪应力与正应力之比）的乘积表示，如（8·3）式，积分后见（8·4）式。

$$P_a = P_b e^{\frac{4L\mu\eta}{D}} \tag{8·3}$$

$$\ln \frac{p_a}{p_b} = 4\eta\mu \frac{L}{D} \tag{8·4}$$

由式（8·4）可见，保持较小的 L/D 比值很重要。压片时，一般上冲压力较高，对模圈壁会产生强烈的摩擦，如果 L/D 值很大，会使上冲压力有相当大的衰减，因而在固定冲邻近区压得不够紧密。使用旋转式压片机时因双面施行压实，则可克服这一缺点，使制得的片剂均一而致密。

公式（8·4）中的应力比 η（或侧压系数）与颗粒内摩擦有关，它随颗粒接触特性和压片速度变化而变化。由压片冲模的形变和应力分析可求出应力比，或经实验测定更为可靠。测定应力比的方法是将应变片紧密粘贴在模圈外周，模圈周边形变的电讯号经放大记录，并可用下式计算：

$$应变力 = \frac{周边形变压力}{压冲施加压力} \tag{8·5}$$

颗粒被压实过程中，颗粒对模圈壁的总摩擦力，可以从消耗在颗粒与模圈壁摩擦上的轴向压力来计算，即总摩擦力 T 可看作压冲压力 P_a 与固定冲压力 P_b 之差值与模圈横切面积的乘积。

2. 压实速度与压实压力的关系

压实速度系指压冲垂直位移的速度。例如旋转式压片机压实速度很快，可能导致物料某些物理性质（如颗粒的内摩擦系数和外摩擦系数等）都发生变化，同时，包裹在颗粒间的空气也显著地影响成品的质量。形变物料的抵抗性因压实速度提高而不断增加，其中弹性变形不断增加，塑性变形变化减少。因此，为了压制相同强度和密度的片剂，快速压片所需的压片压力大于慢速压片的压力。但是压实速度增加可使物料外摩擦系数变小，有利于压片压力均匀分布，使得片剂各部分的密度更为均匀。

3. 药片内部压力和密度的分布

压片时，颗粒与模圈壁的摩擦称为外摩擦，它使轴向压力沿被压颗粒高度方向按指数规律降低；在压冲与颗粒的接触表面上所发生的摩擦力也会引起压力的分布不均匀。所有这些情况都能导致片剂密度分布不均匀。颗粒间的摩擦（内摩擦），对片剂密度分布的影响不大。

（三）影响片剂强度的因素

1. 原辅料的性质

（1）原辅料的塑性变形和弹性变形：塑性较强的物料受压易产生塑性变形，并可产生较强的结合力；而弹性较强的物料受压时产生较多的弹性变形。片剂中有较多的弹性内应力储存时，当压片压力解除后，由于弹性回复（elastic recovery）而使结合力部分减弱，导致片剂的强度降低甚至裂片。裂片主要是由于压力分布不均匀和弹性内应力引起的弹性回复所致，常采用弹性复原率定量地衡量片剂的体积膨胀程度，并据此优选片剂配方及工艺。

$$弹性回复率 = \frac{片剂推出模孔后的高度 - 片剂加压时的高度}{片剂加压时的高度} \tag{8·6}$$

原辅料的可压性是指在温度较低并无熔融现象时，将物料压成一定强度的片剂所需要的压力。原辅料的可压性是其弹性变形及塑性变形等多种性质的综合效应。弹性回复率大的原辅料，可压性一般不好，常经优化适宜的辅料与配比来降低药物的弹性回复率，例如加入塑性变形较强的辅料，以降低加压过程中片剂内部储存的弹性内应力，增大物料之间的接触面积，提高片剂的强度；脆性原料制成的片剂强度小，可添加适量塑性变形的辅料以增大片剂的强度。

（2）原辅料的结晶形态：立方晶系的结晶物料一般可直接压成满意的片剂；针状或鳞片状结晶物料因易呈层状排列而使压成的片剂易于分层；树枝状结晶物料在压片时产生变形而相互嵌接，易于压成强度较大的片剂，但其流动性差，片重差异较大。结晶形态不宜直接压片的物料，可经粉碎后制粒，压片。

（3）原料的熔点：颗粒受压时，可导致颗粒的接触面滑动摩擦而产生热量、原料受压而产生弹性变形或/和塑性变形消耗能量、表面积发生变化消耗能量、上冲由模孔中移出而产生热能以及将药片由模孔中推出产生热能等，最终导致物料接触点部位熔融、结晶而形成固体桥，增加片剂的硬度。压片时颗粒间的接触面积很小，加之颗粒形状不规则，其实际接触面积远远小于表观接触面积，所以压片时接触点上的压力很高。颗粒接触点上受压时局部产热，热量不易传导而致温度升高、熔融，形成固体桥。多数物料的熔点随压力增加而升高，但结晶接触点在高压力下的温度高于熔点而熔融，压力解除后因温度降低再结晶形成固体桥而增加片剂的硬度。在一定的压力下，低熔点的物料受压时物料之间接触点易发生熔融，解除压力后经再结晶而在粒子接合处形成固体桥，使片剂的硬度增加。

（4）原料的其他性质：某些含有结晶水的药物可能因结晶结构变化而失去结晶水，导致其可压性发生变化。

2. 压片条件

（1）压片压力大小：压片压力越大，粒子间距离越近，产生的塑性变形越多，粒子间接触面积增大，使压成的片剂强度越大。但压力对片剂强度的影响程度与受压物料的性质相关。例如，压制磺胺噻唑片时，在一定压力范围内，片剂的强度与压力的对数呈线性关系，当压力超过此范围时，直线的斜率变小。又如压制氯化钠片时，在一定压力范围内，刚从模孔推出的片剂强度与压力的对数呈线性关系，但是从模孔推出后的片剂有一定程度的弹性复原，其强度可能发生变化。又如4种不同粒度的乳糖压片，结晶法制成的乳糖与喷雾干燥法制得的乳糖压片，其片剂强度与压力对数的线性关系斜率不同。

（2）物料受压时间：压片过程由加压、压力滞留、压力解除及推出药片等步骤组成。在片剂被推出后，由于物料的弹性回复而使片剂的硬度降低。因此，延长压缩时间或增加压片时最高压力的持续时间，可增大某些片剂的强度。加压时间对片剂强度的影响程度也因物料性质的不同而不同，如用微晶纤维素或可压性淀粉为片剂稀释剂压片时，增加压片时最大压力的持续时间可使片剂的强度显著增大，但当用蔗糖或乳糖为稀释剂压片时，却对片剂强度的影响不大。

3. 粒度大小

（1）原料粒度：通常药物粒径越小，压成片剂的强度越大。如乳糖粉末直接压片时，当压力为294MPa时，粒径为 $32\mu m$ 以下的原料压成片剂的硬度较粒度为 $150\sim200\mu m$ 者大；氯化钠结晶直接压片时，当压力较高时，粒径较小者压出的片剂强度大；压力较小时，结晶较粗者压出的片剂强度大。

（2）粒子聚集体：细的结晶状原料在储存后常发生细小粒子的聚结，已聚结的粒子不易分开，但在加压时，此聚集体易重新分开并产生新的表面，新表面的结合力较旧的表面强，所以压制成片剂的强度较大。

4. 润滑剂的结合力及混合条件

（1）润滑剂的结合力：加入适宜润滑剂可降低物料与模圈壁间的摩擦力而利于压片，但是润滑剂同样可削弱粒子间结合力而降低片剂的硬度。如以硬脂酸镁等为润滑剂的片剂，其压片片剂的强度随着硬脂酸镁用量的增加而下降，当硬脂酸镁用量已达到一定比例后，再继续增大用量，其片剂强度不再进一步降低或降低幅度变小，这一临界用量与原料及硬脂酸镁的粒度有关。

（2）颗粒与润滑剂的混合条件：颗粒与润滑剂的混合方式与时间影响片剂的硬度，通常润滑剂的润滑效率随混合强度和时间增加而增高。

（3）助流剂和润滑剂的相互作用：润滑剂可能影响片剂的硬度，助流剂可能干扰润滑剂的润滑作用，同时也减轻其对片剂硬度的影响。如微粉硅胶（aerosil 200）助流剂可在保持硬脂酸镁良好润滑效果的同时，削弱硬脂酸镁对片剂强度的不利影响。

5. 黏合剂的品种、浓度及用量

（1）黏合剂的品种：不同品种黏合剂的黏度差异较大，黏合剂溶液的制备方法也可能影响其黏度。例如，淀粉糊的黏度可因制法不同而不同，所制出的颗粒及片剂的强度也不同。淀粉加适量水加热到80℃制成糊后，如再加入适量α-淀粉酶保温使其糊精化后，所得淀粉糊的黏度随保温时间延长而下降，制成的颗粒与片剂强度越小。又如，为防止阿司匹林水解而用甲基纤维素的乙醇溶液制粒，可减少阿司匹林的水解，但溶剂不同，制成片的强度也不同。

（2）黏合剂浓度及用量：片剂的硬度一般随黏合剂的浓度和用量增加而增大，但是片剂的崩解速度及药物的溶出速率也随之减小。

6. 压片物料的含水量

片剂的强度与压片物料中的含水量有关。适量的水分在压片过程中可能产生以下作用：①适量的水分可使压片物料的弹性减小，塑性增大。②适量的水分存在于物料孔隙形成的毛细管中，当物料受压时，毛细管中水分被挤压出来并在物料表面形成薄膜状，减少颗粒之间以及颗粒与模圈壁之间的摩擦力，使颗粒排列得更加紧密，结合力大。同时，水分有利于压力传递而使压力分布均匀，使片剂的硬度增加。③适量的水分有利于含水溶性成分的颗粒形成固体桥而增大片剂的硬度。

（四）缓控释片剂的制备

采取不同的制备方法以满足片剂不同释药目的的需要。常见的缓控释片剂制备方法如下：

1. 多层缓释片

多层缓释片系指利用多层压片机将两层或三层释药速率各不相同的颗粒压制而成的多层片剂。其结构可以是上下层相叠的双层缓释片，亦可是外层包没整个内层的内外层结构的缓释片。

2. 骨架型缓释片

骨架型缓释片系指应用高分子材料为骨架制备而成的缓释片剂。按骨架材料不同可分为不溶性骨架片、生物溶蚀性骨架片、亲水凝胶骨架片、混合材料骨架片以及生物降解骨架片、微囊骨架片等。

（1）不溶性骨架片：不溶性骨架片是指以水不溶或难溶性的高分子聚合物为骨架材料制成的片剂。口服后、胃肠液渗入骨架材料孔隙后，药物溶解并通过骨架中错综复杂的极细孔径通道缓缓向外扩散而释放。在药物的整个释放过程中，骨架最终没有改变地随大便排出体外。由于难溶性药物自骨架内释放速度很慢，所以只有水溶性药物可考虑制成不溶性骨架缓释片。常用的不溶性骨架材料有乙基纤维素、聚乙烯、聚丙烯、聚硅氧烷和聚氯乙烯等。

不溶性骨架片的制备方法有以下几种：①以有机溶剂为润湿剂制粒，压片；②以骨架材料有机溶剂制成的溶液为黏合剂制粒，压片；③以添加聚乙烯吡咯烷酮等其他聚合物骨架材料的有机溶液为黏合剂制粒，压片；④将药物溶于有机溶剂作为润湿剂制粒，压片；⑤将药物制成骨架材料的固体分散体，粉碎制粒后压片。另外也可在药物颗粒中加入一定量的骨架材料的粉粒，混合均匀后直接压片。

为了调节释药速率，可在处方中加入电解质（如氯化钠、氯化钾等）、糖类（如乳糖、蔗糖、果糖或甘露醇等）和亲水性凝胶（如羟丙基甲基纤维素、羧甲基纤维素钠等）。电解质的最大加入量可达片重的30%，糖类及亲水性凝胶的用量可达片重的10%。

（2）生物溶蚀性骨架片：生物溶蚀性骨架片是指将药物以惰性蜡质、脂肪酸及其酯类等为骨架材料制成的片剂。药物随着骨架材料的逐渐溶蚀而不断释放，必要时可加一些致孔剂来调节释药速率。常用的生物溶蚀性骨架材料有蜂蜡、硬脂酸、巴西棕榈蜡、氢化植物油、单硬脂酸甘油酯和十八醇等。常用的骨架致孔剂有聚乙烯吡咯烷酮、微晶纤维素、聚乙二醇1500、聚乙二醇4000、聚乙二醇6000和水溶性表面活性剂等。

生物溶蚀骨架片的常用制备方法：①凝固法：将药物与生物溶蚀性骨架材料混合加热熔融或将药物混悬于熔融的蜡质中，冷却后粉碎过筛或采用喷雾凝聚技术制得颗粒，压片。②水分散法：将生物溶蚀性骨架材料与药物混合物分散于水中，收集浮在水面上的颗粒，压片。以水分散法制备的各种生物溶蚀性骨架片的释药速率较快，这可能与药物颗粒的表面和骨架内部包藏水分有关。药物颗粒的大小、骨架材料的性质和骨架致孔剂的种类等因素对释药速率均有影响。

（3）亲水凝胶骨架片：亲水凝胶骨架片是指以亲水性高分子物质为骨架材料，将药物与骨架材料混匀，必要时加入适量稀释剂，制粒、压制成的片剂。亲水凝胶骨架片在胃肠道内因胃肠液表面润湿形成凝胶层，表面药物向消化液中扩散，继而凝胶层增厚使药物释放延缓，片剂骨架同时溶蚀，表现出释药速度先快后慢的现象。该类片剂口服后，表面药物的大量溶出可使血药浓度迅速达到治疗浓度，随后缓慢释放以维持治疗浓度。另外该类片剂的释药速率受胃肠pH及胃肠蠕动速度等影响较小。

常用的亲水凝胶骨架材料有：①天然胶：果胶、海藻酸钠、海藻酸钾、琼脂和西黄蓍胶等；②纤维素衍生物：甲基纤维素、羟乙基纤维素、羟丙基纤维素、羟丙基甲基纤维素、羧甲基纤维素和羧甲基纤维素钠等；③非纤维素多糖：葡聚糖、壳聚糖和半乳糖甘露聚糖等；④乙烯基聚合物或丙烯酸树脂：聚乙烯醇和聚羧乙烯等。

亲水凝胶骨架片的制备方法分为两种：一种是将高分子骨架材料与药物、适量稀释剂混匀，制粒，压片。另一种是将高分子骨架材料加入适量稀释剂，制粒，再加入药物，压片。应当注意，由于亲水性高分子材料黏度大，一般不采用普通湿法制粒工艺，可使用适宜浓度乙醇润湿制粒，或采用粉末直接压片。

（4）混合材料骨架片：混合材料骨架片是指将药物与两种以上的不溶性、生物溶蚀性和亲水凝胶骨架材料混合制粒而压制成的片剂，必要时加入致孔剂或其他辅料可进一步调节释药速率。应根据所用材料的种类选择适宜的制备方法，如采用亲水性凝胶和生物溶蚀性骨架材料时，将药物与亲水性凝胶骨架材料混匀，再加水调成糊状，加其他辅料制粒干燥，再将颗粒放入生物溶蚀性骨架材料熔融的高熔点脂肪醇中处理，冷却后再制成缓释片。

3. 渗透泵控释片

渗透泵控释片是将药物制成片芯，以半渗透性包衣材料包衣后用激光在膜上打开一释药小孔，借渗透压差控制药物释放的片剂。口服后，其衣膜在胃肠道中选择性地使水渗入片芯溶解药物成饱和溶液，由于膜内外的渗透压差，使药物由小孔持续泵出，泵出量与渗透进入片芯的水量相等。当片芯中药物未被完全溶解时，释药速率按恒速进行；当片芯中药物逐渐低于饱和浓度，释药速率也逐渐下降直到零为止。在设计和制备时，除应选择合适的片芯处方、包衣材料及厚度等外，还应特别研究设计适宜的释药小孔孔径。

（1）渗透泵控释片的特点：①能恒速释药，血药浓度稳定，且释药速率不受胃肠液的pH、搅拌速度和胃肠蠕动等影响，体内外释药速率基本一致，个体差异小。②适用于半衰期短和治疗指数低的药物。治疗指数小的药物制成普通制剂易受药物血药浓度峰谷现象的影响而易产生毒副作用，渗透泵控释片释药恒定，可避免或减小药物血药浓度的峰谷现象，从而提高用药的安全性。③适用于不同溶解度的药物。难溶性药物可用具有高渗作用且在体液中能溶解的缓冲剂配伍制成片芯，有利于难溶性药物的吸收。④一般呈零级速率释药，局部浓度较低，故可减轻或消除对胃肠道的刺激性和副作用。

（2）渗透泵控释片的辅料：渗透泵控释片的辅料包括半透膜包衣材料、渗透压活性物质和其他辅料。常用的半透膜包衣材料有：醋酸纤维素、乙基纤维素、聚乙烯醇、聚氨基甲酸乙酯、聚碳酸酯、乙烯脂酸乙烯共聚物等，其中以醋酸纤维素最常用。常用的渗透压活性物质有：乳糖－果糖、葡萄糖－果糖、蔗糖－果糖、甘露醇－果糖、氯化钠、氯化钾、山梨醇、果糖、蔗糖、葡萄糖、葡萄糖－蔗糖、硫酸钾、甘露醇等。其他辅料有：①改善片剂性能的辅料，如阿拉伯胶、琼脂、海藻酸、海藻酸钠、胶态硅酸镁、明胶和果胶等，黏合剂如聚乙烯吡咯烷酮，润滑剂如硬脂酸镁，润湿剂如脂肪铵、脂肪季铵盐等。②半透膜包衣材料中的增塑剂，如柠檬酸三丁酯、甘油三乙酸酯、三丁酸甘油酯、甘油、玉米油和蓖麻油等。

（3）渗透泵控释片的制备：单室渗透泵控释片的制备应首先考虑药物本身的溶解性能，若药物溶于水能产生足够渗透压的，可按制备普通片的方法压成片芯；如果药物在水中溶解度小于1%，则将药物与能产生渗透压的有机或无机的渗透压活性物质混合压成片芯。薄膜包衣法将片芯包裹半透性的薄膜，最后用激光在膜上打一个大小适宜的释药孔，即得。

第三节　制剂成型新技术

制剂成型过程中常根据药物性质及其给药剂型设计需要采用适宜的制剂新技术。目前常用的制剂新技术有固体分散技术、微囊化技术、分子包合技术、纳米粒制备技术等。

一、固体分散技术

固体分散技术是指将药物高度分散于惰性载体中形成固体分散体的技术。药剂学中常将难溶性药物以水溶性载体分散形成固体分散体系，以改善药物的溶解性能，增加药物的溶出度和生物利用度。将水溶性药物以水不溶性载体、肠溶性材料、脂质材料等为载体制备固体分散体后，可达到缓释和控释的目的。药物的固体分散体可进一步制成胶囊剂、片剂、滴丸、软膏剂、栓剂以及注射剂等剂型。

（一）载体材料

固体分散体按释药性能分为速释型、缓控释型和肠溶型固体分散体，各类固体分散体的载体材料分为以下几类。

1. 水溶性载体材料

常用的水溶性载体材料有聚乙二醇（PEG）、聚乙烯吡咯烷酮（PVP）、泊洛沙姆188（pluronic F68）、有机酸类、糖类和醇类等，目前常用的是PEG类和PVP等。常用于制备速释型固体分散体。

PEG类为结晶性亲水性载体材料，常用于难溶性药物固体分散体的制备。PEG类载体熔点较低，常采用熔融法制备其固体分散体，但PEG类载体的乙醇溶液40℃以下即开始结晶，因而在熔融冷却过程中不能抑制药物结晶析出。

PEG类载体分散药物的机制：在熔融状态下，每个分子的两个平行的螺旋状键展开，当药物相对分子质量较小（1000以下）时，药物进入载体的卷曲链中形成分子分散体，当药物分子与载体分子大小相近且又没有空间位阻时，则药物分子取代溶剂分子形成分子分散的固态溶液或玻璃态溶液，或部分药物呈聚集胶体微晶状态分散的固态溶液。例如Serajuddin等采用熔融法，先将PEG载体在高于其熔点2℃时熔化，然后溶解药物，在室温下将含药载体溶液灌入明胶胶囊中使其冷却固化，即可形成固体分散体胶囊。

PVP类载体材料为无定型载体，熔点较高，易溶于水。PVP载体分散药物的机制可能是：① PVP在溶液中呈网状结构，药物分子以分子状态分散于PVP分子的网状骨架中，共蒸发过程中不易形成药物结晶；②药物与PVP溶液在溶剂共蒸发过程时，由于氢键作用，复合作用和载体黏度增大而抑制药物晶核形成和结晶的生长。因此，在含PVP载体的固体分散体中，药物为具有较高能量的无定形物，X-射线衍射可显示无结晶衍射峰，药物溶出需要的能量较少，因而可提高药物的溶解速率和饱和度。

2. 水不溶性载体材料

水不溶性载体材料常用的有乙基纤维素（EC）和丙烯酸树脂（Eudragit）等，其固体分散体常采用溶剂蒸发法制备。乙基纤维素常用乙醇溶解，在溶液中呈网状结构，药物同时溶解在该溶液中并以分子状态进入网状结构，将溶剂蒸发除去后，药物以分子或微晶状态被包埋于乙基纤维素的网状骨架中。丙烯酸树脂形成固体分散体的原理同乙基纤维素，可溶于多种有机溶剂中，也可在一定pH的水溶液中溶胀，或酸性条件下溶胀，或碱性条件下溶胀，因此可根据药物随胃肠道pH变化而扩散的特点，选择不同类型的丙烯酸树脂。

3. 肠溶性载体材料

肠溶性载体材料常用邻苯二甲酸醋酸纤维素（CAP）和Eudragit类。常采用溶剂蒸发法制备固体分散体，即以有机溶剂溶解药物和载体后，蒸发除去溶剂或喷雾于惰性辅料，干燥而得。药物常以分子或微晶状态包埋于载体中，在胃液中药物不溶出，而在肠液中溶出。另外，也可将肠溶性载体与PEG类载体联用，采用熔融法制备缓释固体分散体，其中PEG作为速释部分，药物分散机制同水溶性载体，而肠溶性载体起到包封药物-PEG固体分散体和药物的作用，并达到肠溶控释目的。

药物在肠溶性固体分散体中的存在方式有：①药物与载体以低共熔混合物形式存在。当药物与载体熔融成完全混溶的液体后，搅拌均匀，冷却固化而形成低共熔混合物。在低共熔混合物中，药物是以超细结晶状态分散于固体载体中。②药物以分子状态均相分散于载体中，成为固体溶液。采用 X－射线粉末衍射图可显示药物结晶衍射峰消失，扫描电子显微镜（Scanning Electron Microscope，SEM）显示无药物结晶出现，差热分析（Differential Thermal Analysis，DTA）图显示药物熔融峰消失。当制成的固体溶液为透明物质时，亦为玻璃态固体溶液。③药物与载体按一定比例结合成分子化合物、络合物或包合物。④固体药物与载体两者以恰当比例而形成的非结晶性无定性物，称为共沉淀物，其中常用载体为多羟基化合物，如枸橼酸、蔗糖、PVP 等。⑤药物以上述几种形式同时存在于固体分散体载体中。

（二）制备技术

固体分散体常用的制备技术分为熔融法、溶剂法、溶剂－熔融法、研磨法、喷雾干燥或冷冻干燥法和表面分散法等。

1. 熔融法

熔融法是将药物与载体混匀加热熔融，或先将载体加热熔融后再使药物溶解在熔融的液态载体中，迅速冷却成固体分散体的方法。该法适用于熔点较低的载体，如聚乙二醇（PEG）类等。

PEG 类固体分散体一般是低共熔物或固体溶液，通常使用相对分子质量为 1000～20000 的 PEG。由于 PEG 类熔点较低，常用熔融法制备。因 PEG 水溶性较好，能溶于多种有机溶剂，也可用溶剂法制备，但两种制备方法可能对药物的溶出产生不同的影响。例如，采用熔融法制备卡马西平－PEG 固体分散体的溶出速率显著超过溶剂法。采用溶剂法制备的格列本脲－PEG 固体分散体的溶出速率较熔融法快，但熔融法与溶剂法对萘普生－PEG 固体分散体的溶出速率没有明显的差别。另外，PEG 的相对分子质量对药物－PEG 系统的释药影响比较复杂，如依托泊苷（etoposide）－PEG 固体分散体的释药速率随 PEG 相对分子质量的增加而降低，在药物－PEG 的固体分散体中加入少量聚山梨酯－80 和月桂醇硫酸钠等表面活性剂时，提高了药物的溶出度。

2. 溶剂法

溶剂法是将药物和载体溶于同一溶剂中，或者将药物和载体分别溶于相同的溶剂后混合均匀，采用适宜的方法蒸去溶剂而得到固体分散体的方法，也称共沉淀法。该法适用于熔点较高的载体或对热不稳定及易挥发的药物。常用的载体是聚乙烯吡咯烷酮（PVP），常用的溶剂有氯仿、二氯甲烷、乙醇、丙酮等易挥发溶剂。

（1）药物－PVP 固体分散体：由于 PVP 形成玻璃化的温度很高，熔化时易分解，但在许多有机溶剂和水中都具有良好的溶解能力，所以常采用溶剂法制备，主要用于提高难溶性药物的溶出度。制备时通常将主药与载体共同溶于溶剂中，采用真空干燥、冷冻干燥或喷雾干燥等方法除去溶剂，形成药物与 PVP 的共沉淀物。药物一般是以非晶态存在于载体中，比表面积很大，因此能提高药物的溶解度及生物利用度。

药物－PVP 系统的释药行为受多种因素影响：①PVP 用量。药物在水中的溶出度一般随着 PVP 用量的增大而增加，如阿苯达唑－PVP 固体分散物、尼群地平－PVP 固体分散物。但也有不同的研究结论，如 PVP 含量为 60% 的共沉淀物可较好地提高吲哚拉新的溶解度和溶出度，但固体分散物的比例为 3:1、3:2、1:1、2:3、1:3 时，在 pH7.2 缓冲液中溶解度变化不大，而物理混合物变化较大；研究发现，当吡罗昔康-PVP固体分散物中药物与载体比例为1:4时为无定形态，溶出速率最快，1:5和1:6时释药速率反而下降；②PVP的型号规格。不同相对分子质量的PVP与药物的相互作用强度不同，一般说来，随着PVP相对分子质量的增加，黏度也随之增加；③溶剂的种类。一般应选用药物和PVP都能溶解的溶剂或混合溶剂。但也有例外，如PVP在丙酮中溶解很少，但是制备尼莫地平-PVP固体分散体时，因为尼莫地平具有吡啶结构，故选择丙酮为溶剂，而PVP能溶于吡啶。制备双炔失碳酯-PVP固体分散体时，系将药物与PVP分别用适量三氯甲烷和无水乙醇溶解，混合液旋转薄膜蒸发回收溶剂，待溶液变黏稠后，再减压干燥除尽溶剂得到固体分散体，该法在两种液体混合时可能析出药物结晶。可见，溶剂种类对固体分散物的性质可能产生不同的影响。

此外，PVP具有很强的引湿性，形成的固体分散体容易老化，一般PVP用量越大，引湿性越强。制备药物-PVP固体分散体共沉淀物的过程中，常常存在物料黏稠、溶剂难以除尽、终产物引湿性很强等问题，为此可尝试采用溶剂沉积法解决。例如，采用溶剂沉积法制备联苯双酯-PVP增量物共沉淀物的研究结果表明，联苯双酯以非晶态存在于共沉淀物中，共沉淀物溶出速度较原药提高了5倍，加入耐湿性好的增量物降低了共沉淀物的引湿性。

（2）药物-丙烯酸树脂固体分散体：丙烯酸树脂是甲基丙烯酸共聚物和甲基丙烯酸酯共聚物的统称。其固体分散体的制备一般采用溶剂法。例如，以丙烯酸树脂RS和RL为载体，制备吲哚美辛的缓释型固体分散体，载药能力分别为30%和20%，混合使用两种辅料可以获得最佳的释放效果，主药呈无定型态。固体分散体粒径从$100\mu m$增加到$630\mu m$时，释放变慢。

（3）药物-乙基纤维素固体分散体：乙基纤维素是纤维素的乙基醚，常用作缓控释载体，一般采用溶剂法制备。酮洛芬-乙基纤维素缓释固体分散体研究结果表明，其中药物的体外释药行为符合Higuchi方程，缓释效果与乙基纤维素用量和固体分散体的粒径有关，药物释放速率随乙基纤维素的用量和黏度增加而减小，固体分散体粒径越小药物体外释放速率越快。差热扫描（DSC）分析结果表明，当药物与载体比例为1:1时，药物与载体形成低共熔物，药物以微晶的形式存在于载体中；药物与载体比例为1:2或1:3时，药物以非晶态存在。

药物-乙基纤维素固体分散体中常添加羟丙基纤维素（HPC）、PEG、PVP等水溶性载体作为致孔剂来调节释药速度。如分别以水不溶性药物氟比洛芬（FP）和水溶性药物氧烯洛尔为模型药物，研究比较了4种规格的乙基纤维素和5种规格的羟丙基纤维素对药物释放的影响，结果发现在氧烯洛尔固体分散物中，增加乙基纤维素的用量，药物的溶出速率开始时下降，但末期基本不变；氧烯洛尔的释放速率明显受乙基纤维素相对分子质量的影响。当用相对分子质量较小的羟丙基纤维素时，释药速率随羟丙基纤维素的比例增加而提高。因此，可采取调节这两种载体用量的方法获得适宜的药物释放效果。

3. 溶剂-熔融法

溶剂-熔融法是将药物用少量的有机溶剂溶解后与熔融的载体混合均匀，蒸去溶剂（或不蒸去溶剂），冷却固化而制备固体分散体。该方法适合于某些液体药物，受热稳定性差的小剂量药物。

4. 研磨法

研磨法是将药物与载体混合后，强力持久地研磨一定时间，使药物与载体以氢键结合，形成固体分散体的方法。该方法所需的载体用量较大，研磨时间因药物而异，仅适用于小剂量药物的固体分散体的制备。

5. 喷雾干燥或冷冻干燥法

喷雾干燥或冷冻干燥法是将药物与载体共溶于溶剂中，经喷雾干燥或冷冻干燥除尽溶剂得到固体分散体的方法。冷冻干燥法较喷雾干燥法更适用于热敏性药物，制得固体分散体的稳定性和分散性更好，但工艺复杂，成本高。

6. 表面分散法

表面分散法是采用混合粉碎方式，将药物与载体在球磨机或其他适宜研磨机械中充分研磨混合，使药物可能以微晶或分子簇的形式均匀吸附于载体粒子表面的方法。由于研磨过程破坏了药物分子原来有序的结晶排列，可能发生晶型向无定形转变的现象。通常采用水溶性或亲水性辅料为载体，如乳糖、微晶纤维素、磷酸氢钙、改性淀粉等，以微晶纤维素最为常用。在高度分散过程中，辅料可与药物形成氢键而阻止药物粒子的再聚集，当与水或体液接触时则迅速润湿或崩解，药物随之迅速溶解。另外，药物与微晶纤维素混合粉碎后可能有类似于环糊精包合物的作用，即微晶纤维素线性分子借助于氢键形成一定几何形状的空腔而包合药物分子。

类似的分散方法还有喷雾干燥法，即将药物和载体溶解或混悬在适当液体介质中进行喷雾干燥，也有表面分散作用；或将药物用溶剂溶解后直接与一些亲水性辅料混合或同时进行研磨，待溶剂挥去后，药物也可以微晶形式或分子形式吸附在载体表面。

（三）速释与缓释原理

1. 速释原理

（1）药物高度分散的状态：药物在固体分散体中以分子状态、胶体状态、亚稳态、微晶态或无定形分散，并被载体材料阻止而避免聚集粗化，利于药物的溶出。

采用熔融法制备固体分散体，由于从高温骤冷，黏度迅速增大，分散的药物难以聚集、合并、长大，有些药物易形成胶体、无定形和微晶等状态。如当载体材料为PVP、甲基纤维素或肠溶材料Eudragit L等时，药物可呈无定形分散，其溶解度和溶出速率都高于其他晶体分散状态。同种药物分散于载体材料中可以呈两种或多种分散状态。

药物在载体材料中的分散状态与载体的相对分子质量有关。例如PEG分子呈两列平行的螺状链状，在熔融、凝固过程中，螺旋的空间造成晶格的缺损，这种缺损可改变原晶体的性质，如溶解度、溶出速率、吸附能力以及吸湿性等。

药物在载体材料中的分散状态与药物的相对分子质量或含量有关。当药物的相对分子质量小于或等于1000时，可在熔融时插入螺旋链中形成填充型固态溶液，即以分子状态分散，这种固体分散体的溶出速率最高、吸收最好；又如，制备倍他米松乙醇－PEG6000固体分散体时，当乙醇用量为3%（W/W）时药物呈分子状态分散，乙醇用量4%～30%时药物以微晶状态分散，乙醇用量30%～70%时药物逐渐变为无定形，乙醇用量70%以上时药物转变为均匀的无定形。其中药物的溶出速率依次为：分子分散状态 > 无定形 > 微晶形。

（2）载体对药物溶出的促进作用：载体对药物溶出的促进作用主要表现在：①载体材料可提高药物的可润湿性。在固体分散体中，由于亲水性的载体包裹在药物周围，从而增加疏水性或亲水性弱的药物的润湿性。口服后，载体材料很快溶解，药物被润湿，溶出速率与吸收速率均相应提高。②药物高度分散状态的稳定性。药物分散在载体材料中，由于高度分散的药物被足够的载体材料分子包围而不易形成聚集体，提高了药物的稳定性。③载体材料对药物抑制结晶的作用。药物和载体材料在溶剂蒸发过程中，由于氢键、络合作用使黏度增大，载体材料能抑制药物晶核的形成及成长，使药物成为无定形态分散于载体材料中形成共沉淀物。此外，PVP 与药物形成氢键的能力与 PVP 的相对分子质量有关，相对分子质量越小越容易形成氢键，形成共沉淀物的溶出速率也越高。共沉淀物的溶出速率依次为：PVP k15 > PVP k30 > PVP k90。

2. 缓释原理

采用疏水性或脂质类载体材料制备固体分散体，药物往往因载体材料形成的网状骨架结构阻碍了扩散与溶出，而达到缓释作用。药物的缓释作用主要取决于载体材料的性质，一般符合零级、一级或 Higuchi 等规律。以乙基纤维素（EC）为载体材料的固体分散体中含药量越低、固体分散体的粒径越大、EC 黏度越高，则溶出越慢，缓释作用越强。

（四）固体分散体的鉴定

通过测定药物固体分散体前后药物的溶解度及溶出速率差异以及采用差热扫描分析、X 射线衍射分析、红外光谱法以及核磁共振谱法等方法可鉴定固体分散体的形成。

二、微囊化技术

微囊化技术是将药物包囊于数微米至数百微米的微小囊状粒子中的方法，常用的囊材多为天然、半合成和合成聚合物，主要分为以下几种类型：

（1）**天然囊材**：常用的有明胶、阿拉伯胶、琼脂、海藻酸钠、淀粉、蛋白质等。其中明胶、阿拉伯胶、海藻酸盐、壳聚糖等资源丰富、制备简单、价廉。天然囊材一般无毒、稳定性好、可降解且降解产物无毒副作用。

（2）**半合成囊材**：常用的有甲基纤维素、乙基纤维素、醋酸纤维素、羧甲基纤维素、邻苯二甲酸醋酸纤维素等。这类材料毒性小，黏度大、成盐后溶解度增加、易水解。

（3）**合成囊材**：分为可生物降解材料和不可生物降解材料两类。这类材料一般具有化学稳定性和成膜性好的特点，且膜的性能可以通过多种手段加以调节。可生物降解或吸收的材料有聚乳酸（PLA）、乳酸与羟基乙酸的共聚物（PLGA）、聚乳酸与聚乙二醇嵌段共聚物（PLA/PEG）、聚 3 - 羟基丁酸酯（PHB）等。

相分离技术是最常用的微囊化技术，该法是在囊心物与囊材的混合溶液中，加入非溶剂或不良溶剂、凝聚剂、凝聚诱导剂，或采用其他适当手段（如改变温度或 pH 值）使聚合物的溶解度降低，从溶液中凝聚而沉积在被包裹的囊心物表面形成微囊的方法。相分离法可分为单凝聚法、复凝聚法和液体球形结聚法。

（一）单凝聚法

单凝聚法（simple coacervation）分为水相分离单凝聚法和有机相分离单凝聚法。水相分离单凝聚法是将囊心物分散到囊材的水溶液中，然后加入强亲水性非电解质（如乙醇、丙酮等）或强亲水性电解质（如硫酸钠、硫酸铵等）凝聚剂，使大量的水与凝聚剂相结合，导致囊材的溶解度降低，凝聚出来形成微囊的方法。凝聚一般为可逆过程，凝聚条件一旦解除就发生解凝聚而使微囊消失，因此，可以反复多次解凝聚和凝聚，直至获得满意的微囊，再根据囊材的性质，选择固化条件而得到囊形好、不凝结、不粘连、不可逆的微囊。该法适用于油溶性固体或液体的微囊化。有机相分离的单凝聚法适用于水溶性固体或液体的微囊化。

影响高分子囊材胶凝的主要因素有浓度、温度和电解质。浓度增加，有利于胶凝，反之浓度降低到一定程度，就不能胶凝。降低温度有利于微囊成形，但胶凝温度随囊材浓度的增加而增大。例如，5%明胶溶液的胶凝温度为18℃，15%明胶溶液的胶凝温度为23℃。在一定的胶凝温度和胶凝浓度下，胶凝必须经过一段时间才能完成。以明胶为囊材制备微囊应在37℃以上进行，当凝聚囊形成后，必须降低温度至胶凝温度以下。电解质中阴离子促进胶凝的作用较强，其中硫酸根离子促进胶凝的作用最强，氯离子次之。

凝聚囊的固化条件取决于囊材的物理性质与化学性质，例如，采用邻苯二甲酸醋酸纤维素（CAP）为囊材时，可利用其在强酸性介质中不溶解的特性，直至形成满意的凝聚囊后，在强酸性介质中固化。以明胶为囊材时，可加入甲醛进行胺缩醛反应，使明胶分子互相交联，交联程度随甲醛的浓度、作用时间、介质 pH 等因素而不同。一般浓度大、时间长、介质 pH8 ~ 9 时才能交联完全，其反应可表示如下：

$$R-NH_2+H_2N-R+HCHO \xrightarrow{pH8~9} R-NH-CH_2-NH-R + H_2O$$

固体（或液体药物）+3%~5%明胶溶液

（囊心物）   （囊材）
↓
混悬液（或乳剂）
↓ 10%醋酸溶液调pH值为3.5~3.8
↓ 60%硫酸钠溶液
凝聚囊
↓ 稀释液
沉降囊
↓ 37%甲醛溶液
↓ 20%氢氧化钠调pH值为8~9
固化囊
↓ 水洗至无甲醛味
微囊

图 8-6 单凝聚法制备微囊的工艺流程图

若囊心物不宜用碱性介质，可选择 25% 戊二醛、戊二醇等，在中性介质中使明胶交联完全。

单凝聚法常用的囊材除明胶、CAP 外，还可用卵白蛋白、乙基纤维素、苯乙烯 – 马来酸共聚物等。以明胶为囊材时，单凝聚法制备固体或液体药物微囊的工艺流程见图 8 – 6。

明胶单凝聚法成囊时，水、明胶以及硫酸钠三者凝聚的三元相图，见图 8 – 7。

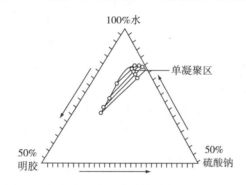

图 8 – 7　明胶、水和硫酸钠单凝聚的三元相图

（二）复凝聚法

复凝聚法（complex coacervation）是指由两种或多种带有相反电荷的高分子材料作囊材，将囊心物分散在囊材的溶液中，在适当条件下（如改变 pH 值或温度），使得相反电荷的聚合物间发生静电作用，溶解度降低并产生相分离，凝聚形成微囊的方法。

例如，以明胶和阿拉伯胶作囊材，采用复凝聚法制备微囊的机理是：明胶分子结构中的氨基酸在水溶液中可以离解形成 – NH$_3^+$ 和 – COO$^-$。在两种电荷相等时的 pH 值即为等电点。pH 值在等电点以上明胶分子带负电荷，在等电点以下带正电荷。在水溶液中阿拉伯胶分子仅解离形成 – COO$^-$。将明胶溶液和阿拉伯胶溶液混合后，调节 pH 至 4 ~ 4.5，明胶正

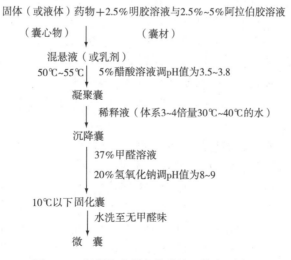

图 8 – 8　复凝聚法制备微囊的工艺流程图

电荷达到最高量，与负电荷的阿拉伯胶结合成为不溶性复合物，凝聚形成微囊，且生成量最大。

以明胶和阿拉伯胶为囊材的复凝聚法工艺流程，如图 8 - 8。

（三）液体球形结聚技术

液体球形结聚技术即溶剂 - 非溶剂法，系指在某种聚合物的溶液中，加入一种对该聚合物不溶的液体（非溶剂），引起相分离而将囊心物包裹成微囊的方法。本法所用囊心物可以是水溶性、亲水性的固体或液体药物，但应在包囊溶剂与非溶剂中均不溶解，也无化学反应发生。

该法常用囊材及其溶剂和非溶剂的组合见表 8 - 1。

表 8 - 1　　　　　　　液体球形结聚法常用囊材及其溶剂和非溶剂

囊材	溶剂	非溶剂
乙基纤维素	四氯化碳（或苯）	石油醚
醋酸纤维素丁酯	丁酮	异丙醚
聚氯乙烯	四氢呋喃（或环己烷）	水（或乙二醇）
聚乙烯	二甲苯	正己烷
聚醋酸乙烯酯	氯仿	乙醇
苯乙烯马来酸共聚物	乙醇	醋酸乙酯

利用可生物降解且生物相容性好的聚合物材料作为药物载体来制备微囊具有较好的应用前景。例如：采用凝聚法制备载有利多卡因的 PLA/PEG 微囊/微球时，亲水性的 PEG 嵌于 PLA 中可提高 PLA 的降解速率，降低降解产物的酸性，增强聚合物载体的亲水性，由于共聚物中引入了亲水性的 PEG 链段，增加了药物在聚合物载体中的分散效果，不仅可改善载体的制备工艺条件，而且可增强 PLA 对药物的包裹作用。用此载体制备的微囊/微球具有多孔性，其药物释放速率高于 PLA 均聚物微球。

又如，以乳酸和羟基乙酸的共聚物（PLGA）为囊材，采用 W/O/O 乳液蒸发技术制备牛血清白蛋白（BSA）微球，由于使用有机溶剂（液状石蜡）作为连续分散介质，牛血清白蛋白在连续相中的损失很少，微球中药物的包封率大于 90%，并且制备的微球表面光滑无孔，体外释放试验表明，该微球可以明显地降低药物释放初期的突释效应，持效时间较长。

另有研究报道，分别以乳酸与乙交酯的共聚物（PLG）和聚（ε - 己内酯）（PCL）为囊材，采用（O/O/W）溶剂蒸发技术制备包含牛血清白蛋白（BSA）油性囊心物的微囊时，将 BSA 分散于角鲨烯中形成有机相，然后加入聚合物的溶液中进行乳化，形成 O/O 乳液，再将 O/O 乳液加至 0.75% 聚乙烯醇（PVA）溶液中，形成 O/O/W 型乳液，在常温常压下蒸发除去有机溶剂，形成控释型微囊。由于 PLG 和 PCL 的降解速率缓慢，储存在 4℃ 以下，6 个月内囊内的蛋白质药物均能保持均匀恒定地释放。

三、包合技术

包合技术系指由大分子（主分子）通过一定手段包含小分子（客分子）形成包合物（inclosion compounds）的技术，亦称为分子胶囊技术。具有包合作用的外层分子称为主分子（host molecule）；被包合到主分子空间中的小分子物质，称为客分子（guest molecule 或 enclosed molecule）。常用于制备包合物的主分子有环糊精、胆酸、淀粉、纤维素、蛋白质、核酸、硫脲等。作为客分子的药物通常是挥发油或挥发性成分、难溶性药物，以及具有苦味或不良嗅味的药物。

环糊精常作为包合物的主分子。环糊精不仅能以固体状态存在，也能存在于水或某些有机溶剂中。在包合反应中，环糊精与客分子之间的结合力主要由范德华力、氢键或几种力共同构成。每一种结合力的大小与客分子的形状、体积、极性、取代基的数目与性质，以及反应介质和温度等因素有关。

（一）环糊精的类型与性质

1. 环糊精的类型

环糊精的结构主要分为两种类型：一种为笼型，环糊精分子非同轴排列，被包合的客分子充塞于环糊精腔内；另一种为管道型，环糊精分子沿轴向堆积，空腔形成大约 $0.5 \sim 0.8$ nm 的隧道，客分子寄宿于隧道内。此外还有层状等多种类型。

2. 环糊精的性质

环糊精是淀粉在环状糊精糖基转移酶作用下水解后，以 $\alpha - 1，4$ 糖苷键连接而成的一种环状低聚糖化合物。各种环糊精（cyclodextrin，CYD）的一般性质见表 8-2。

表 8-2　　　　　　　　　　　各种环糊精的一般性质

类　　别	$\alpha - CYD$	$\beta - CYD$	$\gamma - CYD$
葡萄糖单体数	6	7	8
相对分子质量	973	1135	1297
空洞内径（nm）	$0.45 \sim 0.6$	$0.7 \sim 0.8$	$0.85 \sim 1.0$
空洞体积（nm³）	17.6	34.6	51.0
溶解度（g/L）	145	18.5	232
结晶形状	六角形或针状	棱柱体	棱柱体

在 $\alpha - CYD$、$\beta - CYD$、$\gamma - CYD$ 三种环糊精中，以 $\beta - CYD$ 最为常用。$\beta -$ 环糊精空洞大小适中，具有抗氧化、耐光照、耐热、缓释等性质，从而增加了药物的稳定性，减少了毒副作用，但因在水中溶解度最小（1.85g/100ml H_2O，25℃），而逐渐限制其应用。

半合成环糊精衍生物通过醚化、酯化、交联等化学反应，对 $\beta -$ 环糊精分子中的葡萄糖基 2、3、6 位醇羟基进行修饰，使之具有良好的水溶性，经甲基、羟丙基、羟乙基、乙基化的环糊精产物溶解度加大，释药速率得以改善。其中，羟丙基 $-\beta -$ 环糊精（2 - Hydloxypropyl－β－Cyclodextrin；2－HP－β－CYD）是最具有应用前景的 β－环糊精亲水性衍生物，常用于抗癌药物、治疗糖尿病、高血压药物、激素类药物、抗癫痫药物、高分子多肽及蛋白质类等药物的包合。

环糊精具有独特的分子结构，药物经环糊精包合后，仍保留原有的化学性质，口服后在消化液中经渗透、扩散作用，包合物中的药物被溶出而发挥药效，并可显著改善药物理化性质，提高药物稳定性，增加难溶性药物溶解度和生物利用度，减少药物副作用和刺激性，使液体药物粉末化，掩盖不良气味，防止挥发或制成较纯的浓缩制剂，提高疗效。

（二）包合原理

包合过程主要是一种放热反应的物理过程，包合物的主客分子不发生化学反应，使药物仍保持原有性质和作用，不存在离子键、共价键、配位键等化学键的作用，包合物主分子和客分子间主要依赖范德华引力，如分散力、偶极子间引力、氢键、电荷迁移力等一种或几种作用力起作用。包合物的形成主要取决于主分子和客分子的几何因素或立体结构。环糊精可以与其分子腔内径相匹配的分子形成包合物，分子大小决定了进入分子腔的分子种类。α、β、γ－环糊精具有大小不同的内径，α－环糊精的分子腔内径为 4.7～5.2Å，β－环糊精的分子腔内径为 6.0～6.5Å，γ－环糊精的分子腔内径为 7.5～8.3Å，可以包裹分子大小不同的分子。

（三）包合方法

包合物的制备方法分为饱和溶液法、研磨法等。实际生产宜根据主客分子的性质、投料比例、生产的可行性等，选择适宜的包合物制备方法。

1. 饱和溶液法

饱和溶液法也称重结晶法或沉淀法。先将环糊精制成饱和水溶液，加入客分子药物，水不溶性药物可先溶于少量有机溶剂后再注入环糊精饱和水溶液，采用适当方式（如冷藏、浓缩、加沉淀剂等）使包合物析出，将得到的固体包合物滤过、洗涤、干燥即得。该法操作简便，但包合物得率较低，药物的包结率较低，生产的可行性较差。实际应用时可采用水蒸气蒸馏合并饱和溶液法、饱和溶液法合并超声法、喷雾干燥或冷冻干燥替代常规的真空干燥等方法提高包合物的得率及药物的包结率。

2. 研磨法

取环糊精适量，加水研匀成糊状，加入客分子药物（若为水难溶性药物，则应先溶于少量有机溶剂中），置研磨机或胶体磨中混合研磨成糊状，低温干燥，即得。

（四）包合物的鉴定

包合物的鉴定方法有显微分析或电子显微镜分析法、溶解度测定法、薄层色谱法、紫外分光光度法、红外光谱法、X－射线衍射法、热分析法、核磁共振法等，其中较常用的是薄层色谱法、X－射线衍射法、差示热扫描法。

四、纳米粒制备技术

纳米粒（nanoparticles）是粒径小于100nm的聚合物胶体给药系统。按照制备过程不同，纳米粒又分为纳米球（nanospheres）和纳米囊（nanocapsules），前者属骨架型，后者属药库型。纳米粒作为药物载体可进一步制成口服、静脉注射、皮下给药制剂等。

（一）载体材料

纳米药物载体材料可分为可生物降解型和非生物降解型两类。

1. 可生物降解型材料

可生物降解型材料有聚（α - 羟基酸），如聚乳酸、聚乙醇酸、乳酸 - 乙醇酸的共聚物等；交链聚酯，如聚丙交酯，聚（ε - 己内酯）及聚氰基丙烯酸烷基酯等；聚原酸酯；聚酐和多态肽等。可降解聚合物纳米粒与药物的结合方式可以是包裹，也可以是附载或吸附。聚合物材料为生物降解型，在人体内水解酶的作用下水解成单体，最终产物为水和二氧化碳，一般没有在人体内积聚的问题，是当前纳米药物的主要载体。

2. 非生物降解型材料

非生物降解型材料包括聚甲基丙烯酸甲酯、聚苯乙烯、聚酰胺等。

（二）制备技术

聚合物纳米粒常用的制备方法溶剂挥发法（又称为液内干燥法、溶剂固化法等），此外还有喷雾干燥法、界面聚合法和熔融法等。

1. 溶剂蒸发法

将药物及树脂溶解于有机溶剂中，在搅拌下加入含乳化剂的水溶液中进行乳化，蒸发有机溶剂即可得到所需的纳米囊。溶剂蒸发法常用于聚乳酸（PLA）、乳酸、羟基乙酸共聚物（PLGA）等纳米粒的制备。

溶剂蒸发法制备纳米囊或纳米球的粒径取决于溶剂蒸发之前形成乳滴的粒径大小，可通过调节有机相及水相的比例、乳化剂的种类和用量、搅拌速率和温度等因素加以控制。溶剂蒸发的方式还可采用喷雾干燥或冷冻干燥法进行，前者能将乳滴直接干燥成纳米粒，方法简便。

2. 乳化聚合法

乳化聚合法系指以水为连续相的乳化界面聚合法，是目前制备纳米囊（球）主要方法之一。将单体分散于水相乳化剂形成的胶束或乳滴中，遇［OH^-］或其他引发剂分子或经高能辐射发生聚合，胶束或乳滴作为提供单体的仓库，乳化剂对相分离的纳米囊（球）也起着防止聚集的稳定作用。聚合反应终止后，经分离可获得固态纳米粒。一个固态纳米囊（球）通常由 103 ~ 105 个聚合物分子组成。

常用的纳米囊（球）载体为聚氰基丙烯酸烷酯（polyalkylcyano - acrylate，PACA）。PACA 极易生物降解，在体内几天即可消除，其降解速率基本上随烷基碳原子数的增加而降低；在甲、乙、丁、异丁和己酯中，以丁酯降解最慢、体内耐受性好。

乳化聚合法以水中［OH^-］离子作引发剂，故 pH 值对聚合反应速率的影响较大，在碱性溶液中反应速度加快。室温下的聚合反应式如下：

$$OH^- + CH_2=C \begin{matrix} CN \\ \\ CO_2R \end{matrix} \longrightarrow HO-CH_2-C(-) \begin{matrix} CN \\ \\ CO_2R \end{matrix} \xrightarrow{\begin{matrix} CH_2=C-\text{单体} \\ CN \\ CO_2R \end{matrix}} HO-CH_2-C-CH_2-C(-) \begin{matrix} CN \\ \\ CO_2R \end{matrix} \begin{matrix} CN \\ \\ CO_2R \end{matrix} \xrightarrow{\text{再加单体}} \text{聚合物}$$

聚合物通过形成膜而形成纳米囊，或形成实体的纳米球。通常制得的聚合物平均相对分子质量较低，其纳米球软而易于粘连，故需添加稳定剂。溶液的 pH、单体浓度、搅拌速度和温度均为影响粒径的重要因素。以 0.5% 右旋糖酐为稳定剂的聚氰基丙烯酸丁酯纳米球的制备为例，pH 为 2 时，粒径最小（130nm），而 pH 为 1 或 3 时，粒径增大 50%，pH 再增高则应反应太快不易成球。一般而言，搅拌速率增高，粒径也变小；温度高于 20℃，粒径变大，粒径分布变宽。

3. 超临界流体技术

萃取固体组分的超临界流体通过特制的喷嘴快速膨胀，由于在极短的时间内（小于 $10^{-1}s$），组分在超临界流体中过饱和度以十几倍速度迅速增加，形成大量晶核，最终获得大量粒度极细、分布较窄的超细颗粒，这一技术简称为超临界流体溶液快速膨胀技术。操作条件不同，沉淀和结晶的形态也不同，不仅可以形成颗粒，而且可以形成纤维和薄膜。

超临界流体快速膨胀过程的核心部分是膨胀沉淀器，特别是喷嘴，其结构尺寸非常重要。一般喷嘴的内径为几十微米，长约几个毫米。采用超临界流体快速膨胀过程制备超细颗粒时，预膨胀温度和压力、膨胀室温度和压力、喷嘴的结构尺寸等许多因素都影响结晶形状、粒度和粒度分布。

4. 熔融法

熔融法是将药物与纳米脂质材料加热熔融、乳化、分散、冷却制成纳米粒的过程。例如，以熔融法制备药物 vinpocetine 的聚乳酸（PLA）微球，制备时直接将药物与聚乳酸混合熔融，待熔融物冷却后，再乳化、干燥、收集纳米球。该方法不使用有机溶剂，不存在残留溶剂的毒性问题，但制备温度较高，对热敏性药物的稳定性有一定的影响。

参考文献

[1] Heyd A，Dhabhar D. Particle shape effect on caking of coarse granulated antacid suspensions. Drug Cosmetic Industry,1979,125:42.

[2] Baert,L. Remon,J. P. Influence of amount of granulation liquid on the drug release rate from pellets made by extrusion spheronisation. Int J Pharm,1993,95:135 – 141.

[3] Rowe,R. C. Spheronization a novel pill marking process. Pharm Int,1985:119 – 123.

[4] 陆彬. 药物新剂型与新技术. 北京:人民卫生出版社,1998:11,302.

[5] 潘家祯,孙晓明,朱大滨,等. 挤出滚圆法制备药用微丸设备的工作原理及特点. 中国药学杂志,2003,38(2):111.

[6] Serajuddin ATM,Sheen Paichang,Mufson D,et al. Effect of vehicle amphiphilicity on the dissolution and bioavailability of a poorly water – soluble drug from solid dispersions. J Pharm Sci,

1988,77(5):414.

[7]平其能. 现代药剂学. 北京:中国医药科技出版社,1998:71.

[8]Doshi DH,Ravis WR,Betageri GV,et al. Carbamazepine and polyethylene glycol dispersion: preparation in vitro dissolution and characterization. Drug Dev Ind Pharm,1997,23:1167 – 1176.

[9]Kumar R,Gupta R B,Betageri G V Formulation characterization and in vitro release of glyburide from proliposomal beads. Drug – Deliv,2001,8(1):25 – 27.

[10]Mura P,Faucci MT,Manderioli A,et al. Thermal behavior and dissolution properties of naproxen from binary and ternary solid dispersions. Drug – Dev – Ind – Pharm, 1999 Mar, 25 (3): 257 – 264.

[11]Shah JC,Chen JR,Diana Chow,et al. Preformulation study of etoposide Ⅱ. Increased solubility and dissolution rate by solid – solid dispersions. Int J Pharm,1995,113:103 – 111.

[12]Susana Torrado,Santiago Torrado,uan Jose Torraado,et al. Preparation dissolution and characterization of albendazole solid dispersions. Int J Pharm,1996,140:247 – 250.

[13]逢秀娟,崔福德,郭新颖,等. 尼莫地平固体分散物溶出度及稳定性的研究. 沈阳药科大学学报,2000,17(3):167 – 169.

[14]Tantishaiyakul – V,Kaewnopparat – N,Ingkataworwong – S. Properties of solid dispersions of piroxican in polyvinylpyrrolidone. Int J Pharm,1999,30,181(2):143 – 151.

[15]程紫骅,庄洪波,武华丽,等. 用乙基纤维素制备酮洛芬缓释固体分散体的研究. 中国药科大学学报,1999,30(3):192 – 195.

[16]Tetsuya Ozeki,Hiroshi Yuasa. Application of the solid dispersion method to the controlled release ofmedicine. Ⅶ. Release mechanism of a highly water – soluble medicine from solid dispersion with different molecular weights of polymer. Chem Pharm Bull,1995,43:660 – 665.

[17]Tetsuya Ozeki,Hiroshi Yuasa. Application of the solid dispersion method to the controlled release of medicine. Ⅷ. Medicine release and viscosity of the hydrogel of a water – soluble polymer in a three – component solid dispersion system. Chem Pharm Bull,1995,43:1574 – 1579.

[18]R. Arshady. Micropheres and microcapsules:A surfy of manufacturing techniques,Part 1:Suspension cross linking. Polymer Engineering and Science,1989,29(24):1746 – 1758.

[19]R. Arshady. Micropheres and microcapsules:A surfy of manufacturing techniques,Part 2:Coacervation. Polymer Engineering and Science,1989,30(15):905 – 914.

[20]Yi – You Huang,Tze – Wen Chung,Tzeng – Wen Tzeng. Drug release from PLA/PEG microparticles. International Journal of Pharmaceutics,1997,156:9 – 15.

[21]N. Badri Viswanathan,P. A. Thomas,J. K. Pandit et al. Preparation of non – porous microspheres with high entrapment effciency of proteins by a(water – in – oil)inoil emulsion technique. Journal of Controlled Release,1999,58:9 – 20.

[22]Bi Botti C. Youan,Tanise L. Jackson,Lorenzo Dicknes et al. Protein release profiles and morphology of biodegradable microcapsules containing an oily core. Journal of Controlled Release, 2001,76:313 – 326.

［23］叶素芳. 环糊精和环糊精包合物. 化工纵横,2002,(8):1.

［24］胡小铭. β-环糊精的结构与应用. 九江师专学报,1997,(6):25.

［25］Wichert,Rohdewald. A new method for the preparation of drug containing polylactic acid micro particles without using organic solvent. J Controlled Releas,1990,14:269.

第九章

新型给药系统及其释药技术

第一节 缓控释给药系统及其释药技术

缓控释给药系统是延缓释药和控制释药的统称。延缓释药（缓释）与控制释药（控释）是新型释药技术中应用最广的类型。缓释给药系统（sustained release drug delivery system，SRDDS）系指用药后能在较长时间内持续释放药物以达到长效作用的制剂，其中药物释放主要是一级速率过程。控释给药系统（controlled release drug delivery system，CRDDS）系指药物能在预定的时间内以预定速率释放，使血药浓度长时间恒定维持在有效浓度范围内的制剂，其中药物主要以零级或接近零级速率释放。一般的剂型，当用于全身治疗时，除半衰期较长的药物可每日给药 1 次外，通常每日需 3～4 次给药。因此，常规剂型不仅用药不便，而且血药浓度会有较大波动，造成"峰－谷"现象。血药浓度高时，可能引起某些毒副作用，血药浓度低时起不到治疗作用。

与一般制剂相比，缓控释给药制剂具有以下优点：①使用方便：一般制剂，无论口服或注射，常需 1 日数次给药，而缓控释制剂通常每日只需给药 1～2 次，有的给药间隔可达数周或更长时间；②延缓与控制释药：使血药浓度较平稳，有效血药浓度持续时间长，避免了一般制剂频繁给药后因血药浓度起伏过大而出现的明显"峰－谷"现象；③毒副作用小：使用缓控释制剂，由于减少了血药浓度的高峰和低谷现象，故可减少某些药物的毒副作用，避免耐药性的产生；④疗效好：缓控释制剂可发挥药物较好的治疗效果；⑤可定时、定位释药：某些口服缓控释制剂可按要求定时、定位释放。

早在 20 世纪 50 年代国外开始研制口服缓控释制剂，70 年代被医学界认可上市的药物品种逐渐增多。到目前为止，已上市的口服缓控释制剂品种已有 300 余种，不同规格的商品有 400 种以上。我国从 20 世纪 80 年代初开始研制缓控释制剂，但投入临床的品种较少。目前临床上应用较多的缓控释制剂大多为进口或合资药厂的产品。由于其具有开发周期短、投入较少、经济风险低和产品技术含量高等优点，故被制药企业普遍看好。

适宜于制成缓控释制剂的范围广泛，如首过作用强、半衰期很短或很长的药物、头孢类抗生素、成瘾性药物均可通过制成缓控释制剂以适应特殊医疗应用。这类制剂的品种已经涉及抗心率失常药、降高血压药、抗组胺药、解热镇痛药和激素等方面。

口服缓控释制剂技术主要分为骨架型、薄膜包衣阻滞型、生物降解型、胃内滞留型和脉冲控制型等。目前，硝酸异山梨酯、萘普生、伪麻黄碱等药物，通过控制药物剂量和缓慢消除维持 24 小时有效治疗血药浓度，每日给药 1 次，并趋向于定位/定时相结合的缓控释技术的研究。

一、缓控释材料

（一）缓控释包衣材料

缓控释包衣材料均为高分子聚合物，大多难溶于水或不溶于水，但水可透过，无毒，不受胃肠道内液体的干扰，具有良好的成膜性能和机械性能。常见的有纤维素衍生物，包括醋酸纤维素（cellulose acetate，CA）、乙基纤维素（ethylcellulose，EC）和聚丙烯酸树脂（polycrylic resin）等。

1. 醋酸纤维素

醋酸纤维素是用棉花或木纤维以少量硫酸为催化剂，与冰醋酸和醋酸混合液经部分或全部乙酰化制得。因分子中所含结合酸量的不同，有一醋酸纤维素、二醋酸纤维素和三醋酸纤维素之分。酸量的多少可直接影响包衣膜的释药性能，缓释和控释包衣材料常用三醋酸纤维素，也有的用二醋酸纤维素。

2. 乙基纤维素

乙基纤维素无毒，无药理活性，是一种理想的不溶性载体材料，化学性质稳定，耐碱、盐溶液；在较高温度、阳光或紫外线下易氧化降解，宜存于 7℃ ~ 32℃ 干燥处，软化点为 152℃ ~ 162℃，与石蜡有配伍禁忌；能溶于乙醇、苯、丙酮等多种有机溶剂，常用于固体分散技术/溶剂蒸发法的制备；亦适用于多种药物的微囊化。由于其单独包衣时形成的衣膜渗透性较差，常与一些水溶性的成膜材料如甲基纤维素（MC）、羟丙纤维素（HPC）、羟丙甲纤维素（HPMC）等混合形成水分散体，作为片剂、小丸剂等缓释和控释包衣材料。

3. 聚丙烯酸树脂

一般而言，甲基丙烯酸共聚物和甲基丙烯酸酯共聚物统称为聚丙烯酸树脂，为一大类聚合物。主要材料有以下几种：

（1）甲基丙烯酸二甲氨基乙酯—中性甲基丙烯酸酯共聚物（Eudragit E100）：属阳离子型聚合物，能溶于乙醇、丙酮、二氯甲烷或异丙醇和丙酮的混合溶剂中，包衣用 12.5%（W/W）溶液，不用加入增塑剂，可作为胃溶型包衣材料。

（2）丙烯酸乙酯—甲基丙烯酸甲酯共聚物水分散体（Eudragit E30D）：为含 30%（W/W）聚合物的水分散体，不能在胃液中溶解。加入乳糖、淀粉、聚乙二醇、聚乙烯吡咯烷酮等可溶或膨胀材料，可作为缓释或控释材料。

（3）甲基丙烯酸—甲基丙烯酸甲酯共聚物水分散体（L 型，Eudragit L100）：不溶于酸或水，在碱性介质中与碱形成可溶性盐，既可作为肠溶包衣材料，也可用作黏合剂，用于骨架片的制备。甲基丙烯酸 - 丙烯酸乙酯共聚物（Eudragit L100 - 55）也是肠溶性材料。

（4）其他用缓释材料的丙烯酸树脂类材料：有甲基丙烯酸三甲铵乙酯 - 甲基丙烯酸酯共聚物（Eudragit RL100）、甲基丙烯酸三甲铵乙酯 - 甲基丙烯酸甲酯共聚物（Eudragit

RS100)、甲基丙烯酸－甲基丙烯酸甲酯共聚物（S 型，Eudragit S100）等。

（二）骨架型材料

骨架型材料分为不溶性骨架材料、生物溶蚀性骨架材料和亲水凝胶骨架材料。

1. 不溶性骨架材料

不溶性骨架材料包括 EC、聚甲基丙烯酸甲酯（polymethyl methacrylate，PMMA）等。

2. 生物溶蚀性骨架材料

生物溶蚀性骨架材料是指蜡质、脂肪酸及其酯类等物质，包括硬脂酸、巴西棕榈蜡、单硬脂酸甘油酯和十八烷醇等。

3. 亲水凝胶骨架材料

亲水凝胶骨架材料包括纤维素衍生物如 MC、羟丙甲纤维素（hydroxypropyl methylcellulose，HPMC）等，多糖类高分子材料如甲壳素及其衍生物、海藻酸钙等，以及一些亲水性的聚合物如聚乙烯醇等。

（1）HPMC：属纤维素衍生物，为白色至乳白色纤维状或颗粒状流动性粉末，在水中溶解形成胶体溶液，不溶于乙醇、氯仿和乙醚，可溶于甲醇和氯甲烷的混合溶剂中，常用作缓控释骨架材料以及薄膜包衣，是目前缓控释制剂最常用的凝胶骨架材料。

（2）甲壳素及其衍生物：甲壳素（chitin）又名甲壳质，是一种天然氨基多糖高聚物，广泛存在于植物细胞壁和甲壳动物及昆虫中，其主要衍生物是脱乙酰甲壳素（chitosan），又名甲壳胺。两者均可被溶酶降解，具有良好的生物相容性，无毒性，并具有很强的亲水性，可在酸性介质中膨胀形成胶体黏稠物质而阻滞药物的扩散和溶出，用于缓释微球、缓释片、缓释颗粒、缓释膜剂等。

（3）海藻酸钙凝胶小球：由海藻酸钠与钙离子形成的海藻酸钙凝胶具有以下特点：①溶胀性好，可作为缓控释给药的载体；②溶胀性受 pH 值的影响，故可防止酸敏性药物在胃中被溶解；③小球大小适宜（一般约为 1mm），可防止药物局部突释；④口服无毒性。作为口服药物的缓控释载体，已受到广泛的关注。

（4）瓜尔豆胶（guargum）：又称愈创树胶，是从原产印度的 1 年生豆科植物瓜尔豆种子中提取的多糖胶质，主要成分为半乳甘露聚糖，其主链是 $\beta-1$，4 糖苷键结合吡喃甘露糖，甘露糖与 $\alpha-1$，6 糖苷键相结合的 $\alpha-D$ 吡喃半乳糖结合，其中半乳糖与甘露糖之比为 1:2。瓜尔豆胶在冷水中可发生水化作用并溶胀，形成黏稠的胶状分散体或溶胶，阻碍药物的扩散和释放。由于瓜尔豆胶属于大分子物质，在胃、小肠不能被降解吸收，而结肠存在着许多菌群，这些菌群能够产生一些独特的酶系（如 $\beta-D$ 葡萄糖苷酶、$\beta-D$ 半乳糖苷酶、果胶酶、木糖胶酶、葡聚糖酶等），因此瓜尔豆胶在糖苷酶的作用下可被降解，从而释放药物，具有促进结肠定位释药的作用。

（三）聚乳酸类生物降解的聚合物

聚乳酸（PLA）是由 d、l，或 dl 乳酸单体链式聚合而成，或由乳酸二聚体开环加成共聚而得，也可由丙交酯开环加成共聚而得。PLA 与乙醇酸的共聚物（PLGA）是乳酸与羟基乙酸以不同比例嵌段共聚而成。相对分子质量通过链转变试剂（乳酸）的多少来控制，组成不同比例的聚合物，内在黏度为 0.1~1Pa·s 不等。可通过分子排阻色谱技术以测定其聚合度和相对分子质量，C-NMR 可以测定其构成比。PLA/PLGA 易溶于二氯甲烷、三氯甲烷、二甲基甲酰胺、二甲亚砜等有机溶剂，不溶于醇、酮、醚等有机溶剂，也不溶于水，释药时间长，生物相容性好。PLA 是一种可生物降解的共聚物，在体内可降解为乳酸（体内正常糖代谢产物）。PLA 和 PLGA 二者均为人工合成高分子材料，可在体内缓慢降解，最终产物是二氧化碳和水，为很好的长效注射剂载体材料。最早用于牙科和骨科，近年来常用作控释给药系统的载体材料，如微球制剂、植入剂等。一般而言，PLGA 的降解速率快些，1个月左右；PLA 的降解速率慢些，一般 3 个月以上。

（四）聚维酮

聚维酮又称聚乙烯吡咯烷酮、聚-N-乙烯基丁内酰（polyvinylpyrrolidone，povidone，plasdone，kollidone，PVP），由 N-乙烯基-2-吡咯烷酮（VP）单体聚合而生成。本品为白色或乳白色、无臭或几乎无臭、易流动的无定形粉末，有吸湿性，性质稳定，易溶于水、甲醇、乙醇、丙二醇、氯仿等，不溶于乙醚和丙酮。5% 溶液的 pH 值为 3.0~7.0，熔点高达 265℃。本品的水溶性有一定的黏度，PVP 的 K 值与平均分子量的关系见表 9-1。

表 9-1　　　　　　　　　　　PVP 的 K 值与平均分子量的关系

规格	平均分子量
K15	25000
K25	40000
K30	60000
K60	160000
K90	300000

聚维酮可与药物形成固体分散体，用于缓控释制剂的制备。本品在熔化时即分解，所以制备固体分散物时，不可用熔融法，可用溶剂法、溶剂沉积法或喷雾干燥法。当采用醋酸纤维素、乙基纤维素和无渗透性的材料如硅酮弹体等制成封闭性膜时，药物往往无法通过包衣层从片芯或丸芯中溶解、渗透出来，常需加入致孔剂，PVP 则可作为缓释包衣的致孔剂；以 PVP 为亲水性骨架材料的片剂遇水即形成凝胶屏障，控制药物通过凝胶层缓慢向外扩散释放，PVP 则易与某些药物形成分子络合物，而促进药物的释放。PVP 与聚乙烯醇（PVA）联合使用，在水中以氢键形成一定量的高分子复合物，具有凝胶的性能，可作为胃内滞留片的骨架材料，有较好的滞留性能。

（五）骨水泥

1. 磷酸钙骨水泥（calcium phosphate cement，CPC）

CPC 是指一类以各种磷酸钙盐粉末为主要成分，在生理条件下具有自固化能力、塑形容易和高度生物相容性的无机骨骼修复材料。CPC 由固相和液相两部分组成，固相呈粉末状，是几种磷酸钙盐的混合物。液相可以是蒸馏水、生理盐水和稀磷酸溶液等。当 CPC 固相粉末和液相按一定的比例混合后，先形成一种可任意塑形的糊状物，然后通过自固化反应初凝成 CPC 固化体，初凝结时间一般为 8~12 分钟。固化后的 CPC 具有微孔结构，对力学强度的影响非常明显，微孔孔径越大，孔隙率越高，CPC 的力学强度越小。

载药 CPC 是一个均匀的基质系统，药物在其中充满液体的微孔内通过扩散作用实现释放。影响药物释放速率的内在因素是载药 CPC 固化后的内部特性，如微孔直径、孔隙率和曲折率等。CPC 固化后的不同微孔结构影响着药物在 CPC 内的弥散度，微孔大小直接影响到药物的释放速率。微孔之间通道的曲折程度也明显影响药物的释放，随着曲折程度的增加，药物释放速率减慢。药物释放后，羟基磷灰石（HA）可以重结晶，微孔和微孔之间的通道随之不断调整，使药物释放速率保持相对稳定。

2. 聚甲基丙烯酸骨水泥（polymethyl methacrylate，PMMA）

PMMA 是骨科中应用最早和最多的可植入药物缓释材料，由粉末状丙烯酸类聚合物及其单体按一定比例混合后固化而成。由于 PMMA 具有可塑性好、机械强度高、很少引起宿主免疫反应、制成微球后具有表面积大，能使药物快速扩散及可携带多种药物等优点，因此被作为多种抗生素及抗肿瘤药载体应用于骨科疾病的治疗。

PMMA 存在以下不足：①PMMA 在体内不可生物降解，须二次手术取出；②PMMA 聚合时产热温度超过 80℃，仅能携带对高温稳定的药物；③释放的单体抑制局部巨噬细胞对细菌的吞噬和杀菌作用；④由于金黄色葡萄球菌会产生一种生物膜，保护细菌，并将细菌黏附于 PMMA 上，使细菌不易被杀灭而产生耐药。

（六）其他新型材料

1. 壳聚糖衍生物（chitosan，CS）

壳聚糖即（1，4）-2-氨基-2-脱氧-D-葡萄糖胺，在酸性条件下是一种线性高分子电解质。其溶液具有一定黏度，溶液的浓度越高或分子量越大，黏度就越大。它来源丰富，广泛存在于自然界，具有良好的生物相容性和生物降解性，可用作微囊、微球、纳米粒和磁微球等的载体，可控制药物释放，延长药物疗效，降低药物毒副作用，提高疏水性药物对细胞膜的通透性和药物的稳定性及改变给药途径，还可大大加强制剂的靶向性。但甲壳素不宜单独应用，例如将具有肝靶向作用的半乳糖与壳聚糖耦联，制备 N-乳糖酰化壳聚糖，并对其性能进行了表征的研究认为，N-乳糖酰化壳聚糖有望作为新型的肝靶向药物载体。最近 Krum K 等人合成了壳聚糖-硫代酰胺盐，解决了其他衍生物不够稳定的问题，与无修饰的壳聚糖比较，chitosan-TEA 黏度增加了 3.3 倍，脆碎度试验中，旋转率增加了 8.9 倍，有望成为各种给药系统的新型辅料。Susana T 等人提出用壳聚糖-丙烯酸树脂聚离子混合物作为辅料，用于胃缓释制剂，实验表明，用 CS-PAA 混合物作辅料的氨苄青霉素比单纯用 CS 作辅料的氨苄青霉素溶胀快得多，且能有效控制在胃内的排空时间，是一种很好的胃部给药缓释材料。

2. 介孔硅材料

介孔硅材料是具有均一可调介孔（2~30nm）、稳定、易于修饰的内表面、一定壁厚且易于掺杂的无定型骨架，并具有较大的比表面积。SiO_2 介孔的热稳定性较高，机械性能稳定，无生物活性，无毒性，具备药物载体的基本条件。自 1992 年美国 Mobil 公司首次运用纳米结构自组装技术制备出介孔 SiO$_2$（mobil composition of matter，MCM – 41）以来，介孔分子筛的研究一直是材料科学领域的一个热点。传统载药过程是直接将药物加压沉积于载体上，使载体与药物混合。通常难于使药物均匀地分散在载体基质上，样品具有不均匀性，直接影响到样品的释放速率。介孔分子筛具有规则的孔道结构和化学均相性，且其表面的硅羟基作为与有机客体分子反应的新的活性位点，可使药物结合在活性位点上，均匀地分散在介孔分子的孔道内，从而克服了上述弊端。

介孔硅材料可分为纯硅和改性两大类。纯硅介孔材料因其结构特点不同又可分为 MCM 系列、SBA 系列、MSU – n、TUD 等。改性的方式主要有掺杂、有机分子修饰及固载金属配合物等。杂原子的引入对材料的稳定性、亲疏水性质以及载药性能等有较大影响。2001 年 Vallet – Regi 等首次报道了硅基介孔材料用于药物缓控释系统。他们利用硅羟基和药物分子的弱相互作用，选择消炎止痛药布洛芬，研究了药物在介孔材料中的输送机制。实验表明，MCM – 41 能够吸收和释放有机药物分子；负载药物的材料浸泡在模拟体液中，使药物被缓慢释放。以大孔径的介孔材料 SBA – 15 作为载体，可制备出阿莫西林缓释系统。研究表明，载药量主要取决于溶剂、pH 值和药物的浓度；在适宜条件下，载药率可达 24%。

3. 玉米醇溶蛋白

玉米醇溶蛋白由天然材料玉米蛋白粉中非化学性提取出来，具有良好的疏水性和成膜性能。国外已在其药物缓释微球方面进行了深入研究，申请了大量专利。研究者曾将其作为维生素的缓释骨架材料。例如，以阿司匹林为模型药物、玉米醇溶蛋白为骨架材料，采用混合压片法制备不同配方的药物片剂，用紫外比色法测定溶出度，结果表明，玉米醇溶蛋白是一种良好的天然药物缓释与控释骨架材料。

二、缓控释给药系统的释药机制

描述缓控释系统中药物释放的原理有许多模型方程，常见的有一级动力学方程、零级动力学方程、Hixson – Crowell 方程、Weibull 分布、平均释放时间法等。不同的释药体系遵循不同的释药机制，每一模型均有其适用条件和范围。在考察某种药物给药系统的释药机制时，一般根据实验获得不同时间点的释药量，用不同的模型方程进行拟合，以拟合度高模型为该给药系统的释药机制。常见的体外释药模型有以下几种：

1. 零级动力学方程

$$W_t = k_0 t \tag{9 · 1}$$

式中：W_t 为 t 时间药物累积释药量，k_0 为零级释药动力学常数，t 为释药时间点。药物如果遵循零级动力学方程释药，表明药物从体系中释放的速度是恒定的，药物释药体系属于控释给药系统。

2. 一级动力学方程

$$W_t = W_0(1 - e^{-k_1 t}), \tag{9 · 2}$$

其对数形式如下：

$$\ln(W_0 - W_t) = -k_1 t + \ln W_0 \tag{9 · 3}$$

式中：W_t、t 与式（9·1）相同，W_0 表示释药体系中的药物含量，k_1 为一级释药动力学常数。如果药物释放能用式（9·3）拟合，则该药物释药体系属于一级释药动力学过程，表明药物的释放量与时间呈正比。一般而言，以缓释为主的释药体系多符合一级动力学释药模型。

3. Higuchi 方程

$$W_t = KS\sqrt{t} = k_H\sqrt{t} \tag{9·4}$$

式中：W_t、t 与式（9·1）相同，S 表示释药体系的表面积，k_H 表示 Higuchi 释放速率常数。按 Higuchi 动力学模型，药物的释放量与时间的平方根呈正比，主要用于描述以扩散为主要释药方式的缓释药物体系，一般骨架片型缓释给药系统多符合 Higuchi 动力学释药模型，尤其是亲水凝胶骨架给药体系基本可用 Higuchi 动力学方程来拟合其释药过程。

4. Hixson – Crowell 方程

$$\sqrt[3]{W_0} - \sqrt[3]{W_t} = k_{HC}t \tag{9·5}$$

式中：W_t 表示 t 时间药物累积释放量，W_0 表示骨架片中的药物含量，为 Hixson – Crowell 方程的速率常数。该方程表明，溶出速率与药物量的立方根有关，故又称为溶出立方根定律，k_{HC} 也称为立方根释药速度常数，主要用于描述以扩散溶出为释药体系的释药规律，要保持释药速率的恒定，必须使体系的表面积、药物的扩散系数、药物释放扩散层的厚度和扩散层内外的浓度差恒定。

5. Weibull 分布

$$\frac{M_t}{M_\infty} = 1 - e^{(-at\beta)} \tag{9·6}$$

式中：M_t 表示 t 时间药物累计释放量（%），M_∞ 表示药物的极限溶出量（%），β 为曲线的形状参数，α 为曲线的位置参数。在缓释药物体系中，药物从释药体系的溶出遵循 Fick 扩散定律时，释放过程能用 Weibull 模型较好的拟合。Vasiliki Papadopoulou 等认为，Weibull 分布多用于描述以扩散为主要释药机制的缓释给药系统。

6. Peppas 方程

Peppas 方程可定量描述骨架片药物释放规律，同时又可对药物释放机制作出判断。方程的具体形式及其对数形式如下：

$$\frac{M_t}{M_\infty} = kt^n \tag{9·7}$$

$$\lg(M_t/M_\infty) = \lg k + n\lg t \tag{9·8}$$

式中：M_t/M_∞ 为药物累积释放百分率，k 为释药速率常数，n 为扩散释放指数，可用于解释骨架片释放机制。当 $n \leqslant 0.45$ 时，药物释放以 Fick 扩散为主；当 $0.45 < n < 0.89$ 时，药物呈不规则（非 Fick's）转运，药物释放呈现扩散和溶蚀并存的现象，属于混合型药物释放机制；当 $n > 0.89$ 时，药物呈超 II 型转运，属于膨胀控制或屏障控制过程。此外，n 值也可以反映出药物释放动力学方面的情况，当 $n > 0.66$ 时，药物以零级动力学释放为主；当 $n = 1$ 时，药物释放完全呈现零级动力学。

三、缓控释给药系统的类型

（一）骨架型缓控释制剂

骨架型是目前临床上使用较多的口服缓控释剂型，按骨架材料不同，可分为不溶性骨架、蜡质骨架、亲水性凝胶骨架和混合材料骨架型等。采用不同的材料和工艺可产生不同的释药机制。例如，亲水性凝胶骨架片或混合材料骨架片可延缓药物在胃内的滞留时间；包衣小丸骨架片和微囊骨架片口服崩解后，可使药物在胃肠道接触面积增大，减少消化道输送食物节律对其影响，减少药物对胃肠道的局部刺激；改变骨架材料的用量，采用多种混合骨架材料，添加致孔道，增加包衣工艺等均可调节骨架片的释药速率。

灯盏花素在临床上常用的有片剂和注射液，但使用上存在诸多不便。张彦青等以乙基纤维素（EC）与硬脂酸（SA）以挤出滚圆法制成骨架缓释微丸，药物释放动力学研究结果表明，释放度与时间有较好的相关性，其中 Higuchi 模型和 Ritger - Peppas 模型明显优于零级和一级模型，经 Ritger - Peppas 方程拟合得时间 t 项的指数 $n = 0.55$。根据 Ritger - peppas 方程对圆球形制剂的定义，当 $n \leqslant 0.43$ 时，药物释放机制为 Fickian 扩散（Fickian diffusion）；$0.43 < n < 0.85$ 时，药物释放机制为 non - Fickian 扩散（anomaloustransport）；当 $n \geqslant 0.85$ 时，药物释放机制为骨架溶蚀。该研究表明，SA 的溶蚀对药物释放有一定影响，但并未改变以药物扩散为主的释放机制。同时观察发现，缓释微丸释放 12 小时后仍几乎保持完整，骨架溶蚀速率很慢，结合 Higuchi 方程拟合线性关系良好，预测药物的扩散机制起着主导作用。

（二）薄膜包衣缓控释制剂

在片芯和小丸的表面包裹一层适宜的衣层，使其在一定条件下溶解或部分溶解而释出药物，可以达到缓控释作用。其原理属于扩散释放，能源是基于膜腔内的渗透压（如微孔膜控释片和渗透泵型控释片），或者药物分子在聚合物中的溶出扩散行为（如透皮治疗系统）。包衣缓控释制剂是口服缓控释制剂中最广泛应用的类型之一。目前，国内外有 40% ~ 50% 缓控释制剂采用膜控释技术。

盐酸曲马多（tramadol hydrochloride）是一种作用于中枢神经系统、非麻醉性的吗啡类强效镇痛药，用于治疗各种原因引起的急、慢性疼痛。近年来，已有 1 日给药两次的盐酸曲马多缓释制剂上市。张涛等采用骨架控释与控释薄膜包衣技术制备盐酸曲马多缓释片，结果表明，以丙烯酸酯聚合物为成膜材料的控释薄膜包衣，对以羟丙甲纤维素（HPMC）为骨架材料的亲水凝胶骨架片药物释放具有显著影响，动力学模型拟合结果表明，释药初期（0 ~ 4 小时）缓释片释药特性呈零级释药动力学特征（$Q = 12.7170t + 0.2640$，$r = 0.9997$），符合 Fick's 扩散定律，消除了亲水凝胶骨架等一般缓释制剂常出现的"突释"（burst release）现象，使缓释片在治疗初期以零级释药速率恒速释放，体外药物释放能够达 12 小时以上，表明采用控释薄膜包衣技术和骨架控释技术可用于制备强水溶性药物控释制剂。

（三）渗透泵型缓控释制剂

利用渗透压原理制成的渗透泵片，其大小及形态与普通片剂相同。固体药物与赋形剂压成药物的芯，外包一层可以透水的不溶性多聚物薄膜衣，在膜上用激光开一小孔制成。在胃肠道中，衣膜选择性地使水透入溶解药物，药片内部渗透压高于外部胃肠液，将药物溶液自小孔中释放出来。目前，已研究开发的口服渗透泵型制剂有单室渗透泵制剂和多室渗透泵制剂。单室渗透泵制剂包括普通型、具有半渗透性和肠溶性混合的包衣材料型、具有不同渗透性的多层包衣膜型，以及具有多层复合材料包衣型等；多室渗透泵制剂包括具有类似活塞推动力添加剂成分的渗透泵，具有柔软隔膜的双室渗透泵和微型渗透泵等。

例如，以盐酸青藤碱为模型药物，研究盐酸青藤碱渗透泵控释片的处方和工艺。根据公式：$\pi = cR\,T/M$（其中，c 为溶质浓度，R 为气体常数，T 为温度，M 为溶质的浓度），得到不同浓度稀溶液的渗透压。魏树辉等以不同浓度的氯化钠溶液为释放介质，测定了盐酸青藤碱渗透泵控释片在各种释放介质中的释放曲线。结果表明，释放速率随包衣膜内外渗透压差的减少而减少，渗透压差是本制剂的主要释放动力，体外释药速率较市售缓释片缓慢、平稳。口服渗透泵制剂的释药速率遵从公式 $dm/dt = k \cdot \pi s \cdot S$。其中 dm/dt 为药物的释放速率（g/s），k 为常数，πs 为渗透剂的饱和渗透压，S 为药物的溶解度（kg/L）。恒速释药量占总药量的分数（零级释药分数）为 $F = 1 - S/\rho$，其中 ρ 为药物的密度（kg/L）。零级释药时间为 $t = F \cdot Dose/(dm/dt)$，当渗透泵内的药量不足以维持饱和浓度时，即开始减速释药，直至释药结束。盐酸青藤碱渗透泵控释片遵从以渗透压差为释药动力的释药模式，16 小时内呈现良好的零级释放特征。此后，随渗透泵内药量的减少，释放速率略下降。

影响渗透泵的释放因素主要有片芯和包衣膜。

（1）片芯：片芯中一般需加入促渗透剂，例如，CMC – Na、PVPP 等高分子物质。释放早期，水分渗入片芯，CMC – Na 吸水膨胀，将药物从释药孔挤出，维持药物的早期释放。调节 CMC – Na 的用量，可以调节药物释放速率，但用量过大，会使衣膜破裂。

（2）包衣膜：包衣膜的组成和厚度是影响药物释放的关键因素，可通过加入不同量的增塑剂，调节包衣膜的通透性、柔韧性及抗张强度等进而控制药物的释放，保证药物的稳定性和安全性。

（四）胃内漂浮滞留型制剂

胃内漂浮滞留型制剂是根据流体动力学平衡原理，口服后能较长时间漂浮于胃液之上，呈漂浮状态而不受胃排空速率的影响。同时，药物以预期的速率从体系中缓慢释放，延长药物的胃内滞留时间。药物释放完后，体系残存部分从胃中排出。该制剂的密度一般低于胃液的密度（1mg/ml）。胃内漂浮制剂按剂型可分为漂浮片、漂浮胶囊、微球和微丸等。

例如，甘草酸二铵（diammonium glycyrrhizinate）为普通市售胶囊剂，在胃肠道特别是在胃内的滞留时间短，只有 2 小时左右，生物利用度低。李松龙等以十八醇、EC、HPMC、果胶等为辅料，通过改变处方组成，湿法制粒压片，制备了胃内漂浮片，并考察了片剂的体外释放度和漂浮性能。结果表明，按最佳处方制备的片剂体外漂浮在 12 小时以上，家兔胃内滞留约 10 小时。其体外释放规律 1～12 小时符合 Higuchi 方程。

（五）缓控释微丸（小丸）

缓控释微丸是指直径 <2.5mm 的小球状口服剂型与阻滞剂等混合制丸，或先制成丸芯

后包控释膜衣而制成的缓控释小丸。缓控释小丸根据其处方组成、结构不同，有膜控型、骨架型以及采用骨架和膜控方法相结合三种类型。其具有以下优点：

（1）属于剂量分散型制剂，一次剂量由多个单元组成，能提高药物与胃肠道的接触面积，使药物吸收完全，从而提高生物利用度。

（2）通过几种不同释药速率的小丸组合可获得理想的释药速率，取得预期的血药浓度，并能维持较长的作用时间，避免对胃黏膜的刺激等不良反应。

（3）可由不同药物分别制成小丸组成复方制剂，增加药物的稳定性，便于质量控制。

（4）制成小丸可改变药物的某些性质，如成丸后流动性好、不易碎等。

（5）既可直接服用，也可作为制备缓控释或定位制剂的半成品。

陈大为等利用挤出滚圆法以乙基纤维素和硬脂酸（1∶2）等蜡类疏水性材料为骨架，微晶纤维素作为赋形剂，制备了灯盏花素缓释微丸。处方中的硬脂酸 SA 经热处理后能在乙基纤维素 EC 周围形成致密结构，有助于达到缓释目的，而 EC 则能嵌合在 SA 形成的溶蚀性骨架中起到加固作用，并阻塞部分孔隙，使孔道曲率增加，减缓药物的释放速率。其释药机制以药物扩散为主，兼有骨架溶蚀。

宋洪涛等以舒胸片为模型药物依据人体胃肠道的自然 pH 值变化情况，分别采用低黏度羟丙基甲基纤维素（HPMC）和 pH 依赖型包衣材料甲基丙烯酸树脂 Eudragit L30D‑55、Eudragit L100‑Eudragit S100 混合物（1∶5）制备成 3 种包衣微丸，HPMC 包衣微丸在任何 pH 值情况下均可释药，Eudragit L30D‑55 包衣微丸在 pH≥5.5 时开始释药，Eudragit L100‑Eudragit S100（1∶5）包衣微丸在 pH≥6.8 时开始释药，呈现 pH 依赖型梯度缓释特征，且处方中的主要成分三七总皂苷、红花黄色素、阿魏酸、川芎嗪的释放度无显著性差异，达到了舒胸缓释胶囊中理化性质不同的各成分在缓释的同时可以同步释放。

（六）液体缓控释药系统

液体缓控释药系统是通过液体混悬或乳化形式供口服给药的控释剂型，可直接或临时调配成液体形式服用。分散的微粒可以是微囊、微球或乳滴；分散介质可以是水、糖浆或其他可供服用的油性液体。其特点是：①适于大剂量药物，流动性好，可根据个体对剂量的不同需求进行分剂量；②在胃肠道分布面积大，吸收快，血药浓度平稳，作用时间长，生物利用度高；③因释药系统以多单元微粒剂型给药，故可减少对胃肠道的刺激；释药系统的体内行为很少受胃排空速率的影响，可减少个体间差异，疗效重现性好；④含药微粒可掩盖药物的不良异味，增加制剂的可口性，尤适于儿童及吞咽困难的老年患者服用。

离子交换树脂是常用于制备缓释混悬剂的辅料。控释原理为：将包衣的药树脂混悬于去离子水介质中，口服后，在胃肠道与体内 H^+、Na^+、K^+ 等内源性阳离子进行交换，药物通过包衣膜缓慢释放。由于在胃液中 H^+ 浓度较高可进行部分释放，经胃至肠道后，肠液中的 Na^+、K^+ 继续与树脂交换而持续释药。其具备以下优点：①药物的释放不依赖于胃肠道内的 pH 值、酶活性、温度以及胃肠道液的体积；②由于胃肠道液中的离子种类及其强度相对恒定，故药物在体内可以恒定速率释放；③可阻滞药物在胃肠道内的水解，提高药物的稳定性；④可掩盖药物的不良异味，增加剂型的可口性；⑤适合儿童及有吞咽困难的老年人服用。例如，右美沙芬（dextromethorphan）是左吗啡喃的右旋异构体，味道较苦，儿童和老人等特殊患者服用不方便。采用离子交换树脂为载体制备含药树脂微粒，用流化床进行包衣，并通过处方优化制备右美沙芬树脂口服缓释混悬液。结果表明，含药树脂微粒的释放度随着释放介质离子强度的增加而增大，其释药动力学过程可用 Viswanathan 方程表征；物理稳定性良好，释药动力学过程符合 Higuchi 模型。

（七）缓控释注射剂

缓控释注射剂是以可生物降解的聚合物为材料，通过微囊化等技术将药物制备成脂质体、微乳、微球、纳米囊或纳米粒等微粒分散体系，经注射后能显著控制药物释放的缓释、控释制剂。口服缓释、控释制剂存在易受食物、同服药物及肝首过效应的影响而使释药曲线不稳定；以及缓释时间较短，一般不超过 24 小时等不足。缓控释注射剂可数日甚至数月注射 1 次，显著减少用药次数，增强药物的安全性和有效性，提高患者的依从性。尤其适于一些在胃肠道内不稳定、需长期服用的药物。

缓控释注射剂所用的载体必须是可生物降解且生物相容性好的聚合物，包括天然和合成两类，较早应用的如血清蛋白、血红蛋白、骨胶原、明胶等天然高分子材料。缓控释注射剂虽然生物相容性好，但制备困难，成本高，质量难以控制，不能大规模生产。

1. α-聚酯类的聚乳酸和乙交酯-丙交酯共聚物

PLA 和 PLGA 对机体无害，PLA 在体内能被水解脱脂生成乳酸单体，继而被乳酸脱氢酶氧化为丙酮酸，作为能量物质参与三羧酸循环，最终生成 CO_2 和 H_2O 经肺、肾、皮肤排泄。PLGA 的降解产物为乳酸和羟基乙酸，羟基乙酸还是一些氨基酸的代谢产物。PLA 是由乳酸单体缩聚而成的具有良好热塑性和热固性的聚合物，平均相对分子质量 Mr 在 1~40 万之间，降解周期为 2~12 个月。PLGA 是由乳酸和羟基乙酸按一定比例聚合而成的共聚物。1966 年 PLA 就被应用作为手术缝线、钩环和植入剂材料等，20 世纪 70 年代首次应用于药物的长效控释系统，已获得美国 FDA 批准。目前，合成的可生物降解聚合物还有脂肪族聚酯、聚乙交酯、聚氰基丙烯酸烷基酯、聚原酸酯、聚酸酐、聚（ε-己内酯）、聚脲烷、聚氨基酸等。

2. 牛生长激素（bovine somatotropin，BST）

这是由牛脑垂体前叶嗜酸性细胞分泌、具有调节生长和催乳等功能作用的蛋白质。其由垂体纯化并测定该蛋白质氨基酸序列，表明其由 191 或 190 个氨基酸组成，共有 4 个 Cys 残基形成两个二硫键（Cys53~Cys164，Cys181~Cys189），分子上无糖、脂基团连接，分子量约为 21.8ku.，能直接或间接刺激生长过程，如细胞分裂和骨骼生长，促进葡萄糖吸收、碳水化合物和脂肪分解及核酸与蛋白质合成，从而表现为促进动物生长、增加产奶量，提高饲料转化效率和瘦肉率。张蓓笑等将 BST 制备成油混悬剂，结果首日释放量为 20.3%（突释较大），且能持续释放至 31 天。研究结果表明，突释较大可能与油混悬注射剂的基质黏度较小有关。

（八）植入缓控释给药系统

植入缓控释给药系统（implant controlled release drug delivery system，ICRDDS）是一类经手术植入皮下或经穿刺针导入皮下，缓慢释药而起长效作用的缓控释制剂。植入剂的概念由

Deansley 于 1937 年首先提出。ICRDDS 具有以下优点：①消除因间歇给药和药量不均匀而产生的"峰-谷"现象，可在特定的作用部位以恒定的速率持续释药并维持治疗浓度，采用较小的剂量即可达到治疗效果；②药物作用于靶位，可避免对体内其他组织的副作用；③避免一些药物的迅速代谢，延长其体内半衰期；④适于难以用其他给药途径的药物；⑤避免某些剂型给药后引起的不适感、损伤及痛苦等，若发现有严重的过敏反应或副作用可迅速取出。

ICRDDS 在载体材料及其应用范围等研究已取得很大进展。载体由最初单一的硅橡胶发展到目前包括 ε-聚己内酯、聚酸酐、聚乳酸、聚氨基酸等生物降解性材料在内的数十种。此外，还有 Netz D J 近年报道的硅溶胶、Garcia-Encina G 报道的羟磷石等。药物应用范围也由当初的避孕扩展到抗肿瘤、胰岛素给药、心血管疾病、眼部疾病、抗结核、疫苗，以及骨科植入治疗慢性骨髓炎、骨缺损、骨结核、骨肿瘤等多个领域。按其释放机制，ICRDDS 可分为膜通透控释型、骨架扩散控释型、骨架溶蚀控释型、渗透压驱动释放型和蒸气压驱动释放型 5 类。

例如，地塞米松作为眼部给药剂型主要有滴眼液和软膏。该类制剂易经泪液冲刷或从鼻泪管流失，药效维持时间短，生物利用度低，需频繁给药。杨莉等以生物可降解的乙交酯-丙交酯共聚物为载体，用溶剂法制备了地塞米松眼部植入剂，研究结果表明，用分子量较小、乙交酯和丙交酯的摩尔比为 50:50 制备的植入剂体外释药较快，可提高药物含量，选用亲水性调节剂或乳酸能加快体外释放。

（九）透皮缓控释给药系统

透皮缓控释给药系统是药物通过皮肤吸收的一种给药方法。药物应用于皮肤后，可穿过角质层，扩散至皮肤，由毛细血管吸收进入体循环。经皮给药制剂包括软膏、硬膏、贴片，还可以是涂剂和气雾剂等。透皮缓控释给药系统可避免口服给药可能发生的肝脏首过效应及肠胃灭活，克服部分药物口服生物利用度不高的问题，维持恒定的血药浓度或药理效应，具有长效、副作用小、依从性好等特点。透皮缓控释给药技术主要有膜渗透、骨架控释、微小储库、黏合剂分散等技术。提高药物的透皮吸收率是开发经皮给药系统的关键，促进吸收的方法主要有药剂学、化学和物理学等方法。

例如，β-环糊精包合物：尼古丁替代疗法（nicotine rep lavement therapy，简称 NRT）是以非烟草形式向吸烟者提供小剂量的尼古丁（nicotine，Nic）制剂，通过将尼古丁的摄取量逐渐降低，进而协助戒烟者克服戒断症状，最终戒除香烟的一种治疗方法。常用的 β-环糊精包合物有尼古丁口香糖、贴片、喷剂、吸入剂、尼古丁牙签及微型泵等。采用水溶性环糊精制成的用于尼古丁透皮吸收制剂，能改善药物的透皮吸收性能，控制药物的释放速率。如刘文静等根据 Nic 具有脂溶性而易透过皮肤、黏膜和肺被人体吸收以及具有一定挥发性的特点，采用饱和水溶液法制备尼古丁-β-环糊精包合物，并采用聚丙烯酸树脂 EUDRAGIT E100 为控释骨架和压敏胶材料制成尼古丁缓释贴剂，利用 Franz 扩散池研究贴剂的透皮释药行为。结果表明，该贴剂可持续 48 小时缓慢释药，具有显著的缓释特性。其稳定性明显优于未包合的 Nic 贴剂，且具有良好的抗光解性和热稳定性。其释药速率符合 Higuchi 释药方程。

第二节 定位与靶向给药系统及其释药

20 世纪 90 年代以来，由于靶向药物释放系统具有定位蓄积、控制释药、无毒和生物可降解之优点，可通过被动靶向（passive targeting）、主动靶向（active targeting）、转移靶向（diversional targeting）和物理靶向（physical targeting）等多种方式使药物达到向靶部位传输的目的，成为受青睐的新型给药系统之一。

一、肝靶向给药系统

肝脏疾病为当前需要重点研究和防治的疾病之一，将治疗药物有效地输送至肝脏的病变部位或细胞内，即肝靶向给药系统的研究已成为热点之一，并取得了一些可喜进展。

1. 肝脏的结构特点

肝脏是人体少数几个实质细胞与血液直接相通的器官之一。每个肝细胞的表面可分为肝窦（血窦）面、毛细胆管面和相邻的肝细胞面。肝窦状隙的内皮细胞基本上没有结缔组织，上面有许多大小不等的窗孔，小的直径约为 $0.1\mu m$，大的直径 $1\mu m$。多数哺乳动物内皮窗无隔膜，是通透性最大的血管之一，大分子物质可以自由通过，血液中的脂肪分解物（小乳糜粒）也可以进入，极低密度脂蛋白可通过窦壁进入血液。因此，在血液和肝细胞之间均无严密的屏障结构。肝细胞是药物给药系统理想的靶部位之一。

肝细胞分为肝实质细胞、Kupffer 细胞和内皮细胞。其中，实质细胞是组成肝脏的主要细胞，占肝脏体积及数量的 80%，肝脏的大多数代谢活动都集中于实质细胞。实质细胞中含有数百种酶，肝的大多数病变如肝癌、肝炎、肝硬化等多发生于实质细胞。因此，针对不同需要，分别靶向肝内不同类型的细胞有其现实意义。肝实质细胞膜上存在着无唾液酸糖蛋白受体（ASGP2R）、转铁蛋白受体等，非实质细胞膜上分布有甘露糖受体、低密度脂蛋白受体和清除受体等。肝靶向给药系统是针对不同受体，对药物或载体进行修饰，通过受体 - 配体的特异相互作用，达到药物或载体的细胞靶向，或利用载体如脂质体、纳米粒、类脂乳等的自身分布代谢特点，使药物达到靶部位。

2. 肝靶向给药的传输机制

实现肝靶向给药的传输主要有以下几种机制：①载体传递途径：如类脂乳、胆酸、脂质体、微球、纳米粒等，尤其是内源性载体，利用其特异性、相容性的优势，包裹或携带药物进入肝组织；②含糖基的大分子化合物，通过肝实质细胞或非肝实质细胞的受体介导途径：如去唾液酸糖蛋白受体介导系统（肝实质细胞）、甘露糖受体介导系统（肝非实质细胞）；③聚阴离子化合物，通过肝非实质细胞的清除介导途径：如强阴离子化合物丁二酯脂蛋白；④聚阳离子化合物在肝细胞膜上经独特的静电作用途径：如二乙胺葡聚糖与肝细胞膜表面产生静电作用，使肝的摄入增加。

3. 肝靶向给药的释药

（1）吸附 - 包裹法：有人采用吸附 - 包裹法制备了聚乙烯吡啶烷酮包被的羟基喜树碱

聚氰基丙烯酸正丁酯纳米粒，研究其形态、粒径及粒径分布、载药量、体外释药特征、动物体内的分布与药代动力学参数。结果表明，药物可浓集于肝脏，血浆浓度－时间曲线符合二室开放药动学模型，说明该载药纳米粒具有明显的肝靶向和缓释作用。

（2）乳化聚合法：为提高核苷类药物对乙型肝炎的疗效并降低其毒性，张志荣等用乳化聚合法制备了万乃洛韦聚氰基丙烯酸正丁酯纳米粒，对其形态、大小及其分布、体外释药特性、载药量、初步稳定性、动物体内的分布和体外肝细胞的摄取情况进行了研究。结果表明，该纳米粒体外释药符合双相动力学规律，对肝细胞具有通透性，静注后浓集于肝脏，对病毒性乙型肝炎的治疗效果和降低其对肾脏的毒性具有意义。

冻干基因重组人干扰素 α2a（r IFN α2a）是具有高活性的基因工程蛋白质药物，具有抗病毒和抗肿瘤等作用。r IFN α2a 临床应用存在体内半衰期短、血药浓度低等问题，使r IFN α2a 不能发挥应有的疗效。陆彬等采用乳化聚合法制备纳米球，并制得冻干品，用细胞病变抑制法测定制剂及生物样品中 r IFN α2a 的含量，经小鼠静脉给药后，观察其在体内分布和在肝脏中的药代动力学。结果所制得的纳米球（r IFN α2a － PBCA － NS）平均包封率为（56.2% ± 4.3%），平均粒径为（108 ±37）nm，跨距为 0.55；3℃ ~5℃下冻干品留样观察结果 6 个月生物活性指标基本不变。在肝脏中的分布百分率由原药的 13.1% 提高到50.6%，在肝脏中的平均滞留时间由原药的1.41 小时延长到8.35 小时，表明制备的 r IFN α2a － PBCA － NS 具有明显肝靶向性和缓释特征。

（3）表面修饰：将甘草次酸（GA）与硬脂醇、琥珀酸酐耦联，合成新型两亲性导向分子，将其掺入脂质体中，介导该修饰脂质体与肝细胞表面的 GA 受体特异结合，可达到肝细胞主动靶向作用。毛声俊等研制了靶向于肝细胞的甘草次酸表面修饰脂质体，化学合成3 － 琥珀酸 － 30 － 硬脂醇甘草次酸酯（Suc － GAOSt）作为导向分子，采用乙醇注入法制备甘草次酸表面修饰脂质体（LP － SM － GA）。结果表明，Suc － GAOSt 能掺入脂质膜中，掺入比例最高可达总脂质的 9 %。

Hashida. M 等比较了几种肝靶向的途径，认为经无唾液酸糖蛋白受体（ASGP － R）介导途径最好，该系统对肝有较高的亲和性，且肝吸收迅速。基于 ASGP － R 修饰药物或载体的配体有 β － D － 半乳糖、半乳糖神经酰胺、三半乳糖基胆固醇、半乳糖磷脂酰乙醇胺、无唾液酸胎球蛋白（AF）和合成的糖酰蛋白等。

二、肺靶向给药系统

对于肺部疾病（如肺部感染、肺结核、肺癌及其他阻塞性肺部疾病等）的防治，若采用定位或靶向给药方式可将药物的生物分布主要集中于病灶局部，减少其全身分布，进而减少药物的毒副作用，提高药物治疗指数。

肺部的毛细血管极为丰富，组成网状的毛细血管床、血管内皮表面区域相当大，约占机体内皮量的一半。因此，肺部巨大的毛细血管内皮表面和网状毛细血管床可与静脉注射的微囊首次接触而将微囊截留。药物随囊材的降解不断释放，在肺部产生药理作用。肺部正常毛细血管的直径较小（一般为 3 ~5μm），由此折叠交叉铺成的毛细血管床（capillary beds）不利于大粒径微囊的流过。通常认为，静脉给予一定粒径大小的微囊或脂质体可以经正常的生理过程被运送而滞留于肺部，以实现肺靶向性。

例如，汉防己甲素（tetrandrine，TET）是防己科植物粉防己（stephania tetrandra S. Moore）的一种双苄基异喹啉生物碱。研究表明，TET 可选择性降低肺动脉高压，但长期使用对肝组织的细胞毒性较大。李凤前等以明胶为材料，将汉防己甲素用喷雾干燥——热变性微囊化测定汉防己甲素微囊的体外释放特性和小鼠体内分布。结果显示，汉防己甲素微囊外观呈圆球形，带正电荷，载药量 37.88%，微囊的体外释药规律符合 Higuchi 方程；小鼠肺部的药物浓度明显提高，平均滞留时间延长，大鼠肺动脉高压的降压作用从 157.1 小时延长到 223.6 小时，体内降压百分数与体外释药百分数之间具有相关性，表明该缓释微囊具有肺靶向性。

三、结肠靶向给药系统

20 年前，人们对用于溃疡性结肠炎药物吡柳磺胺（sulfasalazine）的作用方式已有充分了解，且对结肠靶向给药产生兴趣，不断开发出各种结肠靶向给药制剂。口服结肠靶向给药系统药物在上消化道中不释放，到达人体回盲部后，药物才释放出来，在结肠部发挥局部或全身治疗作用。

1. 结肠靶向给药的优点

结肠靶向给药治疗具有很多优点：①适于易被胃酸破坏或者被胰酶代谢而失去治疗作用的药物，可提高其生物利用度；②适于蛋白多肽类药物，以避免药物在上消化道中被酶降解，解决多肽类药物的生理屏障问题；③适于在夜间发作的哮喘、心绞痛、关节炎等疾病的治疗，药物在结肠缓慢释放，发挥长效作用；④治疗结肠疾病，如溃疡性结肠炎、出血性结肠炎、Crohn 症，使药物在病变区直接释放；⑤治疗结肠直肠癌的靶向给药系统，可提高局部药物浓度，提高疗效，减少化疗药物对胃肠道的刺激，降低毒副作用；⑥适于杀肠虫药和结肠诊断试剂，可减小剂量和副作用。

2. 结肠靶向生物黏附释药系统（colon site – specific bioadhesive drug delivery systems, CSSBDDS）

CSSBDDS 是通过适宜的释药技术，使药物口服后，避免在上消化道释放，将药物运送到人体回盲部后开始崩解或释放出含药微粒，使该微粒在一定时间内黏附于结肠黏膜表面，以一定的速率释药，达到提高药物局部浓度和生物有效性的目的。该释药系统还可最大限度地避免药物与消化液接触，提高药物的稳定性。目前，研究的 CSSBDDS 多数是采用将释药系统黏附（或固定）于黏膜表面，使该系统具有延长药物作用时间和承受消化道中内含物转运推动力的作用（不随内容物转运而转运）。

3. 前体药物定位黏附结肠给药

结肠定位给药可以采用葡糖苷酸、偶氮双键和偶氮双键定位黏附等前体药物法实现。可采用偶氮双键聚合物包衣法、pH 依赖 – 缓控型肠包衣微囊、pH 依赖 – 缓控型肠包衣片或胶囊等。

例如，以甾体类抗炎症剂地塞米松为模型药物，通过丁二酸酐搭桥，合成地塞米松 – 葡聚糖脂（dexamethasone – succinate – dextran，DSD）前体药物，与地塞米松相比，此前体药物分子量增大，亲水性增强，大大降低其小肠内透过上皮细胞吸收的可能性，到达结肠后，受特异性内源性葡聚糖酶作用，葡聚糖骨架迅速水解，然后在酯酶作用下酯键断裂，释放出母体药物发挥疗效。

4. 结肠靶向给药的释药

（1）利用结肠细菌酶降解：人结肠细菌种类超过 400 种，细菌数约为 $1 \times 10^{11} \sim 1 \times 10^{12}$ $CFU \cdot ml^{-1}$，结肠细菌产生的大量酶（如偶氮还原酶、β-糖苷酶等）能降解没有被胃和小肠消化的物质（如多糖等），细菌酶降解的结肠靶向传释系统能使药物避免在胃和小肠中被破坏和吸收，利用结肠特有的细菌酶的发酵降解特点，达到药物在结肠内靶向释放的目的。与 pH 敏感型、时间依赖型等其他结肠靶向传释系统相比，其受饮食、疾病、个体差异等的影响较小，具有特异性好、定位准确、稳定等优点。

例如，Katsuma M 等设计了以乳果糖为触发剂的新型结肠靶向传释系统（CODES™）。该制剂由片芯有乳果糖、5 - ASA 和其他辅料 3 部分组成；内层为 Eudragit E100 酸溶性包衣层；外层为 Eudragit L100 和蓖麻油肠溶性包衣层。药物因包被肠衣而在胃中不会释放出来。内层酸溶性衣层阻止药物在小肠中释放，5 - ASA - CODES™ 在磷酸盐缓冲液（pH = 6.8）中 12 小时，无 5 - ASA 释放，而在结肠内容物磷酸盐缓冲液中 2 小时开始释药，4 小时后释药量超过 90%。

（2）pH 依赖 - 缓释型释药：传统观点认为，结肠的 pH 值在整个胃肠道中最高，可达 pH7.5 ~ 8.0。因此认为，制备结肠靶向释药系统应使用在较高 pH（如 pH7.5 以上）环境中才溶解的包衣料，使药物口服后到达结肠才开始溶解释药。近年来的研究发现，小肠末端的 pH 值最高，约为（7.4 ± 0.4），进入结肠后由于短链脂肪酸、CO_2 和一些发酵产物的存在，pH 值又明显下降到 6.5 左右，在疾病状态下则下降更低。因此目前认为，利用结肠 pH 值促使药物释放是困难的。

傅崇东等以肠溶型和渗透型丙烯酸树脂为包衣材料制备 pH 依赖 - 缓释型美沙拉秦结肠靶向小丸。结果表明，包衣小丸在模拟胃肠道各区段最高和最低 pH 值变化的释放度试验中，均在对应小肠区段时开始缓慢释药，分别有 40% 和 70% 的药物进入结肠后释放，优于单独的肠溶或缓释制剂。

四、脑靶向给药系统

脑部疾病如脑肿瘤、中枢神经系统（central nervous system，CNS）感染、慢性疼痛、药物成瘾性、癫痫、周期性偏头痛、神经变性疾病、精神分裂症、痉挛和中风等对人体健康影响较大，目前的治疗方法主要有全身给药、鞘内或脑室内注射和脑植入等。全身给药的局限性主要在于全身给药治疗时药物分布广泛，易引起严重的毒性或不良反应，药物难以透过血 - 脑屏障达到脑内有效治疗浓度；鞘内或脑室内注射和脑植入技术要求高，易感染，且对脑有明显的侵害性，从而限制了其应用。脑靶向给药（brain targeting delivery）是基于上述缺点而提出的新概念。理想的脑靶向给药应具备两点：①趋脑性；②能有效透过血 - 脑屏障。

（一）血-脑屏障

血-脑屏障（blood-brain barrier，BBB）系指脑与血液之间存在的生理屏障，是介于血液与脑以及脊髓之间通透性较低的、有选择性通过能力的动态界面（dynamic interface）。现代研究认为，其结构分为三部分：内层为脑毛细血管内皮细胞及其之间的紧密连接，中间为基膜和周细胞，外层为星形胶质细胞和细胞外基质。血-脑屏障毛细血管内皮细胞间的紧密连接处，细胞彼此间互相重叠，形成一完整的带，围绕着整个毛细血管壁，相邻内皮细胞间有 $10 \sim 20 nm$ 的间隙。这种紧密连接和如此狭窄的间隙限制了蛋白质分子、某些药物分子和离子的通过，形成了一道有形和无形的屏障。

物质通过屏障的能力与分子大小、脂溶性、血浆蛋白质结合程度、特定的载体转运系统等有关。血-脑屏障电荷及受体分布研究证实，血-脑屏障处的毛细血管内皮细胞带有一定量的负电荷，因此，降低分子或粒子的表面电荷可增加其脑内渗透性。研究还发现，血-脑屏障的毛细血管内皮细胞含有种类繁多的酶，包括调节物质转移的酶、分解酶、合成酶等，此外还有与免疫反应有关的受体。近年还发现，血-脑屏障内皮细胞膜有一个很重要的转运蛋白-P-糖蛋白（P-gp），以敲除其表达基因的大鼠实验表明，P-gp 与许多药物脑内通透性有关。血-脑屏障毛细血管内皮细胞膜上还存在大量的内源性多肽受体系统，如以这些受体蛋白的特异性抗体为载体，有望实现主动脑靶向给药，寻找克服 BBB 或促进药物透过BBB 的方法是脑部疾病治疗中的关键。

（二）克服血-脑屏障的方法

物质透过 BBB 主要有四条途径：①小分子直接经细胞间隙扩散；②脂溶性分子的融膜扩散；③特异受体介导的吞饮；④特异载体通道和酶系统的激活。因此，可借助物理化学手段，增强药物透过 BBB 的能力。

1. 化学方法

就药物分子本身来说，影响药物分子透过血-脑屏障的因素主要包括药物分子的电离能力、结合血浆蛋白的能力、药物分子本身的亲脂性等，通过改变药物分子的结构或制备前体药物的方法可增加其透过能力。

2. 对药物结构进行修饰

药物穿透血-脑屏障的过程是一个与膜蛋白和膜介质相互作用的过程，主要依赖药物与细胞膜蛋白之间的静电作用和立体结构对应关系，通过建立分子立体空间结构、静电场与药物透过能力之间的构效方程，可从空间立体和亲脂性方面，设计透过血-脑屏障的中枢神经系统药物；还可通过计算机辅助设计改变药物分子的空间结构和理化性质，使之更易透过血-脑屏障。

3. 采用化学传递系统

化学传递系统（chemical delivery system，CDS）是一种输送药物透过生理屏障到达靶部位，再经机体内生物转化释放药物的药物传递系统，其基本结构是药物与配体的复合体。这种复合体具有足够的亲脂性和一定的立体空间结构，能透过血-脑屏障，在转运入脑内后即发生离子化，不再透过血-脑屏障返回体循环，接着进一步反应释放出活性药物和配体，达到脑内治疗目的。

4. 制成类脂纳米粒

将药物制成类脂纳米粒能显著提高药物在脑中的分布。例如，为了提高氟苷的脑靶向性，增强疗效，降低毒副作用，有人用薄膜超声分散法制备其前体药物 $3'5'$ – 二辛酰基氟苷脂质体，药物在小鼠脑中靶向指数为对照液的 10.97 倍，并可显著延长药物在血液中的滞留时间，表明氟苷酯化前体药物的脂质体在体内有良好的脑靶向性。

5. 合成渗透促进剂

合用一些渗透促进剂开启血 – 脑屏障，使活性药物透过血 – 脑屏障进入脑内已成为脑靶向给药研究的热点。纳米粒主要经血 – 脑屏障内皮细胞吞噬进入脑中，但在体内易被肝、脾中的网状内皮巨噬细胞所吞噬，在其表面包封亲水性表面活性剂，或通过化学方法键合聚氧乙烯链和聚乙二醇，减少与网状内皮细胞膜的亲和性，从而避免网状内皮细胞的吞噬，提高纳米粒对脑组织的亲和性。

6. 克隆特异性抗体

人们发现，血 – 脑屏障内皮细胞上有大量的受体，通过克隆得出它们的特异性抗体，并以此为药物载体，可实现药物的脑内转运。目前，应用较多的共聚物有 PLG、EVAc、硅酮等。研究表明，将用聚合物材料包封神经活性分子制成缓释聚合物微球，直接注入脑内病变部位可克服血 – 脑屏障的阻碍作用，达到几星期甚至数月的缓释效果，并能减少全身毒副作用。

BBB 具有外向通量机制（即通过 BBB 上的 P – 糖肽将一些药物从大脑内运出），存在的"酶化血脑屏障"（即高活性的神经肽降解酶，如与毛细血管结合的胺肽酶、内肽酶、血管紧张素转化酶等），使与肽耦联的药物因代谢不稳定而影响了对一些脑部疾病的治疗。利用抗体的生物技术方法，将药物与能够通过 BBB 的肽或者蛋白质相耦联，然后利用 BBB 上载体的转运作用，将治疗药物运输到中枢神经系统，达到治疗目的。

总之，随着对血 – 脑屏障的转运机制以及脑内发病机理认识的深入，脑靶向给药研究还会有所突破。

五、骨髓靶向给药系统

骨髓是人体最重要的造血器官和免疫器官，因存在骨髓 – 血屏障（marrow – blood barrier，MBB），通常药物难以进入骨髓。骨髓内诸多疾病的诊断和治疗令临床医生颇感棘手。加之目前大量的抗肿瘤药和抗病毒药都存在严重的骨髓抑制不良反应，故如何保护骨髓的正常生理功能也困扰着医药工作者。

1. 骨髓 – 血屏障的结构

血窦壁是骨髓造血组织和血液循环之间细胞和物质交换的屏障，即骨髓 – 血屏障。一般认为，其结构分 3 层：内层为有孔内皮，中间为基底膜，外层为不连续的外膜；也有学者认为窦周巨噬细胞构成 MBB 第 4 层。内皮是由扁平细胞通过环状面小带连接的连续层，是骨髓造血组织和血液循环之间的真实屏障。某些内皮细胞可向四周延伸变薄变细，在特定区域形成孔道，孔径约为 100nm。相邻内皮细胞间连接不紧密，可相互滑动，借此可改变血窦口径。

2. 骨髓靶向给药的途径

细胞间途径是通过内皮血窦壁的隔膜通道（diaphragmed channels）；细胞内途径与3种小囊，如包被小囊（bristle – coated vesicles）、多微粒胞饮小囊（multiparticle – pinocytic vesicles）和内皮内小囊（intraendothelia vesicles）的形成密切相关。血循环中微粒可通过细胞间和细胞内两种途径进入骨髓，粒径是影响微粒进入骨髓的关键因素，大鼠可摄取小于 $0.11\mu m$ 的微粒进入骨髓，兔可摄取 $0.11 \sim 2.07\mu m$ 的聚苯乙烯微粒进入骨髓，粒径太大（$>5\mu m$）只能被内皮细胞膜延伸完整地包裹，最终被内吞消解。利用血红蛋白、免疫球蛋白及相关配体能与糖残基特异结合的特性可实现骨髓主动靶向给药。以胶体微粒制剂为载体实现骨髓靶向给药的主要障碍在于骨髓 – 血屏障及肝、脾的吞噬功能。克服这些障碍的方法有阻断肝摄取（hepatic blockade）、控制粒径、筛选载体材料。

3. 克服骨髓 – 血屏障的方法

针对实现骨髓靶向给药的主要障碍在于骨髓 – 血屏障和肝、脾的强大吞噬能力，张志荣等的研究表明，小于50nm的微粒可进入骨髓，粒径越小越容易进入骨髓。然而粒径不是唯一的决定因素，胶体微粒的表面性质亦显著影响其骨髓靶向性。有人采用乳液聚合法制备了柔红霉素聚氰基丙烯酸正丁酯纳米粒，并对其形态、粒径及分布、载药性、动物体内经时变化过程和骨髓靶向性进行了研究。结果表明，纳米粒平均粒径为70nm，分布范围30 ~ 220nm，包封率为97.0%，小鼠尾静脉注射相同剂量纳米粒和柔红霉素后，前者股骨内峰浓度提高了1.62倍，总靶向效率从5.17%提高至24.19%，表明纳米粒具骨髓靶向性。

通过控制粒径、表面修饰、主动靶向等手段可提高其骨髓靶向性。例如，胶体微粒表面修饰后可避免肝、脾摄取而到达其他靶部位，如骨髓、炎症组织等。研究表明，骨髓可选择性捕获造血干细胞维持髓内高浓度，乳腺癌、前列腺癌、肾癌细胞可选择性向骨髓转移，这种选择性识别与"组织特异性调理素"有关，如"肝特异性调理素"不识别富含胆固醇的脂质体，但可提高"骨髓特异性调理素"识别。为提高骨髓靶向的特异性，可利用单克隆抗体或特定受体介导实现主动靶向给药。选用能与骨髓血窦内皮糖基特异结合的配体与药物或微粒制剂耦联，亦可实现主动靶向给药。目前，关于骨髓识别微粒的机制尚不清楚，还需在药学、生理学、免疫学等学科进行深入研究。

六、淋巴靶向给药系统

血液循环与淋巴循环共同构成体循环，由于血液流速比淋巴流速快200 ~ 500倍，故药物在体内的分布除了通过血液转运外，药物的淋巴系统转运也十分重要。

1. 淋巴循环及靶向给药

大分子物质和粒径大于4 ~ 5nm的微粒可通过内皮细胞间隙和内皮细胞的胞饮作用进入淋巴系统，在淋巴结的窦间隙内被摄取或被网状内皮系统主动吞噬，一部分停于淋巴结内，另一部分行至于下一站，到达所引流的各级淋巴结内。亲淋巴物质在淋巴循环中的速度很快，注射后5分钟即可在相应区域淋巴结检测到，并持续48小时以上。在相应区域淋巴结的长时间滞留为药物杀灭肿瘤细胞提供了良好条件。

淋巴系统给药途径有肿瘤内和癌周组织注射、肌注、肠道给药、皮下注射以及直接淋巴管内注射等方式，药物制剂经注射后可直接被淋巴系统摄取，避免了肝脏的首过效应。其广泛应用于癌症转移、免疫系统、炎症等疾病，可将药物送至病灶的淋巴系统；适于脂肪、蛋白质等特定大分子物质的药物等。

2. 药物向淋巴系统转运的机制

药物向淋巴系统转运的途径依给药途径不同而异，其机制如下：

（1）药物从血液向淋巴系统的转运：静脉注射时，药物由毛细血管进入淋巴管必须通过毛细血管壁和毛细淋巴管壁两个屏障，由于毛细血管壁的孔径较小，血管壁透过性是主要的限制因素。药物从血液向淋巴的转运几乎都是被动扩散，故淋巴液中的药物浓度不会高于血药浓度。

（2）药物从组织间隙向淋巴系统的转运：肌肉、皮下注射或器官内、肿瘤内组织间隙注射给药时，药物面临着毛细血管和毛细淋巴管两种转运途径。药物的转运以何种途径为主由药物的性质而定，相对分子量在 5000 以下的小分子药物，如葡萄糖、尿素、肌酸等，通过以上两种途径都能进入，但由于血流量大大超过淋巴流量，几乎全部由血管转运。相反，相对分子质量在 5000 以上的大分子物质，如蛋白、脂蛋白、蛇毒、葡萄糖酐等难以进入血管，而经淋巴管转运的选择性很强，随相对分子量增大，淋巴系统趋向性也增强。

（3）药物从消化道向淋巴系统的转运：口服或直肠给药时，药物通过黏膜上皮细胞等吸收屏障，由于血液和淋巴液的流速相差极大，经胃肠道吸收只有 2% 以下的药物有淋巴趋向性，而进入淋巴系统。但长链脂肪酸、胆固醇、脂肪、维生素 A，以及与内因子（intrinsic factor）结合的维生素 B_{12} 具有淋巴输送的性质。小肠具有将某些大分子脂溶性物质选择性转运至淋巴系统的功能，特别是高级脂肪酸，摄入量的 60% 可在淋巴液中出现。肠道淋巴是转运脂肪、脂溶性维生素、胆固醇和一些酶的重要途径，一些药物经肠道淋巴吸收，可以绕过门静脉，从而避免肝脏的首过效应。又如，在治疗肿瘤淋巴转移灶时，将抗肿瘤药物制成脂质体、复合乳剂、微球或纳米粒等，可使药物到达转移的淋巴结并缓慢释放，从而延长药物对淋巴转移的癌细胞的作用时间，提高治疗效果，降低药物的全身性不良反应。药物清除淋巴结内转移灶与手术清除淋巴结内转移灶的目的相同，因此有学者称之为"药物性淋巴清扫术（medicinal lymphnode dissection）"。

3. 淋巴转运和肿瘤化疗

淋巴结已成为肿瘤化疗中一个非常有潜力的靶器官。由于治疗淋巴结转移灶的疗效直接影响患者的治愈率和生存率，所以针对淋巴结转移灶的化疗越来越受到重视。在肿瘤的化疗中，特异性和选择性地将药物运送至靶器官或靶细胞是最终目的。利用大分子物质和微粒易被淋巴系统吞噬的特性，将它们作为载体与化疗药物以各种方式结合，共同构成淋巴靶向给药系统（drug delivery system for lymphatic targeting），既可提高局部淋巴结的药物浓度，延长其作用时间，又可使进入血液循环的药物减少，降低毒副作用。

4. 淋巴靶向给药的载体

目前，所用药物载体有硫酸葡聚糖、乳剂、活性炭、环糊精、脂质体、微球等，与抗肿瘤化学药物的结合方式有化学键、乳化、吸附、包合、包封等。硅粒与活性炭性质相似，也可作为淋巴靶向药物载体。微球的载药量高，既可用生物相容或可降解的材料制备，使其降解及半衰期得以控制，又适合大规模生产，是非常有潜力的淋巴靶向药物载体。

活性炭是一种生物相容性好的惰性物质，具有良好的吸附性能，吸附能力与颗粒的比表面积有关，常用的活性炭比表面积达 $1360m^2/g$，每克活性炭吸附阿霉素的最大量为 72mg。同时，活性炭吸附药物后能随其周围游离药物浓度的降低而缓慢释放药物，具有缓释功能，释药过程符合 Higuchi 方程。

七、靶向给药乳剂

靶向给药乳剂系指用乳剂为载体，使药物定位于靶部位的微粒分散系统。乳剂的靶向性特点是它对淋巴的亲和性。

（一）注射用乳剂

早在 20 世纪 70 年代，许多学者证明了乳剂经局部注射后能定向进入淋巴循环，聚集在区域淋巴结内，并有缓释药物功能，乳剂中的小油滴与癌细胞有较强的亲和力。进一步用同位素 ^3H 标记的实验证明，包裹于乳剂中的抗癌药物能随乳剂一同到达淋巴结内。靶向给药乳剂释药性及靶向性与乳滴粒径、表面电荷、乳剂的类型、处方组成及给药途径有关。影响乳剂靶向性与释药特性的主要因素有以下三方面。

1. 乳剂的类型

W/O 型乳剂、W/O/W 和 O/W/O 型复乳，经肌肉、皮下或腹腔注射后不进入肝循环，易聚集于附近淋巴组织，使药物具有淋巴定向性，研究较多的是 W/O/W 型复乳。有研究者将 5 – Fu 的复合乳剂与单纯乳剂分别注入组织间隙后，比较所属淋巴结内的药物浓度。结果，乳浊液的药物浓度比溶液要高，且不同乳剂的淋巴结内药物浓度以 W/O/W 型 > W/O型 > O/W 型为序。根据淋巴管的结构特征，在组织间隙中的高分子物质和乳剂的油滴向淋巴转运时几乎没有障碍。

2. 给药途径

通常以水相为外相的乳剂可通过静脉、皮下、肌肉、腹腔及口服给药，以油相为外相的乳剂则用于静脉以外的途径给药。油状药物或亲脂性药物制成 O/W 型乳剂和 O/W/O 型复乳静脉注射后，油滴经巨噬细胞吞噬后在肝、脾、肾中高度浓集，油滴中溶解的药物在这些脏器中的积蓄量也高，而不靶向淋巴。经口服给药的乳剂，由消化道向淋巴转运，药物直接进入小肠淋巴，后到达胸淋巴管转运，而避免肝的首过效应，从而提高了药物的生物利用度。水溶性小分子物质的转运本来是以血液为主，制成乳剂口服则具有淋巴定向性；水不溶性药物，如胆固醇、长链脂肪酸等也有明显的淋巴定向性，如 5 – Fu 的 W/O 型乳剂经口服后，在癌组织及淋巴组织中的含量明显高于血浆。

3. 乳化剂的种类和用量

如分别以卵磷脂作乳化剂制备微乳，则主要被单核 – 巨噬细胞吞噬而靶向于肝和脾，改用 poloxamer 338 作乳化剂，则可避免吞噬，使炎症部位的微乳量大大提高。

（二）脂质乳剂

制备对肿瘤特异性抗原导向的单克隆抗体包衣的脂质体、微囊等新型药物输送系统，对肿瘤细胞或组织定位给药，可减少抗肿瘤药的毒性，增强抗癌效果，但这些载体系统制备过程复杂，在安全性及稳定性方面存在一定的问题，且临床使用效果不理想。将药物溶于脂肪油中经磷脂乳化分散于水相后制成脂质乳剂——一种以脂肪油为软基质而被磷脂膜包封的微粒分散体系，其中平均粒径 200nm 和 50nm 的乳粒分别被称为脂质微球（lipid microspheres，LM）和脂质纳米球（lipid nanospheres，LN）。LM 与 LN 在组织分布上与脂质体相似，可选择性地在肿瘤及炎症部位蓄积，是新型药物靶向治疗载体。脂质乳剂制备工艺简单，药物包封率高，安全性及稳定性好，且给药方便。

八、热敏给药系统

自 Yatvin 于 1978 年在 Science 首次提出二棕榈酰磷脂酰胆碱（DPPC）脂质体的温度敏感作用可能作为热靶向药物载体以来，热敏脂质体一直是脂质体靶向研究领域的热点，应用温度敏感脂质体载药，结合病变部位升温以实现靶向给药成为一种全新的脂质体靶向策略。

（一）热敏脂质体

热敏脂质体属于主动靶向，系通过改变脂质双层的磷脂组成，使脂质体在某些特定的物理条件下不稳定，从而在特定的靶器官释放出所携带药物而达到靶向给药。脂质体膜材的组成决定其理化及生物学性质，剂型研究主要着力于寻找更合适的相变温度，进一步提高包封率和稳定性，改进靶向性等。

1. 热敏脂质体材料

由于人体组织不能承受 45℃ 以上的高温，从而大大限制了热敏脂质体的材料组成。只有二棕榈酰磷脂酰胆碱、二棕榈酰磷脂酰甘油（DPPG）和二棕榈酰神经鞘磷脂（DPSP）的相变温度较为合适，DPPG 较常用。按一定比例混合的磷脂酰胆碱可产生理想的相变温度，例如用 DPPG 和 DSPG 混合制成热敏脂质体，体外试验表明，吸附于脂质体膜上的血浆蛋白使其相变温度及相变焓下降，连接有反油酸（ELA）及 DPPG 的脂质体能减少这种吸附，后两者使脂质体膜在常温下更稳定。

2. 天然卵磷脂和胆固醇

由于合成磷脂价格高，产量有限，不易保存，制成的脂质体很难进行临床研究和大规模生产。天然磷脂虽然组成成分比较复杂，相变范围宽，但固定的原料和提取方法使其组成固定，相行为也相对固定。例如，Chelvi 等用天然卵磷脂和胆固醇（摩尔比为 7:1）及乙醇制备出相变温度为 43℃ 的热敏脂质体。

（二）长循环脂质体

一般材料制备的脂质体在人体内易被网状内皮系统（RES）吞噬，而从血液中很快清除，故而影响了脂质体在非 RES 部位的靶向作用。因此，长循环脂质体应运而生。长循环脂质体是在脂质体膜中插入带有水溶性聚合链的聚合物，增加脂质体表面的水溶性，以防止血液成分（主要是 RES）和脂质体的相互作用，从而降低脂质体的血液清除率，延长血液循环时间。针对热敏脂质体在血液中滞留时间短、在未达到热靶向部位时已被破坏，且影响疗效的问题，有人在热敏脂质体材料中加入了神经节苷脂或聚乙二醇磷脂衍生物，制成长循环热敏脂质体，结果证实，其具有较长的血液循环时间；且某些具有浊点的热敏聚合物掺入脂质体膜后，对脂质体热敏性有很大影响，不仅使脂质体的释药速率大大提高，而且使脂质体升温至浊点后就大量释药，提示这种释放由聚合物亲疏水相的改变所触发。

肿瘤热疗是对肿瘤部位加热到稍高于体温（通常41℃~43℃），利用肿瘤细胞对热的敏感性而抑制或杀死肿瘤细胞，与化疗协同产生增效作用。Chelvi等应用卵磷脂酰胆碱、胆固醇和乙醇制备成一种热敏脂质体，其相变温度为42.7℃。实验证明，该脂质体可携载氮芥，结合肿瘤局部加热，提高递送到肿瘤区域的药量；应用温度敏感脂质体携载顺铂结合大鼠脑瘤局部加热（41℃，30分钟），可增加药物在脑肿瘤部位的聚集。

（三）磁性热敏脂质体

磁性热敏脂质体是近几年发展起来的一种新型热敏脂质体。其将磁性物质 Fe_3O_4、右旋糖酐铁等包裹在热敏脂质体中，在身体的局部施以固定磁场，以延长热敏脂质体在局部的滞留时间。同时在体外进行加热控释，以提高磁性热敏脂质体的靶向性。

（四）免疫热敏脂质体

免疫热敏脂质体是免疫脂质体与热敏脂质体结合的产物。其方法是将癌细胞作为抗原细胞，培养对抗这种癌细胞的单抗，然后将单抗连接到热敏脂质体表面，利用抗原－抗体反应，在体内将热敏脂质体定向连接在癌细胞表面。同时在体外进行加热控释，以增加药物在细胞表面的浓度，进一步提高靶细胞对药物的摄取。

（五）多聚物热敏脂质体

热敏脂质体膜材的相变温度必须在41℃左右，其来源有限。多聚物热敏脂质体是近年发展起来的新型热敏脂质体，其原理基于非离子表面活性剂的热敏性质。这类表面活性剂在低温下与水分子形成氢键，具有很强的亲水性。当温度升高到某一温度时，由于分子剧烈运动，氢键遭到破坏，亲水性急剧降低，而形成疏水性的聚合物，这一温度称为最低临界溶液温度（LCST）。同时溶液的浊度急剧增加。利用热敏多聚物的这种性质，通过脂质体镶嵌，多聚物在浊点以下时，则在脂质体表面形成亲水性薄膜，对脂质体具有稳定作用，而在浊点以上时，多聚物形成的亲水膜遭到破坏，保护作用丧失，开始释放药物。

目前，关于热敏脂质体的各类制剂仍未能应用于临床，主要的问题在于：①热敏脂质体膜材多以合成磷脂为主，合成磷脂的价格比较昂贵，急需开发天然磷脂膜材；②由于脂质体的天然靶向性，使肝、脾等组织也出现脂质体的聚集，急需提高需治疗局部的靶向性，减少肝、脾的吸收；③如何提高药物的包封率及体外稳定性，制备适合临床使用的剂型；④如何提高药物释放的温度依赖性和加热局部的温度控制，以及疗效的定量判定等。

九、胞内靶向给药

药物的靶向给药可分为3级，第1级指到达特定的器官或组织；第2级指到达器官或组织内的特定细胞（如肿瘤细胞而不是正常细胞，肝细胞而不是 Kupffer 细胞）；第3级指到达靶细胞内的特定细胞器（如溶酶体、线粒体等）。至今，前两级的靶向给药系统研究已经取得长足的进步，如20世纪80年代发展的微粒类被动靶向给药系统已在制备方法、质量标准、体内分布、药效、毒性等方面有许多研究报道；又如很多学者致力于将药物与配体通过化学共价或物理的方式相连，配体与细胞表面的特异性受体接合，而到达器官或组织内特定的细胞。然而许多药物（包括化合物、蛋白质、脂质体、基因等）需要进入细胞内才能发挥其治疗作用，因而建立有效的胞内靶向给药系统是药剂学研究的新热点。

欲设计第3级的靶向给药系统，须从分子生物学角度对药物和细胞的相互作用进行研究。靶向给药系统通常由大分子集合体组成，不能通过简单扩散进入细胞，主要通过胞吞作用进入胞内。胞吞作用是质膜的内化现象，药物被摄入体内后，仍然被质膜包裹而处于胞浆外，因此无论有没有胞吞作用，药物跨过细胞膜的过程都是必要的。尽管人们对膜结构发生变化的具体过程还不十分清楚，但膜不稳定的因素主要归因于一段由20~30个氨基酸构成的短肽，即膜活性肽（membrane – active peptides）。膜活性肽通过与细胞膜融合，对细胞内质膜上脂质的破坏、融合或形成孔道，帮助药物到达胞浆内是近年来在胞内靶向给药系统中备受重视的一类物质。

靶向给药系统包括主动给药系统和被动给药系统，无论是哪种给药系统都必须到达靶位并内化入靶细胞后，才能发挥治疗或杀伤作用，其内化过程的各环节应考虑诸多因素的影响。

第三节　脉冲式给药系统及其释药

人体的许多生理功能和生化指标，如血压、胃酸分泌、激素分泌等，呈生物节律变化，许多疾病的发生发作也存在着明显的周期性节律变化，如哮喘患者的呼吸困难、最大气流量的降低发生在深夜；溃疡患者胃酸分泌在夜间增高；牙痛在夜间到凌晨时更明显；睡醒时血压和心率急剧升高、心脏病和局部缺血最易发作；高血压病人醒来时体内的儿茶酚胺水平增高，使收缩压、舒张压、心率的增高及心血管意外事件（心肌梗死、心源性猝死、脑卒中）多发于清晨，因此最佳给药时间为清晨3：00左右。针对这些节律变化，采用时间药物治疗法能使疗效显著提高。若在晚上临睡前服用届时释放的药片，次日清晨则可释放出一个脉冲剂量的药物，符合该类疾病节律变化的需要。

随着时辰药理学研究的深入，人们发现某些药物的作用和某些疾病的发作与时间过程有密切关系，开发适应人体生理、病理时间节律变化的释药剂型，亦即应答式给药系统十分必要。目前的应答式释药系统有开环和闭环两种体系。闭环体系是通过自身的信息反馈来控制药物的释放，称为自调式给药系统；开环体系是利用外部的变化因素来控制药物释放，称为脉冲式给药系统（pulsed drug delivery system，PDDS）。

脉冲式给药系统，又称外界控制给药系统（externally regulated drug delivery system，ER-DDS）或开环式给药系统（open – loops drug delivery system，OLDDS），为新型控释给药系统，它不依赖体内信息变化自动调整药物的输入，以补偿生理过程中相关指标的变化，而靠外界启动装置，如热能、电场、磁场或超声波等引起的反应物，按生理节律需要，调整释药速率，实现脉冲给药，可增加机体对药物的耐受性，减少毒副反应，提高药物治疗指数。脉冲给药系统不同于按零级释药的控释制剂，其目的不在于维持稳定的血药浓度，而是按照时辰药理学的原理释放药物，保证疗效，从而减少服药次数和药物副作用。理想的脉冲给药系统是多次脉冲控释制剂，即按照生物节律的需要，间隔特定的时间定量释药。目前用于脉冲式给药系统研究的药物主要有胰岛素、硝酸甘油、抗心率失常药、胃酸抑制剂、β－阻滞剂、免疫调节剂、激素替代药、癌症化疗药等。

一、脉冲式释药制剂的主要类型

理想的口服脉冲缓释制剂是多次脉冲控释制剂，即按照生物节律的需要间隔特定的时间定量释出药物。

1. 定时脉冲释药系统

现阶段的口服脉冲控释制剂的主要模式是二次脉冲控释制剂。由于第 1 剂量的药物可由普通速释制剂代替，目前研究较多的是第 1 剂量缺失型脉冲释药系统，又称定时释药制剂、择时释药制剂。第 1 剂量缺失型脉冲释药系统还适用于夜发性和晨发性疾病治疗的特殊需要，如哮喘、关节炎、高血压和心绞痛等。这类疾病在入睡时不发作，可不需药物释放，因此不宜用缓释制剂控制夜间发作；又由于夜间服药不便，需要在入睡前使用，就需用这种定时释药制剂，仅在凌晨释放一个剂量的药物，实现最适治疗。

又如，人体胃酸在 22：00 时左右的分泌量有一个高峰，抑制此时胃酸的分泌能明显提高临床治疗胃及十二指肠溃疡的效果。将法莫替丁脉冲控释胶囊设计为服药后 10 ~ 14 小时释放第 2 剂量，使药物在体内有两个释药峰，每天口服 1 次能有效抑制胃酸分泌。

2. 渗透泵定时释药系统

渗透泵定时释药片可以制备成第 1 剂量缺失型和二次定时控释制剂。第 1 剂量缺失型定时渗透泵片的基本组成是片芯、半渗透膜包衣和释药小孔。片芯有两层，一层是接近释药小孔的渗透物质和聚合物材料，另一层是远离释药小孔的渗透物质层，提供推动药物释放的渗透压。半渗透膜包衣的材料、配比，以及药物层中聚合物材料、用量都是控制释药时间的重要因素。在第 1 剂量缺失型定时渗透泵片的基础上，外层再用一个剂量的药物作包衣就可制成首先释放第 1 剂量药物，间隔适当时间释放第 2 剂量的制剂，即二次定时释放制剂。

在美国上市的 Covera - HS 就是用渗透泵技术制备的定时释药制剂。其主药为盐酸维拉帕米，片芯药物层选用聚氧乙烯（分子量 30 万）、PVP 等作促渗剂；渗透物质层包括聚氧乙烯（分子量 700 万）、氯化钠、HPMC 等。外层包衣用醋酸纤维素、HPMC 和 PEG。用激光在靠近药物层的半透膜上打释药小孔。该维拉帕米定时控释片在服药后间隔特定的时间（5 小时）以零级形式释药，在晚上临睡前服用，次日清晨可释放出一个脉冲剂量的药物，符合高血压节律变化的需要。

3. 定位脉冲释放系统

结肠给药是定位释放制剂之一。研究表明，制剂在小肠中的运转时间并不受剂型或食物摄取与否的影响，一般在（3 ±1）小时，且个体间胃肠道 pH 值很相似，依据时间和 pH 依赖性，利用胃到小肠 pH 值变化作定时释放开始的指针，脉冲制剂将时间间隔定为与制剂在小肠中运转时间一致的 3 小时就可以实现结肠靶向给药。

脉冲释放技术在定位释放上主要有两个应用途径：一是在普通脉冲释放制剂外再包以肠溶衣，以实现时辰释药；还可结合定时脉冲塞技术，经过肠溶包衣后，将脉冲制剂设计为接触肠液后 3 ~ 4 小时释放药物，药物就能向结肠传递；二是肠溶性包衣材料本身可作为脉冲制剂的外层包衣材料，通过调节肠溶材料（如 eudragit RS）的用量及比例，实现定位释药。

二、脉冲释药的剂型

1. 定时脉冲胶囊

Scherer DDS 公司研制开发的定时脉冲塞胶囊，最外层是水不溶性胶囊，其中固定了一个储药器，在胶囊径口有水凝胶塞。当水溶性胶囊盖接触胃液后，开始溶解，水凝胶塞溶胀，容纳不下时自动排出囊外。释药间隔时间由水凝胶塞的深浅和体积决定。

此外，还有压制片或丸经包衣后制成的脉冲释放制剂。如将对胃肠道有不良刺激反应的双氯芬酸钠用硫糖铝进行包衣得到干包衣制剂，在硫糖铝干包衣层完全崩解后，双氯芬酸钠才开始从片芯释放，以减少药物对胃肠道的刺激。

2. 脉冲释药片

脉冲释药片是按定时控制崩解机制（time – controlled disintegration mechanism）设计的一种干压包衣片。其片芯由药物和崩解剂组成，外壳是由水渗透性小的复合材料或溶蚀性和膨胀性材料制成，如以羟甲纤维素钙为崩解剂，外层用 PEG 做致孔剂的蜡质包衣，通过调节外壳厚度与水渗透性即可控制其脉冲释药时间。Matsuo 等选用水溶胀性材料羟乙基纤维素（HEC）制备脉冲片，发现通过改变 HEC 的粒径及用量可显著改变释药时间。

哮喘发作有昼夜节律性，要求抗哮喘药物能适应发病的节律性特点。有人选用茶碱作模型药物，研制成双层脉冲控释片，包括两部分：一是外部由具疏水和亲水性高分子材料混合组成、具有一定时滞的干衣层；二是内含高效崩解剂和原料药的片芯，家兔体内初步试验提示有脉冲式释药峰，体内外释药均具有脉冲释放特点。

3. 脉冲释药微丸

脉冲释药微丸，亦称时控爆裂系统。该微丸的结构分为 4 层：丸芯、药物层、膨胀剂层和水不溶性聚合物外层衣膜。当水分通过外层衣膜向系统内渗透时，接触膨胀剂，一旦水化膨胀剂的膨胀力超过外层衣膜的抗张强度时，膜开始破裂，触发药物释放。通过改变外层衣膜的厚度可控制释放时间。

孙殿甲等将盐酸去氢骆驼蓬碱制成不同释药速率的微丸，将速释微丸和脉冲释药微丸按一定比例混合装入胶囊。该胶囊在 0 ~ 2 小时内释放 50% 药量，2 ~ 6 小时内释放其余 50% 药量。兔体内药物动力学实验结果表明，口服脉冲释药胶囊后分别在体内 0.5 小时和 6.0 小时出现二次药物吸收高峰，含药物微丸的脉冲释药胶囊（80mg）的生物利用度为普通胶囊的两倍。

4. 包衣脉冲释药系统

包衣制剂服用后并不立即呈零级释放，经一段时间后才开始释药，即"时滞"。厚片、球形片、圆柱体片的迟滞时间（t）仅与制剂包衣的厚度及包衣层的水穿透系数有关。通过改变包衣材料的种类、用量，可以实现不同的时间间隔。包衣脉冲系统正是利用"时滞"原理发展起来的。

包衣脉冲释放技术实现定位释放主要有两个途径：一是在普通脉冲释放制剂外包以肠溶衣，包括时辰释药系统等包衣制剂和定时脉冲塞技术，例如制剂经肠溶包衣后可在接触肠液后3~4小时释放药物，向结肠传递。二是以肠溶性包衣材料作为脉冲制剂的外层包衣材料，通过调节肠溶材料如 eudragit RS 的用量、比例而实现定位释放。将药物与淀粉、糊精等稀释剂混合，制得微丸，然后用亲水性凝胶高分子聚合物包衣，作为溶胀崩解层，最后用乙基纤维素包衣，形成一层控释膜（图9-1），外层衣膜中含有致孔剂。

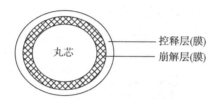

控释层(膜)
崩解层(膜)
丸芯

图9-1 脉冲控释微丸的结构

该包衣微丸进入胃肠道后，胃肠液能透过控释膜进入溶胀崩解层，此时亲水性凝胶聚合物经过水合、溶胀，产生一定的溶胀压。高分子材料从溶胀到无限溶胀（溶解）需要一定时间，当溶胀压和膨胀体积足够大时，包衣膜破裂，形成脉冲释药。

特殊的包衣脉冲片，其释药原理与定时脉冲塞胶囊的设计基本相同，制剂结构如图9-2所示。

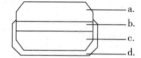

a.
b.
c.
d.

图9-2 包衣脉冲片示意图

首先按正常方法压制 a.、b.、c. 三层片，将这三层片放在特殊的滚动带孔的容器中，用5%乙基纤维素的甲醇－二氯甲烷（1:1）溶液 d. 包衣。该制剂溶出时首先释放第1剂量药物 a.，然后膨胀层 b. 吸水膨胀至外壁破裂释放出第2剂量药物 c.，间隔时间由膨胀层性质及用量决定。

三、实现脉冲式释药的方式

脉冲式给药克服了机体的耐药性，并与体内激素、肽类等的释放相平衡，随外部温度、pH 值、离子强度、电场、光、化学物质变化，或聚合物（如亲水性凝胶）的结构及理化特性发生改变，引发相转化和热力学改变。

1. 热敏脉冲式释药

热敏脉冲给药系统是将羟丙基纤维素（HPC）、聚乙烯醇（PVA）、聚环氧乙烷、聚 N－取代丙烯酰胺衍生物进行交联，能制得具有显著膨胀－收缩特性的热敏凝胶。其热敏性与聚合物的亲水－亲油平衡值密切相关，并受烷基侧链的大小、构型及伸展性影响。在不同温度下其结构及物理性质发生相应的改变。利用这种转变可以产生"开－关"式药物控制释放，在这一转变过程中主要涉及挤压、表面调节和扩散面积调节机制。

（1）挤压机制：聚异丙基丙烯酰胺凝胶是一种热敏性凝胶，其临界溶解温度（lower critical solution temperature，LCST）为32℃。当温度高于 LCST 时，由于亲脂链相互作用和分子内的氢键形成了聚集体，凝胶收缩，挤压出大量含药物的水溶液，此系统处于"开"的状态；当温度低于 LCST 时，凝胶又可重新膨胀，此系统近似处于"关"的状态，药物只能通过缓慢扩散从凝胶层中释放。

（2）表面调节机制：为了产生迅速、完全的"开 - 关"式药物控制释放（图 9 - 3），可在热敏性凝胶中引入亲脂性的聚合物烷基甲基丙烯酯（RMA）。此共聚物凝胶可在外界温度高于凝胶收缩温度时呈"开"的状态；在凝胶尚未来得及收缩前，由于烷基侧链亲油基团相互作用，增强聚合物链的聚集，从而迅速地在凝胶表面形成稳定的无渗透性稠厚表层，阻止药物从水凝胶内部释放，此时处于"关"的状态。通过改变 RMA 单体烷基侧链的长度可控制稠厚层的形成及厚度，控制药物的释放。

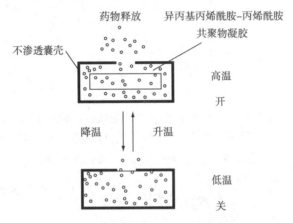

图 9 - 3　热敏水凝胶系统的脉冲释放机制

（3）扩散面积调节机制：Yoshida 等将在热敏性凝胶中引入亲水性聚合物丙烯酰胺后形成共聚物，装入一带正方形释药小孔的聚四氟乙烯胶囊内。低温时，此共聚物形成的凝胶系统处于膨胀状态，充满了整个胶囊，药物只能在凝胶内缓慢扩散后经释药小孔释出；高温时（30℃～40℃），此共聚物形成的凝胶系统迅速收缩，其表面无法形成足以阻止水溶液从里面流出的厚度层，于是在凝胶和胶囊壳间充满药液，相当于有效凝胶释药面积增大，释药速率因而大大提高。

2. pH - 敏感脉冲释药

向丙烯酸、氨基 - 乙基异丁烯酸树脂等凝胶基质中加入离子性试剂，可得到 pH - 敏感凝胶，由此制得的给药系统在胃液条件（pH1.4，37℃）下，凝胶不溶胀。当随胃排空到肠道后，由于周围 pH 值（pH6.8～7.4）的改变，凝胶因丙烯酸基团的离子化和斥力作用，而开始膨胀并向外释药，从而体现脉冲释药的特性。

3. 电敏释药

在共聚物材料中包载荷电药物，通过在凝胶基质两端外加电压，在外加电场作用下发生离子交换释药。此外，通过氢键形成络合物，络合物解离后，药物在电解质环境中向电极方向释放。

电场敏感的高分子电解质水凝胶具有膨胀（收缩）性质，可应用于物质的渗透控制，电渗析中产生的脉冲电渗析流可控制药物分子的扩散速率。需要注意的是电渗析条件（离子强度、缓冲液类型和 pH 值）的选择，同时还需考虑电渗析对药物稳定性的影响。

超声波引起的声学气流，通过改变超声波频率和负载周期亦可实现药物的脉冲释放，能够在短时间内大量释放药物，并能及时停药。另外，通过微波、光照等变化可实现微波辐射和光敏脉冲释药，但尚需进行临床研究。

第四节 自调式给药系统及其释药

人体在某些疾病发作时，体温、血压、血糖、激素分泌等指标将显示出生理节奏的变化特点。如能根据疾病的发作特点，利用与疾病有关的体内信息，在疾病发作时，使药物随即释放发挥药效，在疾病不发作或受到控制后，不再释放药物或尽量少释放药物，这种根据生理或病理变化而自动调节药物释放的给药系统，称为自调式给药系统（self - regulated drug delivery system，SRDDS）。自调式给药系统通常不需外界条件的干预，其优点还在于可减少给药次数，避免机体因长时间处于高浓度药物中而产生的毒性作用和耐药性，从而提高患者的依从性。尤适于糖尿病患者使用胰岛素、心律不齐病人使用抗心律失常药、心绞痛患者使用硝酸甘油、胃酸抑制剂控制胃溃疡，以及避孕药、癌症化疗等情况。

自 1979 年 Heller J. 等首次证实自调式释药的可行性以来，SRDDS 的设计和研究已广泛开展。自调式给药系统是利用体内信息反馈控制药物的释放，该闭环式（close - loop）技术通过体内信息反馈机制达到对药物的释放控制。控释机制目前有 pH - 敏感型、酶底物反应型和 pH 竞争结合型等，利用对生理环境敏感的聚合物产生结构、大小以及化学性质的改变，可形成"开 - 关"（open - close）式自调给药体系。根据体内反馈信息的不同，本节主要介绍 pH 型自调式给药系统、酶调节系统和自调式胰岛素给药系统。

一、pH 型自调式给药系统

改变溶液 pH 会引起一些酸度敏感聚合物的溶胀和收缩。一般来说，低 pH 时，聚酸类凝胶的羧酸基团不解离，聚合物凝胶相对不发生溶胀。随着 pH 增大，羧酸基团解离，电荷密度变大，聚合物溶胀。聚碱类凝胶则正好相反，溶胀度随 pH 降低而增大。为此，通过聚酸或聚碱类凝胶制备的包衣或骨架，其给药速率具有 pH 和离子强度依赖性。如将由甲基丙烯酸甲酯和甲基丙烯酸二甲氨乙酯组成的复合凝胶置于药物溶液中，材料通过膨胀而吸入药物，干燥后即形成含药的自调式凝胶系统。其在 pH7 的水溶液中几乎不溶胀，药物也不释放，凝胶系统的给药速率随着 pH 的下降而加快。

1. pH - 敏感型

由于异常酸化多发生在炎症或感染区域，故某些肿瘤组织及局部缺血区域的 pH 值明显偏低。利用该特点，人们研究了低 pH - 敏感型脂质体。当这种脂质体被上述部位的细胞内吞后，可快速释放药物，发挥疗效。

目前研究的 pH - 敏感型脂质体主要有两种：一种是利用某些具 pH - 敏感性的类脂，如棕榈酰高半胱氨酸、磷脂酰乙醇胺等，在低 pH 时可引起脂肪酸羧基质子化形成六方晶相，破坏双分子层的稳定性而释放药物。体外实验研究表明，当 pH 值由 7.4 降为 6.5 时，脂质体中的钙黄绿素快速释放，体系的荧光强度迅速增大。另一种是阳离子型脂质体。研究发现，某些阳离子聚合物在 pH 值改变时会发生构象变化，导致脂质双层积构重排，并快速、定量地释放脂质体中的药物。其中，聚乙基丙烯酸（PEAA）在生理范围内对 pH 值具有高度敏感性，在 pH 较高的环境中 PEAA 为亲水的舒展盘状结构，pH 下降时则变成致密的疏水性球状物。当 PEAA 存于脂质体混悬剂中或以表面键合方式连接于脂质双层表面时，pH 下降可引起 PEAA 发生上述的构象改变，使其紧密地吸附在膜表面。为容纳吸附的 PEAA 链，脂质体双分子层发生结构重排，其最佳排列方式一般为胶团，从磷脂双分子层膜到胶团囊膜破坏，所载药物可迅速释放。若希望 PEAA 在膜重排过程中不可逆地吸附到膜上，可通过半合成方法对卵磷脂进行结构修饰，在其表面键合巯基化的 PEAA，因为在含药脂质体表面接上 PEAA 可以控制药物在酸性条件下释放。

2. pH – 敏感溶胀型

研究表明，含有弱酸或弱碱基团的聚合物具 pH – 敏感性，改变溶液的 pH 会引起聚合物溶胀和收缩。一般说来，低 pH 时，聚酸类凝胶的羧酸基团不解离，凝胶相对不溶胀，随着 pH 的升高，羧酸基团解离，电荷密度增大，聚合物溶胀；聚碱类凝胶正好相反，即溶胀度随 pH 降低而增大。因此，由聚酸或聚碱类凝胶制备的储库或骨架，其给药速率具 pH 和离子强度依赖性。由于胃肠道被划分为几个不同的 pH 区域，由 pH – 敏感的凝胶制备的给药系统可在胃肠道的不同部位选择性地释放药物。

例如，有研究者以吲哚美辛和淀粉酶为模型药物，比较了异丙基丙烯酰胺 – 丙烯酸 – 聚二甲基硅氧烷（NSA）、异丙基丙烯酰胺 – 丙烯酸（NA）、甲基丙烯酸羟乙酯 – 丙烯酸（HA）、丙烯酰胺 – 丙烯酸（AA）等几个共聚物的体外给药特性。结果表明，所有凝胶的溶胀均与 pH 值有关，且依赖于丙烯酸的含量，其中 NSA 对 pH 的变化最敏感。凝胶溶胀或收缩的关键在于羧基含量以及羧基是否解离两个因素。含氨基的聚合物如甲基丙烯酸甲酯（MMA） – 甲基丙烯酸二甲氨乙酯（DMA）共聚物的溶胀亦与 pH 值有关。

二、酶调节系统

通过酶调节的自调式给药系统，可根据某些酶与特异分子作用引起的变化使对其敏感的聚合物的溶蚀速度改变，从而调节混入聚合物药物的释放速率。

1. 尿素 – 尿素酶体系

尿素 – 尿素酶体系基于尿素酶将尿素转变成 NH_4HCO_3 和 NH_4OH 的反应而设计。例如，将模型药物氢化可的松均匀分散于甲基乙烯醚 – 马来酸酐半酯共聚物中，外包由戊二醛交联剂固定的尿素酶的水凝胶。当尿素从外界扩散进入水凝胶时，被固定于其中的尿素酶转化为碱性物质，增大水凝胶内局部区域的 pH 值，从而增加 pH – 敏感聚合物（如甲基乙烯醚 – 马来酸酐半酯共聚物或 4 – 羧基 N – 丙烯酰胺/丙烯酸甲酯共聚物）的溶蚀速率，加快给药速率。体外实验表明，氢化可的松从此类 n – 己基半酯的圆形薄片的释放主要取决于外界尿素的浓度。尽管该体系无治疗价值，但它是最早发表的化学控制自调式药物释放系统，并说明了自调式给药这一设想的可行性。

2. 葡萄糖－葡萄糖酶体系

正常人胰岛素的分泌受到血糖水平的生理反馈机制控制，而胰岛素依赖型糖尿病患者体内的这种生理反馈循环被破坏。要想改变这种状况，常用的方法是在进食时注射胰岛素，以降低血糖水平。葡萄糖在葡萄糖氧化酶的作用下可反应生成葡萄糖酸，引起 pH 值下降，采用 N－正丁基二乙醇胺和 N－甲基二乙醇胺制成的聚酸酯对酸非常敏感，随 pH 值的下降而加快溶蚀速率。若将胰岛素混合在该聚合物中，外层再包被葡萄糖氧化酶，即可制成一种自调式给药系统。它随血中葡萄糖水平的高低决定反应生成葡萄糖酸的多少以引起 pH 值的变化，从而影响聚合物的溶蚀速率，进而自动调节胰岛素的释放。为了用药方便，减小副作用，目前已有人模拟体内的反馈机制，利用下面的反应制备能自动对血糖水平作出反应的药物水凝胶给药系统。

$$葡萄糖 \xrightarrow{\text{Glu－ox}} 葡萄糖酸 + 双氧水$$

由于葡萄糖在葡萄糖氧化酶（Glu－ox）的作用下产生葡萄糖酸，可降低局部区域的 pH 值，而 pH－敏感的水凝胶在低 pH 下可溶胀或溶蚀。因此，把葡萄糖氧化酶直接固定在 pH－敏感的水凝胶中或是与 pH－敏感型凝胶紧密相连的水凝胶中，当葡萄糖从标准转运池扩散进入凝胶时，可引起凝胶体积溶胀并释放胰岛素。有研究发现，含叔胺基团的聚合物在低 pH 时发生氨基质子化，产生静电斥力，使膜的孔径增大，通透性提高，从而可快速释放药物。具有 pH 依赖性的聚合物包括 DMA、聚原酸酯、由二甲基氨基乙基丙烯酸甲酯（DEAEMA）和羟乙基丙烯酸甲酯（HEMA）经四乙二醇丙烯酸二甲酯交联制备的共聚物；由 DEAEMA、2－羟基丙基丙烯酸甲酯以及交联的聚丙烯酰胺等。将葡萄糖氧化酶固定在由这类聚合物制备的膜中，体外实验研究表明，当外界葡萄糖浓度增大或 pH 下降时，胰岛素的释放速率也随之增大。利用酶－底物反应和 pH－敏感型凝胶的性质，即凝胶体积随血糖水平而变的特点，可设计一种植入型胰岛素化学机械泵。

为提高胰岛素的稳定性，可制成胰岛素的混悬液、乳剂或其他半固体形式，同时也应考虑处方的流动性。泵的大小可根据糖尿病患者所需胰岛素的量计算而得。将含孔道的高分子膜与对 pH－敏感的聚合物形成接枝共聚物（内固定有葡糖氧化酶），共聚物中混有胰岛素。当葡萄糖被转化为葡糖酸时，接枝共聚物的羧基质子化，静电斥力减小，引起接枝的聚合物链收缩，打开膜上的孔道，释放胰岛素；反之，共聚物链溶剂化，有效地关闭聚合物上的孔道。改变共聚物中对 pH 敏感聚合物的密度、长度、大小或膜中孔道的密度，可获得对葡萄糖浓度具有不同敏感性的系统。体外实验研究表明，该系统可对葡萄糖浓度作出快速反应，为设计人工胰岛提供了实验依据。

3. 结肠酶系

结肠细菌能产生许多独特的酶系，许多高分子材料在结肠被这些酶所降解，而不能被胃、小肠中相应酶的降解，这就保证了药物在胃和小肠不释放，可望被定位传输到结肠部位。如果胶、瓜耳豆胶、偶氮类聚合物和 α，β，γ－环糊精均可作为结肠给药体系的载体材料。利用结肠酶系，结合相应材料，可使药物在结肠部位体现脉冲式给药。

三、自调式胰岛素给药系统

该系统由具有生物活性的胰岛素衍生物制剂构成，其中胰岛素与糖连接在一起，形成一种胰岛素－糖－凝集素复合物。当血糖扩散进入此装置后，可竞争性地结合于糖在凝集素分子的结合位点上，使结合的胰岛素－糖衍生物得以释放，其释放量决定于葡萄糖的浓度。早在 20 世纪 60 年代，有人发现植物外源凝集素伴刀豆球蛋白 A 和特殊的多糖反应，由于糖链可以与外源凝集素上的特异性受体反应，产生沉淀，故将聚蔗糖和葡聚糖分别作为多糖来进行反应，具有控制胰岛素释放的功能，将伴刀豆球蛋白 A 和糖原用 Schiff's 碱的衍生物进行共价结合，经共价修饰后的凝胶可以在 20℃～37℃ 条件下对葡萄糖浓度产生应答，从而控制并调节葡萄糖的浓度。

图 9 - 4 为一种通过生物调控制剂的示意图。该生物系统由冻干微生物或相关的微生物酶等组成，在该类制剂中，生物系统的活性呈底物依赖性，药物或生理相关物质可以增加或减弱生物系统的活性。当生物系统的活性与产气相关联，则可用于腾空药物储库。理想的生物系统可以起到一个传感器、一个数据处理单元和能源的作用，预测有望通过基因工程技术生产该类特殊的微生物，这些微生物可参入生物调控制剂中。目前，已开发出两种不同的系统：一种是由周围的介质与生物系统通过膜相连接而形成的膜系统，另一种为隔离膜系统。

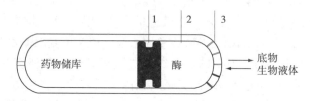

1. 活塞；2. 生物反应器；3. 膜或隔膜系统

图 9 - 4　反馈控制给药系统"生物控制系统"

自调式给药系统是指能接受反馈信息，并按信息自动调节输出药量的一种智能化给药系统，分为自动调节给药器（modulated drug delivery devices）和触发给药器（triggered drug delivery devices）。

（一）自动调节给药器

自动调节给药器是按反馈信息调节给药速率的给药系统。比如，将胰岛素制成自动调节给药器，可随患者血糖浓度的波动而自动调节胰岛素的释放，使患者的血糖水平始终保持在正常范围内。自动调节给药器根据机制不同可分为以下两种。

1. 竞争性脱吸附给药系统

竞争性脱吸附（competitive desorption）给药系统是将胰岛素与糖分子共价结合，再与分子量较大的 Con A 蛋白（concanavalin A，Con A）连接，并被包封在一个半透性聚合物膜内（甲基丙烯羟乙酯）或装在一个再生纤维素透析管内，它们的截流分子量为 50 000Da，即允许葡萄糖分子和胰岛素分子通过，而 Con A 分子不能通过。这样的胰岛素糖化衍生物与蛋白相结合的部位可被葡萄糖取代。当血糖高过正常值时，血中葡萄糖进入该给药系统，将胰岛素从结合部位取代而游离释放入血达到降糖效果。该给药系统中的糖化胰岛素与 Con A 的结合常数必须高于葡萄糖，否则，低血糖的信息也将引起胰岛素的释放。恰当选择与胰岛素连接的糖分子可改变糖化胰岛素与 Con A 的结合常数。不同的糖化胰岛素受葡萄糖冲击而释放胰岛素的量亦不相同，见表 9 - 2。

表 9 - 2	受葡萄糖冲击而释放的胰岛素量（mU）		
葡萄糖（g/L）	麦芽三糖	甘露三糖	甘露四糖
300	675	394	278
900	2268	732	544

由表 9 - 2 可知，麦芽三糖为最佳。

2. 酶 - 底物反应给药系统

酶 - 底物反应（enzyme - substrate reactions）给药系统是将胰岛素包封在控释膜内，膜材可用甲基丙烯酸、羟乙酯、甲基丙烯酸 N，N - 二甲基氨乙酯、二甲基丙烯酸四乙烯乙二醇酯等，这些聚合物交联葡萄糖氧化酶再同聚丙烯酰胺合用，当血中葡萄糖氧化酶将葡萄糖氧化成葡萄糖醛酸时，膜材上的氨基就质子化，使膜孔增大，胰岛素通过膜而扩散入血。为保持酶的活性，膜必须在低温下用辐射聚合法制备，该膜材制得的给药器厚约 0.1mm，直径为 10mm。依据竞争脱吸附原理，可制成胰岛素的生化闭合回路反馈控释系统（biochemical closed loop feedback - controlled systems）。

（二）触发式给药器

触发式给药器是根据反馈的信息，触发被动给药器而释放药物。这种给药器所含的药物在其周围环境发生变化之前一直保持稳定，一经触发，给药系统即可给药。触发作用可通过给药器周围组织的特种底物的出现或环境的温度、pH 值发生变化来实现。例如，将鸦片拮抗剂纳曲酮制成触发给药系统用于戒毒，可使戒毒彻底。良好的戒毒方案首先要解决吸毒者的成瘾性，因而可给患者植入一控释给药器，使其不断给药，在鸦片受体部位取代鸦片，从而抵消鸦片的作用，使吸毒者从心理上减弱对鸦片的需求，然后再植入一触发给药器，一旦戒毒者动摇，重新使用毒品时，血液中的吗啡分子会触发这个给药系统释放拮抗药，阻断毒品的兴奋作用，使其无欣快感，从而巩固戒毒效果。

生物体内的其他活性肽在体内反馈系统的严格控制下发挥作用，维持机体的正常代谢平衡，但若补充这些多肽，在体内生理条件下易被破坏；且分子量大，难以吸收，半衰期短，无法用普通剂型给药，因而开发一种智能型给药系统，类似生物反馈系统的控释给药系统，能感觉由疾病产生的信号，并判断信号的强弱，以脉冲方式释放药物。例如，以聚 - N - 异丙基丙烯酰胺为主要材料的热敏凝胶给药系统即为一种脉冲给药系统，能在系统体积膨胀时给药，当温度升高，凝胶立即收缩，形成致密的表面层，阻止药物的释放，而达到快速响应的"开 - 关"（open - close）效果。

第五节 自乳化给药系统及其给药

早期对微乳的研究发现，往一般乳中加入中链醇后，乳剂变成透明溶液。这种透明或半透明低黏度的油水混合体系具有各相同性，且热力学稳定特性，称其为微乳。自乳化给药系统（self-emulsifying drug delivery system，SEDDS）是由药物、油相、助表面活性剂（助乳化剂）及非离子表面活性剂（乳化剂）组成的"浓缩"混合体系。给药后，于适当温度、含酶或表面活性剂介质的环境中（如胃肠道），在轻微机械力（通常为胃肠道蠕动）作用下，自发乳化形成粒径在 100~500nm 的乳剂。当亲水性表面活性剂（HLB > 12）含量较高（≥40%，W/W）或表面活性剂加上助乳化剂，就能在轻微搅动下自发形成自微乳化给药系统（self-microemulsifying drug delivery system，SMEDDS），该体系的粒径小于 100 nm，透明且各向同性，所需机械能一般较低，可通过机体自然的生理活动实现。

SEDDS 形成的乳剂粒子细小，口服给药后在整个胃肠道中广泛分布，可减少大量药物与胃肠壁局部的长时间直接接触所引起的刺激性。因具有较大的油/水界面，适于因溶解度小而影响吸收的药物，可降低水不稳定药物的水解，提高药物吸收的速率和程度，提高药物的生物利用度。自乳化给药系统制备简单，性质稳定，将溶液分装于软胶囊中，剂量准确且服用方便，可为提高水不溶性药物的口服吸收效率，提供前景广阔的可选择新剂型。近年来，作为新型给药系统的 SEDDS 已引起广泛关注。

一、成型机制

自乳化系统与下列因素有关：①油/表面活性剂的性质；②表面活性剂浓度及油/表面活性剂比值；③自乳化的温度。可供选择的辅料很多，包括油脂类、亲水或亲脂的表面活性剂及水溶性助乳化剂，但只有一些特殊的组合才能得以自乳化。目前，自乳化的机制尚未完全明了，结合微乳的形成过程，介绍以下几种理论。

1. 界面张力学说

界面张力在自乳化过程中起着重要作用。随着表面活性剂浓度的增加，油水界面张力逐渐降低，当达到一定浓度时，由于助乳化剂的作用，产生混合吸附，出现负的界面张力，从而体系自发地分散成微细液滴，通过增加总表面积来达到热力学平衡。

2. 增溶理论

即使没有其他成分的存在，油水混合体系与表面活性剂也能形成微乳。由于存在高浓度的表面活性剂，大量胶束对油或水产生增溶作用，油或水进入胶束内部使胶束的体积增大。其增溶过程是自发进行的，增大的胶速就是高度分散的液滴。有人认为，微乳是介于普通乳和胶束溶液之间的一种稳定的胶团分散体系，又称"胶团乳"。

3. 面膜-液晶相理论

乳化难易程度与水穿透各种液晶相的难易有关，在水中加入二元混合物（油相和非离子表面活性剂）后，在油相和连续相（水相）之间形成一单分子界面膜，水能穿透界面而溶解于油相中，整个过程持续进行直至在界面达到溶解极限，水进一步穿透就会形成液晶相。最后，靠近界面的物质都可能成为液晶相，表面活性剂的浓度决定最终形成液晶相的量。液晶相一旦形成，水就向溶液内核快速穿透，加上自乳化时的轻微搅动，界面被打破并形成乳滴。

4. 热力学理论

当分散过程的熵变大于表面积增加所需的能量时，就会发生自乳化。在自乳化系统中，形成乳剂所需的自由能非常低甚至为负值，这时可自发地发生乳化。形成常规乳剂所需的自由能是两相间产生新的界面所需能量的直接函数，可用如下公式表示：

$$\Delta G = \sum_i Ni\pi i^2\delta \tag{9 \cdot 9}$$

式中：ΔG 表示分散过程的自由能变化，Ni 表示液滴的总数，πi 表示液滴半径，δ 表示表面能。

二、自乳化给药系统

自乳化体系中的乳滴很小，具有较大的比表面积。其因表面张力较低而易于通过胃肠道壁的水化层，有利于药物与胃肠道上皮细胞接触，增加药物对上皮细胞的穿透力，从而促进药物的吸收。微乳可经淋巴管吸收，从而克服胃肠道系统对药物的首过效应，并能穿越胃肠道壁对大分子药物的吸收屏障，有利于提高药物的生物利用度。

1. 剂型对药物吸收的影响

药物在自乳化系统中的分散度高，其溶出和吸收较快而完全。许多动物的生物利用度研究结果显示，脂溶性药物当以 O/W 型乳剂给药时易于吸收。然而，乳剂的物理稳定性差，且需一次口服较大的体积，这些缺点限制了其口服应用。SEDDS 物理稳定性好，并且体积小，是比乳剂更好的口服给药形式。SEDDS 还可以提高难溶性药物的吸收率，如 Kitagawa S 等的研究表明，联苯二甲双羧酸酯的 SMEDDS 溶出速率是原药粉末的 12 倍以上，其 SEDDS 剂型的血药浓度远高于聚乙二醇分散体制成的剂型，一次 HIV 感染患者使用多剂量 HIV 蛋白酶抑制剂的研究结果显示，服用 SEDDS 比用相应酏剂的达峰时间快且浓度高。

2. 乳化剂对药物吸收的影响

高乳化性能的乳化剂可以将油相乳化成更小的乳滴，从而提高药物的生物利用度。当处方中使用水溶性或非水溶性的乳化剂和助乳化剂时，药物的生物利用度有一定的差异，其原因在于水溶性的乳化剂对脂溶性药物的溶解能力有限，易导致 SEDDS 中的药物析出，并在胃肠道内沉积，从而使生物利用度降低。用相对亲油性的乳化剂，可减少药物扩散至水相，使药物不易沉淀，提高其生物利用度。

3. 油相对药物吸收的影响

油相对药物药动学参数的影响，可从油相成分和载体效率两方面考虑。油相对口服药物生物利用度的影响非常复杂，原因在于其影响机制很多，包括胃排空速率的下降、药物溶出的改变、在小肠液中的溶解、高脂溶性药物和脂蛋白的结合等。其他因素如甘油三酯的酸链长度、饱和度、脂质的相体积比均可影响药物的吸收。

4. 药物的释放

SEDDS 中药物的体外释放考察可在水性介质（pH1.2 或 pH7.4）中，采用透析袋扩散、平衡反向透析、离心超滤、低压超滤等方法。

SEDDS 进入胃肠道后，先自乳化形成乳滴。乳剂微粒在胃肠道内结构会发生改变或被破坏，破坏后形成的微米或纳米级微粒能渗透到胃肠道的黏膜层，经消化的油滴进一步渗透进入血液循环。当药物进入小肠后，大的乳滴被胆盐或卵磷脂乳化成平均粒径为 0.5 ~ 1.0μm 的较小乳滴。这些乳滴进一步被胰脂肪酶代谢成油滴或碎片，并与胆盐形成混合胶束。这种混合胶束和微乳能渗入水层和黏液层，通过胞饮作用、扩散或细胞内吞等方式吸收。其中，SMEDDS 比 SEDDS 的吸收更好。SEDDS 中药物的有效释放由乳滴粒径和极性大小两个因素控制。粒径是最主要的影响因素，市售山地明（SEDDS）中环孢素 A 的生物利用度随粒径减小显著上升，新山地明（SMEDDS）的血浆药物浓度更高，且重现性更好。在溶解和溶出速率性质方面，微粒越小，吸收越好、越稳定。乳滴极性由油和乳化剂决定，对于 O/W 型微乳的释放，油相的极性并不重要。处方中多余的乳化剂对药物的增溶也能促进药物在消化道中的分散，但微乳中的含药量依赖于药物在油中的溶解度。

5. 电荷对药物吸收的影响

胃肠道上皮细胞相对于黏液呈负电性，当不存在主动转运溶质时，肠道内保持电位差。正电荷处方与负电荷处方的区别在于：荷正电的制剂能与胃肠道环境中的生物膜相互作用。传统的油/非离子表面活性剂组成的自乳化系统一般带负电，它可能是其中游离的脂肪酸所带电荷，如加入一些阳离子脂类，能使乳剂液滴带 34 ~ 45mV 正电。Florence AT 研究表明，SEDDS 自乳化后的正电荷乳剂微粒能与 Caco－2 细胞和小肠上皮黏液表层产生静电作用，该处方提高了黄体酮的口服生物利用度，环孢素 A 的正电荷处方（含油胺）比负电荷处方生物利用度高。

选用 Caco－2 细胞作为人小肠上皮细胞的模型，可研究电荷依赖的 SEDDS 与人小肠上皮细胞的相互作用。当浓度较高时，带正电荷的 SEDDS 影响细胞膜的性质，使细胞生存率降低，用水稀释（1:2000）后，未发现细胞毒性效应，将 SEDDS 荧光标记，与 Caco－2 细胞共同培养 3 小时后，发现带正电的 SEDDS 比带负电的荧光结合率高，显示乳滴与细胞表面因静电引力而相互吸引。

6. 胆酸盐和磷脂的作用

将自乳化给药系统制成的胶囊剂给药后，因胶囊内容物在小肠上段释放，故最重要的影响因素不在于分散时的液滴大小，而是取决于药物在胆酸盐和磷脂胶束中的溶解性。减少内容物和油相比例，加入表面活性剂和助乳化剂可使液滴不易被消化。食用三酰甘油在小肠的消化是极快的，其他非离子脂类（如混合三酰甘油和表面活性剂）会成为胰酶的底物，故胃肠道对其的消化作用会对这类处方产生较大影响。测定游离脂肪酸的降解可定量获得消化动力学数据，以脂类物质超速离心后获得的各种片段可以帮助判断药物消化后的位置，由此推断药物在脂降解后的变化。这一方法可用于处方前研究。研究表明，脂类制剂被消化后可能会降低对药物的溶解性，引起药物沉淀和减慢吸收速率。

SEDDS 与 SMEDDS 为大量水溶性差、水中不稳定、生物利用度差的药物口服给药提供了新的选择，同时 SEDDS 的形式多样，设计者有多种可能的处方选择。目前，国内这方面的研究还很少，国外已有产品成功面世，应用前景广阔。今后需着重研究各种自乳化给药系统的特征，并注意研究自乳化给药系统中的药物在体内的溶解情况和药物在体外的动力学变化，以预测在肠道的变化、药物在制剂中的稳定性、脂质系统与载体材料间的作用等。对于目前极少开展的 SEDDS 和 SMEDDS 人体生物利用度研究也十分迫切。另外，SEDDS 处方的多样性对微粒结构、粒径、表面电荷、体内行为等的影响仍不很清楚，需要进一步研究。

第六节　经皮给药系统及其给药

经皮给药系统（transdermal drug delivery system，TDDS）或称经皮治疗系统（transdermal therapeutic system，TTS），经皮肤给药后，药物由 TDDS 扩散，通过皮肤进入皮肤层或体循环。TDDS 给药后可减少对胃肠道的刺激性，减少肝脏的首过效应和胃肠道酶系对药物活性的影响等，并可较长时间维持恒定速率给药和有效血药浓度。

药物透皮吸收的主要屏障是角质层（由约 40% 蛋白质、40% 水、15% ~ 20% 类脂组成），其中类脂与蛋白质水凝胶组成网状结构。药物透皮吸收过程是药物在类脂相与水相间的分配、扩散、吸附和解吸附过程，但很多药物透皮吸收很难达到临床治疗所需浓度，因而透皮治疗系统的应用受到限制。

化学促透剂可增加小分子的渗透性，但易引起皮肤刺激性及其他一些安全问题而使其使用受限；离子导入运用电场促使离子型或非离子型药物透过皮肤，尽管也存在皮肤刺激性问题，但对于一些肽类、小分子的蛋白质很有用。另外，其他物理学方法如电致孔、超声波等也应用于大分子物质。近年来，随着新材料、新工艺和新设备的不断发展，经皮给药系统理论和促渗透方法的研究已取得很大进展，更多药物开发成 TTS 制剂已成为可能。

一、影响经皮给药的因素

人体表皮的结构目前已经十分清楚，构成表皮的脂质包括胆固醇酯、甘油三酯、葡糖苷脂酰鞘氨醇、胆固醇硫酸酯和磷脂等。其中，磷脂在药物透皮吸收中发挥着重要作用。

影响经皮给药的因素较多，包括角质层屏障、皮肤的代谢酶系及药物的理化性质等。其中，角质层屏障是经皮给药的主要因素。促进药物透过皮肤的方法有多种，透皮吸收促进剂可使高浓度的药物透过皮肤进入血液循环，而作为首选方法，使用时应考虑对皮肤细胞间脂质区域和蛋白质区域是否有影响，并考虑内源组织是否有潜在的相互作用。

常用的化学促透剂有二甲基亚砜、乙醇、萜烯（柠檬烯）及其衍生物、脂肪酸（油酸）、酯类、氨和酰胺类（尿素、吡咯烷酮及衍生物）、环糊精和表面活性剂等。氮酮的化学名为 1 - 十二烷基七元氮杂环 - 2 - 酮，是应特别重视的一种促透剂，具有多方面的作用：①氮酮与药物会形成离子对，影响角质层中磷脂的"流动性"，从而对扩散透过角质层的水分有封闭作用；②氮酮对氟哌啶醇、二硝基异山梨醇酯、雌二醇、可乐定、普萘洛尔、吲哚美辛、硝苯地平、尼卡地平、硝酸甘油、双氯芬酸和美托洛尔等药物均具有很强的促透效果。

二、经皮给药系统的类型

TDDS 的分类取决于药物储库类型，从处方组成和制备工艺等方面考虑，有储库型、骨架型和混合型之分。根据外部能量能否促进药物透过皮肤，可将 TDDS 系统分为被动给药和主动转运两种类型。

TDDS 主要由背衬层、药物储库或聚合物基质、控释膜、压敏胶、防黏层及外包装等组成。压敏胶（pressure sensitive adhesive，PSA）必须能黏附皮肤表面和 TDDS 的背衬层，常用的压敏胶材料为硅树脂、聚丙烯酸类聚合物及聚异丁烯类树脂等天然或合成聚合物。多数压敏胶由数种成分组成，目的是达到适宜的黏性。同时，亦可使药物在压敏胶中具有相应的溶解性。防黏层应在储存过程中保持 TDDS 和皮肤接触层的黏性，用作防黏层的材料是非常薄的纸箔或热塑聚合物，如聚乙烯、对苯二酸酯、聚丙烯、聚氯乙烯、高密度聚乙烯等。防黏层表面一般要涂布硅油等物质，以降低表面自由能，使防黏层易从压敏胶表面剥离。

聚合物控释膜为常用的控释方法，控释膜分为连续均质膜和微孔膜。

用于连续均质膜的高分子材料有聚乙烯、聚二甲基硅氧烷、聚丙烯和乙烯 - 醋酸乙烯共聚物（ethylene vinyl acetate，EVA）等，药物通过膜扩散控释，并受聚合物材料组成影响。随着 EVA 中醋酸乙烯（vinyl acetate，VA）含量的增加，一些药物的渗透性也随之增加。用于微孔膜的高分子材料包括聚乙烯和聚丙烯等。微孔中填充有乙醇或油性介质，药物经介质扩散穿越微孔膜。

对控释膜而言，聚合物材料的组成、厚度、晶型、孔径及分布等必须具有良好的重现性。经皮给药系统根据制备工艺不同可分为膜控型经皮给药系统、骨架型经皮给药系统和能量驱使药物的透皮吸收三种。

（一）膜控型经皮给药系统

膜控型经皮给药系统亦称"膜介导"经皮给药系统，早在 20 世纪 70 年代初就开始研究。常用的膜材料包括 EVA 聚合物及微孔聚乙烯等。其特点是以药物溶液或混悬液为储库（图 9 - 5a.）包封在渗透膜中。胶黏剂均匀分布在控释膜和防黏层之间，如图 9 - 5 所示。

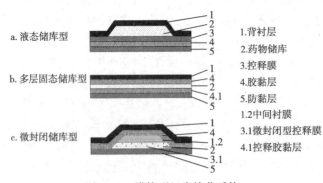

图 9 - 5　膜控型经皮给药系统

药物以恒定速率释放通过控释膜，药物的释放速率可用如下公式计算。

$$\frac{dQ}{dt} = \frac{Km/r \cdot Ka/m \cdot Da \cdot C}{Km/r \cdot Dm \cdot ha + Ka/m \cdot Da \cdot hm} \tag{9 \cdot 10}$$

式中：dQ/dt 表示给药速率，Dm 表示膜扩散系数，Km/r 表示膜与药物储库间分配系数，Da 表示胶黏层中的扩散系数，Ka/m 表示胶黏层与膜间分配系数，C 表示储库中药物浓度，ha 表示胶黏层厚度，hm 表示膜厚度。

控释膜在膜控型经皮给药系统中起着重要作用。膜控型经皮给药系统又分为液态储库型、多层固态储库型和微封闭储库型。液态储库型中，药物储库的渗漏会使药物接触皮肤，造成难控的突击剂量（dose dumping）吸收。多层固态储库型中，药物储库（含药吸附层）夹在两个胶黏层之间，其吸附和解吸附作用会影响药物释放动力学行为。微封闭储库型是一种分配控释型给药系统，其储库为药物混悬液（粒径为 10 ~ 200μm）分散于硅橡胶骨架形成。骨架药物储库影响药物释放速率，因此，这种给药系统既可看做是储库型，也可认为是骨架型。

药物从微封闭储库型经皮给药系统的释放受多种因素影响，如：① 药物在储库的微分配单元、膜及胶黏层（或皮肤）中的扩散系数；② 药物从液态储库层到控释膜及其他层的界面分配系数；③ 药物储库单元和皮肤间的单层厚度。对于简化模型，以膜周围的微储库作为速率控制单元，该公式也可用来计算微储库溶液型经皮给药系统的给药速率。

（二）骨架型经皮给药系统

将药物混合在黏性基质或胶黏剂（drug in adhesive，DIA）中一类较简单的经皮给药系统，这种系统是将药物直接溶解或分散在压敏胶中。胶黏剂层兼有几方面的作用，既作为皮肤黏附剂，又是药物储库和给药限速层。

骨架型经皮给药系统又分为单层胶黏型、非胶黏聚合物骨架型和胶黏骨架型，见图9 -6。

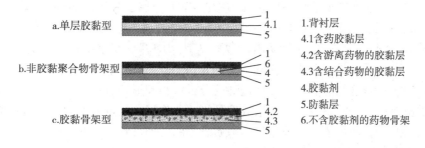

图9 -6 骨架型经皮给药系统

1. 结构特点

单层胶黏型经皮给药系统中，溶解或分散于压敏胶中的药物可通过连续的骨架结构或胶黏剂高分子孔隙向外释放。非胶黏聚合物骨架型经皮给药系统在制剂骨架的周围涂布压敏胶，以使制剂能黏附在皮肤上。胶黏骨架型经皮给药系统具有多层结构，包括两种情况：①在含药层和皮肤黏附层之间有控释层，控释层可以使药物以恒定的速率释放，如同膜控型给药系统的控释膜；②由单一背衬层支撑的多层含药结构，胶黏层中既含有游离态药物，也有结合型药物。这种设计可通过多层工艺实现，但对于最终产品无法区分具体的骨架层。

2. 给药特点

药物的给药动力学可能是混合模式（如伪零级释放），在达到稳态释放前存在一个短时间的"突释效应"。如果药物在聚合物基质中的扩散与聚合物分子的舒张度有密切关系，那么药物的释放可能符合"零级"给药模型。在该模型中，水分的进入与药物的渗出速率几乎相等。一般来说，骨架型经皮给药系统中药物体外释放速率与时间的平方根呈线性关系，符合 Higuchi 方程，见如下公式。

$$\mathrm{d}Qt = \frac{1}{2}k_1 \cdot A \cdot t^{1/2} \tag{9·11}$$

$$k_1 = [D \cdot C_s \cdot (2M_0 / V - C_S)]^{1/2} \tag{9·11a}$$

$$k_1 = [D \cdot \varepsilon \cdot \tau^{-1} \cdot C_s \cdot (2M_0 / V - \varepsilon \cdot C_S)]^{1/2} \tag{9·11b}$$

$$D_{app} = k_2^2 \cdot \pi / (2C_0)^2 \cdot A^2 \tag{9·11c}$$

式中：Qt 表示 t 时间的给药量，k_1 表示释放常数，A 表示面积，t 表示时间，D 表示扩散系数，ε 表示基质的孔隙率，τ 表示基质的曲率，C_s 表示基质中药物的饱和浓度，M_0 表示基质中药物的初始量，V 表示基质体积，D_{app} 表示表观扩散系数，k_2 为 Higuchi 常数，C_0 表示基质中药物的初始浓度。

公式（9·11）中的给药常数 k_1 与基质的类型有关，同时受基质孔隙率和曲率的影响（公式9·11b）。对于单层胶黏型基质，给药常数主要受到溶解度的影响（饱和时基质中药物的浓度），见（公式9·11a）。公式（9·11c）中的表观扩散系数可描述给药过程的特征。

3. 影响给药的因素

药物从 TDDS 骨架中的释放受多个因素的影响。影响药物从单层胶黏型经皮给药系统中释放的因素可分为药物依赖性参数和非药物依赖性参数。药物依赖性参数如溶解度、分配系数、扩散系数等。非药物依赖性参数包括药物的热力学活性（浓度、体积分数）、骨架材料的结构（几何形状、曲率、孔隙率、扩散层）和其他辅料的应用等。骨架结构（如非多孔、微孔，非溶胀、溶胀）对药物在骨架内扩散和从骨架中释放有重要影响。药物在非多孔聚合物基质中扩散的动力是聚合物链的分子运动，特别是可溶胀骨架（如水凝胶），分子的运动与水分、温度、聚合物的舒张度、渗透剂的分子大小和形态有关。

药物的溶解度、分配系数、扩散系数等是影响药物释放的重要参数，基质骨架也会影响药物的释放。此外，药物浓度、载药量、基质骨架的几何形状、曲率、孔隙率、扩散层及其他辅料等也是药物扩散和转运的影响因素。

骨架中药物的热力学活性取决于药物在骨架中的浓度。通过使药物达到过饱和态，可提高药物的热力学活性。这意味着结合态药物的重结晶会显著缩短其在经皮给药系统的作用时间。因此，对于一些亚稳态药物的经皮给药制剂，防止其在储藏过程中发生重结晶尤为重要。研究表明，甘油、聚乙烯吡咯烷酮（polyvinylpyrrolidone，PVP）及其衍生物、糊精衍生物、聚乙二醇（polyethyl glycol，PEG）和甘露醇等辅料可抑制经皮给药系统中药物重结晶。此外，生产过程中的药物浓度、干燥条件和切割方法的改变也会影响经皮给药系统中药物的结晶。经皮给药系统中添加剂的使用可以降低聚合物的玻璃化温度，从而增加制剂的柔软度和弹性，促进药物的释放。

（三）能量驱使药物的透皮吸收

能量驱使药物的透皮吸收系指通过电流、加温和超声波等方法，有效促进药物的释放和透皮吸收的途径，能量形式有化学能、热能、电能和声能等。

1. 化学能形式

化学能即药物的热力学活性，是指药物分子的自由能。超饱和态药物和透皮吸收促进剂可以提高药物的热力学活性，从而促进药物的被动扩散。

2. 热能形式

加热可以促进药物的透皮吸收，缩短时滞，其能量形式可用来设计主动扩散的经皮给药系统。如一种自热型经皮给药系统具有一个密闭的热反应室（见图9-7），当密闭层被揭开后产生发热效应，其热量可以促进药物的渗透。但该方法会受到温度的限制，40℃以上会使病人感到不适，甚至疼痛。

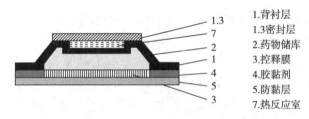

1.背衬层
1.3密封层
2.药物储库
3.控释膜
4.胶黏剂
5.防黏层
7.热反应室

图9-7　自热型经皮给药系统模型

3. 电能形式

离子导入和电致孔是电能在经皮给药系统中应用最有前景的方法，已用于促进药物的透皮吸收。

（1）离子导入（iontophoresis）：离子导入是利用电场将离子型药物经电极定位导入皮肤，同时也能促进不带电的药物分子透过皮肤。这项技术能够促进药物特别是离子型药物的透皮吸收，并可实现程序化经皮给药。

离子导入的机理为：①皮肤角蛋白是 α-螺旋状结构的多肽，当离子导入时，在电场作用下它们平行排列，邻近的偶极之间互相排斥形成人为孔道，增强皮肤的渗透性；②在离子导入过程中存在电渗作用，因而可增加离子型药物透过皮肤的速率；③在离子导入时，溶质-溶剂和溶质-溶质的相互作用也可提高药物的透皮速率。离子导入法为药物透过皮肤、达到局部和全身治疗提供了很大的潜能，但它取决于所应用电场的强度和性质，以及药物性质，如药物相对分子量、带电量及极性等。低电压离子导入法主要通过皮肤表面已存附属器开孔转运药物。

（2）电致孔法：电流持续应用于皮肤会刺激皮肤神经末梢，故而可采取瞬时高电压脉冲的电致孔法（electroporation）给药（持续时间 $10^{-4} \sim 10^{-3}$ 秒）。电致孔法是采用瞬时高电压脉冲电场，在细胞膜等脂质双层形成暂时可逆的亲水性孔道，从而增强细胞及组织膜的渗透性。

关于高电压电致孔法的渗透机理，目前认为是在皮肤表面形成新的亲水性孔道而增加了细胞和组织膜渗透性的结果。如微通道或微孔，可能由于孔径微小，且只是瞬时存在，这些孔道目前尚未被显微技术观测到。影响电致孔法透皮给药的因素很多，有待进一步深入探讨。若要使皮肤电致孔技术成功应用于药物的透皮吸收，需要将对皮肤电致孔的体外机理、体内应用部位和给药装置三者有机地结合起来进行研究。

电致孔法透皮给药研究的药物包括蛋白质和多肽类生物大分子，也涉及相对分子量较小的生物分子，如核苷、核苷酸、激素等。电致孔法可以单独应用或与离子导入法联合应用。离子导入法主要作用于药物，电致孔法在脉冲直接作用于皮肤时，在脂质双分子层上可形成暂时孔道。

目前，电致孔法和离子导入法被认为是促进蛋白质和多肽透皮吸收的有效方法，已广泛应用于胰岛素、降钙素、聚－L－赖氨酸、钙黄绿素和其他大分子（如 DNA 等）的透皮吸收。此外，在细胞生物学和生物工程研究方面，也在探索将大分子物质，如质粒、DNA 等导入细胞，以实现细胞融合和基因转染。

4. 声能形式

将超声用于促进药物透皮吸收的方法称为超声导入法，多采用频率在 10KHz 和 15MHz 以上的超声波。该方法已用于一系列药物的研究。

用于药物透皮吸收的最低能量是 $222J/cm^2$，该数值是体外测定猪全皮得到的。超声导入的定义可能会使人产生误解，认为是超声波促进药物透皮转运。实际上，超声波只产生驻波，在皮肤表面打开通道，这种通道是一种非选择性的亲水性通道，可能通过角质层的细胞间隙或在角化细胞中造成空化作用而产生。

聚合物膜的孔隙率可以通过超声波来控制。影响超声经皮给药的因素有超声波强度、频率和应用时间。研究表明，超声导入可促进以下几种药物的透皮吸收，如咖啡因、双氯芬酸、肾上腺皮质酮、地塞米松、尼古丁酯、雌二醇、黄体酮、睾丸酮等。从体外研究、动物及临床实验结果发现，超声导入在特定的条件下对于特定的药物分子确具有良好的促透效果。超声波的产热效应是其作用机制的一个方面，其他作用机制尚未明确。该技术的临床治疗效果尚未肯定，对经皮给药系统的促透作用尚需进一步证实。

三、经皮给药系统的基础剂型

将药物制成透皮给药系统之前，根据其理化性质，可考虑将药物先制成适当的基础剂型，目的是提高药物的稳定性，促进药物的扩散，改善药物的经皮转运等。

一般情况下，贴剂型经皮给药系统的给药面积不应超过 $50cm^2$，但有些药物在此给药面积时达不到治疗效果。采用其他的经皮给药制剂，如凝胶剂、软膏剂、喷雾剂、乳剂和脂质体制剂可使给药面积扩大，新型剂型如脂质体和固态脂质纳米粒等。

1. 脂质体

脂质体在经皮给药系统中的应用近年引起了研究者的广泛关注，尽管经典的脂质体由于不能渗透进入深部皮肤而对药物透皮吸收几乎没有作用，但经特殊设计的磷脂囊被证实能够实现药物的透皮吸收。例如，以 2% 大豆卵磷脂、30% 乙醇和水构成的醇质体系（ethosomal system）在电子显微镜下可观察到多层囊结构。大量以脂质为基础设计的新剂型被用于透皮吸收研究，如卵磷脂囊、脂质体、微乳、固态脂质纳米粒、传递体等，脂质与皮肤的相互作用使药物透皮吸收成为可能，表明脂质体、传递体和其他类型的脂质制剂可以通过某种形式透过皮肤。

2. 固态脂质纳米粒

固态脂质纳米粒（solid lipid nanoparticle，SLN）是一类以脂肪油为基质，外包磷脂，粒径<200nm 的微球或微粒。其与脂质体的相似之处在于均可选择性地蓄积于靶部位，改变药物的体内分布。Prausnitz M R 的研究表明，用脂质纳米粒作载体用于泼尼松脂的局部给药，可提高皮肤对药物的耐受性，其穿透力比喷雾剂提高了 30%。在局部经皮给药制剂中，固态脂质纳米粒非常细的微粒具有一定黏性，在皮肤上可形成一层密集的、间隙很小的微粒薄膜，使空气的循环量最小，从而降低通过皮肤水分的损失。因此，具有黏附作用和封闭效应，可促进活性组分向皮肤渗透，并调节皮肤渗透性。也就是说，脂质纳米粒制剂可将药物传输到皮肤的特定区域。

四、经皮给药系统的释药机制

1. 双室生理相关动力学模型

皮肤的药物动力学模型常用来预测、分析药物通过皮肤的吸收情况，人类皮肤可分为两部分，即膜角质层（sc）和活性表皮（ve）。对于大多数化合物来说，角质层单层膜模型已经代表了皮肤对化合物透皮的阻碍，而对于高脂溶性的药物，活性表皮对药物的透皮有很大的阻碍，所以必须考虑在内。单室模型是研究药物透皮扩散机制的主要模型，但仅考虑了房室的平均血药浓度，而不是任意时刻的血药浓度，忽略了房室模型速率常数相关的生理参数。Kelly 等描述了一个符合房室模型的简单、系统的速率常数定义方法，在单室模型的基础上提出了双室生理相关药动学模型。在这一模型中，综合考虑了皮肤角质层和活性表皮，含丰富毛细血管的真皮层对药物的透皮没有阻碍，可不予考虑，见图 9-8。

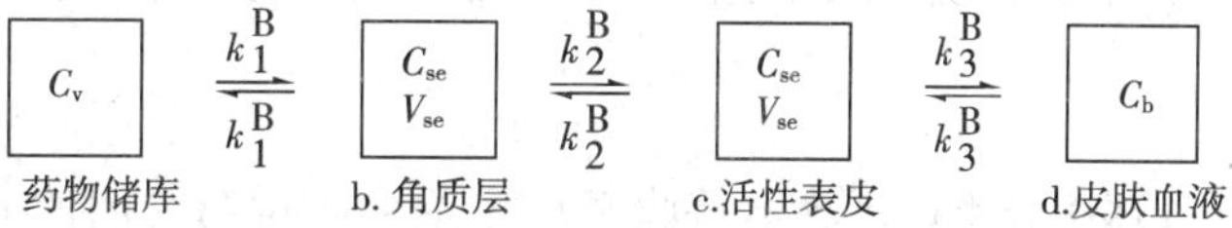

图 9-8　皮肤的药物动力学模型示意图

活性表皮这一室代表了存在于角质层和血液之间的所有亲水层。Kelly 等假设药物在房室内的浓度和在血液中的浓度相对稳定，不随房室内位置的改变而改变（即 $C_v = <C_v>$，$C_b = <C_b>$），还假设 C_v 和 C_b 不随时间而改变，也不缓慢扩散，即为假稳态。穿过皮肤的药物在体内达到平衡时，在角质层及活性表皮中的方程如下：

$$V_{sc} \frac{d<C_{sc}>}{dt} = k_1^B C_v - k_{-1}^B <C_{sc}> - k_2^B <C_{sc}> + k_{-2}^B <C_{ve}> \qquad (9 \cdot 13)$$

$$V_{ve} \frac{d<C_{ve}>}{dt} = k_2^B <C_{sc}> - k_{-2}^B <C_{ve}> - k_3^B <C_{ve}> + k_{-3}^B <C_b> \qquad (9 \cdot 14)$$

C_v、C_b 分别代表储库和皮肤内部的血药浓度；$<C_{sc}>$、$<C_{ve}>$ 分别代表角质层和活性表皮内的平均血药浓度。

药物从贴片转运至角质层的净透皮速率可表示为

$$J_{v,sc} = \frac{k_1^B C_v - k_{-1}^B <C_{sc}>}{A} \qquad (9 \cdot 15)$$

药物从活性表皮转运至血中的净透皮速率可表示为

$$J_{ve,b} = \frac{k_3^B <C_{ve}> - k_{-3}^B C_b}{A} \qquad (9 \cdot 16)$$

该两室模型更准确地反映了皮肤的生理特性，对高脂溶性化合物透皮吸收的描述较单室模型更合理。

2. 扩散－分布（单层或多层扩散）模型

药物渗透是一些新型载体介导药物（特别是大分子）转运进入皮肤的基础，药物透过皮肤的过程可用扩散－分布（单层或多层扩散屏障）模型来解释。假定药物透皮对扩散屏障没有影响，皮肤的透过性直接与扩散系数和分配系数呈正比，与角质层的厚度呈反比，如下式。

$$P_e = \frac{K_{sc} \cdot D_{sc}}{h_{sc}} \quad \left(D_{sc} = \frac{h_{sc}}{T_{lag}} \right) \qquad (9 \cdot 17)$$

式中：P_e 表示有效渗透系数，K_{sc} 表示分配系数，D_{sc} 表示扩散系数，h_{sc} 表示角质层厚度，T_{lag} 表示时滞。

渗透系数 P_e 取决于药物的分子量、分子大小、分子结构、离子化程度和皮肤的解剖位置（如皮肤厚度、角化细胞的大小、磷脂的浓度和结构）。当药物的渗透系数 $P_e > 0.5 \times 10^{-3}$ cm/h，该药物才可能制成经皮给药制剂，经被动扩散穿越皮肤屏障。

经皮渗透速率是衡量药物从制剂中释放、透过皮肤性质的常用参数，常用的测定渗透速率的方法是体外扩散池法（*franz* 扩散池），采用无毛鼠皮作为渗透皮肤。为预测药物的透皮吸收情况，对药物的分配、与蛋白质结合、药物分布和消除等因素也要认真考虑。

$$J = \frac{dm}{A \cdot dt} \qquad (9 \cdot 18)$$

式中：J 表示渗透速率，dm/dt 表示接收室中渗透药物量与时间的曲线斜率，A 表示渗透面积。

用于测定皮肤内药物量的方法可分为传统方法和现代技术两类。传统方法有胶带剥离法、组织切片法，现代技术有热分离法、放射显影法、毛囊皮脂腺单位分离法和皮肤发泡法等。

五、经皮给药系统的应用与发展趋势

（一）经皮给药系统的应用

1. 用于心绞痛的治疗

一氧化氮是体内已知的一个重要调节分子，硝酸甘油、二硝酸异山梨酯和硝酸戊四醇酯是应用最为广泛的一氧化氮供体。在这些物质中，由于硝酸甘油半衰期仅为几分钟，且可迅速地透过皮肤，因此是理想的经皮给药系统的模型药物。硝酸甘油经皮给药系统正被广泛用于心绞痛的预防和治疗。

2. 用于运动病的治疗

L－东莨菪碱是一种抗胆碱能药物，可用于预防运动病、逼尿肌松弛以及其他形式（尤其是术后）的呕吐。L－东莨菪碱半衰期短，口服和胃肠外给药副作用大，最常见的（约1/3的使用者）是由药物的副交感神经阻滞作用所引起的口干和视力模糊，故经皮给药系统适于这类疾病的治疗。

3. 用于戒烟

用含尼古丁的 TDDS 进行戒烟始于 1992 年。研究显示，实验组戒烟的可能性是安慰剂组的两倍多。目前，已有在 16～24 小时内连续释放 7～21mg 的尼古丁经皮给药系统，该贴片尼古丁的绝对生物利用度约为 82%，2～4 天达到稳态。

4. 用于止痛

通过全身作用治疗疼痛的强阿片类药物芬太尼的经皮给药系统已在 1991 年上市。芬太尼经皮给药系统为储库型贴片，药物被包裹在凝胶储库，给药系统释放少量芬太尼进入皮肤时，形成药物储库。

局麻药利多卡因、福吗卡因可制成用于局部止痛的凝胶剂，但是局部镇痛的深度往往受限。贴片是一种柔软、有弹性的黏性贴片，利多卡因可通过阻断神经元的钠通道而发挥镇痛作用。电子渗透技术无需注射，更适用不适于注射用药的患者，该技术已用于局部给予利多卡因镇痛。

5. 用于高血压的治疗

可乐定作为 α_2－肾上腺素能受体激动剂是目前上市的经皮给药系统中唯一用于高血压治疗的药物。可乐定经皮给药系统有 3 种可选择的剂量，该膜控释贴片使用后在皮肤中形成药物储库，2～3 天后达到相应的治疗血浓。

6. 用于女性激素替代疗法

天然激素及其前体药物和合成的甾体激素类药物具有给药剂量小、药理活性强和透皮性能好的特点，是经典经皮给药系统的选择药物，既能够避免肝脏酶类的首过效应，又能减少血栓形成和高血压等副作用。

用于女性激素替代疗法（hormone replacement therapy，HRT）的经皮给药系统已有产品上市，如含雌激素（雌二醇）或同时含雌激素和孕激素的经皮给药系统。与经皮贴片相比，经皮给药凝胶的剂量调整具有较大灵活性，进入体内的雌二醇量也将随之改变，雌激素以凝胶形式给药时还可增加患者激素替代疗法的顺应性。

7. 用于男性激素替代疗法

第一个含有男性激素睾酮（testoderm）的经皮给药系统由 Alza 公司生产，药物通过膜控释，在阴囊部位经皮释放，可获得满意的血清睾酮水平，给药后的药动学特征与人体雄激素水平的自然昼夜变化非常相近。睾酮的水醇凝胶的剂量调整较灵活，且可在多部位使用。该凝胶贴剂对性腺机能减退患者来说，是一种没有皮肤刺激性的有效治疗方法。

（二）经皮给药系统的发展趋势

在进行经皮给药系统的研究和开发时，应注意发展经皮脉冲给药系统。例如，对映体和消旋体的经皮渗透特征取决于它们的热力学特性，药物经皮渗透和转运具有立体选择性，促渗剂也具有手性特性。因此，应加强创制选择性渗透的经皮给药系统。离子导入经皮给药技术能够迅速达到稳态血药浓度，且释放速率可调，还可转运药物至局部皮肤病变部位，如指甲病、疱疹损伤、银屑病、痤疮、皮肤 T 细胞淋巴瘤和胶原蛋白病等，可通过离子导入新技术改善现有经皮给药系统的功能。用标准微制作技术（该技术也用于制作集成电路）把微米大小的针蚀刻排列在硅材料上，能显著增强药物经皮渗透，促进分子转运（尤其是大分子或亲水性强而不易进入皮肤流动层的分子）。随着生命科学的快速发展，生物大分子药物的上市品种越来越多，大分子物质经皮给药的载体和促渗剂也应运而生。

第七节　黏膜给药系统

20 世纪 80 年代初期，许多研究者提出将不同的剂型黏附于相应作用部位的设想。由于这些部位被黏液层覆盖着黏膜上皮（mucosa epithelia），故将这种特殊的生物黏附形式称为黏膜黏附（mucoadhesion）。黏膜给药是指药物与生物黏膜表面紧密接触，通过该处上皮细胞的给药方式。经黏膜的药物传输系统称为透黏膜给药。

口腔、鼻腔、眼、消化道、阴道及直肠等部位均覆有黏膜层，黏膜可分泌黏液，其主要成分为黏糖蛋白、糖蛋白、类脂、无机盐、水等。黏糖蛋白可使黏液具有胶状、凝聚和黏合等特性。机体组织黏膜表面良好的润湿条件使可溶胀的聚合物材料与之紧密接触，黏附材料的分子链段嵌入细胞间隙或与黏液中的黏性链段互相穿透，通过机械嵌合、共价键、静电吸引力、范德华力、氢键、疏水键等综合作用，使聚合物与黏膜紧密结合在一起，从而产生生物黏附现象，并维持相当长时间。黏膜给药既可产生局部作用，又可产生全身作用。黏膜给药除具有血药浓度平稳、作用时间长、应用方便等特点外，还由于黏膜不存在皮肤那样的角质化，且黏膜下毛细血管丰富，故具有剂量小、生物利用度高和作用时间快等特点，是近年来研究较多的新剂型之一。

一、黏膜给药系统的类型

（一）胃肠道黏膜给药系统

胃肠道黏膜给药系统为黏膜给药的生物黏附制剂的一种，是利用某些材料与生物黏液或黏膜上皮细胞发生相互作用而产生黏着能力，将药物与适宜载体制成通过胃肠道黏膜给药的生物黏附制剂。

对于胃肠道内吸收窗较窄的药物，如果该给药系统受胃肠道运动的限制不能在吸收部位滞留足够长的时间，而使药物全部释放，则药物可能由于吸收不完全造成生物利用度偏低，进而影响疗效。用于延长药物在胃肠道转运时间的技术主要有胃内漂浮型给药系统和胃肠道黏膜给药系统。其涉及以下机制：

1. 特异部位黏附

胃及十二指肠前段的黏膜黏液中黏蛋白含量为 70%～80%，寡糖侧链通过 O－配糖键与聚肽链骨架上的丝氨酸和苏氨酸结合。这些侧链主要由 N－乙酰半乳糖胺、N－乙酰葡萄糖胺、岩藻糖、半乳糖和唾液酸 5 种糖基组成，可与外源凝集素如番茄凝集素（TL）、支原菌属凝集素（ML）、天门冬属凝集素（AL）发生特异结合；可通过适宜载体设计实现胃肠道黏膜定位给药系统，通过载体携带外源凝集素或携带糖基这两种方式，分别与胃肠道特定部位的黏蛋白和外源凝集素结合，实现黏膜黏附，且不易受胃肠道运动和生理条件变化的影响，为实现胃肠道特异部位黏膜给药提供了更为有效的途径。

例如，TL、ML、AL 三种外源凝集素－聚苯乙烯胶乳结合物可作为专属黏附结合系统，体外实验证实，猪胃黏蛋白（PGM）与这三种结合体之间有明显的相互作用，其结合速率常数大小顺序为 ML＞AL＞TL。推测可能由于与各种外源凝集素发生特异结合的糖基处于黏蛋白寡糖侧链的不同空间位置而影响了结合速率。游离糖基对结合反应的抑制作用也证实了这三种凝集素分别与唾液酸、岩藻糖、N－乙酰葡萄糖胺的专属特异结合。

2. 改变病变部位的酸碱度

胃肠道各部位的酸碱度不同，尤其是病变部位的酸碱度会发生较大的变化，故在制片时加入一些包衣材料，使药物在特定的环境中释放，从而达到靶向给药的目的。用于制备口服胃肠道黏附片的药物应具备以下条件：①生物半衰期相对短暂；②在胃肠道中溶解度较低，延缓胃的排空而影响药物生物利用度；③具有特异的吸收窗，即指主动、饱和的吸收过程，因能延迟胃的排空而提高生物利用度；④吸收速率常数小。

3. 延长药物在胃肠道的滞留时间

延长药物在胃肠道的滞留时间既可提高药物在胃肠道的浓度，又可增加药物的吸收，提高药物生物利用度。如 Ahuja A 等制备的氯噻嗪胃肠道黏附片在体外试验中，2 小时释药 60%，释药持续 8 小时；6 小时后，大部分黏附剂仍留在胃中，说明该片剂具有生物黏附性和药物缓释功能。Attama AA 等所进行的胰岛素肠黏膜黏附片在人工肠液试验结果显示，49.7% 的胰岛素在肠液中不被降解，用药 8 小时内血糖水平降低 20%～40%。

选择合适的包衣材料尤显重要。黏附材料应能自行溶化，对胃肠道黏膜无刺激，在达到定位给药的同时，能避免消化酶对药物的降解，供吞服用的胃肠道黏附片应不影响人的正常活动。

（二）口腔黏膜给药系统

口腔黏膜给药系统是一种固定于口腔黏膜的药物释放系统，可以定位释放药物，延长药物作用时间，防止释放出来的药物受到口腔环境的影响。

自 Sobrero 于 1847 年首次发现硝酸甘油可以通过口腔黏膜吸收以来，19 世纪 70 年代以后进入快速发展阶段，随着 80 年代后期细胞培养技术的应用其发展更为迅猛，目前国外已有 18 个品种上市。

1. 口腔黏膜的结构与功能

口腔黏膜被覆于口腔表面，由上皮层和黏膜固有层构成，中间由一基底膜相隔。其上皮是复层鳞状上皮，由外到内依次为角质层、颗粒层、棘层和基底层。基底膜起连接和支持作用，具有选择通透性。黏膜固有层为致密结缔组织，含有丰富的毛细血管和神经末梢。

根据口腔黏膜的结构，按照功能可分为 3 种类型：①咀嚼黏膜（masticatory mucosa）：覆盖在齿龈和硬腭表面，由角化上皮组成，占口腔黏膜总面积的 25%；②被覆黏膜（lining mucosa）：覆盖颊、舌下和软腭，占总面积的 60%，上皮未角化，渗透性能强，不同区域上皮厚度也不同；③特殊黏膜（specialized mucosa）：兼有上述两种黏膜的性质，覆盖舌背，占总面积的 15%。

2. 口腔黏膜给药的特点

口腔黏膜给药的特点是：①局部作用：使药物到达黏膜、牙组织、牙周袋等；②全身作用：通过舌下、颊和齿龈给药，达到全身治疗作用。

与口服相比，口腔黏膜给药具有以下优点：①避免胃肠道影响和肝脏首过效应；②血液供应良好，利于吸收；③易于给药，易于除去。但是口腔黏膜的通透性较鼻腔黏膜差；由于口腔组织的亲脂性使亲脂性药物易被快速吸收，而亲水性大分子药物不易透过，生物利用度极低。

3. 口腔黏膜给药的分类

口腔黏膜给药可分为：①舌下给药：药物通过舌下黏膜进入体循环；②颊黏膜给药：药物通过颊黏膜进入体循环；③局部给药：药物到达黏膜、牙组织、牙周袋起局部治疗作用，如口腔溃疡、牙周疾病等的治疗。

4. 口腔黏膜的释药特点与释药机制

不同部位口腔黏膜的厚度和上皮组织结构不同。人、狗、鼠的颊黏膜厚度为 $500 \sim 800 \mu m$，硬腭和软腭、舌腹面和齿龈处的厚度为 $100 \sim 200 \mu m$。口腔黏膜部分上皮角质化，角质层位于上皮的外层，角质化的上皮构成口腔黏膜保护屏障，表层的角细胞、细胞间脂质和基底膜均为药物通透的屏障。实验表明，药物的释放与黏膜的部位、结构和面积等因素有关。此外，口腔黏膜血流主要经由舌、面和下颌后静脉汇入颈静脉。

（1）释药特点：一般认为，药物释放的差异来源于其细胞间脂质组成不同。黏膜的部位、结构和面积影响药物的传递。角化上皮构成了口腔保护屏障，而颊黏膜和舌下黏膜上皮均未角化，利于吸收；舌下黏膜上皮层厚度低于颊黏膜，因此通透性较后者高，但因唾液的冲洗作用，舌下黏膜上皮层一般不是控释剂型的合适给药部位；颊黏膜面积大，受唾液影响小，适于控释给药。

（2）释药机制：药物吸收有细胞内和细胞间两条通道，大多属于被动扩散，其理化性质如脂溶性、解离度、相对分子质量大小等都影响通透性能。①弱电解质的药物一般遵循 pH 分配学说；②由于细胞间通道充满脂质，亲脂性药物几乎能畅通无阻地渗透，脂溶性药物通过口腔黏膜吸收而减少了首过效应。③舌下给药时，非离子型药物油/水分配系数（K）在 $40 \sim 2000$ 之间较好，当 K 值过大时，脂溶性过高而不溶于唾液，K 值过小时则亲水性强，跨膜通透性差。此外，口腔黏膜吸收中也存在载体参与的促进扩散转运机制。

5. 影响药物渗透的因素

一般而言,药物在口腔黏膜的通透性按"舌下>口颊(齿龈)>上颚"顺序递减,齿龈的角质化黏膜对亲脂性药物的通透性优于非角质化颊黏膜或口腔底部黏膜。例如,角质化齿龈黏膜对烟碱的通透性高于非角质化齿龈黏膜和舌下黏膜。影响药物通过口腔黏膜渗透的参数有厚度、翻折时间、血流量、通透性及角质化等,见表9-3。

表9-3　　　　　　　　　　　　　影响药物在口腔吸收的组织参数

组织	平均厚度 (μm)	翻折时间 (d)	血流量 (ml/min/100g tissue)	通透性 10^{-7} (cm/min)	角质化
颊黏膜	500~600	13	20~24	579	-
齿龈黏膜层	200		15~20		+
口底	100~200	20	10~12	973	-
表皮	120	27	7~9	44	+
骨腭	250~310	24	7~9	450	+

无论角质化或非角质化的口腔上皮细胞,细胞内的膜内颗粒(membrane-coating granules,MCG)和细胞间的脂质均为跨细胞和细胞旁路吸收的主要障碍。其中角质化上皮细胞的MCG包括鞘磷脂、葡糖苷鞘氨醇、神经酰胺和其他非极性脂质,为薄层状脂质;非角质化上皮细胞的MCG不是层状结构,主要为胆固醇酯类、胆固醇、鞘糖脂等脂质成分。

6. 提高口腔黏膜通透性的方法

促透剂及物理促透法:通过加入促透剂、采用物理促透方法或提高药物稳定性可改善口腔黏膜的通透性,常用的吸收促进剂可分为螯合物类、表面活性剂类、胆盐类和脂肪酸类等。吸收促进剂主要通过干扰磷脂分子排列顺序、增加脂质双层流动性、提高药物的扩散性能或扩大细胞间通道而促进吸收。物理促透方法主要包括剥落或刮脱表皮层、电渗、超声导入等。

(三)鼻腔黏膜给药系统

鼻腔黏膜给药是近年研究较广泛的一种新型黏膜给药途径。由于鼻腔黏膜下血管丰富,黏膜极薄,药物吸收速率很快;药物经鼻腔黏膜吸收后直接进入体循环,能够绕过肝脏的首过效应,并能避免胃肠道消化液对药物的降解作用。鼻腔黏膜给药有可能成为蛋白质多肽类药物的吸收途径。

1. 经鼻腔黏膜给药的优势

鼻腔黏膜给药的常用剂型有滴鼻剂、气雾剂、粉剂、凝胶剂、微粒、纳米粒、脂质体等。例如,白芷的有效成分欧前胡素和异欧前胡素以鼻腔黏膜给药时,体内药物动力学过程均符合一室模型,为白芷鼻腔给药治疗偏头痛提供了科学依据。补骨脂醇提取物经豚鼠滴鼻给药,对过敏性哮喘潜伏期有延长趋势,对组胺哮喘潜伏期有显著的延长作用。选用麝香为主的活血化瘀中药复方,提取其有效成分制成滴鼻剂,从鼻腔黏膜给药,可用于迅速缓解心绞痛，其抗心绞痛有效率、疼痛消失、改善心电图等功能与速效救心丸组相比，有显著差异。

2. 药物经鼻腔黏膜的渗透和吸收

Harris D 等以盐酸普罗帕酮为模型药物，采用离体羊鼻腔黏膜渗透实验与在体大鼠鼻腔灌流实验，探讨了鼻腔黏膜吸收的影响因素，并进行了体外法与体内法的相关性考察，结果表明，介质的 pH 值、给药部位的药物浓度以及药物制成 β - 环糊精包合物等理化因素对鼻腔吸收均有不同程度的影响；对体外法与体内法就不同 pH 值介质的渗透系数和吸收速率常数、不同浓度药物的平均渗透速率和平均吸收速率、相同条件下药物的 β - 环糊精包合物的透过分数和吸收分数等参数进行线性回归分析，结果表明，三种情况下两法均有很好的相关性。

有人观察了亲水性凝胶微球喷入鼻腔后的情况，结果发现，该微球会吸收周围的水分而膨胀，膨胀后的微球黏附在黏膜上，可减缓药物被纤毛清除，延长药物与鼻腔黏膜的接触。采用溶媒挥发法制备平均粒径为 49.1 μm 的褪黑激素乙基纤维素微球，用放射性核素 99mTc 标记，以 γ 射线闪烁显像技术考察微球在鼻腔黏膜滞留时间，测定兔鼻腔黏膜吸收后的体内药物。结果发现，褪黑激素乙基纤维素微球在鼻腔黏膜滞留时间明显延长，绝对生物利用度为 82.3%，高于普通滴鼻液。许清芳等对三七总皂苷经大鼠和兔鼻腔黏膜的吸收研究表明，在不引起黏膜刺激性的条件下，可大幅度提高生物利用度。

（四）眼部黏膜给药系统

眼部给药对于眼局部疾病的防治具有重要意义。经眼部黏膜给药的目的是使药物能有效在眼部滞留；经眼部黏膜吸收后，进入相应病变部位。该给药方式具有药物起效快、维持时间长等优点。

眼部黏膜给药常采用的剂型为滴眼剂和眼膏剂。药物以脂质体、微球或纳米载体等形式，用以改善药物在眼部的分布或滞留特性。该给药系统需注意的问题是有可能涉及生物黏附现象，并应考虑刺激性及可视性。

（五）阴道与子宫给药系统

由于阴道和子宫给药的吸收机理不同，有关控制激素从阴道到子宫的直接传送途径和动力学研究，以及避孕或激素替代疗法等新概念的发现，使通过阴道和子宫途径给药的方式受到了重视。

1. 阴道给药系统的释药和吸收特点

药物通过阴道黏膜的释放机制主要为被动扩散，药物在阴道黏膜释放后通过子宫颈腔到达子宫，经静脉和淋巴循环系统吸收，并可能出现子宫 - 阴道血管或/和淋巴管和动脉的逆流交换，此称为逆流交换系统（countercurrent exchange system），用以解释阴道给药的"进入系统"（portal system）原理，即通过阴道黏膜，使药物在局部动脉、静脉和淋巴管达到很高的浓度。药物的吸收一般符合一室开放模型（即一级吸收速率），且维持时间长。

2. 子宫给药系统的释药和吸收特点

药物通过子宫给药的释放和吸收取决于子宫的厚度。子宫主要由子宫内膜、子宫肌层和腹膜组成。月经后子宫内膜厚度增加，在黄体期以后最大厚度达到 3～4mm，且子宫－阴道区的静脉直接与循环系统相连，因此，一般不会出现首过效应。近年研究发现，药物的释放可通过逆流交换系统，即阴道上部与子宫直接相连的淋巴系统通道，完成子宫－阴道区的吸收；或当有足够接近的交换表面、静脉血管里的浓度足够高、且流向相反时，发生从静脉到动脉的逆流交换。

3. 阴道与子宫给药系统的应用

制备阴道或子宫黏膜生物黏附片，可通过阴道局部给药达到理想的治疗目的，且可避免药物的毒副作用。例如，雌三醇阴道片可用来有效治疗阴道萎缩症、阿昔洛韦阴道生物黏附片用来治疗阴道病毒感染，制成体积小（直径6mm）、剂量低、释放缓慢的凝胶制剂置于阴道深处，可通过在阴道黏膜的吸附，发挥局部治疗作用，并达到控释给药；Genc L 等制备的布康唑（butoconazole）阴道生物黏附制剂可用来治疗酵母菌感染；陈庆才等制备的甲硝唑阴道黏膜黏附片剂，在释放药物的初期，药片表面的聚合物分子很快吸收液体而膨胀形成凝胶层，药物迅速从黏附片外层释放出来，并维持较高的抑菌浓度，临床应用观察 30 小时，阴道宫颈和穹隆处的甲硝唑残留量 >20%，体内甲硝唑血药浓度为 2.22μg/ml。该黏附片具有药物控释与缓释功能，且刺激性较小。

（六）结肠给药系统

治疗结肠部位疾病，如结肠炎、结肠癌等要求能在结肠定位给药，对于胃肠道上端稳定性差或吸收利用差而结肠吸收良好的药物，可采用结肠给药。例如，岩糖藻胺的糖基部分相当于结肠黏膜外凝集素。实验表明，含有相当浓度的岩糖藻胺聚合物对结肠的黏附力为小肠的 3～4 倍。在 N－（2－羟丙基）甲基丙烯酰胺与岩糖藻胺中加入偶氮芳香交联剂，可制得生物降解的 pH－敏感凝胶。其在胃内低 pH 值时凝胶不膨胀，沿胃肠道向前移动的过程中，随着 pH 值的逐渐升高，凝胶逐渐膨胀，使交联键暴露，到达结肠部位被结肠中的偶氮还原酶降解，药物释放。

目前，实现结肠特异性定位给药的方法有 4 种：①通过依赖于小肠和大肠间的 pH 值差（pH 调控给药系统）；②利用结肠菌群（colonic microflora）的酶活性（酶控给药系统）；③通过依赖于相对固定的（3±1）小时的肠通过时间（时控给药系统）；④利用结肠末端强烈的蠕动波而产生的肠腔压力增高（压力调控给药系统）。

另外，微型灌肠剂是近年出现的新剂型，通常使用量在 5ml 以下。微型灌肠剂具有特殊的优点，易产生润滑效果，便于使用；其中药物以分子或微小粒子状态分散，无需熔融，可直接释放于体液，有利于药物的吸收；接触面积大，吸收迅速；体积小，使用方便，无创伤性和排便感，尤适于小儿用药。

二、生物黏附性材料与作用机制

生物黏附药物的治疗优点在于：可延长药物的吸收时间，改善药物生物利用度，延长服药时间间隔，提高患者的依从性。

（一）常用的生物黏附性材料

许多药用聚合物具有黏膜黏附特性，如纤维素衍生物（甲基纤维素、羟丙基纤维素、羧甲纤维素等）或聚丙烯酸类似物（卡波姆或聚卡波非）。最近，多糖（polysaccharide）、透明质酸（hyaluronic acid）和壳聚糖（chitosan）的黏膜黏附特性逐渐得到重视；食用蚌类的贻贝粘连蛋白为具有药用价值的黏膜黏附蛋白。例如，卡波姆（carbopol，CP）为最常用的强黏附力生物黏附剂，是一种白色细粉状、有吸湿性的合成聚合物，分散于水中呈低黏度酸性溶液，用碱中和后转变为澄清的黏稠凝胶。其增黏效果稳定，比天然树脂纯度高而且耐老化，黏性受温度影响小，且不受微生物影响。

（二）生物黏附的作用机制

生物黏附（bioadhesion）与其他粘连现象所不同的是，至少有一项需具有生物属性，如黏附在悬崖或船体上的细菌、藻类、贝壳，包裹在人造器官或植入物（如心脏瓣膜、髋关节）外的新组织或是在血栓形成前期血管内部的血小板粘连。黏附物需先与覆盖于黏膜表面的黏液作用或渗透而到达作用面。

黏液为一天然生物黏合物，能黏合于许多细胞表面，主要成分是糖蛋白、黏糖蛋白、类脂、无机盐和水等。其中，黏糖蛋白是黏液的重要成分，它赋予黏液胶状、凝聚和黏合的特性。所有生物黏附过程的发生均有水存在，或因潮湿或湿润对粘连力的形成或维持产生作用。任何一种黏合都需要生物黏合物与黏蛋白/表皮细胞表面间紧密接触，常称为接触面的"湿润"。黏附作用主要由以下三种机制产生：

（1）机械嵌合：即生物黏合物进入黏蛋白/组织中的空隙而不能逆向脱出，外加压力往往可增加机械嵌合作用。

（2）相互作用：生物黏合物与接触面基团发生化学反应生成共价键物质。这种结合从几分钟到几小时不等，由于共价键作用过于持久而强烈，因而不适用于给药系统。

（3）由不同吸引力构成的综合作用：综合作用包括静电吸引力、范德华力、氢键和疏水键。范德华力有偶极力、诱导力和分散力等，对于生物黏附这种类型的作用最为重要。单纯的药物较难经黏膜吸收，加入促吸收剂后往往可达到理想的吸收和治疗效果。

三、黏膜给药系统的性能评价

黏膜给药系统作为当前迅速发展的新剂型，对其质量评价还处于不断发展和完善之中。在进行黏膜给药系统研究时，既要考虑其作为一般剂型的质量控制标准，又要结合给药部位，考虑到它的特殊性，尤其是黏附性和透膜性有别于其他给药系统，如有的黏附片还研究了溶胀度与释放速率的关系。

一些聚合物黏附在黏膜组织上、甚至黏附在部分肿胀部位或水样环境（aqueous environment）中的确切机制目前尚未阐明。多数研究者认为，高分子量和形成氢键的能力是黏膜黏附的必要条件。对聚合物共黏附（coadhesive）特性进行比较评价的方法有体外、原位或体内测定法。在体外试验中，缓冲液的组成（pH值、离子强度、表面张力）和聚合物的膨胀程度有着重要意义。在干燥状态下，几乎所有的聚合物被用于潮湿的黏膜层时都表现出生物黏附性（如干面包对上腭的黏性），但在膨胀状态下或者在含水状态下，只有极少数聚合物能产生黏附性，并在较长的时间内保持其黏性。

科学、合理的质量评价方法与指标的确立，将对黏膜给药系统的发展产生积极的促进作用。

参考文献

[1] Krum K, Alexander H, Krauland M. Synthesis and in vitro evaluation of a novel thiolated chitosan. Biomaterials,2005,26:819.

[2] Susana T, Pablo P. Chitosan – poly(acrylic)acid polyionic complex:in vivo study to demonstrate prolonged gastric retention. Biomaterials,2004,25:917.

[3] 曹渊,白英豪,夏之宁,等. 硅基介孔材料在药物缓控释中的应用. 中国药学杂志,2009,44(7):481.

[4] Vasiliki Papadopoulou A, Kosmas Kosmidis B, Marilena Vlachou, et al. On the use of the weibull function for the discernment of drug release mechanisms. Int J of Pharm,2006,(309):44 – 50.

[5] 张彦青,解军波,陈大为. 灯盏花素骨架缓释微丸给药机制的研究. 中草药,2004,35(5):517.

[6] 张涛,陈兰,平其能,等. 控释薄膜包衣对盐酸曲马多缓释片体外释放行为的影响. 中国药科大学学报,2005,36(4):311 – 315.

[7] 魏树辉,何仲贵,王立云. 盐酸青藤碱口服渗透泵控释片的制备及给药影响因素考察. 沈阳药科大学学报,2003,20(3):165.

[8] 李松龙,茹仁萍,庄辉耀,等. 甘草酸二铵胃内滞留漂浮型缓释片的制备及体外释放. 中国医院药学杂志,2007,27(1):94.

[10] 宋洪涛,郭涛,康鲁平,等. 多元定位给药技术制备舒胸缓释胶囊的研究. 中草药,2005,36(7):993.

[11] 曾环想,潘卫三,王磊,等. 右美沙芬树脂口服缓释混悬液的制备及其给药特性研究. 中国新药杂志,2007,16(14):1107.

[12] Netz D J, Sepulveda P, Pandolfelli VC, et al. Potential use of gelcasting hydroxyapatite porous ceramic as an implantable drug delivery system. Int J Pharm,2001,213:117.

[13] 刘文静,魏玉辉,宋玉琴,等. 尼古丁缓释贴剂的制备及体外透皮给药评价. 中国新药杂志,2009,18(8)755.

[14] 张志荣,何勤. 肝靶向万乃洛韦毫微粒的研究. 药学学报,1998,33(9):702 – 706.

[15] 毛声俊,侯世祥,金辉,等. 肝细胞靶向甘草次酸表面修饰脂质体的制备. 中国中药杂志,2003,28(4):328 – 331.

[16] Hashida M, Nishikawa M, Takakura Y. Hepatic targeting of drugs and proteins by chemical modification. J Controlled Release,1995,36(1 – 2):99 – 107.

[17] 陆彬,奉建芳,杨秀岑. 重组人干扰素 A – 2a 聚氰基丙烯酸丁酯肝靶向缓释纳米球冻干剂的研究. 四川大学学报(医学版),2004,35(1):1.

［18］李凤前,陆彬,陈文彬,等. 汉防己甲素缓释微囊肺靶向给药系统的研究. 药学学报, 2001,36(3):220.

［19］Kinget R,Kalala W,Vervoort L,et al. Colonic drug targetting. J Drug Target,1998,6(2):129.

［20］Kimura T,Yamaguchi T,Usuki,et al. Colonic mucosa – specific "pro – antedrugs" for oral treatment of ulcerative colitis. design,synthesis and fate of methyl 20 – glucopyranosyloxy prednisolonates. J Controlled Release,1994,30(2):125.

［21］Katsuma M,Watanabe S,Kawai H,et al. Studies on lactulose formulations for colonspecific drug delivery. Int J Pharm,2002,249(122):33.

［22］傅崇东,徐惠南,张瑜. pH 依赖 – 缓释型美沙拉秦结肠靶向小丸的制备与体外评价. 中国医药工业杂志,2000,31(12):541.

［23］张志荣,王建新. 脑靶向3′,5′二辛酰基5 – 氟尿嘧啶脱氧核苷药质体研究. 药学学报, 2001,36(10):771 – 776.

［24］Illum L,Davis SS. Targeting of colloidal particles to the bone marrow. Life Sci,1987,40:1553.

［25］彭应旭,庄燕黎,廖工铁. 骨髓靶向柔红霉素毫微粒的研究. 中国医药工业杂志,2000,31 (2):57 – 61.

［26］陈浩,黄广建,倪泉兴,等. 纳米活性炭作为药物载体在淋巴靶向治疗中的作用. 复旦学报(医学版),2007,34(4):518.

［27］Zellmer S,Cevc G. Tumor targeting in vivo by means of thermolabile fuso – genic liposomes. J Drug Target,1996,4(1):19 – 29.

［28］Chelvi TP,Ralhan R. Designing of thermosensitive liposomes from natural lipids for multimodality cancer therapy. Int J Hyperthermia,1995,11(5):685 – 695.

［29］Chelvi TP,Ralhan R. Hyperthermia potentates antitumor effect of thermosensitive liposome encapsulated mephalan and radiation in murine melanoma. Tumour Biol,1997,18(4):250 – 260.

［30］孙逊,张志荣. 膜活性肽在胞内靶向给药系统中的应用. 药学学报,2002,37(8):663 – 667.

［31］Maggi L,Conte U,Giunchedi P,et al. Press coated tablets for the sequential pulsed administration of two different drugs. Int J Pharm,1993,99(1):173 – 179.

［32］Matsuo M,Nakamura C,Arimori K,et al. Evaluation of hydroxyethylcellulose as a hydrophilic swellable material for delayed – release tablets. Chem Pharm Bull,1995,43(2):311 – 314.

［33］杨正管,朱家壁,刘锡钧. 茶碱脉冲式控释片的研制. 中国医院药学杂志,1998,18(11): 483 – 485.

［34］Murata S,Ueda S,Shimojo F. In vivo performance of time – controlled explosion system(TES) in GI physiology regulated dogs. Int J Pharm,1998,161(2):161 – 168.

［35］孙殿甲,王长虹,寇耀红. 盐酸去氢骆驼蓬碱脉冲式给药胶囊的研制. 新疆医科大学学报,2003,26(2):103 – 105.

［36］Heller J,Trescony PV. Conrolled drug release by polymer dissolution Ⅱ. An enzyme mediated delivery system. J Pharm Sci,1979,68:919.

［37］Prausnitz M R. Practical assessment of transdermal drug delivery by skin electroporation. Adv

Drug Deliv Rev,1999,35(1):181 –184.

[38]Kelly DM,Annette LB. Physiologically relevant two – compartment pharmacokinetic models for skin. J Pharm Sci,2000,89(9):1212 –1235.

[39]王春霞,刘玉玲. 透皮给药新进展. 药学学报,2002,37(12):999 –1002.

[40]Ahuja A,Khar RK,Ali J. Mucoadhesive drug delivery system. Drug Dev Ind Pharm,1997,23(9):489 –515.

[41]Attama AA,Adikwu MU. Bioadhesive delivery of hydrochlorothiazide using lacca starch/ SCMC and Lacca starch/ carbopols 940 and 941 admixtures. Boll Chim Farm,1999,138(7):343.

[42]Harris D,Robinson JR. Drug delivery via themucousmembranes of the oral cavity. J Pharm Sci,1992,81(1):1.

[43]许清芳,方晓玲,陈道峰. 三七总皂苷鼻腔用制剂的研究. 药学学报,2003,38(11):859 –862.

[44]Genc L,Oguzlar C,Guler E. Studies on vaginal bioadhesive tablets of acyclovir. Pharmazie,2000,55(2):297 –299.

[45]陈庆才,王海琦,邵志高. 甲硝唑阴道黏膜黏附片的研制及吸收研究. 中国药学杂志,1992,27(9):532.

第十章

药 物 制 剂 的 稳 定 性

第一节　影响药物制剂稳定性的因素

　　药物制剂的稳定性是物理药剂学的一项重要研究内容，贯穿于药物制剂的研制、生产、包装、储运和使用的全过程。药物及其制剂在制备、流通和储存过程中，因受到多种因素的影响，可能发生变质，导致药效降低，甚至毒性增大，不仅不能起到预期的用药目的，还可能产生毒副作用。药物制剂的稳定性是指药物的体外稳定性，包括化学、物理学和微生物学三个方面。药物制剂稳定性的基本要求为：制剂中的药物有效成分在所示规格范围内，其化学特性和含量（效价）不变；制剂的外观、气味、均匀性、溶解、混悬、乳化等在允许的范围内均无物理性质的变化；制剂保持无菌或微生物学检查不超标，从而保证药物安全有效。

一、影响药物制剂稳定性的处方因素

　　制剂的处方是制剂稳定与否的关键。进行处方设计时，需充分考虑处方组成对制剂稳定性的影响。pH 值、广义的酸碱催化、溶剂、离子强度、附加剂等因素，均可影响制剂中药物的稳定性。

　　（一）pH 值的影响

1. pH 值与水解反应速率的关系

　　许多药物常受 H^+ 或 OH^- 催化水解，这种催化作用也称为专属酸碱催化（specific acid - base catalysis）或特殊酸碱催化。如青霉素类、头孢菌素类药物分子中的 β - 内酰胺环在H^+ 或 OH^- 影响下很容易裂环。pH 值对速率常数的影响可用下式表示：

$$k = k_0 + k_{H^+}[H^+] + k_{OH^-}[OH^-] \tag{10·1}$$

　　式中：k_0 表示参与反应的水分子的催化速率常数；k_{H^+} 和 k_{OH^-} 分别表示 H^+ 和 OH^- 离子的催化速率常数。在 pH 值很低时主要是酸催化，上式可表示为

$$\lg k = \lg k_{H^+} - pH \tag{10·2}$$

　　以 $\lg k$ 对 pH 作图得一直线，斜率为 -1。

在 pH 较高时主要是碱催化，则

$$\lg k = \lg k_{OH^-} + \lg k_w + pH \qquad (10 \cdot 3)$$

式中：k_w 表示水的离子积，即 $k_w = [H^+][OH^-]$，当温度为 298.15K 时，$k_w = 10^{-14}$。以 $\lg k$ 对 pH 作图得一直线，斜率为 1。

根据上述动力学方程可以得到 $\lg k$ 与 pH 关系的图形，如图 10 - 1 所示，该图称为 pH - 速率图，是非解离型药物水解速率常数的对数随 pH 值变化的曲线，呈 V 形，如普鲁卡因等，图中曲线最低点所对应的 pH 为最稳定的 pH 值，以 pH_m 表示。

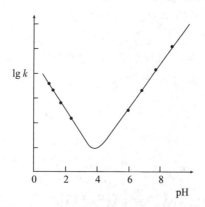

图 10 - 1　非解离型药物的 pH - 速率图

若药物分子中含有一个解离基团药物的水解 pH - 速率图，呈 S 形状，如图 10 - 2，如硫脲等。含有两个解离基团药物的水解 pH - 速率图呈钟形，如图 10 - 3。利用 pH - 速率图可以观察到药物最稳定的 pH 范围，还可得到某化合物在一定 pH 值的反应速率常数，在已知反应级数时，可求出到达某一降解量所需时间。

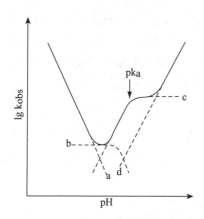

图 10 - 2　含有一个解离基团药物的水解 pH - 速率图

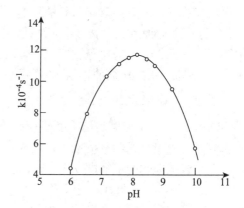

图 10 - 3　31.5℃时青霉素在 3，6 - 二甲基邻苯二酚催化下的水解速率与 pH 的关系

确定最稳定的 pH 值是液体药剂的处方设计中首先要解决的问题。pH_m 也可通过下式

计算：

$$pH_m = -\frac{1}{2}(\lg k_{OH^-} + \lg k_w - \lg k_{H^+}) \tag{10·4}$$

或

$$pH_m = \frac{1}{2}pk_w - \frac{1}{2}\lg\frac{k_{OH^-}}{k_{H^+}} \tag{10·5}$$

用以上两公式求算 pH_m 时，由于 K_{H^+}、K_{OH^-} 和 K_w 均与温度有关，所以 pH_m 也与温度有关。

2. pH 值与自氧化反应速率的关系

吗啡在 pH 值低于 4 的水溶液中稳定，当 pH 值调至 5.5~7.0 时氧化速率明显增加。维生素 C 在 pH 值为 6.0~6.5 和 2.5~3.0 范围内较为稳定，在其他 pH 值特别是低于 2.5 时氧化速率迅速增加。可见，药物的氧化也受 H^+ 或 OH^- 的影响，这是因为氧化反应的氧化还原电位依赖于 pH 值，可用氢醌的例子说明。

$$O=\!\!\!\!\bigcirc\!\!\!\!=O \ + 2H^+ + 2e^- \ \xrightarrow[还原]{氧化} \ HO-\!\!\!\!\bigcirc\!\!\!\!-OH$$

根据 Nernst 方程：

$$E = E_0 + \frac{0.0592}{n}\lg\frac{[H^+][Q]}{[HQ]} \tag{10·6}$$

式中：Q 表示醌为氧化型，HQ 表示氢醌为还原型，E 表示实际氧化 - 还原电位，E_0 表示标准氧还原电位，n 表示氧化型变为还原型获得的电子数目。由上式可以看出，氢离子浓度增加，还原型不易变为氧化型。

药物最稳定的 pH 值范围是通过实验获得的。pH 值的调节要同时考虑药物的稳定性、溶解度、药效和人体的生理适应性等多个方面。如多数生物碱在偏酸性溶液中比较稳定，故生物碱的注射剂常调节在偏酸范围。但生物碱的滴眼剂，为减少刺激性，应调节在近中性范围。

药品生产实践中，为使分散体系尽量简单，常采用与药物本身具有相同离子的酸或碱调节适宜的 pH 值，避免加入其他离子使药物溶解度降低，同时也兼顾人体所含有的离子情况，如氯离子、硫酸根、磷酸根等。如氨茶碱用乙二胺、硫酸卡那霉素用硫酸等调节，眼用制剂的 pH 调节则常采用 pH 缓冲体系，如磷酸、硼酸及其盐组成的缓冲溶液。

（二）广义酸碱催化的影响

按照 Brönstee - Lowry 酸碱理论，能够给出质子的物质被称为广义酸，接受质子的物质被称为广义碱。药物受广义酸碱的催化作用而水解被称为广义酸碱催化（general acid - base catalysis）。广义酸碱催化的水解可以用下式描述：

$$k = k_0 + k_{H^+}[H^+] + k_{OH^-}[OH^-] + k_{HX^+}[HX] + k_{X^-}[X^-] \tag{10·7}$$

式中：k_{HX^+} 表示广义酸催化速率常数，k_{X^-} 表示广义碱催化速率常数。

常用的缓冲剂如醋酸盐、磷酸盐、枸橼酸盐、硼酸盐等均为广义的酸碱，通常会催化某些药物的水解。如可待因在 pH = 7.0 的 0.05mol/L 磷酸盐缓冲溶液中的水解速率较其在无缓冲能力的溶液中快近 20 倍。许多药物溶液中需要加入缓冲剂，广义酸碱催化作用的影响往往使得药物即使在其较稳定的 pH 范围内降解速率仍然很大。如醋酸盐、枸橼酸盐催化氯霉素的水解，磷酸盐、硼酸盐、醋酸盐等缓冲剂的阴离子可催化毛果芸香碱的水解，HPO_4^{2-} 对青霉素 G 的水解有催化作用。

维持 pH 值恒定，若药物在缓冲溶液中的水解速率随缓冲剂浓度的增加而加快，则可推断该缓冲剂对药物有广义酸碱催化作用。为减少这种催化作用的影响，在药物处方设计时缓冲溶液应尽可能用低浓度或没有催化作用的系统。

（三）溶剂的影响

许多药物在非水溶剂中的稳定性比在水中高，如苯巴比妥钠注射液、地西泮注射液等；相反也有一些药物水溶液比非水溶液稳定，如环己烷氨基磺酸钠。可见，药物的降解也受溶剂的影响。不同极性的溶剂对溶液中药物降解反应速率的影响不同，可用介电常数来说明这种影响。

$$\lg k = \lg k_\infty - \frac{k' Z_A Z_B}{\varepsilon} \qquad (10 \cdot 8)$$

式中：k 表示反应速率常数；在固定温度下，k' 为常数；ε 为介电常数；k_∞ 为 $\varepsilon \to \infty$ 时的反应速率常数；Z_A、Z_B 表示离子或药物所带的电荷。该式适用于离子与带电荷药物之间的反应。

由上式可知，$\lg k$ 与 $1/\varepsilon$ 呈线性关系。如果药物离子与进攻的离子带相同电荷，则 ε 增加，k 增大。若降低 ε，可使药物的水解速率降低，选用介电常数低的溶剂可增加药物的稳定性。如果药物离子与进攻的离子带相反电荷，增加 ε，则可使药物分解速率降低，故选用介电常数高的溶剂可增加药物的稳定性。巴比妥类药物在水溶液中以阴离子形式存在，水解时被 OH^- 催化。加入介电常数比水小的物质，如甘油、乙醇、甘露醇等，使溶剂的介电常数减小，则水解速率常数减小，药物稳定性增加。

若离子 A 与偶极 B 之间反应时，设 A 的电荷为 Z_A，B 的偶极矩为 P_B，则

$$\lg k = \lg k_\infty + \frac{k' Z_A P_B}{\varepsilon} \qquad (10 \cdot 9)$$

此时，k' 为与反应的种类和温度有关的常数，为正值，ε 增大，正离子反应物的 k 减小，负离子反应物的 k 增大。

若偶极 A 与偶极 B 之间反应时，设两者偶极矩分别为 P_A 和 P_B，则

$$\lg k = \lg k_\infty - \frac{k' P_A P_B}{\varepsilon} \qquad (10 \cdot 10)$$

此时，ε 增大，k 增大。

（四）离子强度的影响

溶液中加入的电解质，如等渗调节剂、抗氧剂、缓冲剂等，或生产过程与原辅料中引入的金属离子对药物的稳定性有较大的影响。离子强度 μ 可由下式计算：

$$\mu = \frac{1}{2} \sum_i b_i z_i^2 \qquad (10 \cdot 11)$$

式中：b_i、z_i 分别表示溶液中第 i 种离子的质量摩尔浓度和该离子的电荷数。近似计算时，可用实际浓度 c_i 代替 b_i。由此可见，这些物质的存在可使溶液的离子强度增大。离子强度对药物降解速率的影响可用下式表示：

$$\lg k = \lg k_0 + 2AZ_AZ_B\mu^{\frac{1}{2}} \tag{10 · 12}$$

式中：k 为降解速率常数，k_0 为溶液无限稀（$\mu = 0$）时的速率常数，A 在温度和溶剂一定时为常数，如 25℃水的 A 值为 $0.509\,kg^{1/2}/mol^{1/2}$，$Z_A$、$Z_B$ 表示溶液中药物所带电荷。

以 $\lg k$ 对 $\mu^{1/2}$ 作图可得一直线，其斜率为 $2AZ_AZ_B$，外推到 $\mu = 0$ 可求得 k_0。见图 10 - 4。

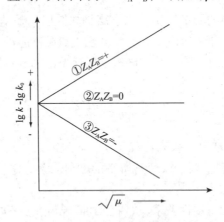

图 10 - 4　离子强度对反应速率的影响

当离子强度很高时（接近 0.1），最好改用下式表示，这个方程以 $\lg k$ 对 $\dfrac{\sqrt{\mu}}{(1 + \sqrt{\mu})}$ 作图。

$$\lg k = \lg k_0' + 2AZ_AZ_B\left[\frac{\sqrt{\mu}}{(1 + \sqrt{\mu})}\right] \tag{10 · 13}$$

根据公式（10 · 12）和（10 · 13），相同电荷离子之间发生反应，溶液离子强度增加，分解反应速率增加。异性电荷离子之间发生反应，溶液离子强度增加，分解反应速率降低。如果药物是中性分子，因 $Z_AZ_B = 0$，则离子强度对分解反应速率没有影响。

（五）表面活性剂的影响

对于某些易水解的药物，加入表面活性剂后，可使稳定性增加。这是因为表面活性剂可在溶液中形成胶束，起到所谓屏障作用，阻碍 H^+、OH^- 等离子的进攻。在水溶液中，当药物在胶束中的位置以及在胶束中被表面活性剂增溶的程度不同时，表面活性剂对其水解的影响都是不同的。

$$k = k_m f_m + k_w f_w \tag{10 · 14}$$

式中：k 表示降解速率常数，k_m 和 k_w 分别表示胶束和溶液中的水解速率常数，f_m 和 f_w 分别表示药物与胶束相和溶液相结合的分数。其中，k_m 与药物在胶束中的位置有关。

若药物可以很好地被增溶在胶束的亲脂区（非极性药物通常如此），胶束所起到的"屏障作用"较强。若药物被增溶在胶束亲水端，则胶束的保护作用相对较弱。表面活性剂的离子化亦是影响药物降解的一个重要因素。对碱催化的水解反应，由于阴离子胶束对 OH^-

的排斥作用，可使增溶在其中的药物有较好的稳定性。对酸催化的水解反应，由于阳离子胶束对 H^+ 的排斥作用，可使增溶于其中的药物得到一定程度的保护。例如，受碱催化水解的苯佐卡因，在 5% 十二烷基硫酸钠（阴离子表面活性剂）溶液中，30℃时半衰期增至 1150min，不加十二烷基硫酸钠时则为 64min。但有时表面活性剂的加入会加速某些药物的降解，如聚山梨酯 – 80 使维生素 D 的稳定性下降，故需经过实验，正确选用表面活性剂。

（六）基质、赋形剂、药物间相互作用的影响

一些半固体剂型，如软膏、霜剂等药物的稳定性与制剂处方的基质有关。聚乙二醇作为栓剂基质可使乙酰水杨酸分解，产生水杨酸和乙酰聚乙二醇。若应用磷酸氢钠，再辅以其他措施，产品质量则有所提高。

辅料可以通过各种机理影响药物的稳定性。辅料可以直接作为反应物参与降解，如硬脂酸镁作为阿司匹林片剂的润滑剂，可与乙酰基水杨酸反应生成乙酰水杨酸镁，制剂 pH 值升高，乙酰水杨酸溶解度提高，而致分解速率加快。辅料也可以对药物降解起催化作用，如葡萄糖、蔗糖等的亲核催化反应可加速酯或者酰胺药物的降解。此外，赋形剂用量的不同也可影响药物稳定性。Karel Six 等发现，在依曲康唑固体分散体中，随着 HPMC 与依曲康唑比例发生变化，热分析检测结果也随之变化。D – 木糖醇含有多个醇羟基，遇含有氨基等结构的药物可能会发生配伍变化，而引起主药含量降低；白陶土与西咪替丁、林可霉素、四环素等药物配伍，会因吸附药物而降低药品的生物利用度。此外，辅料的吸湿对药物的稳定性亦有一定的影响，如聚三硅酸镁有很高的含水量，可加速阿司匹林的降解。口含片的常用赋形剂甘露醇吸湿性也较强，包装不当常会影响药品的物理稳定性。

药物制剂中化合物间相互作用也会影响药物的稳定性。如盐酸氯丙嗪与磺胺嘧啶钠混合于输液中即会析出沉淀；再如羧苄西林与庆大霉素混合，可使庆大霉素的抗菌活性消失，此外，还会使红霉素、四环素、维生素 C、儿茶酚胺类、B 族维生素的药理活性降低。

二、影响药物制剂稳定性的非处方因素

除制剂的处方因素外，外界因素，如温度、光线、空气（氧）、金属离子、湿度和水分等对制剂的稳定性均有影响。制剂对温度、光线、空气、湿度的稳定性，在一定程度上代表了制剂的内在质量。药品对外界因素的稳定性对其制备工艺条件的确定、包装设计等都有重要意义。

1. 温度的影响

温度对制剂稳定性的影响比较复杂。通常，温度升高，药物的降解速率增加，如前所述，温度对降解速率的影响可以用 Van't Hoff 规则和 Arrhenius 指数定律说明。另外，相对湿度随温度的变化而改变，温度的改变可导致药物中水分含量的变化，进而影响药物的稳定性。而且温度升高时，药物或一些辅料有可能会熔化，甚至出现晶型转变，不同晶型的药物理化性质不同，稳定性存在差异。在药物生产中已发现一些药物的稳定性与晶型有很大关系，如利福平、氨苄青霉素钠、维生素 B_1 等。

在制剂的生产中，一些工艺过程需要升高温度，如灭菌、加热溶解、干燥等，需要特别

注意的是制剂稳定性的变化，可以通过降低温度、减少受热时间、采用冷冻干燥、无菌操作等新工艺避免温度对药物稳定性的不良影响。必要时可降低温度保存，以确保其安全有效。

2. 光的影响

光是一种辐射能，入射光子的数目和波长影响药物的光降解速率。光线波长越短，能量越大，紫外线更容易激发化学反应。

光的辐射作用可使药物分子活化而分解，此即光化降解。易被光化降解的药物很常见，如二氢吡啶类、喹诺酮类、吩噻嗪类药物、氢化可的松、核黄素、吗啡、叶酸、肾上腺素等。药物的结构与光敏感性有一定的关系，如酚类和分子中有双键的药物一般都对光敏感。

此外，光能可激发氧化反应，加速药物的分解。如吗啡、异丙嗪、可待因、奎宁、肾上腺素、维生素C、水杨酸酯等都易被光能激发发生氧化反应。光线对药物自氧化反应的催化作用类似于重金属，能促使或导致自由基的形成，促使自由基链反应过氧化物的分解。有时药物的氧化、光化降解等过程同时存在。

不仅液体制剂稳定性会受到光线照射的影响，固体制剂也会受到影响。例如，Aman W 等以硝苯地平、吗多明为模型药物，考察片剂处方及工艺对药物的光稳定性影响，结果片剂形状对稳定性影响较小，双平片优于双凸片，差异仅3%，但尺寸影响较大，直径12mm的片剂经12小时光照后，吗多明残留72%，而直径5mm的片剂则残留65%。

光敏药物制备过程应避光，通过改进处方工艺提高其对光的稳定性。可采用的主要方法有处方中加入抗氧剂、包衣材料中加入避光剂、包装采用避光技术（如棕色玻璃包装）等，也可通过选择微囊、微球或脂质体等剂型加以克服。

3. 空气（氧）的影响

对一些易氧化药物，氧气的存在是其发生自氧化反应的必要条件，空气中的氧气会加速该类药物的降解。目前常采用真空包装，通入惰性气体，如CO_2或N_2，使用非水溶剂等措施来提高化合物的稳定性。此外，铁、钴、镍等金属制成的容器不宜用于生产和存放药物，因为这些金属大多在氧化反应的初始阶段充当催化剂。

加入抗氧剂等附加剂也是提高药物稳定性的重要措施。抗氧剂可分为水溶性抗氧剂和油溶性抗氧剂两大类，后者还具有阻化剂的作用。一些抗氧剂本身还是强还原剂，如亚硫酸盐（水溶性抗氧剂）可首先被氧化，消耗空气中的氧而保护主药不被氧化。焦亚硫酸钠和亚硫酸氢钠常用于弱酸性药物，亚硫酸钠常用于偏碱性药液，硫代硫酸钠只用于碱性药液。另一些抗氧剂是链反应阻化剂，能与链反应中游离基结合，中断反应，而本身不被消耗。BHA、BHT（油溶性抗氧剂）等用于油溶性维生素类制剂，抗氧效果良好。协同剂能增强抗氧剂的效果，常用的有枸橼酸、酒石酸、磷酸等。使用抗氧剂时，还应注意抗氧剂是否与主要活性成分发生相互作用，以免对药物的稳定性、疗效或安全性造成不良影响。如亚硫酸钠在pH 5左右可使维生素B_1降解失效。

4. 金属离子的影响

药物制剂在加工过程中通过辅料、溶剂、容器及传输、加工工具等可能会带入一些微量金属离子，这些金属离子会对药物的稳定性产生不良作用。金属离子对氧化、水解等降解反应有催化作用。例如，0.002mol/L的铜离子能使维生素C氧化速率增加1万倍。其主要机制是缩短氧化的诱导期,增加游离基生成速率。

对于易氧化、水解的药物应该选用高纯度的辅料,避免使用金属器具及工具,必要时在处方中加入金属离子螯合剂,如依地酸盐、枸橼酸、酒石酸等,或与某些抗氧剂联合应用,进一步提高药物制剂的稳定性。

5. 湿度和水分的影响

水分对固体制剂稳定性的影响很大,往往是诱发其他变化的前提条件。对于固体制剂而言,含水量催化化学降解有两个基本作用。第一,水作为反应物参与药物降解进程,如水解反应、水合作用、异构化作用,或者与其他双分子发生化学反应。降解速率是受水、水合氢离子,或者氢氧根离子影响。第二,水吸附在药物表面,形成药物溶液层(膜),水的吸附改变了药物的物理状态,水通过提供有利降解的环境间接影响药物降解。因此,微量的水能加速乙酰水杨酸、青霉素 G 钠盐、氨苄青霉素、盐酸雷尼替丁等诸多药物的分解,降解反应速率与环境的相对湿度呈正比。对于泡腾片而言,水分则显得更为重要。这是因为存在或者吸收空气中的水分,会使其酸、碱物质在生产或储存过程中发生化学反应,产生 CO_2,出现"胀袋"或"炸瓶"现象。

另外,湿度和水分的影响还表现在药物的物理稳定性上,如片剂、胶囊剂等由于吸湿,可能改变其硬度、崩解时限、溶出时限等参数,从而影响生物利用度。

吸湿也是中药固体制剂经常发生的现象,尤其是中药浸出固体制剂,吸湿不但会诱发药物成分的其他降解而影响药效,也会影响中药制剂的物理稳定性,如中药片剂吸湿后会引起硬度降低、体积变化,而发生松片、裂片等情况;胶囊剂内容物吸湿后聚结呈柱体,影响药物的释放,颗粒剂吸湿后可出现结块、潮解等等,影响其溶化性等。吸湿还会引起生物学稳定性问题,如细菌、霉菌或活螨的滋生。

固体制剂中药物的降解速度与药物制剂中的含水量及药物在水中的溶解度呈正比。可用下式表示:

$$\frac{\mathrm{d}M}{\mathrm{d}t} = -kSV \tag{10·15}$$

式中:$\mathrm{d}M/\mathrm{d}t$ 表示药物的降解速率;V 表示药物制剂的含水量;S 表示药物在水中的溶解度。

固体制剂所含的结晶水在研磨、挤压过程中会析出,从而促使药物降解,但是在常规条件下,不影响药物的降解。若以 V^* 表示制剂中所含结合水的量,上式可写为

$$\frac{\mathrm{d}M}{\mathrm{d}t} = -kS(V - V^*) \tag{10·16}$$

由于固体制剂中的含水量是时间的函数,可随时间的变化而发生变化,则

$$V = V_0 + f(t) \tag{10·17}$$

为描述湿度对固体药物降解影响的速率方程,可采用速率常数的对数与相对湿度的线性关系来定量描述湿度对降解速率的影响。如以硝西泮和青霉素类为模型药物,得经验方程:

$$\ln k = \frac{-E_a}{RT} + \ln A' + C \times RH \tag{10·18}$$

式中：RH 表示相对湿度，C 表示常数。但上式不能用于任何药物。例如，不能预测在湿度改变的条件下，谷胱甘肽的降解速率规律。湿度对固体丙胺太林溴化物和盐酸甲氯芬酯的降解速率的影响可用下式表达：

$$k = k' - \exp\left(\frac{-E_a}{RT}\right)P^s \qquad (10 \cdot 19)$$

式中：P 表示水的蒸气压，s 表示常数，常数 k 与等式中温度和水的蒸气压有关。降解时方程为

$$x = x_o \times \exp\left[\frac{E_a}{R}\left(\frac{1}{298} - \frac{1}{T}\right)\right]\left(\frac{P}{23.756}\right)^s\left(\frac{t}{50}\right)^{n'} \qquad (10 \cdot 20)$$

式中：x 表示药物在 t 时间的降解速率，x_0 表示药物在 $t = 50$ ［（天），25℃，100%RH，$P = 23.756$mm Hg］时的降解速率。

药物的降解量与环境中的含水量有一定的关系。如在水溶液中，硝基安定主要分解产物为 2 - 氨基 - 5 - 硝基二苯酮（Ⅰ）；固态降解时主要生成 3 - 氨基 - 6 硝基 - 4 - 苯基 - 2 - 喹诺酮（Ⅱ）。而在潮湿条件下，硝基安定片两个途径的降解反应都可发生，生成（Ⅰ）和（Ⅱ）的比例与水量有关。药物对湿度的敏感性取决于其临界相对湿度（critical relative humidity），化合物的临界相对湿度越低，对湿度越敏感。所以对于一些化学稳定性差的药物、易水解的药物，如口服头孢类抗生素、氨苄青霉素等，应该在处方中避免使用吸湿性辅料，必要时控制车间的相对湿度，选用铝箔等密封性好的材料，以提高药物制剂的稳定性。

6. 包装材料的影响

包装材料对药物制剂的保护功能主要包括两个方面：①阻隔作用：包装材料不仅能阻隔外界的空气、光线、水分、热，以及微生物等进入包装内部，而且也能防止制剂中的成分逸出；②缓冲作用：减少药物制剂在运输、储存过程中因外界的震动、冲击、挤压而造成的破损。

药品的包装不仅要考虑外界环境因素对制剂稳定性的影响，同时还要注意包装材料与药物制剂相互作用而引起的稳定性变化。直接接触药品的包装材料、容器，一般应具备下列要求：①无毒；②与药品不发生化学变化；③组分不得脱落或迁移到药品当中；④对所包装的药物制剂成分不产生吸附；⑤保护药品不受外界因素的影响；⑥无臭、无味，不使制剂的气味发生改变。另外，用作药品的包装材料还应具有质量标准，须经有关部门批准并取得注册证。常用的包装材料主要有玻璃、塑料、橡胶及一些金属或上述材料的混合制品。

（1）玻璃：玻璃的理化性质稳定，不易与药物作用，不能使气体透过，为目前应用最多的一类容器。但它有三个缺点，即透光、释放碱性物质和脱落不溶性玻璃碎片。目前，常用的药用玻璃有锆料玻璃、硼料玻璃、钡料玻璃等，其中锆料玻璃、钡料玻璃广泛用于制造安瓿。

锆料玻璃中含有 ZrO_2，对碱性溶液具有较好的耐腐蚀性。含锆的中性玻璃具有很强的化学稳定性和热稳定性，耐酸、耐碱性均好，可作为酸性或碱性注射液的容器。

硼料玻璃的组成中含有 Al_2O_3，其四配位体 AlO_4 比 SiO_4 更具电负性，容易吸引并结合碱离子，对碱的游离和扩散起了极大的牵制作用。因此，硼料玻璃耐水、耐弱酸、耐弱碱，

更重要的是它还能克服粉末剂的瓶壁粘粉问题。

钡料玻璃含有 BaO，耐碱性能好，可盛装碱性较强的注射液、滴眼液等，但不适宜盛装含硫酸根的药液。

普通钠钙玻璃因为含有 Na^+，可与药物水溶液中的 OH^- 作用生成 NaOH，不但可以改变药液的 pH 值，还可与玻璃表面的 SiO_4 作用，因此只能用来包装一般的口服或外用制剂。普通钠钙玻璃不但在盛装一些盐类如枸橼酸、酒石酸或磷酸的钠盐时易出现"脱片"现象，盛装水后若置于热压环境中也可能出现"脱片"。

中性玻璃（低硼硅酸盐中性玻璃）化学稳定性与热稳定性较好，并具有较好的抗酸、抗碱、抗水性能，可以作为近中性或弱酸性注射液的容器。

此外，有色玻璃也常用作药物制剂的包装容器，但在应用时需注意着色剂中元素与药物的作用。如棕色玻璃能阻挡波长小于470nm的光线透过，可用于盛装对光敏感的药物制剂，但其中的氧化铁容易脱落进入制剂而对某些成分发生氧化反应起到催化作用。

（2）塑料：通常用作药品包装材料的塑料有聚氯乙烯（PVC）、聚苯乙烯（PS）、聚乙烯（PE）、聚丙烯（PP）、聚酯（PET）、聚碳酸酯（PB）等高分子聚合物。塑料中常加入增塑剂、防老剂等附加剂，有些附加剂具有毒性。此外，塑料容器还存在如下问题：①穿透性：外界的空气可以透过塑料进入包装内部，内部的气体、水分、溶液等也可以透过塑料进入周围的空气中，易引起药物的氧化、挥发油逸失、吸潮、霉变、乳剂脱水甚至破裂变质等物理或化学变化。②沥漏性：塑料中的物质可以沥漏到被包装药物制剂中，如塑料中的少量着色剂或抗老化剂迁移至注射液中能引起污染，甚至中毒。③吸附性：某些药液中的物质可以被塑料吸附。如 Sumie Yoshioka 等的研究表明，软质塑料容器能吸附地西泮多达38%～55%，因此宜用玻璃容器或半硬质聚烯烃塑料容器盛装。④化学反应：塑料配方中一些组分有时亦能与一种或多种药物发生化学反应。这种作用，即使量很小也能改变塑料与药物二者的外观。例如，高密度聚乙烯是常用的塑料包材，其硬度较大，抗冲击性以及耐寒性好，水蒸气与气体透过速率较低，常用作片剂和胶囊剂的包装容器。值得注意的是，高密度聚乙烯等塑料容器耐老化性差，在大气、阳光、氧的作用下会逐渐变脆，力学强度和电性能会下降，并且对有机蒸气的透过率较大，因此应防止日晒，并避免与挥发性化学物质（如松节油、樟脑等）接触。

（3）橡胶：橡胶被广泛用作容器的塞子、垫圈和滴头等，其同样存在穿透性、沥漏和吸附问题，且成形时常加入硫化剂、填充剂、防老剂等附加剂。当橡胶与药液接触时，不但可吸附溶液中的主药和抑菌剂，其中的附加剂还易被药液浸出而致药液污染（如115℃，30分钟热压灭菌时）。一般可采取以下措施：①若橡胶用环氧树脂涂层，可以明显减少对主药的吸附现象，但不能防止对抑菌剂的吸附。②预先将洗净的橡胶塞浸入较高浓度的抑菌剂溶液，浸泡较长时间，使吸附饱和，以克服上述缺点。③橡胶与药液接触过久或加热灭菌后还易析出杂质，混入溶液中产生可见异物。为避免这种影响，一般使用隔离膜将药液与橡胶塞隔离。通常可用作隔离膜的有玻璃纸、涤纶薄膜、聚乙烯薄膜、尼龙薄膜，其中聚乙烯薄膜一般不单独使用。④采用环氧树脂、有机硅、尼龙聚合体等膜材料，在橡胶塞上涂膜，从而省去灌封时加隔离膜的工序，例如将聚四氟乙烯涂于橡胶塞，不但能防止橡胶中成分溶入水中，且可在一定程度上改善橡胶的吸附现象。

（4）金属：金属作为包装材料或容器能够耐受高温和低温，而且如果包材或器壁上没有小孔，光线、液体、气体、微生物都不能透过，从而减少了外界因素对制剂稳定性的影响。为防止内外腐蚀或发生化学作用，往往在其表面涂上一层保护衣。常用于药剂的金属包装材料是锡与铝，可制成刚性容器或软包装容器。①锡：锡是化学惰性较大的金属，冷锻性好，容易坚固地包附于许多金属表面，有时用含有 0.5% 的铜元素来增加硬度，如眼用软膏锡管包装。②铝：铝是非常活泼的金属，具延展性、可锻性、不透性、无味、无毒，与氧化铝起作用的物质能腐蚀铝金属，如含新霉素、氢化可的松等成分的乳膏剂，腐蚀的结果是产生氢气，一般可采取在处方中加入磷酸盐缓冲剂的措施。铝箔在药剂包装材料中的使用越来越广泛，但通常价格较贵。铝箔具有良好的防湿、遮光、隔气等保护功能，其主要包装形式有泡形、条形包装和分包等。厚度在 20μm 以上的铝箔密封性好，薄的铝箔气孔多，热密封强度差。铝箔塑料复合膜能取两者所长，阻隔性能好，适用于吸湿性强或含有挥发性成分的药物，是较理想的包装材料。

各种包装材料对药物制剂稳定性可产生不同程度的影响，因此，在包装设计和产品试制过程中，应进行"装样实验"，采用本章第二节所述药物稳定性研究方法，对各种不同的包装材料进行认真的比较和筛选，以确保药物制剂的稳定性。

7. 工艺的影响

在影响药物稳定性的诸多因素中，工艺因素也很重要。中药制剂生产过程中，对于处方中含有冰片、挥发油等易挥发成分的处理，一般采用乙醇溶解，制粒后喷入的方法。使用该法挥发性成分在生产和储存过程中易损失，制成包合物或微囊则有利于提高其稳定性。

粉碎的过程可引起多晶型药物发生晶型转变。室温下，结晶型头孢氨苄经离心球磨机在 200r/min 转速下粉碎 10 分钟，结晶度下降至 60%；粉碎 2 小时，结晶度为 0；粉碎至 4 小时，完全转变为非晶型。因此，药物在较低的温度下粉碎或研磨有利于非晶型的生成，在较高的温度下粉碎或研磨有利于稳定型或亚稳型的生成。另外，干燥过程也会引起某些药物多晶型或晶体性质的改变，如 5% 保泰松的二氯甲烷溶液在不同的条件下进行喷雾干燥，随着入口温度的改变可得到不同晶型的混合物。在 120℃ 喷干的保泰松是 δ 型，而在 80℃ 和 100℃ 喷干得到的是 β 和 δ 两种晶型的混合物，在 70℃ 制备的混合物中则出现 ε 型。

在片剂生产过程中，压片的压力大小也会对片剂的稳定性产生影响。有研究表明，当压力为 315kN 时，吗多明经 3 小时光照降解 12%，当压力分别为 910kN、2110kN 时，分别降解 22%、24%。这可能是压力越大，片剂密度增大、体积减小，表面药物就越多，与光接触的机会也就越多的缘故。

灭菌是大多数药物制剂生产中不可缺少的重要操作单元，但是灭菌的方法、工艺参数也会明显影响药物制剂的稳定性，如呋喃西林滴鼻液经加热灭菌后呋喃西林的含量有所下降。此外，对于液体制剂的生产来说，为增加主药溶解度，有些液体制剂会加入聚山梨酯–80 等表面活性剂，但在灭菌过程中有时会起浊，必须趁热振摇才能保证溶液的澄明度，给生产过程带来一定困难。再如乳剂、脂质体等制剂为热力学不稳定体系，在加热灭菌过程中会出现粒径增大、合并、分层、药物渗漏等。如王涛等制备的蟾酥脂质微球注射液，在 100℃

（30min）及121℃（15min）热压灭菌时，由于制剂受热不均匀，乳滴合并，导致灭菌产品大于1μm粒子数增多。

辐射灭菌法是以同位素（^{60}Co或Cs）放射出的γ射线进行灭菌的方法。射线可使有机物的分子直接发生电离，产生破坏生物正常代谢的自由基，导致微生物体内的大分子化合物分解，具有穿透性强、不升高药品温度、包装后可灭菌等优点。但是也可能导致某些药物降解、降低药效、使包装材料或包衣片剂变色等，这种影响常与照射的剂量有关。板蓝根辐射剂量低于10KGY时，不影响板蓝根的抗内毒素作用，而辐射剂量为20KGY时能明显降低其作用。硫酸阿托品固体原料及其滴眼液经钴－60照射后，硫酸阿托品原料外观无明显变化，但含量下降近20%；滴眼液则由无色澄明液体变为浅黄色液体，其吸收度增加近一倍，说明滴眼液中的化学成分发生了显著的变化。辐射可穿透玻璃、塑料、金属等，辐射剂量低时，外观无变化，当剂量超过10KGY时，无色透明玻璃可变为棕褐色、蓝紫色，白色低密度聚乙烯塑料则变为米黄色。

第二节　药物制剂的稳定性试验

稳定性试验的目的是考察原料药或药物制剂在温度、湿度、光线等因素的影响下随时间变化的规律，为药品的生产、包装、运输、储藏提供依据，并通过试验数据分析确定药品的有效期。

稳定性试验包括影响因素试验、加速试验和长期试验，影响因素有高温、高湿度和强光照射等。影响因素的试验目的是探讨药物固有的稳定性，了解影响其稳定的因素及可能的降解途径与分解产物，为制剂生产、包装、储存提供科学依据。加速试验是在非常规加速条件下进行的，在短时间内了解药物降解反应机制及规律，可为制剂设计、包装、运输、储存提供参考。长期试验是在接近药品实际储存条件下进行的，可为制定药物有效期提供依据。上述各项试验方法与条件可参照《中华人民共和国药典》二部附录的药物稳定性试验指导原则。

研究药物制剂的稳定性应采用专属性强、准确、精密、灵敏的药物分析方法与有关物质（含降解产物及其他变化所产生的产物）的检查方法，并对方法进行验证，以保证药物稳定性结果的可靠性。这里主要介绍稳定性加速试验。

在药物研究与开发中，为了在较短的时间内获得药物及其制剂稳定性变化的信息，常采用加速试验的方法来进行实验。化学动力学和Arrhenius指数定律是加速试验的理论基础。目前，常用的药物剂稳定性加速试验研究方法有恒温法和变温法两大类。

一、恒温法

1. 经典恒温法

该法的理论依据是Arrhenius指数定律 $k = Ae^{\frac{-E}{RT}}$，其对数形式为

$$\lg k = -\frac{E}{2.303RT} + \lg A \qquad (10 \cdot 21)$$

式中：k 表示反应速率常数，R 表示摩尔气体常数；A 表示指前因子；E 表示活化能；T 表示热力学温度。以 $\lg k$ 对 $1/T$ 作图得一直线，直线斜率 $= -E/(2.303R)$，进而计算出活化能 E。

具体方法是根据药物热稳定性特点设计实验温度，将样品分别进行恒温加速降解，定时取样测定含量或其他与浓度相关的物理性质，以药物浓度或其他与浓度相关的指标对时间作图，判断反应级数。若以 $\lg c$ 对时间 t 作图得一直线，则为一级反应。再由直线斜率求出各温度下药物降解反应速率常数 k；然后按 Arrhenius 指数定律求出反应活化能，再将直线外推至室温，即可得到室温时的速率常数 $k_{25℃}$，代入动力学方程，求出药物在室温降解所需 10% 的时间，即药物的有效期。

2. $t_{0.9}$ 法

由于不同温度下的 k 值与 $t_{0.9}$ 呈反比关系，根据 Arrhenius 指数定律，若测得各温度下药物分解 10% 所需的时间，用 $\lg t_{0.9}$ 代替 $\lg k$，则有

$$\lg t_{0.9} = -\frac{E}{2.303RT} + \lg A \qquad (10 \cdot 22)$$

以 $\lg t_{0.9}$ 对 $1/T$ 作图或进行线性回归应为一直线，直线外推至室温，即可以求出室温下的 $t_{0.9}$。

例 1：雷公藤甲素注射液分别在 65℃、75℃、85℃、95℃ 四个温度下进行稳定性加速试验，见表 10 - 1，分别采用经典恒温法和 $t_{0.9}$ 法求出各温度下雷公藤甲素降解的 k 值与 $t_{0.9}$。

表 10 - 1　　　　热力学温度 T 与雷公藤甲素 $t_{0.9}$ 之间的关系

T (k)	$1/T$	k (h^{-1})	$t_{0.9}$ (h)	$\lg t_{0.9}$
338	2.958×10^{-3}	1.723×10^{-3}	61.17	1.79
348	2.873×10^{-3}	4.077×10^{-3}	25.85	1.41
358	2.793×10^{-3}	8.714×10^{-3}	12.10	1.08
368	2.717×10^{-3}	1.879×10^{-2}	5.61	0.75

①经典恒温法：以 $\lg k$ 对 $1/T$ 作线性回归，得直线方程

$$\lg k = -4287.61/T + 9.92 \qquad r = 0.9999$$

将室温 25℃ 的热力学温度 $T = 273.2 + 25$ 代入直线方程，得反应速率常数 $k_{25℃} = 3.4941 \times 10^{-5}$ (h^{-1})，有效期为

$$t_{0.9} = \frac{0.1054}{3.4941 \times 10^{-5}} = 126 \ (日)$$

②$t_{0.9}$ 法：以 $\lg t_{0.9}$ 对 $1/T$ 作线性回归，得回归方程

$$\lg t_{0.9} = 4297.25/T - 10.93 \qquad r = 0.9999$$

将 $T = 298.2$ 代入上述直线方程，得

$$t_{0.9} = 127 \ （日）$$

两种方法测算的 $t_{0.9}$ 相近。

3. 温度指数法

设在室温 T_0、低温 T_1 和高温 T_2 条件下，降解 10% 的时间分别为 t_0、t_1、t_2，分别求出温度 T_1 和 T_2 下药物储存期，进一步计算室温 T_0 时的有效期 $t_{0.9}$。

根据 Arrhenius 指数定律可以导出

$$t_0 = t_1 \left(\frac{t_1}{t_2} \right)^{\alpha} \qquad (10 \cdot 23)$$

式中：α 表示温度指数。

$$\alpha = \frac{T_2(T_1 - T_0)}{T_0(T_2 - T_1)} \qquad (10 \cdot 24)$$

例 2：毛果芸香碱滴眼剂分别在 100℃ 和 82.1℃ 加速试验，测得不同时间的药物浓度，以 $\lg C$ 对 t 作线性回归，算出 $t_2 = 2.29$ 小时，$t_1 = 7.16$ 小时，求室温 25℃ 时的有效期。

解：将 T_0、T_1、T_2 代入以上公式，得

$$\alpha = \frac{T_2(T_1 - T_0)}{T_0(T_2 - T_1)} = \frac{373(355 - 298)}{298 \ (373 - 355)} = 4$$

$$t_{0.9}^{25℃} = t_1 \left(\frac{t_1}{t_2} \right)^{\alpha} = 7.16 \left(\frac{7.16}{2.29} \right)^4 = 28 \ （天）$$

室温 25℃ 时的有效期为 28 天。

4. 初均速法

在反应初期药物分解小于 10%，反应既可按一级反应速率过程处理，又可按零级反应速率过程处理，若按零级反应处理则反应初期的初均速与反应速率常数相等，因此初均速与温度的关系也符合 Arrhenius 指数定律。设反应在温度 T 下进行，药物的初始浓度为 C_0，t 时间后药物浓度为 C，则反应的初匀速 V_0 为

$$V_0 = \frac{C_0 - C}{t} \qquad (10 \cdot 25)$$

如果在不同温度 T_1、T_2……T_i 下进行 i 次试验，可得到各反应初匀速率分别为 V_1、V_2……V_i，以反应初速率 V_0 代替反应速率常数 K，则

$$\lg V_0 = -\frac{E}{2.303RT} + \lg A \qquad (10 \cdot 26)$$

以 $\lg V_0$ 对 $1/T$ 作图得一直线，由直线外推到室温时的 V_0，可计算出室温反应活化能和室温下的有效期。

例 3：中药复方注射液中丹参素稳定性的预测。按表 10-2 的温度及加速试验时间安排实验，按时取出，冰水浴冷却，分别测定样品中丹参素的含量，以初始含量为 100% 计算其分解的初均速率，结果见表 10-2。

温度（℃）	$1/T$	T	C_i（％）	V_{0i}（h^{-1}）	$\lg V_{0i}$
95	2.7163×10^{-3}	4	96.51	8.73×10^{-3}	-2.0592
91	2.7461×10^{-3}	7	93.82	8.83×10^{-3}	-2.0540
87	2.7766×10^{-3}	9	97.46	2.82×10^{-3}	-2.5494
83	2.8078×10^{-3}	12	93.66	5.28×10^{-3}	-2.2711
75	$2.8723 \times 10^{-}$	35	93.66	1.81×10^{-3}	-2.7420
71	2.9057×10^{-3}	66	93.50	0.985×10^{-3}	-3.0066
67	2.9399×10^{-3}	96	93.03	0.726×10^{-3}	-3.1390

表 10 - 2　　　　　注射液中丹参素的加速试验结果

以 $\lg V_{0i}$ 对 $1/T_i$ 作线形回归，得回归方程：

$$\lg V_{0i} = -4948.233/T_i + 11.4256 \qquad r = 0.9497$$

$$E = -(-4948.233 \times 2.303 \times 8.319)$$

$$= 94.80 \ (\text{kJ/mol})$$

由回归方程计算 25℃时的 $t_{0.9}$。将 $T = 298$ 代入公式（10·26），得

$$\lg \frac{100\% - 90\%}{t_{0.9}} = -4948.233 \times \frac{1}{298} + 11.4256$$

$$t_{0.9} = 1.73 \ (\text{年})$$

5. Q_{10} 法（温度系数法）

根据 Van't Hoff 规则，Q_{10} 定义为

$$Q_{10} = \frac{k_{T+10}}{k_T} \tag{10·27}$$

式中：Q_{10} 又称为温度系数，即反应温度增加 10℃，反应速率增加的比值。设 $t_{0.9}^1$、$t_{0.9}^2$ 分别表示在温度 T_1、T_2 降解 10％所需要的时间，k_1、k_2 分别表示在温度 T_1、T_2（$T_2 = T_1 + \Delta T$）的速率常数。

因为

$$\frac{k_2}{k_1} = \frac{t_{0.9}^1}{t_{0.9}^2} \tag{10·28}$$

故

$$\frac{t_{0.9}^1}{t_{0.9}^2} = Q_{10}^{0.1(T_2 - T_1)} \tag{10·29}$$

上式的 Q_{10} 值可通过先求算两个温度的加速实验 k_1 和 k_2 求得。

例 4：测得某药 50℃和 70℃分解 10％所需的时间分别为 1161 小时和 128 小时，计算其室温有效期。

已知 $T_1 = 50℃$，$k_1 = 1161$ 小时，$T_2 = 70℃$，$k_2 = 128$ 小时。代入公式（10·28），得

$$\frac{1161}{128} = Q_{10}^{0.1(70-50)}$$

$$Q_{10} = 3.012$$

应用（10·29）可计算室温（25℃）有效期。

$$\frac{t_{0.9}}{128} = 3.012^{0.1(70-25)}$$

$$t_{0.9} = 18283 \ (h) \ \approx 2.1 \ (年)$$

该药有效期为 2.1 年。

二、变温法

恒温法预测药物稳定性需要在不同温度下进行加速试验，变温法则是在一定温度范围内连续改变温度，经过一次试验就能获得完整的试验结果。与恒温法相比，变温法具有耗时短、样品量小、工作量小的优点。变温法可分为程序升温法和自由升温法。根据温度与时间的函数关系的不同，有对数升温法、线性升温法、倒数升温法。此处仅简单介绍倒数升温法。

倒数升温法的升温规律为

$$\frac{1}{T_0} - \frac{1}{T} = at \tag{10·30}$$

式中：T_0 表示试验开始温度，a 表示升温常数。

对于不同级数的化学反应，微分速率方程为

$$-\frac{dc}{dt} = kC^n \tag{10·31}$$

积分，得

$$f(c) - f(c_0) = -\int_0^t k dt \tag{10·32}$$

对于零级、一级、二级反应来说，浓度函数 $f(c)$ 分别为 c、$\ln x$、$-1/c$，将 Arrhenius 公式以 $k = k_0 \cdot \exp\left[\frac{E}{R}\left(\frac{1}{T_0} - \frac{1}{T}\right)\right]$ 代入公式（10·32），得

$$f(c) = -\int_0^t k_0 \cdot \exp\left[\frac{E}{R}\left(\frac{1}{T_0} - \frac{1}{T}\right)\right] dt + f(c_0) \tag{10·33}$$

上式中：k_0 表示反应初始温度 t_0 下的速率常数，可移至积分符号之外，再将倒数升温规律 $\frac{1}{T_0} - \frac{1}{T} = at$ 代入上式，得

$$f(c) = k_0 \frac{R}{E \cdot a}\left[1 - \exp\left(\frac{E \cdot at}{R}\right)\right] + f(c_0) \tag{10·34}$$

从上式可看出，以 $f(c)$ 对 $\frac{R}{E \cdot a}\left[1 - \exp\frac{E \cdot at}{R}\right]$ 作图得一直线，斜率为 k_0，截距为 $f(c_0)$。在回归变量中，活化能 E 是未知数。在求回归方程时，需先假定一个 E 值代入方程试算，假如 E 值不正确，则 k_0 不是常数，上述直线将发生弯曲，回归得相关系数将降低。在

一定范围内假定若干个不同的 E 值，代入如上公式计算，以方程相关系数 r 大者为佳，可视其为真实值。由公式可以算出 $k_{25℃}$ 和 $t_{0.9}$。

$$\lg k_{25℃} = \lg k_0 - \frac{E(T_0 - 298.2)}{2.303RT_0 298.2} \tag{10·35}$$

例5：魏树礼等采用漫反射和线性变温法预测抗坏血酸储存期。取维生素 C 适量熔封于安瓿中，调节程序升温仪，控制升温系数 $a' = 2.46℃/d$，放入样品，水浴初始温度为 $51.75℃$，最终温度为 $88.65℃$。按设定时间取样，在 450nm 波长处测定反射率 r_t，同时记录取样时温度。另外，对同一样品按《中华人民共和国药典》规定的方法配成溶液，测定吸收度 A，结果见表10-3。

表 10-3　　　　　　　　　　　　　　　线性变温法试验数据

时间（天）	T_0（K）	r_t	$\lg (\ln r_0/r_t)$	$\lg (1+bt)$
0	324.95	0.970	—	—
2	329.95	0.955	−1.6817	0.01506
4	334.95	0.944	−1.5664	0.0296
6	339.45	0.935	−1.5183	0.0437
8	344.70	0.906	−1.3044	0.0573
10	349.70	0.878	−1.1528	0.0706
11.5	353.25	0.825	−0.9503	0.0802
12.5	355.75	0.799	−0.8682	0.0865
13.5	358.10	0.743	−0.7270	0.0927
14	359.40	0.717	−0.6698	0.0959
14.5	360.60	0.690	−0.6085	0.0989
15	361.85	0.664	−0.5552	0.1020

解：在 50~150kJ/mol 范围内，对 E 进行优选，根据线性变温法原理，按照 $a = \dfrac{1}{2.303T_0}$ 和 $\dfrac{1}{T_0} - \dfrac{1}{T_t} = 2.303a\lg (1+bt)$ 分别计算，得 $a = 1.336 \times 10^{-3}$，$b = 0.01764$，并计算 $\lg (1+bt)$、$\lg \dfrac{r_0}{r_t}$ 值，用 $\lg \dfrac{r_0}{r_t}$ 对 $\lg (1+bt)$ 进行线性回归，线性回归方程为

$$\lg \frac{r_0}{r_t} = -2.2719 + 16.6149 (1+bt)，\quad r = 0.9965$$

由直线斜率和截距可以计算活化能 $E = 97.06kJ/mol$，$51.75℃$ 时 $k_0 = 1.567 \times 10^{-3}/天$，$25℃$ 时 $k = 6.224 \times 10^{-5}/天$，按一级反应计算，得储存期（$25℃$）为 5.9 年。

第三节 固体药物制剂的稳定性

一、固体药物制剂稳定性的特点

1. 固体药物制剂稳定性的一般特点

与液体制剂相比，固体制剂的稳定性具有一定的特殊性：①固体状态的药物分子不能像在溶液中自由移动，一些化学变化，如光降解反应常限于固体表面，而固体药物或制剂表里发生化学变化的程度不一致；②化学变化的机理复杂，药物不仅可在固体制剂中产生化学变化，而且还可与辅料产生相互作用，或受辅料的催化作用；③固体制剂属多相系统，常包括气相（空气和水汽）、液相（吸附的水分）和固相，这些相的状态和组成可能随稳定性实验条件和制剂储存环境发生变化，特别是水分的存在严重影响制剂的稳定性；④固体制剂的不均匀性与多相性，使分析结果重现性差；⑤一般固体药物发生化学变化的速率较慢，稳定性试验需要较长的时间，且往往受到分析技术和方法的限制。上述特点给固体药物制剂的稳定性研究带来很大困难。

2. 药物多晶型与稳定性的关系

许多药物，如利福平、穿心莲内酯、盐酸拓扑替康、维生素 B_1 等的稳定性与晶型有很大关系。利福平有无定形 [熔点 172℃ ~ 180℃（分解）]、晶型 A [熔点 183℃ ~ 190℃（分解）] 和晶型 B [熔点 240℃（分解）]。无定形在 70℃ 加速试验 15 天，含量下降 10% 以上，室温储存半年含量明显下降，而晶型 A 和晶型 B 在同样的条件下，含量下降 1.5% ~ 4%，室温储存 3 年，含量仍在 90% 以上。

穿心莲内酯是穿心莲的主要活性成分，穿心莲内酯结晶在 70℃、相对湿度 70% 条件下保存 3 个月，其物理和化学性质均未改变，而无定形穿心莲内酯（穿心莲内酯与 PVP – 30 按 1∶2 比例混合）在同样条件下很快降解，室温储存期限只有 0.87 年。

盐酸拓扑替康有晶型 A、B、C、D 4 种，在 40℃、相对湿度 70% 条件下放置 3 个月，4 种晶型的杂质均未见明显变化。但在低温长期试验（4℃ 密闭放置 24 个月），4 种晶型的杂质明显变化，其稳定性顺序为晶型 B > 晶型 A、晶型 C > 晶型 D。该试验结果表明，加速试验未显示各晶型稳定性的差异，然而经过长期稳定性试验发现，晶型 B 最稳定，说明长期稳定性试验结果更加可靠，是加速试验所不能替代的。

3. 固体药物分解中的平衡现象

固体药物在降解过程可建立平衡。例如，杆菌肽（bacitracin）热分解实验中发现，在 40℃ 储存 18 个月残存效价为 64%，之后不再继续下降，即达到平衡。维生素 E 醋酸酯在固体制剂中也能达到平衡态。另外发现，当维生素 A 胶丸中维生素 A 含量达到 75% 时即达到平衡。在这种情况下，温度对反应速率的影响不能用 Arrhenius 方程来描述，可用 Van't Hoff 方程来处理。

$$\ln k = -\frac{\Delta H}{RT} + a \qquad (10 \cdot 36)$$

式中：ΔH 表示反应热，a 表示常数。

二、固体药物制剂稳定性的理论基础

由于固体药物制剂稳定性的特点及其降解作用的复杂性，其降解机制至今仍不完全清楚。近年来，人们提出了一些理论来阐述固体药物制剂的降解动力学，其中具有代表性的有成核作用理论、液层理论、局部化学降解模式理论、非线性理论等。

1. 成核作用理论

有些药物，如对氨基水杨酸钠在无水条件下热分解呈 S 型曲线，如图 10-5 所示。曲线分三部分，开始一段为诱导期，中间一段为加速期，后一段为衰变期，这类曲线可用成核作用理论（nucleation theory）解释：①降解过程受到结晶表面和内部活性核的形成和生长情况所控制，固体药物分解初期，首先要在晶体上出现一些裂隙，产生这种裂隙需要一定的时间，这段时间就是诱导期，诱导期药物呈零级降解。诱导期的长短与结晶粉末的大小和温度有关，大的结晶诱导期短；②结晶在破裂过程中产生大量的不规则凹口，从而提供了许多新的降解部位，形成足够多的活性核，使反应速率大大提高，这样就出现了加速期，加速期可用零级、伪一级或更高级的动力学方程来描述；③此后，颗粒大小比较均匀，形状也比较一致，不再产生进一步的变化，即进入衰变期。此 S 型分解曲线一般在高温下出现。固体制剂的受热降解反应成核作用原理用下式说明：

$$\frac{\mathrm{d}x}{\mathrm{d}t} = kx^{1-p}(1-x)^{1-q} \qquad (10 \cdot 37)$$

式中：x 表示降解量，k 表示复合速率常数，p 和 q 表示与反应机制有关的参数，通常在 0~1 之间。

该方程说明，所有的降解从结晶表面的核开始。这些核是指晶体表面的一些受力点和缺损部分。如果 $p=0$，则 $x^{1-p}=x$，降解速率与 x 呈正比。如果 $p=1$，则 $x^{1-p}=1$。$(1-x)^{1-q}$ 用来描述曲线的 S 形状。在反应进行中，晶体表面的缺损点不仅取决于 x，而且取决于 $1-x$。

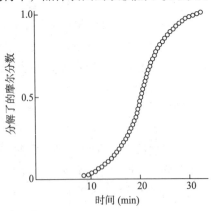

图 10-5　典型的 S 形分解曲线

如果 $p = q = 1$ 为零级动力学方程，则 $dt/dx = k$；如果 $p = 0$，$q = 1$，上式为 $dt/dx = kx$；如果 $p = q = 0$，则 $dt/dx = kx(1 - x)$，降解曲线呈 S 形；如果 $0 < p < 1$，且 $q > 0$，则会产生一些其他形式的方程。

公式（10·37）主要用来阐释固体制剂的受热降解情况，但也可用来拟合受湿度影响而产生的降解反应，而且固体的自动催化反应的曲线也是 S 形，这种催化往往分为化学物质催化和因液相产生而催化降解两种情况。

固体制剂降解有时为零级反应，固体制剂表面吸附了一层水分，药物在表面的水层中有一定的溶解度，而且仅有溶解在液层中的药物才发生降解，这种反应机制与混悬液中药物降解的机制很相似。

2. 液层理论

液层理论的基本观点是假设固体药物分解反应在固体表面液膜相进行。Guillory 等用维生素 A 衍生物来验证这个假设。根据 Clausius – Clapeyron 方程和 Raoult 定律，得到下列方程：

$$\ln X = \frac{-\Delta H}{R}\left(\frac{1}{T} - \frac{1}{T_{\mathrm{m}}}\right) \tag{10·38}$$

式中：X 表示液相药物的摩尔分数，T_{m} 表示药物熔点，T 表示加热温度，ΔH 表示熔化热，R 表示气体常数。

T_{m} 值大，则 X 值相应较小，晶体表面的液膜较薄。若 k 为速率常数，并与液相摩尔分数呈正比，即 $\ln k = A \ln X$，A 为比例常数，上式可写为

$$\lg k = \frac{A\Delta H}{2.303R}\left(\frac{1}{T_{\mathrm{m}}}\right) - \frac{A\Delta H}{2.303RT} \tag{10·39}$$

药物熔点愈高，反应速率愈小。实践证明，维生素 A 苯腙（熔点 181℃～182℃）在 80℃时的降解速率比维生素 A 醋酸酯（57℃～58℃）要慢得多，同时说明制备高熔点衍生物也是解决药物稳定性的途径之一。

3. 局部化学降解模型理论

某些药物，如乙酰水杨酸片在含有碳酸氢钠的碱性环境中的分解速度开始很快，以后逐渐变慢，这类曲线可用局部化学反应（topochemical reactions）来解释。处理局部化学分解的模型为圆柱体模型（cylinder model），如图 10 - 6。

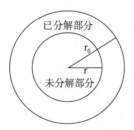

图 10 - 6 圆柱体模型图

假定固体制剂为一圆柱体，降解反应发生在圆柱的表面，且圆柱半径与时间呈线性关

系，则

$$r = r_0 - k_1 t \tag{10·40}$$

式中：r 表示 t 时间的半径；r_0 表示药物制剂的原始半径；k_1 表示反应速率常数；t 表示时间。

在 t 时间药物降解摩尔分数为 X，未降解量为

$$1 - X = h\pi r^2 / h\pi r_0^2 \tag{10·41}$$

将公式（10·40）代入公式（10·41），得

$$1 - X = \left[1 - (k_1/r_0)t \right]^2 \tag{10·42}$$

或

$$(1 - X)^{1/2} = 1 - (k_1/r_0)t \tag{10·43}$$

同理，当药物呈球形时，在 t 时间药物降解摩尔分数为 X'，并根据

$$r = r_0 - k_2 t \tag{10·44}$$

式中：r 表示 t 时间制剂半径；r_0 表示制剂的原始半径；k_2 表示反应速率常数；t 表示时间。未降解药物的摩尔分数为

$$1 - X' = \frac{4}{3}\pi\left(\frac{r^3}{r_0^3}\right) = \left[1 - \left(\frac{k_2}{r_0}\right)t \right]^3 \tag{10·45}$$

或

$$(1 - X')^{1/3} = 1 - \left(\frac{k_2}{r_0}\right)t \tag{10·46}$$

4. 非线性模型理论

对于一些水溶性药物，其固体药物制剂的降解机制可用非线性理论来解释。此理论认为，固体制剂中药物的降解是时间的函数，而且当相对湿度大于临界相对湿度和药物的降解量小于 50% 时，其降解过程可用如下方程来表达。

$$x = kt^n \tag{10·47}$$

或

$$\ln x = n\ln t + \ln k \tag{10·48}$$

式中：x 表示药物降解量；t 表示时间；k、n 都为常数，其中 n 为独立常数，k 为与温度、水蒸气压力有关的常数，可表示为

$$k = \beta e^{\frac{-E}{RT}} P^S \tag{10·49}$$

式中：β 为常数；E 为活化能；R 为气体常数；T 为绝对温度；P 为水蒸气压力；S 为常数。

当相对湿度小于临界相对湿度时，可用零级动力学方程来描述，并伴有时滞。

Carstensen 认为，固体药物的降解受湿度的影响，任何一种物质在所含水分低于某一数值下，对药物产生降解影响时，该值称为临界湿度（critical moisture）。Yoshioka 和 Uchiyama 则认为，药物具有一个临界水蒸气压（critical vapor pressure，P^*），在该值以下，药物的降解与水分无关，故对公式（10·49）提出了如下修正。

$$k = \beta e^{\frac{-E}{RT}} (P - P^*)^S \tag{10·50}$$

三、固体药物制剂稳定性的研究方法

固体药物制剂为多相体系，具有一定的特殊性，常用的固体药物制剂稳定性研究方法有下面几种。

（一）热分析技术的方法与应用

1. 热分析技术

热分析（thermal analysis）技术是指在程序控制温度条件下，测量物质的物理性质随温度变化的一类技术。其具有准确、灵敏、对样品的物理状态无特殊要求，样品用量少，可与其他技术联用等优点，广泛应用于药品的质量控制。"程序控制温度"一般指线性升温或线性降温，也包括恒温、循环或非线性升温、降温。这里的"物质"是指试样本身或试样的反应产物，也包括中间产物，常见的变化有熔化、沸腾、升华、结晶转变、玻璃转化温度等物理变化，以及脱水、降解、分解、氧化、还原等化学变化。在这些变化中，既存在一定的能量变化，也存在质量、机械性能和力学性能方面的变化。通过热分析仪器测定能量的变化，并将其转化为热谱曲线或热重曲线等，可以定性、定量判断物质发生变化的特点。目前，在药物研究、生产中应用广泛的热分析技术有差热分析法、差示扫描量热法和热重法。

（1）**差热分析**（differential thermal analysis，DTA）**法**：差热分析法是指在程序控制温度下，测定物质与参比物之间的温度差和温度关系的一种技术。

DTA 的基本原理是样品在加热或冷却过程中因物理或化学变化产生热效应，从而引起试样的温度发生变化，以差示法对样品的温度变化进行测定。将样品和参比物之间的温差作为温度或时间的函数记录下来，得到 DTA 曲线。在 DTA 曲线中纵坐标代表温度差 ΔT，横坐标代表时间或温度。向上峰形表示样品的放热效应，向下峰形表示样品的吸热效应。依据 DTA 曲线特征，如吸热与放热峰的个数、形状及相应的温度等，可定性分析物质的物理或化学变化过程，还可依据峰面积半定量地测定反应热。

（2）**差示扫描量热**（differential scanning calorimetry，DSC）**法**：差示扫描量热法是指在程序控制温度下，测量样品与参比物的功率差和温度的一种技术。

DSC 与 DTA 的基本原理相似，但是两者测试的灵敏度和准确性存在很大的差别。DTA 是测量 $\Delta T - T$ 的关系，由于试样在产生热效应时升温速率是非线性的，故难以保证校正系数 K 值的恒定。另外，试样与参比物和环境之间存在热交换，使得测试的灵敏度和准确性降低，因此只能进行定性或半定量的分析。DSC 则保持了试样与参比物（$\Delta T = 0$，测定 $\Delta H - T$）的关系。该法对试样产生的热效应能及时得到应有的补偿，使得试样与参比物之间无温差、无热交换，试样升温速率始终跟随炉温线性升温，从而保证了校正系数 K 值的恒定。其测量的灵敏度和精度大大提高，因此可用于定量分析。

应用差示扫描量热仪记录的曲线称为 DSC 曲线，以样品吸热或放热的速率，即热流率 dH/dt 为纵坐标，以温度 T 或时间 t 为横坐标，峰形向上表示吸热效应，峰形向下表示放热效应。峰的位置、形状、数目与物质的性质有关，故可用作定性表征和鉴定物质，且峰形面积与热焓变化呈正比，故可用来定量计算参与反应物质的量或测定热化学参数。

（3）热重（thermogravimetry，TG）法：热重法是指在程序控温下，测量物质的质量与温度或时间关系的一种技术，通常是测量试样的质量变化与温度的关系。当被测物质在加热过程中产生升华、气化、分解或失去结晶水时，被测物质的质量就会发生变化。热重分析的结果用热重曲线或微分热重曲线表示。TG 曲线以质量为纵轴，以温度或时间为横轴。通过分析热重曲线，可预测被测物质产生变化时的温度及失重，从而得到样品由于热变化所产生的热重曲线。热重曲线中质量（m）对时间（t）进行一次微商得到的 $dm/dt - T$（或 t）曲线，称为微商热重（DTG）曲线。DTG 曲线用来描述质量随时间的变化率（失重速率）与温度（或时间）的关系，也称为微商热重曲线，此时称为微商热重法。微商热重曲线与热重曲线的对应关系是：微商曲线上的峰形顶点（$d^2m/dt^2 = 0$，失重速率最大值点）与热重曲线的拐点相对应。微商热重曲线上的峰数与热重曲线的台阶数相等，微商热重曲线峰形面积与失重量呈正比。热失重的特点是定量性强，能准确地测量物质的质量变化和变化的速率。

2. 热分析技术的反应动力学方法

热分析技术在药物化学反应动力学方面应用广泛，通过动力学分析能够更加深入了解各类反应的过程和机制，预测低温下的反应速率，推知固体药物的稳定性。DTA、DSC、TG 等方法可以测定药物动力学数据，其数据处理方法主要有微分法和积分法。

（1）微分（Kissinger）法：药物降解动力学方程，见下式。

$$\frac{d\alpha}{dt} = kf(\alpha) \tag{10·51}$$

式中：α 为药物的降解分数，k 为反应速率常数，$f(\alpha)$ 为微分形式的动力学机理函数。假设反应机理函数为

$$f(\alpha) = (1 - \alpha)^n \tag{10·52}$$

式中：n 为反应级数。

k 与反应温度 T 之间的关系可用 Arrhenius 方程表示：

$$k = A\exp\left(-\frac{E}{RT}\right) \tag{10·53}$$

将方程（10·52）、（10·53）代入方程（10·51），得

$$\frac{d\alpha}{dt} = Ae^{-E/RT}(1 - \alpha)^n \tag{10·54}$$

该方程描绘了一条相应的热分析曲线，对方程（10·54）两边微分，得

$$\frac{d}{dt}\left[\frac{d\alpha}{dt}\right] = \frac{d\alpha}{dt}\left[\frac{E\frac{dT}{dt}}{RT^2} - An(1 - \alpha)^{n-1}e^{-E/RT}\right] \tag{10·55}$$

设 $\beta = \frac{dT}{dt}$，表示升温速率。Kissinger 认为，$n(1 - \alpha)^{n-1}$ 其值近似等于 1，在热分析曲线的最高点，令 $T = T_p$，且满足一阶导数为零，得

$$\frac{d}{dt}\left[\frac{d\alpha}{dt}\right] = 0 \tag{10·56}$$

将公式（10·56）代入公式（10·55）式，得

$$\frac{E\beta}{RT_p^2} = A\exp\left(-\frac{E}{RT_p}\right)$$

进而得

$$\ln\left(\frac{\beta}{T_p^2}\right) = \ln\frac{AR}{E} - \frac{E}{R}\frac{1}{T_p} \qquad (10\cdot57)$$

式中：A 表示指前因子（s^{-1}），β 表示升温速率（℃/min），E 表示表观活化能（kJ/mol），R 表示气体常数（8.314J/k·mol），T_p 表示绝对温度（K）。

测定同一样品不同升温速率 β 下的 DTA 曲线，找出各个升温速率 β 对应的 T_p，以 ln $[\beta/T_p^2]$ 对 $1/T_p$ 作图，可得到一条直线，从直线斜率计算活化能 E，此时的活化能代表整个反应阶段的平均活化能。同时，根据直线的截距可求出指前因子 A。

另外，Kissinger 认为，反应级数与 DTA 峰形有关，可用峰形指数法确定反应级数。对 DTA 图中的热分解峰做 3 条切线，如图 10-7 所示。峰形指数 S 的意义是 DTA 曲线拐点处切线到过封顶垂线距离的比值，即 $S = a/b$，反应级数 n 与峰形指数 S 的关系为：$n = 1.26S^{\frac{1}{2}}$。

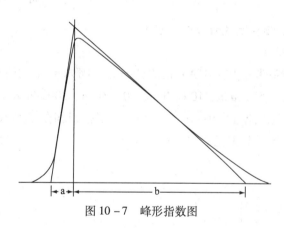

图 10-7　峰形指数图

（2）积分（ozawa）法：药物在加热降解过程中，其速率方程为

$$\frac{d\alpha}{dt} = \frac{A}{\beta}f(\alpha)\exp\left(-\frac{E}{RT}\right) \qquad (10\cdot58)$$

积分后，为

$$\lg\beta = \lg\left(\frac{AE}{RG(\alpha)}\right) - 2.315 - 0.4567\frac{E}{RT} \qquad (10\cdot59)$$

式中：T 表示热力学温度；E 表示表观活化能（kJ/mol）；R 表示气体常数（8.314J/k·mol）；α 表示反应分数；$G(\alpha)$ 表示反应产物随温度变化的函数；A 表示指前因子。

处理数据方法有两种：其一是在固定反应分数条件下，用 $\lg\beta$ 对 $1/T$ 作图得到一条直线，从直线的斜率求活化能。若不同反应分数下的活化能相同，则应得到一组平行线；其二是用 T_p 代替上式中的 T，因为不同加热速率下峰值温度处的反应分数不相同，因此用 $\lg\beta$ 对 $1/T_p$ 作图可得到一条直线，从直线的斜率求出活化能。

（3）积分（coats - redfern）法：药物在加热过程中发生变化，其速率方程可用以下式表示。

$$\frac{\mathrm{d}\alpha}{\mathrm{d}t} = \frac{A}{\beta}\exp\left(-\frac{E}{RT}\right)(1-\alpha)^n \tag{10·60}$$

采用积分（coats - redfern）法，得

当 $n \neq 1$ 时，$\ln\left[\dfrac{1-(1-\alpha)^{(1-n)}}{T^2(1-n)}\right] = \ln\left[\dfrac{AR}{\beta E}\left(1-\dfrac{2RT}{E}\right)\right] - \dfrac{E}{RT}$ （10·61）

当 $n = 1$ 时，$\ln\left[\dfrac{-\ln(1-\alpha)}{T^2}\right] = \ln\left[\dfrac{AR}{\beta E}\left(1-\dfrac{2RT}{E}\right)\right] - \dfrac{E}{RT}$ （10·62）

由于对一般的反应温区和大部分的 E 值而言，$\dfrac{E}{RT} \gg 1$，$\left(1-\dfrac{2RT}{E}\right) \approx 1$，所以，以上两方程的右端第一项几乎为常数，当 $n \neq 1$ 时，$\ln\left[\dfrac{1-(1-\alpha)^{(1-n)}}{T^2(1-n)}\right]$ 对 $\dfrac{1}{T}$ 作图；当 $n = 1$ 时，$\ln\left[\dfrac{-\ln(1-\alpha)}{T^2}\right]$ 对 $\dfrac{1}{T}$ 作图，均为一条直线，其斜率为 $-\dfrac{E}{R}$，从而可以求出 E。

3. 热分析技术在药物稳定性研究中的应用

（1）DTA 法和 DSC 法

例6：冯浩等采用差热分析（DTA）的方法研究了固体药物马来酸罗格列酮的分解反应动力学参数。升温速度：5℃/min、10℃/min、20℃/min、30℃/min、40℃/min，温度量程：40℃~500℃；气氛：N_2；流量：50ml/min。马来酸罗格列酮在 10℃/min 升温速率条件下的 DTA 图谱见图 10 -8，实验数据见表 10 -4。

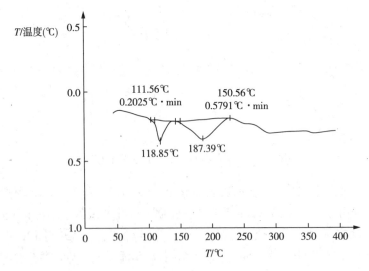

图 10 - 8　马来酸罗格列酮 DTA 图

表 10 - 4		马来酸罗格列酮 DTA 实验数据	
β（℃/min）	T_m（K）	$1/T_m \times 10^3$	$\ln\beta/T_m^2$
5	454.10	2.2022	-10.6272
10	459.69	2.1754	-9.9585
20	471.00	2.1231	-9.3140
30	477.26	2.0953	-8.9349
40	480.17	2.0826	-8.6594

图 10 - 8 中第 1 个吸热峰为熔点峰，第 2 个峰为热降解峰（自左向右）。按 Kissinger 峰形指数法计算马来酸罗格列酮的热分解反应级数平均值近似等于 1，说明马来酸罗格列酮的热分解为一级反应。设反应级数为 $n = 1$，将 $\ln\beta/T^2p$ 对 $1/Tp$ 进行线性回归，得回归方程式为：$Y = 231309\ 6 - 15\ 361176X$。$|\gamma| = 0.9925$。根据直线方程得到斜率及截距计算得到的频率因子 A 为 2.04×10^8（S^{-1}），分解活化能 E 为 127.72kJ/mol，说明固态马来酸罗格列酮对热稳定。

例 7：刘文峰等用热重法测定胶态次枸橼酸铋对 DTG 的曲线，采用 Ozawa 方程，热稳定性试验用不同升温速率，在氮气气流量 60ml/min 下，对胶态次枸橼酸铋进行微商热重测定，结果见表 10 - 5。

表 10 - 5	DTG 曲线不同升温速率的峰顶温度				
升温速率[（β），（℃/min）]	2	5	10	20	40
峰顶温度[（T_m），（K）]	353.5	357.1	364.6	387.5	399.2

用不同升温速率测得的 DTG 曲线的 DTG 峰的峰顶温度和用峰形指数对 DTG 曲线第一个峰进行数据处理，根据表 10 - 5 数据，用 Kissinger 方程和 Ozawa 方程，得到相应的 $\lg\beta/T_m^2 - 1/T_m$ 和 $\lg\beta - 1/T_m$ 回归直线，如图 10 - 9、10 - 10 所示，由直线的斜率计算出其热降解反应活化能为 60.08kJ/mol，推算出速率常数 $K_{25℃} = 5.27 \times 10^{-10}S^{-1}$，求得 $t_{0.9} = 6.34$ 年，说明胶态次枸橼酸铋稳定性较好。

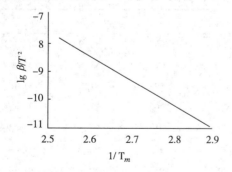

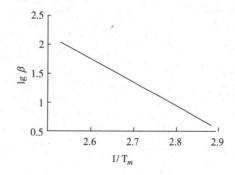

图 10 - 9　用 Kissinger 方程作出的回归直线图　　　图 10 - 10　用 Ozawa 方程作出的回归直线图

例8：朱小梅等采用热重分析与差示扫描量热分析法，研究左旋咪唑的热分解动力学。以 Al_2O_3 为参比物，实验在 N_2 气流中进行，流速为30ml/min，得 TG 曲线；N_2 的气流速为30ml/min，以升温速率为10K/min，得 DSC 曲线。

左旋咪唑 TG 与 DSC 曲线见图10-11；从 TG 曲线上看，左旋咪唑失重的温度范围为200℃～860℃，共分 3 个阶段：200℃ 左右开始失重，吸热峰值为 244.4℃，失重率为15.86%；300℃ 左右开始失重，吸热峰值为 331.9℃，失重率为 14.31%，400℃ 左右开始失重，放热峰值为851.2℃，失重率为 77.14%。从 DSC 曲线上看，有两个特征吸收峰，对照其热重曲线可知，因第 1 吸收峰推断为熔化吸热峰，作图测得熔点 $T = 226℃$，第 2 吸热峰为热分解峰。从 TG 热重的曲线图得到不同的温度左旋咪唑热分解的变化率 α，数据见表10-6。以 $\ln \dfrac{-\ln(1-\alpha)}{T^2}$ 对 $\dfrac{1}{T}$ 作图，经最小二乘法线性拟合，得到第 2 阶段的回归方程为 $y = 1.02 - 9121.06x$，$r = 0.9992$，表观活化能 $E = 75.832kJ/mol$，指前因子 $A = 4206$。设定左旋咪唑分解过程为一级反应，根据 $k = A\exp(-E/RT)$，推断 $k_{25℃}$ 为 3.87×10^{11}，左旋咪唑的有效期为 3 年。

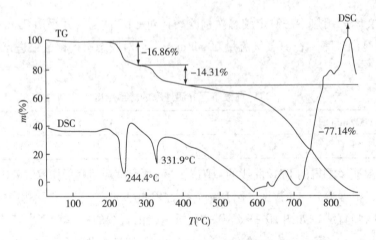

图 10-11　左旋咪唑的 TG 与 DSC 曲线

表 10-6　　　　　　　　**左旋咪唑在升温速率 10K/min 的热分解数据**

t (℃)	T/K	W (%)	变化率 (α)	t (℃)	T/K	W (%)	变化率 (α)
220	493	96.7	0.033	380	653	65.9	0.341
230	503	96.0	0.040	400	673	63.8	0.362
240	513	91.9	0.081	420	693	61.9	0.381
250	523	86.0	0.140	620	893	57.2	0.428
260	533	85.0	0.150	640	913	56.1	0.439
280	553	82.8	0.172	660	933	50.9	0.491
300	573	82.2	0.178	680	953	40.9	0.591

t (℃)	T/K	W (%)	变化率 (α)	t (℃)	T/K	W (%)	变化率 (α)
320	593	81.7	0.183	700	973	34.8	0.652
330	603	76.0	0.240	720	993	26.5	0.735
340	613	69.9	0.301	740	1013	25.2	0.748
360	633	67.7	0.323	760	1033	18.5	0.815

（二）漫反射光谱技术

漫反射光谱技术（diffuse reflectance spectroscopy，DRS）可用于测定固体制剂表面颜色的变化。与吸光度法相比，它可对固体制剂直接测定，不破坏固体制剂原来的形态。其测定结果能真实反映固体药物表面颜色变化，克服了吸光度法先将固体药物配成溶液再测定的不足，得到样品的平均值可掩盖固体表面颜色的明显变化缺点。此法是测定固体制剂颜色变化的一个简便、灵敏、可靠的方法。

一束平行的入射光线射到固体表面时会产生两类反射：一类是从光滑表面上的镜面反射（按入射角等于反射角的反射定律发生的反射），镜面反射只发生在样品表层，入射光束未与样品内部发生作用，很少携带样品结构和组成方面的信息，透射光强度受样品的厚度等因素影响明显，因此难以用于样品的定性和定量测定。另一类是入射光束通过凹凸不平的样品表面，反射光线向不同的方向无规则地反射，此称为"漫反射"。这种反射的光称为漫反射光。漫反射光进入样品内部后，经过多次反射、折射、衍射、吸收后返回样品表面，因其与样品内部分子发生了相互作用，携带了许多样品结构和组成方面的信息，故可用于制剂分析。

反射光的强度与样品组成含量的关系不符合比尔定律，漫反射光谱用于定量分析可用 Kublka – Munk 方程：

$$\theta = (1 - R_\infty)^2/(2R_\infty) = K/S \qquad (10 \cdot 63)$$

式中：θ 表示减免函数（remission function）；K 表示摩尔系数，主要决定于漫反射体的化学组成；S 表示散射系数，主要决定于漫反射体的物理特性；R_∞ 表示绝对反射率。

由于测定绝对反射率相当困难，故在实际工作中，常选用一个标准白板（用 MgO、$BaSO_4$ 等粉末压制的片剂）为参比，测定样品对于标准白板的升温相对反射率。假设标准白板在所研究的光谱范围内不吸收，则 $R_\infty = 1$，此时样品的相对反射率为

$$r = R_{\infty 样品}/R_{\infty 标准} \qquad (10 \cdot 64)$$

公式（10 · 63）也可写为

$$\theta = (1 - r)^2/(2r) = \frac{K}{S} \qquad (10 \cdot 65)$$

对于某一样品组分，当各样品间散射系数 S 一定时，在某一波长处，$\theta \infty K$，而 $K = \varepsilon C$，

其 C 为样品浓度，因此在固定条件下，减免函数 θ 与样品浓度呈正比，这就是漫反射光谱法测定药物制剂颜色变化的基本原理。

在稳定性实验中，将样品在一定波长范围内进行漫反射光谱扫描，以确定反射率变化最明显的波长。测定各样品在该波长处的反射率 r，根据 Kublka – Munk 方程求出相应的 Remission 函数 θ。对于光敏感性药物，θ 值与表面光照时间和强度有关。但一定强度的光 I 照射到样品上，随着时间的延长，θ 值会发生变化。设 θ_t 为时间 t 时的 θ 值，θ_0 为 $t=0$ 的 θ 值，故固体药物或制剂的光催化变色反应一般属于零级或一级反应，得

$$\theta_t = K \times I \times t + \theta_0 \tag{10·66}$$

$$\lg\theta_t = -\frac{k}{2.303} \times I \times t + \lg\theta_0 \tag{10·67}$$

故可用 DRS 法度量颜色的变化，求出有关动力学参数。

例9： 某黄色糖衣片进行光加速试验。光强度约 $1.0 \times 10^5 lx$（定时测定光照度），温度为 (21 ± 1)℃。经光照后糖衣片颜色逐渐退至白色。在光照过程中，间隔一定时间在 430nm 处，分别取样测试反射率 r_t，并计算 θ_t 和 $\lg\theta_t$。数据见表 10 – 5。

表 10 – 5 黄色糖衣片光照试验数据

t(h)	1	2	4	7	11	15	19
I_t($\times 10^{-4}lx \times h$)	12.40	23.30	45.50	78.20	112.10	163.20	204.50
r_t(%,6 片平均值)	22.10	28.00	35.90	39.55	55.60	65.20	72.05
θ_t	1.37	0.93	0.57	0.46	0.18		0.05
$\lg\theta_t$	0.11	-0.03	-0.24	-0.34	-0.75	-1.03	-1.27

以 $\lg\theta_t$ 为纵坐标，I_t 乘积为横坐标作图，得一直线，其回归方程为

$$\lg\theta_t = -7.104 \times 10^{-7}I_t + 0.158 \qquad r = 0.9942$$

由此可知，此包衣颜料退色反应为一级动力学过程，其 K 值为 $1.643 \times 10^{-6}(lx^{-1} \times h^{-1})$。由此 K 值可推算在指定光照条件下，达到样品不合格 θ 限度值的时间。如果确定了样品 θ 限度值，还可由光加速条件下的储存期推算室内光照条件下的有效期。

参考文献

[1] Karel Six, Hugo Berghmans, Christian Leuner, et al. Characterization of Solid Dispersions of Itraconazole and Hydroxypropylmethylcellulose Prepared by Melt Extrusion, Part II. Pharmaceutical Research, 2003, 20(7), 1047 – 1054.

[2] Aman W, Karl T. The influence of formulation and manufacturing process on the photostability of tablets. International Journal of pharmaceutics, 2002, 243(1 – 2):33 – 41.

[3] 陈民辉,杨宇,相秉仁,等. 盐酸拓扑替康的晶型与稳定性研究. 中国生化药物杂志,2005,

26(5:)279 – 281.

[4]屠锡德,张均寿,朱家壁. 药剂学(第3版). 北京:人民卫生出版社,2002.

[5]Sumie Yoshioka, Valentino J Stella. Stability of drugs and formulations. Kluwer Academic Publishers,2002:112.

[6]Owsuka M, Matsumoto T, Kaneniwa N, et al. Effects of the mechanical energy of multitableting compression on the polymorphic transformations of chlorpropamide. J Pharm Pharmical,1989,41 (10):665.

[7]Elden T. Effects of drying on the physico – chemical properties. Pharm Res,1991,8(2):178.

[8]徐丽娟,陈娥顺,蔡蜂. 呋麻滴鼻液中呋喃西林稳定性预测. 中国药学杂志,1997,32 (3):150.

[9]王涛,李芳,姜维刚,等. 蟾酥脂质微球注射液的制备及其灭菌稳定性. 沈阳药科大学学报,2008,25(4):249 – 255.

[10]乔德兰,陈寒杰. 钴 – 60辐射灭菌对硫酸阿托品滴眼液有效成分的影响. 中华临床研究杂志,2008,14(11):1561.

[11]许强,田文茹. 辐射灭菌对中药及其制剂质量的影响. 基层中药杂志,1997,11(2):23.

[12]李晶敬岚,韩杰,付宝忠. 钴辐照对板蓝根抗内毒素作用的影响. 黑龙江医药,2003,16 (3):195 – 196.

[13]魏树礼,李凡. 漫反射光谱法和线性变温法在研究抗坏血酸稳定性中的应用. 中国医药工业杂志,1983,7(4):15 – 18.

[14]冯浩,王智民,陈大为. 用差热分析法测定固体药物马来酸罗格列酮热降解稳定性. 沈阳药科大学学报,2001,18(3):181 – 184.

[15]刘文峰,林木良. 热重法在药品稳定性及预测存放期上的应用. 广东化工,2004,(1):5 – 8.

[16]朱小梅,韩森,甄宝勤. 驱虫剂左旋咪唑的热稳定性研究. 化学世界,2005,(7):409 – 411.

教材与教学配套用书

新世纪全国高等中医药院校规划教材

注：凡标〇号者为"普通高等教育'十五'国家级规划教材"；凡标★号者为"普通高等教育'十一五'国家级规划教材"

（一）中医学类专业

1	中国医学史（常存库主编）〇★	19	中医急诊学（姜良铎主编）〇★
2	医古文（段逸山主编）〇★	20	针灸学（石学敏主编）〇★
3	中医各家学说（严世芸主编）〇★	21	推拿学（严隽陶主编）〇★
4	中医基础理论（孙广仁主编）〇★	22	正常人体解剖学（严振国 杨茂有主编）★
5	中医诊断学（朱文锋主编）〇★	23	组织学与胚胎学（蔡玉文主编）〇★
6	内经选读（王庆其主编）〇★	24	生理学（施雪筠主编）〇★
7	伤寒学（熊曼琪主编）〇★		生理学实验指导（施雪筠主编）
8	金匮要略（范永升主编）★	25	病理学（黄玉芳主编）〇★
9	温病学（林培政主编）〇★		病理学实验指导（黄玉芳主编）
10	中药学（高学敏主编）〇★	26	药理学（吕圭源主编）
11	方剂学（邓中甲主编）〇★	27	生物化学（王继峰主编）★
12	中医内科学（周仲瑛主编）〇★	28	免疫学基础与病原生物学（杨黎青主编）〇★
13	中医外科学（李曰庆主编）★		免疫学基础与病原生物学实验指导（杨黎青主编）
14	中医妇科学（张玉珍主编）〇★	29	诊断学基础（戴万亨主编）★
15	中医儿科学（汪受传主编）〇★		诊断学基础实习指导（戴万亨主编）
16	中医骨伤科学（王和鸣主编）〇★	30	西医外科学（李乃卿主编）★
17	中医耳鼻咽喉科学（王士贞主编）〇★	31	内科学（徐蓉娟主编）〇
18	中医眼科学（曾庆华主编）★		

（二）针灸推拿学专业（与中医学专业相同的课程未列）

1	经络腧穴学（沈雪勇主编）〇★	5	推拿手法学（王国才主编）〇★
2	刺法灸法学（陆寿康主编）★	6	针灸医籍选读（吴富东主编）★
3	针灸治疗学（王启才主编）	7	推拿治疗学（王国才）
4	实验针灸学（李忠仁主编）〇★		

（三）中药学类专业

1	药用植物学（姚振生主编）〇★		中药炮制学实验（龚千锋主编）
	药用植物学实验指导（姚振生主编）	6	中药鉴定学（康廷国主编）★
2	中医学基础（张登本主编）		中药鉴定学实验指导（吴德康主编）
3	中药药理学（侯家玉 方泰惠主编）〇★	7	中药药剂学（张兆旺主编）〇★
4	中药化学（匡海学主编）〇★		中药药剂学实验
5	中药炮制学（龚千锋主编）〇★	8	中药制剂分析（梁生旺主编）〇

9 中药制药工程原理与设备（刘落宪主编）★
10 高等数学（周　喆主编）
11 中医药统计学（周仁郁主编）
12 物理学（余国建主编）
13 无机化学（铁步荣　贾桂芝主编）★
　　无机化学实验（铁步荣　贾桂芝主编）

14 有机化学（洪筱坤主编）★
　　有机化学实验（彭松　林辉主编）
15 物理化学（刘幸平主编）
16 分析化学（黄世德　梁生旺主编）
　　分析化学实验（黄世德　梁生旺主编）
17 医用物理学（余国建主编）

（四）中西医结合专业

1 中外医学史（张大庆　和中浚主编）
2 中西医结合医学导论（陈士奎主编）★
3 中西医结合内科学（蔡光先　赵玉庸主编）★
4 中西医结合外科学（李乃卿主编）★
5 中西医结合儿科学（王雪峰主编）★
6 中西医结合耳鼻咽喉科学（田道法主编）★
7 中西医结合口腔科学（李元聪主编）★
8 中西医结合眼科学（段俊国主编）★
9 中西医结合传染病学（刘金星主编）
10 中西医结合肿瘤病学（刘亚娴主编）
11 中西医结合皮肤性病学（陈德宇主编）
12 中西医结合精神病学（张宏耕主编）★
13 中西医结合妇科学（尤昭玲主编）★
14 中西医结合骨伤科学（石印玉主编）★
15 中西医结合危重病学（熊旭东主编）★
16 中西医结合肛肠病学（陆金根主编）★
17 免疫学与病原生物学（刘燕明主编）

18 中医诊断学（陈家旭主编）
19 局部解剖学（聂绪发主编）
20 诊断学（戴万亨主编）
21 组织学与胚胎学（刘黎青主编）
22 病理生理学（张立克主编）
23 系统解剖学（杨茂有主编）
24 生物化学（温进坤主编）
25 病理学（唐建武主编）
26 医学生物学（王望九主编）
27 药理学（苏云明主编）
28 中医基础理论（王键主编）
29 中药学（陈蔚文主编）
30 方剂学（谢鸣主编）
31 针灸推拿学（梁繁荣主编）
32 中医经典选读（周安方主编）
33 生理学（张志雄主编）
34 中西医结合思路与方法(何清湖主编)(改革教材)

（五）药学类专业

1 分子生物学（唐炳华主编）
2 工业药剂学（胡容峰主编）
3 生物药剂学与药物动力学（林宁主编）
4 生药学（王喜军主编）
5 天然药物化学（董小萍主编）
6 物理药剂学（王玉蓉主编）
7 药剂学（李范珠主编）

8 药物分析学（甄汉深　贾济宇主编）
9 药物合成（吉卯祉主编）
10 药学文献检索（章新友主编）
11 药学专业英语（都晓伟主编）
12 制药工艺学（王沛主编）
13 中成药学（张的凤主编）

（六）管理专业

1 医院管理学（黄明安　袁红霞主编）
2 医药企业管理学（朱文涛主编）
3 卫生统计学（崔相学主编）
4 卫生管理学（景琳主编）★
5 药事管理学（孟锐主编）
6 卫生信息管理（王宇主编）
7 医院财务管理（程薇主编）

8 卫生经济学（黎东生主编）
9 卫生法学（佟子林主编）
10 公共关系学（关晓光主编）
11 医药人力资源管理学（王悦主编）
12 管理学基础（段利忠主编）
13 管理心理学（刘鲁蓉主编）
14 医院管理案例（赵丽娟主编）

（七）护理专业

1　护理学导论（韩丽沙　吴　瑛主编）★
2　护理学基础（吕淑琴　尚少梅主编）★
3　中医护理学基础（刘　虹主编）★
4　健康评估（吕探云　王　琦主编）★
5　护理科研（肖顺贞　申杰主编）
6　护理心理学（胡永年　刘晓虹主编）
7　护理管理学（关永杰　宫玉花主编）
8　护理教育（孙宏玉　简福爱主编）
9　护理美学（林俊华　刘　宇主编）★
10　内科护理学（徐桂华主编）上册★
11　内科护理学（姚景鹏主编）下册★

12　外科护理学（张燕生　路　潜主编）
13　妇产科护理学（郑修霞　李京枝主编）
14　儿科护理学（汪受传　洪黛玲主编）★
15　骨伤科护理学（陆静波主编）
16　五官科护理学（丁淑华　席淑新主编）★
17　急救护理学（牛德群主编）
18　养生康复学（马烈光　李英华主编）★
19　社区护理学（冯正仪　王　珏主编）
20　营养与食疗学（吴翠珍主编）★
21　护理专业英语（黄嘉陵主编）
22　护理伦理学（马家忠　张晨主编）★

（八）七年制

1　中医儿科学（汪受传主编）★
2　临床中药学（张廷模主编）○★
3　中医诊断学（王忆勤主编）○★
4　内经学（王洪图主编）○★
5　中医妇科学（马宝璋主编）○★
6　温病学（杨　进主编）★
7　金匮要略（张家礼主编）○★
8　中医基础理论（曹洪欣主编）○★
9　伤寒论（姜建国主编）★

10　中医养生康复学（王旭东主编）★
11　中医哲学基础（张其成主编）★
12　中医古汉语基础（邵冠勇主编）★
13　针灸学（梁繁荣主编）○★
14　中医骨伤科学（施　杞主编）○★
15　中医医家学说及学术思想史（严世芸主编）○★
16　中医外科学（陈红风主编）★
17　中医内科学（田德禄主编）○★
18　方剂学（李　冀主编）○★

（九）中医临床技能实训教材（丛书总主编　张伯礼）

1　诊断学基础（蒋梅先主编）★
2　中医诊断学（含病例书写）（陆小左主编）★
3　中医推拿学（金宏柱主编）★
4　中医骨伤科学（褚立希主编）★
5　针灸学（面向中医学专业）（周桂桐主编）★

6　经络腧穴学（面向针灸学专业）（路玫主编）★
7　刺法灸法学（面向针灸学专业）（冯淑兰主编）★
8　临床中药学（于虹主编）★

（十）计算机教材

1　SAS统计软件（周仁郁主编）
2　医院信息系统教程（施诚主编）
3　多媒体技术与应用（蔡逸仪主编）
4　计算机基础教程（陈素主编）
5　网页制作（李书珍主编）
6　SPSS统计软件（刘仁权主编）

7　计算机技术在医疗仪器中的应用（潘礼庆主编）
8　计算机网络基础与应用（鲍剑洋主编）
9　计算机医学信息检索（李永强主编）
10　计算机应用教程（李玲娟主编）
11　医学数据仓库与数据挖掘（张承江主编）
12　医学图形图像处理（章新友主编）

（十一）中医、中西医结合执业医师、专业资格考试相关教材

1　医学心理学（邱鸿钟主编）
2　传染病学（陈盛铎主编）

3　卫生法规（田侃主编）
4　医学伦理学（樊民胜　张金钟主编）

新世纪全国高等中医药院校创新（教改）教材

1 病原生物学（伍参荣主编）
2 病原生物学实验指导（伍参荣主编）
3 杵针学（钟枢才主编）
4 茶学概论（周巨根主编）
5 大学生职业生涯规划与就业指导（王宇主编）
6 方剂学（顿宝生主编）
7 分子生药学（黄璐琦 肖培根主编）
8 妇产科实验动物学（尤昭玲主编）
9 国际传统药和天然药物（贾梅如主编）
10 公共营养学（蔡美琴主编）
11 各家针灸学说（魏稼 高希言主编）
12 解剖生理学（严振国 施雪筠主编）
13 局部解剖学（严振国主编）
14 经络美容学（傅杰英主编）
15 金匮辩证法与临床（张家礼主编）
16 临床技能学（蔡建辉 王柳行主编）
17 临床中药炮制学（张振凌主编）
18 临床免疫学（罗晶 袁嘉丽主编）
19 临床医学概论（潘涛、张永涛主编）
20 美容应用技术（丁慧主编）
21 美容皮肤科学（王海棠主编）
22 人体形态学（李伊为主编）
23 人体形态学实验指导（曾鼎昌主编）
24 人体机能学（张克纯主编）
25 人体机能学实验指导（李斌主编）
26 神经解剖学（白丽敏主编）
27 神经系统疾病定位诊断学（五年制、七年制用）（高玲主编）
28 生命科学基础（王蔓莹主编）
29 生命科学基础实验指导（洪振丰主编）
30 伤寒论思维与辨析（张国俊主编）
31 伤寒论学用指要（翟慕东主编）
32 实用美容技术（王海棠主编）
33 实用免疫接种培训教程（王鸣主编）
34 实验中医学（郑小伟、刘涛主编）
35 实验针灸学（郭义主编）
36 推拿学（吕明主编）
37 卫生法学概论（郭进玉主编）
38 卫生管理学（景琳主编）★
39 瘟疫学新编（张之文主编）
40 外感病误治分析（张国骏主编）
41 细胞生物学（赵宗江主编）★
42 组织细胞分子学实验原理与方法（赵宗江主编）
43 西医诊疗学基础（凌锡森主编）
44 线性代数（周仁郁主编）
45 现代中医心理学（王米渠主编）
46 现代临床医学概论（张明雪主编）
47 性医学（毕焕洲主编）
48 医学免疫学与微生物学（顾立刚主编）
49 医用日语阅读与翻译（刘群主编）
50 药事管理学（江海燕主编）
51 药理实验教程（洪缨 张恩户主编）
52 应用药理学（田育望主编）
53 医学分子生物学（唐炳华 王继峰主编）★
54 药用植物生态学（王德群主编）
55 药用植物学野外实习纲要（万德光主编）
56 药用植物组织培养（钱子刚主编）
57 医学遗传学（王望九主编）
58 医学英语（魏凯峰主编）
59 药用植物栽培学（徐良）
60 医学免疫学（刘文泰主编）
61 医学美学教程（李红阳主编）
62 药用辅料学（傅超美）
63 中药炮制学（蔡宝昌主编）★
64 中医基础学科实验教程（谭德福主编）
65 中医医院管理学（赵丽娟主编）（北京市精品教材）
66 中医药膳学（谭兴贵主编）
67 中医文献学（严季澜 顾植山主编）★
68 中医内科急症学（周仲瑛 金妙文主编）★
69 中医统计诊断（张启明 李可建主编）★
70 中医临床护理学（谢华民 杨少雄主编）
71 中医食疗学（倪世美 金国梁主编）
72 中药药效质量学（张秋菊主编）
73 中西医结合康复医学（高根德主编）
74 中药调剂与养护学（杨梓懿主编）
75 中药材鉴定学（李成义）
76 中药材加工学（龙全江主编）★
77 中药成分分析（郭玫主编）
78 中药养护学（张西玲主编）
79 中药拉丁语（刘春生主编）
80 中医临床概论（金国梁主编）
81 中医美容学（王海棠主编）

新世纪全国高等中医药院校规划教材配套教学用书

（一）习题集

（二）易学助考口袋丛书

中医执业医师资格考试用书